卵巢毒理学

Ovarian Toxicology

主　编	张文昌		
副 主 编	刘　瑾	王文祥	李昱辰
编　委 （以姓氏笔画为序）	王文祥	朱建林	庄思琪
	刘　瑾	孙　义	孙　艳
	苏跃青	李　宏	李玲芳
	李昱辰	杨劲松	张文昌
	张晨韵	林　皞	罗凌凤
	徐幽琼	翁少峥	
秘　书	张晨韵	林　皞	

人民卫生出版社
·北京·

图书在版编目（CIP）数据

卵巢毒理学 / 张文昌主编 . 一北京：人民卫生出
版社，2021.12
ISBN 978-7-117-32659-9

I.①卵… Ⅱ.①张… Ⅲ.①卵巢 – 毒理学 Ⅳ.
①R322.6

中国版本图书馆 CIP 数据核字（2021）第 266933 号

卵巢毒理学
Luanchao Dulixue

主　　编	张文昌
出版发行	人民卫生出版社（中继线 010-59780011）
地　　址	北京市朝阳区潘家园南里 19 号
邮　　编	100021
印　　刷	北京华联印刷有限公司
经　　销	新华书店
开　　本	889 × 1194　1/16　印张：25.5
字　　数	574 千字
版　　次	2021 年 12 月第 1 版
印　　次	2021 年 12 月第 1 次印刷
标准书号	ISBN 978-7-117-32659-9
定　　价	168.00 元

E – mail　pmph @ pmph.com
购书热线　010-59787592　010-59787584　010-65264830

打击盗版举报电话：010-59787491　E-mail：WQ @ pmph.com
质量问题联系电话：010-59787234　E-mail：zhiliang @ pmph.com

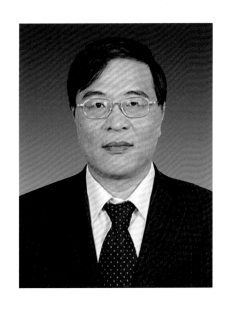

主编
简介

张文昌 福建医科大学公共卫生学院院长（1999—2018年），二级教授，博士生导师。国务院政府特殊津贴专家。任第一届教育部预防医学与全科医学教学指导委员会委员，为第二届中华预防医学会公共卫生与预防医学发展贡献奖获得者，入选福建省高校教学名师、第二届福建省"百千万人才工程"。

1982年12月，复旦大学上海医学院（原上海第一医学院）卫生专业本科毕业；1989年7月，浙江大学医学院（原浙江医科大学）劳动卫生与职业病学专业研究生毕业。自1989年至今，在福建医科大学公共卫生学院从事专业教学、科研工作；1996年破格晋升为副教授；2000年破格晋升为教授；2003年受聘为博士生导师。

主要研究方向：卵巢毒理学、公共卫生政策与管理。主持完成国家自然科学基金、教育部博士点博导研究基金等课题15项。获福建省教学、科学技术成果奖一、二、三等奖8项，主编或参编论著或国家规划教材《现代毒理学》《毒理学基础》《职业卫生与职业医学》等18本，以第一或通讯作者公开发表学术论文100余篇。

主要社会兼职：中国毒理学会生化与分子毒理学专业委员会副主任委员，福建省预防医学会副会长，福建省医学会全科医学分会副会长，福建省法学会医事法学研究会副主委等。

序

　　妇女的生殖健康和生育能力直接影响到人口素质和人类的未来，而生殖健康取决于卵巢的正常发育与功能，这一过程在胎儿时期就开始了。许多证据表明，生殖细胞系对外源化学物暴露是十分敏感的，卵巢编程的早期干扰可能会产生长期的有害后果，可能会导致生命后期的一系列紊乱，在成年后表现为健康损害或疾病。因此，深入了解和探索这些毒物质对卵巢功能的影响无疑是毒理学的一项特别重要任务。

　　《卵巢毒理学》为我国首部卵巢毒理学专著，内容涵盖卵巢毒理学的基本概念、基本原理、毒性机制和影响因素，系统阐述环境有害因素（主要是毒物）对卵巢细胞生长发育、形态结构、功能状态的毒性损害及其生物学机制，如毒物对卵泡发育、卵母细胞和颗粒细胞结构与功能、胚胎干细胞定向分化等的毒性损害以及作用机制，并介绍当前国内外沿用和正待验证的一些重要卵巢毒性评价技术、测试方法、实验模型及其流行病学应用。

　　主编张文昌教授是我国知名的毒理学专家，对生殖毒理学造诣尤深。该书系主编及其团队在30余年毒理学教学、科研和实际工作的体会和总结，并参考近年国内外专著以及文献资料，内容丰富、资料翔实、概念准确，较全面地反映了国内外卵巢毒理学的研究成果，同时又注意与国际接轨。在编写内容方面注重知识的系统性、科学性和前沿性，既保留传统经典的知识精华，又突出近年出现的技术热点和新的理论体系，将对我国毒理学的学科发展和促进国际学术交流起到积极的作用。该书既可作为从事毒理学教学、科研和安全性评价机构人员，高等院校研究生和本科生的参考书及培训教材，又可供从事医药产业、环境保护、食品安全、畜牧兽医、化学化工人员参考。作为一位老毒理学工作者，我热忱地向我国同行们推荐这部优秀的著作。

中国毒理学会第四、五届理事会理事长

庄志雄

2021 年 11 月

前　言

　　卵巢是环境有害因素重要且特殊的靶器官，已引起预防、保健、医疗、医药、生物等研究领域的高度重视。卵巢毒理学是研究环境有害因素（化学的、物理的和生物的）对卵巢毒作用、生物学机制及其评价、预防与诊疗的靶器官毒理学分支学科。迄今为止，全球仅有一本专著（PATRICIA B HOYER. Ovarian Toxicology. 2nd ed. NewYork：CRC Press，2014.）。故本书将为我国第一部卵巢毒理学专著，可成为公共卫生与预防医学、毒理学、妇幼保健学、生殖生物学等相关领域的高校教师、研究人员、研究生等专业人员的重要参考书和/或培训教材。

　　本书共分15章。主要内容分为3个模块。基础模块（第一章和第二章）精简、系统地概述卵巢毒理学、卵巢生理学、卵巢解剖学与组织胚胎学等重要基础知识内容；研究模块（第三章至第九章）系统阐述毒物对卵巢细胞生长发育、形态结构、功能状态的毒性损害及其生物学机制研究，如毒物对卵泡发育、卵母细胞和颗粒细胞结构与功能、胚胎干细胞定向分化等毒性损害以及卵巢毒作用的表观遗传学机制研究；拓展模块（第十章至第十五章），进一步展现卵巢毒理学研究的现状（水平、广度与深度等），如卵巢毒效应的传代与跨代问题、卵巢毒理学研究的流行病学应用、卵巢损害与精神行为疾病的关联性研究等。

　　本书的主要特色是：①通过3个内容模块的章设置，实现了理论系统性与研究实践先进性的有效整合。在掌握卵巢生理、解剖、组胚生物和毒理等理论基础（基础模块）上，通过7章毒物对卵巢结构与功能的全方位研究阐述（研究模块），充分展现卵巢毒理学研究全貌，再通过拓展模块各章，展现研究的特色与发展趋势。②在呈现当前卵巢毒理学研究各领域成果的同时，通过专项研究（包括研究设计、技术与方法）的有机植入，实现了科学性与实用性的统一，如毒物对卵巢功能影响的神经内分泌调控这一章中设立了"二硫化碳对下丘脑-垂体-卵巢轴平衡调节功能影响的研究"。③作为专著，在反映国内外卵巢毒理学研究现状的同时，也展示了本研究团队30余年的工作与重要成果，凸显了本书内容的创新与特色，如镉的卵巢毒理学研究、卵巢毒性的传代与跨代效应、卵巢毒性机制的表观遗传学研究、卵巢毒理学实验研究设计应用解析、胚胎干细胞定向分化为卵巢颗粒细胞毒性研究等，均为第一次呈现。这些特色进一步成就了本书的科学性、先进性、系统性、创新性及其理论与实际应用的价值。期待本书的出版能为卵巢毒理学的研究与发展尽绵薄之力。

　　本书汲取了福建医科大学公共卫生学院环境与生殖表观遗传毒理学研究团队60余名博士、硕士研究生的研究智慧，其中10余位已具高级职称的博士参与了本书编著。由于水平所限，书中难免有不足之处，恳请广大读者提出宝贵意见。

张文昌

2021年10月于福州

目 录

卵巢毒理学
绪论
（ Ovarian Toxicology
Exordium ）

本章重点阐述和讨论卵巢毒理学研究中的基本概念及其重要内涵，系统概括卵巢毒理学研究的基本方法，并对卵巢毒理学研究的发展趋势与未来进行了展望。主要内容包括卵巢毒理学研究中的基本概念、卵巢毒理学研究方法和卵巢毒理学研究的未来与展望。

传统上，卵巢毒理学（ovarian toxicology）是指研究外源化学物对人体卵巢毒性损害作用及其生物学机制的学科。随着社会的发展和科学的进步，人类对毒物含义和毒理学内涵的理解也不断丰富和发展。现代毒理学认为，卵巢毒理学是研究环境有害因素（化学的、物理的、生物的）等对卵巢的毒作用及其生物学机制，并为卵巢损害作用的评估、预防、保健、诊治与康复提供科学依据的靶器官毒理学分支学科。卵巢作为女（雌）性机体一个重要而特殊的器官，在人类健康和生命质量的保障中占据重要而特殊的地位，发挥了重要而特殊的作用。因此，卵巢毒理学研究在毒理学、公共卫生与预防医学、临床医学、妇幼保健学、人类生殖与优生优育等学科研究中具有重要而特殊的价值和意义。

一、卵巢毒理学研究中的基本概念
（ Basic Conception in the Ovarian Toxicology Research ）

在毒理学（包括卵巢毒理学）研究中，有些基本概念及其内涵一直贯穿始终，有些概念的内涵则还在不断完善和发展中。

（一）环境有害因素与卵巢毒物

1. **环境有害因素**　人类赖以生存的外界环境中存在各种物质，如空气、水、土壤、食物等。而人们的生产和生活活动等又使这些物质构成复杂的、不同的环境状态，后者对人类的健康和环境生态产生重要的影响。环境有害因素（environmental

adverse effects）是指在环境中存在，并对机体及环境生态产生有害作用或不良影响的各种因素。

环境有害因素是毒理学研究的主要对象，其数量庞大且复杂。环境有害因素主要包括三大类：①物理因素，如电离辐射（X射线、γ射线等）、非电离辐射（高频电磁场、微波等）、噪声、振动、高温、异常气压等；②化学因素，如环境污染物、工业毒物（如铅、汞、镉、苯等）、药物（如反应停、环磷酰胺等）、农药、食物中含有的各种物质等；③生物因素，如各类细菌感染、疱疹、风疹、新型冠状病毒肺炎、流行性感冒等病毒感染，沙眼衣原体、梅毒螺旋体感染和弓形体感染，微蓝藻毒素等生物毒素中毒，毒菇等有毒植物中毒和毒蜂、毒蛇叮咬中毒等。

目前，毒理学已加强了对内源性毒物的研究，如含氧自由基、含氮自由基、同型半胱氨酸等的毒性及其毒作用机制的研究等，但外源化学毒物仍然是毒理学研究的主要内容。

2. 卵巢毒物　毒物（toxic substance；poison；toxicant）是指在一定条件下，较低剂量时即可导致机体损害的物质。毒物或非毒物的划分是相对的，我们尚没有也无法制订一个统一的判定性界值或标准。从某种意义上讲，所有外源化学物，只要进入机体并达到一定的量，都可能是毒物。即使是每天食用的食盐也可能是致命的，如一次性服用200～250g，则可导致人体严重中毒，甚至死亡。同样，各种药物一旦超过安全使用剂量，即可引起毒效应。

从现代毒理学的观点看，毒物的含义非常广泛。其一，是指机体正常生命活动不存在也不需要的外源性物质（xenobiotics），又称非生理性物质，包括化学物、物理因素和生物学因素；其二，是指机体正常生命活动需要一定数量但过量摄入或暴露的物质，如某些营养物质、维生素、必需微量元素等；其三，是指机体正常生命活动过程中自身产生的内源性有害物质，如胆红素、胆汁酸、某些激素和神经递质、含氧自由基等，它们因为不能被及时转化清除或稳态平衡失调，可致在体内过量蓄积。

可致卵巢损害或以卵巢损害为主的物质，可称为卵巢毒物（ovarian toxicants）。卵巢毒物的种类繁多，分类方法也不少。例如按毒物的来源、用途及分布范围，可将毒物分为工业毒物、环境毒物、食品中的毒物、军事毒物、日用品中的毒物、医用品中的毒物等。从目前研究看，引起人们高度重视、危害性较大、研究较多的卵巢毒物主要是：①环境内分泌干扰物，包括多环芳香烃类化学物（如多氯联苯等）、酚类化学物（如壬基酚等）、农药（如有机氯农药等）、有机溶剂（如正己烷、二硫化碳等）、金属类金属（如镉、砷等）等，这是一大类在环境中广泛存在且为人们广为接触的毒物，对卵巢（尤其是卵巢功能）有明显的毒性损害作用。②生活中的毒物，包括室内污染物、烹调油烟、嗜好品（如吸烟等）、包装材料中毒物（如邻苯二甲酸盐、壬基酚、氯乙烯等）以及保健品、美容产品、化妆品等，这是人们日常生活中经常性暴露的一大类毒物。近年来，基于女性的社会学特征（如社会地位、社会角色、社会分工等），这类毒物对女性健康（包括卵巢的健康）的影响尤其令人关注。③食品中有毒有害物质和医用药物：前者包括食品变质后产生的毒素以及食品中不合格的添加剂，如组胺、抗生素残留、瘦肉精等；后者包括各种化疗药物、类固醇激素、抗精神病药物、抗衰老药物、医用放射性核素（如 ^{131}I 等），它们对卵巢的毒副作用也引起了广泛重视。此外，还应该关注新材料（如电子信息材料、新能源材料、纳米材料、新复合材料、新型功能材料、生物医用材料、新型建筑及化工新材料等）、不良的职业性心理、社会因素（如职业紧张、"三班倒"管理制度、强体力劳动等）以及不良生活习惯与行为方式（如高脂饮食或素食等）对卵巢的毒性损害作用，这些问题尚待深入研究。

（二）卵巢毒性与毒作用

1. **卵巢毒性与毒作用**　毒性（toxicity）是指在特定条件下，化学物导致机体有害作用的一种内在的、固有的能力。化学物具有的导致卵巢损害的内在的、固有的能力则为卵巢毒性（ovarian toxicity）。毒性是物质一种与生俱来的、不变的特性，是通过测量该物质在特定条件下对机体产生的毒作用大小来确定的，如通过规范的急性毒性试验来评价毒物的急性毒性等。化学物毒性的大小取决于物质的化学结构。显然，有必要系统研究化学物的化学结构及其理化特性与该物质毒性之间的相互关系。

根据毒物暴露剂量与时间不同（如大剂量一次性暴露或较小剂量较长时间暴露或小剂量长时间暴露），毒性可分为急性毒性、亚慢性毒性和慢性毒性，或分为短期毒性和长期毒性；根据引起的毒效应类型，毒性又可分为一般毒性和特殊毒性（致畸、致癌和致突变性）。

毒作用（toxic effects），也常称为毒性作用或毒效应，是指在一定条件下，化学物导致机体发生的有害生物学改变。在一定条件下，化学物导致卵巢发生的有害生物学改变，即为该毒物的卵巢毒作用（ovarian toxic effects）。

毒作用和毒性的概念是不同的。毒性是化学物固有的生物学内在属性，我们不能改变化学物的毒性，毒性大小的决定性因素是化学结构；而毒作用是化学物毒性在某些条件下引起机体出现的有害的生物学效应，是化学物内在毒性在一定条件下（如一定的暴露剂量、暴露途径等）的外在表现，影响毒作用大小的决定性因素是作用剂量。任何一种化学物在一定条件下都可能对机体产生毒作用。一个化学物质的毒作用总是与一定剂量联系在一起的，影响毒作用大小的因素主要是剂量以及与剂量有关的暴露特征（如暴露时间、暴露途径、暴露频率等）。

毒物的卵巢毒性或毒作用主要表现为两类：一是影响卵巢细胞的分化、增殖与成熟，如抑制胚胎早期卵巢细胞的定向分化、抑制出生后卵母细胞的增殖与成熟、促进卵巢颗粒细胞凋亡等；二是影响卵巢细胞的功能，如抑制卵巢颗粒细胞雌、孕激素的合成与分泌功能，损害卵巢的生殖功能，影响下丘脑-垂体-卵巢轴的机体内分泌平衡调节功能等。毒物的卵巢毒性损害作用常存在多代和跨代效应，表观遗传学改变和机体损伤修复机制在其中的作用和意义不容忽视。

2. **卵巢作为靶器官**

（1）选择性毒性与靶器官：选择性毒性一般是指化学物在不同物种间的毒性差异。目前认为，化学物的这种毒性差异（即选择性毒性）可发生在物种之间，也可发生在同种属群体中个体之间（易感人群为高危人群）或同一个体内不同器官或系统间（易感器官为靶器官）。

外源化学物直接或主要损害的器官称为该物质的靶器官（target organ），如脑是甲基汞的靶器官，肾和卵巢是镉的靶器官等。常见的靶器官有神经系统、血液和造血系统、生殖系统以及肝、肾、肺等。卵巢也是许多毒物的重要靶器官，如双酚A、镉、二硫化碳、多氯联苯等毒物。

人群中化学物的选择性毒性表现源于个体易感性的不同。在同一环境条件下，少部分人出现患病甚至死亡，而大部分人反应不大。易受环境因素损害的易感人群称为高危险人群。在同一污染环境中，高危险人群比正常人出现健康危害较早而且较严重。构成这种易感性的生物学基础有：①年龄；②性别；③遗传因素；④营养及膳食；⑤健康状况；⑥适应和耐受性等。

（2）卵巢作为靶器官的证据：某个特定的器官成为毒物的靶器官，可能同该器官与该毒物间存在的生物学联系、毒动学、毒效学特点等多种因素有关。例如，该器官为毒物吸收或排泄器官；该器官的血液供应特点或具有特殊的摄入系统；该器官代谢毒物的能力和活化/解毒系统平衡；存在特殊的酶或生化途径或存在与毒物结合的特殊的生物大分子等。

卵巢是许多环境有害因素（如镉、铅、二硫化碳、酚类化合物、农药等化学因素，电离辐射、全身振动等物理因素，人乳头状瘤病毒、疱疹病毒等生物因素）的重要靶器官之一。

以往的研究表明，毒物[如镉、2,5-己二酮、壬基酚、邻苯二甲酸二异辛酯（Di-2-ethylhexyl phthalate，DEHP）等]可在卵巢中明显蓄积，导致卵巢生长发育、形态结构与细胞功能损害，如胚胎期卵巢细胞定向分化与成熟的异常、卵巢细胞发育障碍、性早熟、卵巢功能早衰、动情周期障碍、排卵异常、卵巢肿瘤等疾病等。卵巢颗粒细胞类固醇类激素（如雌激素、孕激素等）合成、分泌的过程中，各种酶、卵巢细胞中存在的各种受体[如雌激素受体（estrogen receptor，ER）、促滤泡激素受体（follicle-stimulating hormone receptor，FSHR）等]等常是环境毒物重要靶分子。

哺乳动物的卵巢含有数量有限的不同发育阶段的卵泡，这些卵泡无法再生。有毒化学物质和药物可以导致卵泡损失。这些制剂针对的卵泡群不同，可以产生各种各样的后果，即从暂时性不育（破坏窦卵泡）到卵巢早衰（premature ovarian failure，POF）（完全丧失原始卵泡）。确定卵巢毒性的机制可能是复杂的，因为毒性可归因于物种、毒株和靶组织的特异性。肝内外代谢参数差异也可能影响卵巢毒性。因此，每一个因素都必须从单独和整体两个角度来评估。虽然化合物的肝代谢通常决定卵巢毒性处置和排除，但化学诱导的卵巢损伤必须考虑卵巢代谢的参与。在某些疾病状态下，如肝硬化或癌症，肝脏中的某些代谢途径可能无法正常工作。这可能导致更高的全身暴露，使其他代谢途径占优势，在某些情况下涉及肝外组织，包括卵巢。这种代谢可能涉及化学物质的生物激活，循环代谢物的进一步生物激活，或活性/毒性代谢物的解毒能力下降。因此，卵巢代谢可能在外源性化学物（包括药物）引起的卵巢毒性中发挥重要作用。

（三）卵巢毒理学的剂量-反应（效应）关系研究

在卵巢毒理学研究中，剂量-反应（效应）关系研究十分重要。

1. **剂量和反应（效应）** 剂量（dose）是决定外源化学物对机体损害作用的重要因素。其概念较为广泛，主要指外源化学物与机体接触或被机体吸收或直接导致机体损害的量。表示剂量的指标可分为三类：一是暴露剂量（exposure dose）或称接触剂量，指机体或器官/组织/细胞实际暴露或接触的量，又称为外剂量（external dose），常用指标有摄入量、注射剂量、灌胃浓度、空气或饮用水或食物中毒物的浓度等；二是吸收剂量（absorbed dose），又称内剂量（internal dose），指已被机体吸收进入血液到达体内的量，如血液、尿中毒物或其活性代谢产物的浓度或量就是常用的吸收剂量指标；三是作用剂量（action dose），又称生物有效剂量（biologically effective dose），是指被吸收且到达毒作用器官组织产生毒作用的剂量。常用的剂量指标有靶剂量（target dose）、送达剂量体外细胞培养染毒剂量等。

化学物对机体的损害作用的性质和强度，除了与该化学物毒性密切相关外，直接取决于其在靶器官中的生物有效剂量，但测定此剂量比较复杂。一般而言，如果暴露的剂量愈大，毒物吸收剂量愈大，靶器官内的剂量也愈大，最后毒物生物有效剂量也就愈大，则常可以用暴露剂量或吸收剂量来估计毒物产生效应的剂量。在毒理学中，机体最常见的暴露途径为经口、经呼吸道和经皮肤，此外还有各种注射途径等。暴露剂量以单位体重暴露外源化学物的量（如mg/kg体重）或环境中浓度（mg/m³空气或mg/L）来表示。

暴露特征是决定外源化学物对机体损害作用的另一个重要因素，包括暴露途径和暴露期限及暴露频率等。实际上，暴露特征对毒作用影响的本质是改变了毒作用的剂量。

效应（effect）又称量反应（gradual response），表示暴露一定剂量外源化学物后所引起的一个生物个体、器官或组织的生物学改变。此种变化的程度用计量单位来表示。例如，某种有机磷化合物可使血液中胆碱酯酶的活力降低，四氯化碳能引起血清中谷丙转氨酶的活力增高，苯可使血液中白细胞计数减少等。

在游离器官/组织和完整动物均可观察到效应。但在游离器官/组织中效应的分析和描述远比在完整动物中简单，这是因为游离器官/组织不存在多种整体调解系统和机制，如在整体动物的神经和内分泌调节及转运机制等。所以，在毒理学研究中，研究在人、动物或其他整体生物中毒物暴露实际上发生的效应尤其重要，很多类型的效应只能在整体条件下被观察到，如生长速率（体重）、器官重量改变、血压和葡萄糖水平上升或下降等。

不同的化学物有不同的毒作用，即便是同一外源化学物，在不同动物机体条件下，其所致效应也不同，效应类型也不同。例如药物沙利度胺（反应停）是强烈的人类致畸物，但在大、小鼠中则不然。

反应（response）又称质反应（quantal response），指在暴露某一化学物的群体中，出现某种效应的个体在群体中所占比率，一般以百分率或比值表示，如患病率、死亡率、肿瘤发生率等。其观察结果只能以"有"或"无""异常"或"正常"等计数资料来表示。

2. 剂量-反应（效应）关系研究的应用 剂量-反应（效应）关系（dose-response/effect relationship）是毒理学研究中十分重要的概念，是指外源化学物作用于生物体的剂量与引起的生物学改变的发生率或作用强度之间的相互关系。通常，随着剂量的增加，外源化学物导致的某种生物学作用的发生率或作用强度也随之增加或减少。若以剂量为横坐标，以引起的生物作用发生率或作用强度为纵坐标，则可获得相应的剂量-反应关系或剂量-效应关系曲线。剂量-反应（效应）曲线的形状是由于外源化学物导致的生物学作用或作用强度存在个体生物学差异的缘故，反映了人体或实验动物对外源化学物毒作用易感性的分布。

剂量-反应（效应）关系研究在卵巢毒理学研究乃至公共卫生与预防医学领域中具有重要意义，应用广泛。

（1）阈值的估测：通过合理的设计获得的剂量-反应关系是推定、估测甚至确定化学物毒作用阈值[如无明显有害作用剂量（no observed adverse effect level，NOAEL）/最低观察到的有害作用剂量（lowest observed adverse effect level，LOAEL）、阈剂量、基准剂量等]的重要基础，也是化学物安全性评价与风险评估的主要内容。例如，通过合理的实验设计的慢性毒性试验可得到受试物卵巢毒作用的LOAEL和NOAEL或基准剂量，从而获得阈值的近似值。

（2）因果关系的判断：相对于人群流行病学调查资料，通过毒理学实验获得的结果受外界环境因素的影响和干扰较少。因此，获得有统计学意义的线性剂量-反应（效应）关系对于确定化学物与该毒效应间的因果联系，具有更重要的意义。

（3）毒作用强度与效能分析：为了比较两种或多种化学物毒作用（如比较双酚A与双酚E的雌激素样作用），可比较强度和效能。强度（potency）是指相等效应时的剂量差别，效能（efficacy）是指可引起的最大效应的差别。

（4）毒作用特征分析：剂量-反应（效应）曲线可以得出其他重要信息。例如，直线化数据的斜率提供了相应毒物的特征信息：直线斜率大，则该毒物与特定靶器官相互作用，引起毒作用；而直线斜率小则表示该毒物易引起非特异性毒性，如麻醉作用。

（5）毒物兴奋效应分析：有些毒物（包括卵巢毒物）的剂量-反应关系既非阈值模型，又非线性模型，其基本形式是U形。U形曲线通常被称为毒物兴奋性剂量-反应关系曲线，如镉的雌激素样作用，即在低剂量条件下表现为适当的兴奋（雌激素样效应）反应，而在高剂量条件下表现为抑制作用。

（6）易感性分析：通过进量反应关系研究，比较在同一环境条件下（如制鞋业正己烷暴露），不同人群（不同年龄段刷胶女工）健康危害（月经异常）出现的快慢和严重程度，进行人群的易感性分析。

（7）其他：利用剂量-反应（效应）关系资料，计算急、慢性毒性参数；进行化学物时间-剂量-反应（效应）关系分析，可反映毒作用变化的时间发展趋势等。

3. 时间-反应（效应）关系研究 时间-反应（效应）关系在毒理学研究中同

样具有重要意义。这主要涉及两个方面,一是在固定剂量时,研究毒效应发生随时间变化而变化的规律;二是对于相同的效应,研究与时间、剂量的关系。

实际上,研究毒物暴露(包括不同时点暴露)对大、小鼠阴道开口时间、月经/动情周期性变化、卵子成熟变化、卵巢激素周期性变化、卵巢功能退化时间等的影响是卵巢时间毒理学研究的重要内容。

(四)安全性与风险度

1. **安全性** 在毒理学研究中,安全(safe)是指一种化学物在规定的使用方式和用量条件下对机体不产生任何损害,既不引起急性、慢性中毒,亦不对接触者及后代产生潜在的危害。安全性(safety)则是指在规定条件下化学物暴露对人体和人群不引起健康有害作用的实际确定性。也可认为,安全性是在一定接触水平下,伴随的危险度很低,或其危险度水平在社会所能接受的范围之内的相对安全概念。其目的是最大限度保护人类的健康。卵巢安全性及其评价研究在卵巢健康评估和妇幼卫生保健中尤其具有重要意义。

安全性是毒理学中的重要概念,从某种意义上讲,它引导、伴随或推动了毒理学研究的发展进程。安全性的概念催生了安全限值,促进了安全性评价内容和方法的研究,构成了现代毒理学研究与应用的重要内容。

然而,安全性及毒理学安全性评价的研究与应用中存在的问题值得关注。第一,安全是相对的,安全性的概念也是相对的,绝对的安全显然是不存在的,安全性评价的不安全性难以确定;第二,基于安全性概念发展起来的评价内容和方法难免烦琐庞杂,给实际工作带来困难;第三,绝对的安全不存在,那么试图通过安全性评价以保障人类健康的安全,也显得力不从心。

2. **风险度** 又称危险性或危险度,系指在具体的暴露条件下,某一种因素对机体、系统或(亚)人群产生有害作用的概率。相对于安全性,风险度(risk)是毒理学评价研究中提出的重要的新概念。安全性强调"不产生"健康危害的条件与规定,而风险度着力于研究特定条件下"产生"健康危害的可能性。

人类的各种活动都会伴随有一定的风险度存在(表1-1)。

表1-1 某些日常活动和自然事件的危险度

活动内容	危险度*
吸烟(10支/d)	1/400
全部事故	1/2 000
开车(16 000km/年)	1/5 000
全部交通事故	1/8 000
工业生产劳动	1/30 000
自然灾害	1/50 000
雷击	1/1 000 000

注:*风险度以1年内个体发生死亡的概率表示。

风险评估、管理和交流已成为现代管理毒理学的重要内容。

危害性的概念与风险度不同。危害性（hazard）是指化学物对机体或（亚）人群产生有害作用的实际可能性。这是一个在社会舆论中广泛应用但学术含义较含糊的概念，并未涉及剂量的大小或/和毒效应（反应）的严重程度，而主要强调实际情况下发生毒作用的可能性大小。一般而言，毒性大的毒物危害性也大，反之亦然，但常有例外。例如，剧毒类毒物氰化物与毒性相对较小的铅比较，其危害性小得多，原因是后者的分布范围大，接触机会较多，因而发生铅中毒的可能性大。危害性的概念在毒物实际的管理中常被使用。如果能进一步明确毒效应及其观察人群范围，开展环境有害因素危害性评估（如环境镉暴露致育龄妇女多囊卵巢危害性、环境雌激素致女童性早熟危害性等评估）或许更有价值。

二、卵巢毒理学研究方法
（Research Method in the Ovarian Toxicology）

卵巢毒理学作为探索性基础研究，近年来随着细胞分子生物学及"组学"的理论及技术被引入，在分子水平上，许多新的技术和方法不断出现。总体而言，研究方法可归纳为两大类。

（一）依研究对象分类

根据研究所应用的实验对象不同，卵巢毒理学研究方法可分为3类。

1. **整体动物实验**　又称为体内实验，是毒理学研究中最传统和主要的研究方法。基于完整的下丘脑–垂体–卵巢轴等神经内分泌调控系统等对卵巢结构与功能维持的独特性，整体动物实验（即体内实验）一直以来是卵巢毒理学应用广泛的主要方法。常用的实验动物包括啮齿类动物（如大鼠、小鼠、豚鼠、仓鼠等）和非啮齿类动物（如比格犬、猴、小型猪等）。

基因改造动物既能观察动物的整体效应，也能较精确地观察特定靶分子的特定改变。

转基因动物（transgenic animal）是指用人工方法将外源基因导入或整合到其基因组内，并能将此外源基因稳定地遗传给下一代的一类动物。转基因动物模型是深入理解特定基因的生物学途径和系统的强有力的工具，已经应用到卵巢毒理学研究。这些模型主要分为一般毒性研究模型、生殖检测模型和毒物代谢研究模型。也有学者将携带有特定报告蛋白（绿色荧光蛋白、荧光素酶、胸苷激酶）的转基因小鼠应用于毒理学中，这有助于用无创成像技术在动物的整个生命周期中进行检测，并能及时重复观察，因此提供了一个完整的毒作用的时空观察。近年来，携带人类基因的人源型转基因小鼠模型也已被开发和应用。

基因敲除动物是一种在基因组水平上改变或破坏靶基因结构，使其功能完全丧失的实验技术。该系统的建立，使得对基因靶位时空操作更加明确、效果更加可靠，其发展为卵巢细胞生长发育毒性、毒作用分子与遗传、表观遗传机制等研究提供了一种新的有效研究手段。目前，基因敲除动物模型主要用于遗传毒理学和基因功能鉴定以及表型研究等。

2. **器官/组织/细胞试验**　又称体外实验。毒理学研究中体外实验最常用的是器官灌注系统、组织切片、分离细胞悬浮培养、建立细胞系、原代细胞培养以及细胞器和酶的分离制备。近年来，还使用了干细胞、不同转化或分化阶段的细胞、不同细胞类型的共培养、三维培养、微团块培养及屏障系统以及转染后表达人类基因和蛋白的动物细胞等，如全卵巢培养、卵巢切碎组织培养、卵巢颗粒细胞原代培养、小鼠胚胎干细胞诱导分化为卵巢颗粒细胞共培养体系等。

临床上被切除或检查后弃用的人体卵巢、卵巢组织、卵巢细胞也被应用于研究，如人卵巢卵泡液、卵巢颗粒细胞体外培养毒物毒性研究等。

体内与体外实验各有优点和局限性，如体内实验具有与人体更相似的神经系统、内分泌系统和免疫系统等调节内环境条件但存在相对较多的影响因素，而体外实验则实验系统相对稳定、简便、高效但与机体内环境实际生态存在差距，故应根据实验目的和要求加以选择和应用。

3. **人群调查研究**　在人群中调查和研究毒物对人体产生毒作用的表现和规律，可获得比动物实验研究更直接、更可靠的毒理学资料。

（1）中毒病例临床观察：中毒病例常见于偶然发生的事故，如职业中毒、误服、自杀、突发中毒事件、环境污染灾害等急、慢性中毒（如制鞋业女工正己烷慢性中毒者卵巢功能损害、环境雌激素污染致女童性早熟等），常可进行中毒病例的毒物暴露指标检测、毒动学与毒效学研究、卵巢结构和功能损害的检测、治疗和康复的观察等。

（2）人体志愿者试验：在不损害人体健康和遵循医学伦理学的原则下，有时可设计一些人体志愿者试验，而这仅限于接触剂量低、时间短、毒作用可逆的化学物。目前国外健康志愿者的毒理学研究资料备受重视。

（3）人群流行病学调查：人群流行病学调查常可获得比动物实验更直接、更可靠的毒理学资料，尤其是毒物与卵巢毒作用间关联关系及其影响因素的研究，如不同镉污染区域育龄妇女月经状况与妊娠结局的影响调查、环境内分泌干扰物暴露与卵巢功能损害出生队列研究等。

近年来，分子流行病学在毒理学的应用研究方兴未艾，在21世纪的卵巢毒理学研究中将会得到更大的应用和发展。

（二）依研究检测技术分类

1. **化学仪器分析**　各类物质及其代谢产物（如卵巢毒物、卵巢激素、生物标志物等）化学分析主要采用的仪器有气相色谱（gas chromatography，GC）、高效液相色谱（high performance liquid chromatography，HPLC）、气相层析 – 质谱联用（简称气质联用；gas chromatography-mass spectrometer，GC-MS）、液质联用（HPLC-MS）、串联质谱（MS-MS）、原子吸收分光光度计、电耦合等离子发光分光光度计（inductively coupled plasma atomic emission spectrometry，ICP）、可见或紫外可见分光光度计及其他一些常规化学分析仪器等。

2. **分子生物学研究**　随着分子生物学技术的发展，分子生物学技术和手段在卵巢毒理学研究领域的应用不断深入，从分子水平研究和揭示毒物造成损害的靶点和分子机制，如对遗传损伤位点、受体作用分析，对蛋白质、酶及基因表达调控影响等分子水平进行研究和分析。

3. **计算技术和生物信息分析**　计算机科学和信息技术飞速发展，为进一步理解毒物毒性途径和机制提供了重要的工具。

用计算机技术与数学模型去理解复杂的生物过程，这一领域称为计算生物学。作为计算生物学的重要分支学科，计算毒理学（computational toxicology）研究化学结构与其毒性关系，应用数学及计算机模型来预测、阐明化学物的毒作用及作用机制。应用对化学物结构与毒性关系进行大量研究积累的大量数据，建立相关数据库，以这些数据为基础，通过计算机科学和人工智能技术进行数据挖掘，把握规律，建立化学物毒性计算机预测模型，进而根据模型对正在研究的或新的化合物可能的毒性、毒性靶器官等进行预测。毒性预测方法主要有两类：一类是以化合物本身为基础，主要是研究结构与毒性的定量关系；另一类是以毒性靶分子结构为基础，主要是在分子水平上研究与毒性的关系，又被称为分子机制法。

利用业已建立的生物信息学数据库，预测毒物的靶标（分子），推断可能的信号通路，进而通过分析、鉴定、验证研究，这已成为毒物毒作用分子生物学网络调控机制的重要方法之一。

三、卵巢毒理学研究的未来与展望
（The Future and Prospect of the Ovarian Toxicology）

鉴于女（雌）性机体在生殖系统解剖、生理及繁衍后代等方面的特殊性，环境有害因素对女（雌）性生殖毒性及其机制的研究引起广泛兴趣与重视。卵巢，作为女（雌）性重要性腺器官，卵巢毒理学研究一直备受学界高度关注，近年来取得重要进展。伴随现代毒理学学科及其研究技术与方法的发展，特别是分子生物学和计算机科学的长足进步，为卵巢毒理学的发展和未来开拓了广阔的前景。

（一）新学科领域的研究不断拓展

科学的发展总是在学科的进一步合与分、分与合的循环反复过程中不断发展。

现代毒理学新的分支学科不断出现，为卵巢毒理学的发展开辟了新领域，如与分子生物学和生物化学融合形成的生化与分子毒理学，与"组学"技术和生物信息学结合形成毒理基因组学（toxicogenomics）和毒理蛋白质组学（toxicoprotenomics），与系统生物学融合为系统毒理学（systems toxicology），与比较生物学融合为比较毒理学（comparative toxicology），与时间生物学融合为时间毒理学。毒理学与现代的计算机信息技术及分子生物学和化学融合形成计算毒理学（computational toxicology）和预测毒理学（predictive toxicology）等以及循证毒理学（evidence based toxicology）、发现毒理学（discovery toxicology）和科学毒理学（science based toxicology）的理念。

（二）体外实验技术与方法创新发展

传统毒理学以整体动物实验为主要研究手段。但从伦理角度以及来自公众和动物保护组织的压力，近年来已提出和践行着"3R"原则，并将不断完善和应用。卵巢毒理学体外实验研究方法与技术需要且将得到进一步创新与发展，如全卵巢培养、卵巢细胞共培养、卵细胞或颗粒细胞培养、新的卵巢细胞系等技术的建立、改善和应用等。即便如此，基于下丘脑-垂体-卵巢轴平衡调节在毒物对卵巢毒作用及其生物学机制研究中的复杂性及其特殊性，整体动物实验在卵巢毒理学研究中的"替代"还需要时间，故新型实验动物、新基因动物模型、计算机动物模型等的研究与应用将不断推进。

（三）多水平多维度研究全方位开展

在生命周期的不同阶段抑或在成年期月经（动情）周期的不同时期，卵巢的结构与功能均呈现明显不同的解剖学、生理学等特点，故毒物在不同时点的暴露引起的毒作用后果不同；微观的细胞分子水平的毒理学研究可揭示毒物相关的细胞过程和分子事件，阐明毒作用机制和特点，而生物体是极其复杂的开放的大系统，受到环境中复杂多变的各种因素的影响，可产生多层面、多靶位、多终点的效应。因此，卵巢毒理学研究只有从群体、个体、器官、组织细胞、分子等不同水平进行研究，互为补充，才能综合地解决多方面的问题。现代生物技术的迅速发展，特别是近年来发展的高通量"组学"和芯片技术，为解决这些问题提供了新的科研思路和技术手段。

（四）卵巢表观遗传毒理学研究方兴未艾

卵巢细胞结构与功能在机体生命周期不同阶段生长发育周期性特点受遗传基因的调控，也易于受到环境有害因素的影响，卵巢表观遗传毒理学研究受到高度关注。在某种意义上，表观遗传机制可能比遗传机制更加有助于探讨和阐明环境、基因与疾病之间的联系。表观遗传学将成为阐明卵巢毒作用机制的重要研究领域之一。表观遗传是指无脱氧核糖核酸（deoxyribonucleic acid，DNA）序列变化且可通过有丝分裂和减数分裂在细胞和世代间传递的基因表达的改变。目前认为，表观遗传的改变主要涉及DNA甲基化、组蛋白修饰、染色质重塑以及微核糖核酸（micro-ribonucleic acid，microRNA）、干扰短RNA（short interfering RNA，SiRNA）、长链非编码RNA、互补RNA（complementary RNA，cRNA）等。许多环境有害因素（如镉、农药、电离辐射等）可以通过基因组的遗传的变异产生潜在的毒理学作用和可遗传的表型改变，导致卵巢的肿瘤、毒性损害、功能早衰等以及其他多种人类疾病，如衰老、印记综合征、免疫疾病，神经和精神行为疾病。毒物、刺激和干预，包括环境内分泌干扰物、营养、母体照顾和母体应激等诱导的、可跨代遗传表观遗传改变，值得关注。例如，镉暴露对卵巢颗粒细胞凋亡及激素合成分泌功能的影响可能存在表观遗传改变的传代、跨代毒效应等。由于表观遗传改变的可逆性，改善环境、适当的营养补充和针对性的干预措施可以通过表观遗传特征而逆转不利的基因表达模式和表型。这为卵巢毒性损害的预防、早期诊断和治疗提供了新的思路。环境表观遗传改变进一步调控机制的研究与阐明是一个新的热点与难点问题，如microRNA上游基因甲基化状态、前体microRNA的修饰、转录因子以及M-6-A RNA甲基化等在机制参与中的改变等。

（五）人群（体）研究越来越受到重视

随着转化医学和转化毒理学理念的提出，人群（体）研究在毒理学研究中再次引起重视，包括群体研究和个体化研究。人群流行病学调查研究在揭示环境有害因素对人类健康损害（包括卵巢毒性）及其发生发展规律、因果联系及其影响因素以及验证动物实验研究资料等中的作用越来越受到高度重视。同时，个体化医学逐渐被关注。在卵巢疾病或毒性损害的发生、发展及治疗过程中，不同个体之间存在很大差异。单核苷酸多态性（single nucleotide polymorphisms，SNPs）和单体型比其他的遗传标志物更能揭示外源化学物毒作用在个体间存在差异的本质，这将为卵巢毒性损害和疾病的诊断、治疗和预防的研究开拓广阔前景。在严格的医学伦理学规范下，应用人体材料获得毒理学信息十分有价值，如人卵巢颗粒细胞培养应用、人卵巢卵泡液成分检测等。

（六）卵巢毒理学的研究需要不断拓展和深化

目前，卵巢毒理学研究仍然面临不少问题与挑战。卵巢的基础研究期待突破，如卵巢细胞发生、生长发育、成熟的过程及其调控的生物学机制问题，卵巢各类细胞间的相互关系问题等。研究技术与方法的发展与规范，如原代卵母细胞、颗粒细胞及其他卵巢细胞的培养技术，卵巢细胞的共培养技术，胚胎干细胞定向分化为各类卵巢细胞技术，以及现代分子生物学技术和基因动物模型的引入与建立等。研究内容的不断扩展与深入，如导致生殖细胞发生突变及其修复问题，毒物对卵巢细胞缝隙连接功能的影响，对卵巢细胞损伤修复机制的影响等研究等，在此不做进一步阐述。

（张文昌）

参考文献

[1] PATRICIA B HOYER. Ovarian Toxicology. Florida：CRC Press，2004.

[2] 庄志雄，曹佳，张文昌. 现代毒理学. 北京：人民卫生出版社，2018.

[3] 张文昌，贾光. 职业卫生与职业医学. 2版. 北京：科学出版社，2016.

[4] CLARKE HJ. Regulation of germ cell development by intercellular signaling in the mammalian ovarian follicle. Wiley Interdiscip Rev Dev Biol，2018，7（1）：10.1002/wdev. 294.

[5] ENDO T，MIKEDIS MM，NICHOLLS PK，et al. Retinoic acid and germ cell development in the ovary and testis. Biomolecules，2019，9（12）：775.

[6] STEFANSDOTTIR A，JOHNSTON ZC，POWLES-GLOVER N，et al. Etoposide damages female germ cells in the developing ovary. BMC Cancer，2016，16（1）：482.

[7] VILUKSELA M，POHJANVIRTA R. Multigenerational and transgenerational effects of dioxins. Int J Mol Sci，2019，20（12）：2947.

[8] LIU J，ZENG L，ZHUANG S，et al. Cadmium exposure during prenatal development causes progesterone disruptors in multiple generations via steroidogenic enzymes in rat ovarian granulosa cells. Ecotoxicol Environ Saf，2020，201：110765.

[9] LIU J，ZHANG W. Methods for evaluation of ovarian granulosa cells with exposure to nanoparticles. Methods Mol Biol，2019，1894：73-81.

[10] KLAASSEN CD. Casarett & Doulls toxicology: the basic science of poisons. 8th ed. New York：McGraw-Hill Education，2013.

[11] MCQUEEN CA. Comprehensive toxicology. 2nd ed. Amsterdam: Elsevier Science & Technology，2010.

[12] HAYES AW. Principles and methods of toxicology. 6th ed. New York:

CRC Press，2014.

[13] BARILE FA. Principles of toxicology testing. 2nd ed. New York: CRC Press Taylor & Francis，2013.

[14] 孙志伟. 毒理学基础. 7版. 北京：人民卫生出版社，2018.

第二章

卵巢的形成与生长发育

（Formation and
Growth of Ovary）

卵巢毒理学的研究主要涉及毒性物质对于卵巢组织结构和生理功能的干扰与破坏。因此，掌握哺乳动物卵巢在自然状态下的形态和功能显得尤为重要。本章以卵巢的形成和生长发育为主线，结合卵巢研究的前沿科学，序贯阐述胚胎卵巢发育过程、卵巢结构、卵巢功能及调节、生殖周期等内容，为读者深入理解不同毒物对卵巢的毒作用夯实基础。

卵巢作为雌性性腺，结构复杂，组织细胞类型众多，在生殖、内分泌、免疫等系统生理活动中发挥了举足轻重的作用。

卵巢从胚胎期开始便持续发育，进入生殖周期后，周而复始地发生一系列变化，一方面生成配子，另一方面分泌激素并通过体液循环作用于靶器官，调节相应的生理功能。同时，机体的内源性调控途径与卵巢相互作用，形成一套完整而精密的调控机制。

一、胚胎中卵巢的形成与发育

（Formation and Growth of Ovary in Embryo）

（一）影响胚胎卵巢发育的因素

1. *SRY*基因和*DAX-1*基因及其相互作用　在大多数哺乳动物中，卵巢和睾丸由相同的原始组织发育而成。研究证实，位于Y染色体的*SRY*基因和位于X染色体短臂的*DAX-1*基因是决定卵巢形成的重要因素，两者的蛋白质表达产物相互拮抗。

*SRY*基因在雌性中不存在，其蛋白质表达产物作为转录因子，主要通过促进性腺皮质退化、诱导睾丸间质细胞发生和促进曲细精管支持细胞形成，发挥性别决定作用。但即使在*SRY*基因异常存在的情况下，两个*DAX-1*基因的活性拷贝便能够合成充足的DAX-1蛋白，刺激性腺发育成卵巢。随后，雌性*DAX-1*基因表达产物可能进一步抑制睾丸发育系列基因的表达，并调控首个卵巢细胞——颗粒细胞的发育，后者随着胚胎发育逐步成为卵巢体细胞和卵细胞发育的关键因素。

2. 其他影响卵巢发育的因素及其相互作用　研究表明，分泌因子（R-spondin1 和 WNT4）与转录调节因子（β-catenin 和 FOXL2）可能通过正向和逆向调节机制，诱导体细胞发育为卵巢，维持颗粒细胞发育，并抑制睾丸发生。

R-spondin1 和 WNT4 最初表达于性腺的体细胞中。当性别确定后，二者的表达逐步具有卵巢特异性，协助卵巢分化。缺乏功能性 *R-spondin1* 或 *WNT4* 基因的雌性小鼠胚胎会出现卵巢缺陷，包括形成异位睾丸脉管系统、出现雄激素细胞、缺乏颗粒细胞、出现睾丸结构等。*R-spondin1* 和 *WNT4* 基因敲除实验证实了二者通过共同途径参与卵巢发育，且 R-spondin1 能够刺激 WNT4 的表达。

R-spondin1 基因的表达上调在卵巢发育初始阶段便可观察到，其充当了调节器作用，介导 β-catenin 信号传导的组织特异性放大效应。在小鼠中，R-spondin1 和 WNT4 以自分泌或旁分泌方式协同或独立地激活雌性体细胞中的 β-catenin 途径。随后，β-catenin 通过多种方式调节卵巢发育过程。首先，β-catenin 能够持续诱导 *WNT4* 基因的表达，同时抑制雄性发育基因 *SOX9* 及其下游靶点 Cyp26b1 的表达；其次，β-catenin 诱导卵泡抑素的表达，并与卵泡抑素一起，维持激活素的低浓度表达，抑制胚胎中睾丸特异性脉管系统的形成，同时维持雌性生殖细胞的存活。

FOXL2 是常染色体基因，可能与脊椎动物物种中颗粒细胞发育与疾病有关，在抑制睾丸特异性基因表达和维持颗粒细胞发育中发挥关键作用。在缺少功能性 *FOXL2* 基因的情况下，人类和雌性小鼠虽然在外观上发育正常，但在出生后两周左右将表现出颗粒细胞缺陷和卵巢早衰的迹象。此外，在性成熟阶段，小鼠出现卵母细胞迅速凋亡、卵泡储备耗竭的现象，与人类原发性卵巢功能不全的表现相类似，提示 FOXL2 在人卵巢发育中扮演相似的角色。

在缺乏 R-spondin1、WNT4、FOXL2、β-catenin 或卵泡抑素的情况下，雌性性腺最初虽然向卵巢方向分化，但胎儿卵巢中将出现睾丸特异性血管，且出生后卵巢结构中也将逐渐出现睾丸成分，如睾丸支持细胞和睾丸索等。当 WNT4 和 FOXL2 均处于失活状态时，*SRY* 基因下游决定雄性发育的基因 *SOX9* 将显著上调，导致由卵巢到睾丸的性逆转。上述结果表明，细胞外因子与细胞内因子协同作用，一方面抑制睾丸分化，另一方面引导性腺体细胞发育为卵巢细胞。

（二）人体胚胎卵巢形成与发育过程

人体胚胎性腺的发育过程以第 7 周为分界，可分为未分化阶段和分化阶段。

1. 性腺未分化阶段　性别虽在受精时即已确定，但性腺在未分化阶段尚未产生性别分化。受精后第 3～4 周，卵黄囊内胚层近尿囊处出现原始生殖细胞，其形态大而圆，是卵原细胞和初级卵母细胞分化的基础。第 4 周，位于后肠的原生殖细胞即拥有通过肠壁组织的迁移能力，在后肠上皮基板处形成一破裂口，原生殖细胞产生细胞突起后，通过该破裂口进入后肠上皮外的间叶细胞。在第 4、5 周时便可观察到原始生殖细胞早期迁移相关的抗体。第 5 周时，原始生殖细胞仍处于通过变形虫状伪足迁移阶段，能够诱导间胚叶细胞增殖，形成一对纵行的生殖腺嵴。第 6 周时，生殖腺嵴表面上皮及其下间叶组织之间的基底膜消失，上皮细胞伸入间充质，形成不规则的条索状结构，即初级性索。第6~7周，原始生殖细胞沿后肠肠系膜迁移至初级性索并被后者所包围。

2. **性腺分化阶段**　胚胎第7周，性腺开始分化。当原始生殖细胞染色体组成为XX时，性腺将在一系列调控因子诱导下分化发育为卵巢。第10周时，初级性索向深部生长并形成卵巢网，随后二者均开始退化，被血管和基质所替代并逐渐形成卵巢髓质。随后性腺上皮继续形成含有原始生殖细胞的次级性索。次级性索较初级性索更短，在继续增殖后与上皮相分离，形成卵巢皮质。上皮下方的薄层结缔组织构成白膜。第12~16周时，次级性索逐渐断裂，形成众多孤立的细胞团。由原始生殖细胞分化而成的卵原细胞开始减数分裂并停滞于第一次减数分裂的前期，形成初级卵母细胞，位于中间。次级性索细胞分化的较小的单层扁平细胞成为颗粒细胞，包绕着初级卵母细胞，构成原始卵泡。原始卵泡位于卵巢皮质靠近白膜处。随着胚胎成长，性腺末端所连接的引带逐渐缩短，带动卵巢在发育的同时沿生殖嵴（体壁背侧）下降。卵巢下降至盆腔时，引带附着于子宫底部，形成卵巢韧带和子宫圆韧带。

3. **围生期卵巢概况**　约第18周时，卵巢即位于盆腔中骨盆边缘下方，直至出生。第20周左右，胚胎卵原细胞数量达到峰值，为600万~700万个，随后数量急剧减少，出生前约剩下1/3。新生儿皮质外层即可见到原始卵泡，其两侧卵巢皮质中有70万~200万个原始卵泡。初级卵母细胞缺乏自我复制功能，因此，一般认为出生后卵巢内的初级卵母细胞数目不再增加。在母体促性腺激素作用下，一小部分原始卵泡在出生前可发育为初级卵泡，但很快便退化。大多数原始卵泡保持停滞状态直至青春期。

（三）其他哺乳动物胚胎卵巢形成与发育过程

卵巢毒理学的研究对象多为实验动物，通过正常生理状态下的哺乳动物及其子代染毒实验，观察卵巢与毒物之间的相互作用，据此合理推测毒物在人体卵巢中的吸收、代谢、致癌、致畸、致突变等过程。实验哺乳动物均为真兽亚纲，其胚胎卵巢发育与人类相类似，胚胎在母体子宫内完成发育，形成胎盘并通过胎盘吸收母体营养，排出代谢废物。小鼠妊娠期19~21d，大鼠约22d，兔30~32d，猪112~115d，牛277~300d。

1. **卵裂和胚泡形成**　受精后，哺乳动物通过交替型全裂方式进行卵裂。例如，兔交配后24h，受精卵分裂为2细胞，32h分裂为4细胞，47h成为16细胞的桑葚胚，70h成为32细胞，75h后，囊胚腔形成。囊胚腔周围扁平的为滋胚层细胞，囊胚腔一端成团的细胞为内细胞团，此时囊胚腔中充满液体，称为胚泡。胚泡期持续的时间，小鼠约82h，兔约96h，大鼠约4.5d，猪约6d，牛约9d。

2. **性腺发育**　哺乳动物卵巢发育同样分为性腺未分化阶段和性腺分化阶段。小鼠交配后约7d，位于原条后端胚外中胚层即出现8个原始生殖细胞，到原肠作用终止时为50~80个，随后原始生殖细胞迁移至内胚层。第8天在后肠内胚层和尿囊基底部可见约125个原始生殖细胞。第8.5~9.5天原始生殖细胞迁移至背肠系膜，第10.5~12.5天迁移至生殖嵴。在此期间，原始生殖细胞经数次分裂，数目由交配后8.5d的145个，增加到9.5d的364个，10.5d的1 012个，11.5d的3 000个，12.5d的4 000个，13.5d的26 000个。到达生殖嵴后，原始生殖细胞便停止迁移。在迁移过程中，小鼠生殖嵴能够释放转移生长因子，其能调节迁移速度和细胞对纤连蛋白的反应。

进入性腺分化阶段后，哺乳动物卵巢的发育过程与人类相类似，如猪卵巢可观察结构为性索、白膜和生发上皮。卵巢中的结缔组织呈现疏松、延展和不规则的特点，在腹膜和髓质索之间形成不完全的屏障。性索之间存在大量疏松结缔组织，填补组织间空隙，而来源于基质的间质细胞较少（兔胚胎卵巢中甚至未发现间质细胞）。来源于髓质索的原始单层颗粒细胞逐渐发育并包绕卵母细胞。卵母细胞含有大量位于细胞质中的脂肪球，脂肪球聚集在一起形成团状结构。卵巢皮质区从边缘到近髓质均可见发育阶段的卵泡。随着体积的增大，卵巢逐渐深入体腔，腹膜褶也被牵引入体腔内。当腹膜褶伸展的时候，卵巢向外侧和尾侧下降、迁移，并在体腔中固定。

二、卵巢结构
（Ovarian Structure）

（一）卵巢解剖学

卵巢是成对的实质性器官，左右各一。形态为扁椭圆形，外观呈灰红色，位于子宫两侧、输卵管的后下方。现以人类为例阐述卵巢解剖学概况。

1. 卵巢形态　新生儿卵巢位置较高，随着性成熟逐渐降低，老年卵巢位置最低。卵巢从结构上可以分为前缘、后缘、外侧面、内侧面、上端和下端。前缘又称为系膜缘，较为平直，以卵巢系膜连接于子宫阔韧带的后叶，中央的裂隙称卵巢门，卵巢血管、淋巴管与神经管经此处出入卵巢。后缘游离于腹腔，又称为独立缘，朝向后内方，较为隆凸。外侧面也称为盆壁端，较为平坦，与盆腔侧壁（卵巢窝）相接触，位于髂内、外动脉起始部之间的夹角处，由卵巢悬韧带与盆壁相连。内侧面朝向盆腔，与回肠紧邻，又称为肠面。上端即输卵管端，形状圆钝，借卵巢悬韧带与盆腔壁相连，输卵管伞端与其相接触。下端略尖，朝向子宫，借卵巢固有韧带与子宫相连，又称子宫端。

人类左右卵巢的大小并不一致。青春期以前，卵巢较小，表面光滑，青春期启动后，卵巢便开始排卵。卵巢的体积和形状随着年龄增加存在较大的变化，生育年龄妇女的卵巢大小平均为4cm×3cm×1cm，质量为5~6g。性成熟期卵巢体积达到峰值，此后由于卵泡膨大、多次排卵、排卵后结痂等缘故，表面逐渐呈灰白色并出现瘢痕，呈凹凸不平状。且排卵后卵泡破裂、萎缩，结缔组织增生，因此卵巢质地逐渐变硬。妇女于35岁左右卵巢开始缩小，50岁后逐渐萎缩，直至停经。绝经后卵巢进一步萎缩，体积可变为原来的1/2。

2. **卵巢的固定结构**　盆腔内，卵巢的位置除借卵巢系膜固定于子宫阔韧带之外，主要由卵巢悬韧带和卵巢固有韧带来维持。

卵巢悬韧带又称为骨盆漏斗韧带，是由腹膜形成的皱襞结构，起自骨盆上口、髂总血管分叉处，居于骶髂关节前方，向内向下延伸至卵巢输卵管端。韧带内含有卵巢血管、淋巴管、神经、致密结缔组织和平滑肌纤维等，是寻找卵巢动、静脉的标志。

卵巢固有韧带又称卵巢子宫索，位于卵巢与子宫底外侧角之间，由结缔组织和平滑肌纤维构成，表面由腹膜覆盖，形成一层腹膜皱襞，内含血管。卵巢固有韧带起自卵巢子宫端，经子宫阔韧带的两层间接近后叶，连接到输卵管与子宫结合处的后下方。

此外，输卵管卵巢伞附着于卵巢输卵管端，也起了一定的卵巢固定作用。

3. **卵巢的血管**

（1）卵巢动脉：卵巢的血液供应来自卵巢动脉和子宫动脉卵巢支。卵巢动脉由腹主动脉发出，沿着腰大肌下行至盆腔，跨过输尿管和髂总动脉下段后，随卵巢悬韧带朝内侧横行，经过卵巢系膜，在卵巢门处形成数个螺旋状扭曲后，分支进入卵巢髓质，并在髓质边缘形成血管丛，再发出辐射状细支进入皮质，在卵泡之间和白膜下方形成卵巢毛细血管网，并与卵泡外膜的毛细血管网相交通。子宫动脉卵巢支由髂内动脉发出，在子宫角旁侧与卵巢动脉末梢相吻合。原始卵泡没有血管分布。卵泡腔出现时，卵泡膜中出现血管网。间质腺细胞间、黄体内也有密集的血管网，但白体不含血管网。

根据卵巢动脉和子宫动脉卵巢支对卵巢血液的供应状况，卵巢动脉供应可分为4种类型：第Ⅰ型又称为混合供应型，由卵巢动脉的分支和子宫动脉互相吻合，共同营养卵巢，是通常情况下卵巢的血供类型，其中卵巢血供至少有1/2来自子宫动脉；第Ⅱ型又称为卵巢动脉供应优势型，子宫动脉的分支供应卵巢的内侧髓质，卵巢动脉的分支供应外侧皮质；第Ⅲ型又称为子宫动脉供应优势型，仅由子宫动脉营养卵巢；第Ⅳ型又称为均衡供应型，仅由卵巢动脉营养卵巢，在卵巢血液供应中属于变异情况。

（2）卵巢静脉：与同名动脉伴行，数目比动脉多。卵巢毛细血管网处形成微静脉后，在髓质内汇成弯曲状的小静脉，经卵巢门处离开，在卵巢系膜内形成静脉丛，且互相吻合，最后汇成卵巢静脉。左侧卵巢静脉注入左肾静脉，右侧卵巢静脉汇入下腔静脉。

4. **卵巢的淋巴管**　卵巢淋巴结沿相应的血管排列，皮质内含丰富的淋巴管并相互连接成网状结构。卵泡内膜和颗粒细胞层无淋巴管，毛细淋巴管源自生长卵泡的卵泡膜内，在卵泡外膜形成网，并随年龄和生殖状态而变化。黄体内也有较多的淋巴管，最终在髓质内汇集成较大的淋巴管出卵巢门。

卵巢淋巴管与性激素的转运和闭锁卵泡碎片的排出相关。淋巴回流共有三条通路：一是经卵巢悬韧带进入卵巢淋巴管，再向上回流，进入腹主动脉旁淋巴结；二是沿着卵巢门淋巴管到达髂内淋巴结和髂外淋巴结，再经髂总淋巴结进入腹主动脉旁淋巴结；三是沿着子宫圆韧带进入髂外淋巴结和腹股沟淋巴结。在不同的生殖期，卵巢淋巴管在排列、结构、流量和通透性等方面均有所不同，可能与甾体激素的合成和分泌有关。

5. 卵巢的神经　含有神经节的腹主动脉交感神经丛下行进入盆腔，分出卵巢支构成卵巢神经丛，卵巢神经便来自卵巢神经丛，与动脉一起，从卵巢门进入髓质，在髓质内形成神经丛，再由该丛发出许多小神经支进入皮质内。神经支多分布于血管壁和卵泡，生长卵泡和成熟卵泡的卵泡膜外层均可见神经末梢。除血管中有较多神经纤维外，平滑肌、卵泡、黄体、闭锁卵泡内膜和生殖上皮等处都分布着细神经纤维。卵巢间质仅可见散在的神经纤维，可能有抑制间质组织分泌活动的功能，进而调控卵泡成熟、卵泡闭锁和甾体激素含量等。

卵泡内的神经纤维包括无髓和有髓两种。无髓神经纤维为感觉神经，在卵泡扩张时，膜内感觉末梢受到刺激后反射性引起垂体促性腺激素释放，进而启动排卵；有髓神经纤维主要为肾上腺素能神经，其次为胆碱能神经，能使卵泡膜外层平滑肌收缩，参与排卵进程。

6. 卵巢的附属器官　卵巢的附属器官包括卵巢冠、囊状附件、卵巢旁体和卵巢网，是附属于卵巢的胚胎残余器官。

（1）卵巢冠：又称为副卵巢，位于子宫阔韧带卵巢系膜内，由10～20条较短的横行小管和一条卵巢冠纵管构成，各横行小管的两端分别靠近卵巢和卵巢冠纵管，称为卵巢端和输卵管端。横小管来源于中肾小管，管壁肌层肥厚，同时具有分泌功能，在一定程度上发挥维持卵巢系膜紧张度的作用。卵巢冠纵管是中肾管萎缩遗留的部分，靠近输卵管并与之平行走向，构造与横行小管相同。

（2）囊状附件：位于输卵管漏斗附近，卵巢冠上方。数目不等，可见1个或数个。形状为豆形带蒂的纤毛上皮囊，内含液体，可能是中肾管头端的遗迹。

（3）卵巢旁体：由数条上皮小管和血管球构成，是胚胎期中肾尾侧部中肾小管的遗迹，位于卵巢系膜内，卵巢冠近子宫侧，卵巢动脉进入卵巢门处。

（4）卵巢网：位于卵巢门部，由衬覆扁平、立方或柱状上皮细胞的不规则小管状网络组成，周围无平滑肌围绕，腔内有乳头状突起。卵巢网类似雄性的睾丸网，但在雌性性腺发育中退化，这可能与卵泡发生有关。

（二）卵巢组织学

1. 卵巢组织　卵巢表层为单层立方上皮，起源于性腺外的卵黄囊内胚层，在胚胎时期为生发上皮，成年后转变为扁平上皮，上皮下方的致密结缔组织即卵巢白膜。被白膜所覆盖的卵巢组织分为皮质与髓质两个部分，其中皮质位于浅层（外层），髓质位于深层（内层），皮质与髓质之间无明显分界。

卵巢皮质较厚，占卵巢体积的大部分，是卵泡贮存和发育的关键场所，也是卵巢功能执行的主要部分。皮质主要由卵泡和卵泡间结缔组织组成。前者包括大小不等、数以万计的原始卵泡和不同发育阶段的卵泡，后者含有丰富的梭形基质细胞和网状纤维。随着年龄的增加，卵泡数目减少，皮质层将逐渐变薄。卵巢髓质是卵巢的中央部，无卵泡存在，与皮质相比体积较小。髓质和卵巢门相连，含有疏松结缔组织、弹性纤维与血管、淋巴管和神经，并有少量平滑肌束和门细胞与卵巢韧带相连接。

在卵巢门近系膜处，常可见门细胞。门细胞体积较大，成群聚集存在，位于沿卵巢门和邻近卵巢旁体一带。细胞结构呈圆形或卵圆形，直径为14～25μm，核圆形，核仁清楚，细胞质内含有胆固醇、脂色素、结晶体、碱性磷酸酶、酸性磷酸酶和非特异性酯酶等。镜下观察显示门细胞具有分泌甾体激素细胞的超微结构特征，常与无髓鞘神经、血管和淋巴间隙相伴随。门细胞与雄烯二酮等男性激素的产生有关，还可产生少量孕酮。人绒毛膜促性腺激素（human chorionic gonadotropin，HCG）可使门细胞体积增大、数量增多，并增强其核分裂。

2. 卵泡 卵巢中可见的卵泡类型分为原始卵泡、初级卵泡、次级卵泡、成熟卵泡、闭锁卵泡等。原始卵泡和初级卵泡未出现卵泡腔，合称为腔前卵泡；初级卵泡和次级卵泡合称为生长卵泡；次级卵泡和成熟卵泡出现卵泡腔，合称为有腔卵泡、囊状卵泡或窦状卵泡（图2-1）。

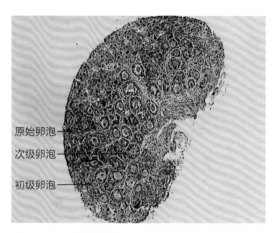

图2-1 小鼠卵巢卵泡

（1）原始卵泡：又称为始基卵泡，体积较小，是雌性的基本生殖单位。出生时，原始卵泡数量较多，占据了卵巢皮质的绝大部分区域。随着年龄增长和卵泡发育、闭锁等过程，原始卵泡数量逐渐减少，直至消失。在生殖年龄阶段，原始卵泡呈不规则状簇集在皮质浅层的狭窄区域中，与外周结缔组织之间由薄层基膜相连。

原始卵泡由位于近中央的一个初级卵母细胞和包绕卵母细胞的一层扁平颗粒细胞组成。颗粒细胞的数目随物种的不同存在差异，人约为13个，牛约24个，绵羊约28个，小鼠约10个。初级卵母细胞核大而圆，染色质稀疏，胞质嗜酸性，内含较多线粒体、滑面内质网和高尔基体，核仁较大，与颗粒细胞之间有许多缝隙连接。在胚胎时期，卵原细胞分裂、分化形成初级卵母细胞，并长期停滞于第一次减数分裂前期，直至排卵前恢复并完成减数分裂。

（2）初级卵泡：从原始卵泡发育而来，又称为窦前卵泡。由位于中央的初级卵母细胞和周围数层颗粒细胞组成。极罕见情况下，初级卵泡内可含有一个以上的卵母细胞。原始卵泡的初级卵母细胞在垂体促性腺激素等调控下，体积增大，核糖体和粗面内质网增多，周围排列紧密的颗粒细胞由单层扁平状变为单层立方形或低柱状。

初级卵泡体积增大后逐渐进入卵巢皮质深部。随着颗粒细胞的生长，初级卵泡被皮质间质细胞增生形成一层卵泡膜所包绕。在靠近脂膜的细胞质中可见电子致密、有膜包围的小泡状溶酶体，称为皮质颗粒。它是高尔基体的产物，内含酶类、糖基化合物、蛋白质等，其中的酶类将在受精过程中发挥诱导精卵融合的重要作用。

在人、兔科、牛科、犬科动物初级卵泡的颗粒细胞间，开始出现考尔-爱克斯诺小体（Call-Exner body），其数量随着卵泡的生长而增多，与卵泡正常发育相关。小体为圆形封闭或半封闭囊泡，过碘酸雪夫染色（periodic acid-Schiff stain，PAS）染色呈阳性，腔面为一层基膜，颗粒细胞在其周围紧密排列环绕，腔内含有颗粒细胞分泌的物质，参与卵泡液的形成。

（3）次级卵泡：从初级卵泡发育而来，由初级卵母细胞及其周围6～8层颗粒细胞组成。在电镜下，次级卵泡中的颗粒细胞表面可见胞质突起和微绒毛，胞质内含有较多的线粒体、核糖体、粗面内质网，以及少量脂滴和光面内质网。

最靠近卵母细胞的颗粒细胞为柱状，呈放射状排列，称为放射冠。早期初级卵泡的卵母细胞和放射冠颗粒细胞之间即可见一层含糖蛋白、均质状、折光性强的嗜酸性膜，称为透明带，由初级卵母细胞和颗粒细胞共同分泌形成。透明带由ZP1、ZP2和ZP3三种蛋白组成，ZP3为精子受体，参与受精过程中的精卵相互识别和特异性结合，是受精的重要因素之一。颗粒细胞之间存在许多缝隙连接，此外，颗粒细胞的突起能够穿越透明带，与初级卵母细胞的胞膜或微绒毛相接触，也形成缝隙连接。缝隙连接有利于颗粒细胞将营养物质输送给初级卵母细胞，也有利于进行细胞间离子、激素和小分子物质的交换，以沟通卵泡发育的相关信息。

在垂体促性腺激素的持续调控下，次级卵泡由近圆形长成椭圆形，卵母细胞逐渐偏向卵泡内一侧。当卵泡发育至一定直径时，颗粒细胞之间开始出现清亮的液体，使细胞之间出现小腔隙。小腔隙增大并逐渐融合成一个新月形的大腔隙，称为卵泡腔，腔前卵泡至此发育为有腔卵泡。卵泡腔内充满卵泡液，卵泡液内除了含有弱酸性或中性黏多糖和糖原外，还有雌激素、生物活性物质和营养物质，与卵泡的发育相关。

次级卵泡中的卵泡膜逐步分化为内膜层和外膜层。前者由多边形膜细胞组成，毛细血管丰富，具有分泌甾体激素细胞的特征，含有滑面内质网、线粒体、激素合成酶等；后者由梭形细胞组成，核呈梭形，具有较多环形排列的平滑肌纤维和胶原纤维，胞质内含微丝、糖原颗粒和粗面内质网，在卵泡发育过程中核分裂活动较为活跃。卵巢皮质间的小血管跨过外卵泡膜后，在内卵泡膜中形成毛细血管丛营养卵泡，但在初级卵泡中，颗粒细胞层间尚无血管生成。雄激素合成后透过基膜，在颗粒细胞内转化为雌激素。大部分雌激素进入血液循环，作用于机体的内分泌调控。

在次级卵泡内，随着卵泡液的增多，卵泡腔逐渐扩大，位于卵泡内一侧的卵母细胞、透明带、放射冠和部分卵泡细胞突入卵泡腔内，形成一个近圆形的隆起，称为卵丘。卵泡腔周围的数层颗粒细胞形成卵泡壁，也称为颗粒层。

次级卵泡的颗粒细胞内出现了卵泡刺激素（follicle stimulating hormone，FSH）

受体、雌激素受体和雄激素受体，因此上述三种激素可以调控卵泡发育。卵泡膜细胞内出现黄体生成素（luteinizing hormone，LH）受体，能够参与卵巢功能的发挥。

（4）成熟卵泡与排卵前卵泡：成熟卵泡占据卵巢皮质全层，由次级卵泡在FSH和LH的共同作用下发育而来，其内卵泡膜细胞较大，呈梭形，胞质中含有脂滴、管状嵴和较多的线粒体，细胞被网状纤维所包绕。人类成熟卵泡的初级卵母细胞直径可达125～150μm。随着卵泡腔内卵泡液的急剧增多，成熟卵泡的体积随之增大，但颗粒细胞的数量不再增加，卵丘根部的颗粒细胞之间出现裂隙，卵泡壁变薄，成熟卵泡向卵巢表面凸出，逐步发育为排卵前卵泡。

排卵前卵泡又称为Graafian卵泡，是卵泡发育的最后阶段。在此阶段卵泡腔持续增大，卵泡液增多，继续推动卵泡体积的增加，从卵巢深层移动到浅层。卵泡外膜与卵巢间质无明显的界限，卵泡内膜细胞呈多边形，毛细血管进一步丰富，营养呈立方形的颗粒细胞，卵泡腔内含有较多的雌激素。卵丘与卵泡壁分离，漂浮在卵泡液中。在排卵前，初级卵母细胞恢复并完成第一次减数分裂，形成一个较大的次级卵母细胞和一个较小的第一极体，次级卵母细胞迅速进入第二次减数分裂，停滞于分裂中期。

（5）闭锁卵泡：在生殖周期中，绝大多数卵泡在发育的各个阶段停止生长并自行退化，未能发育成熟，此时的卵泡称为闭锁卵泡，在成年或未成年的卵巢中均能观察到。出生后，卵巢中约99%的卵泡均发生闭锁并消失，其中，初级卵泡闭锁最多。

卵泡的闭锁属于细胞凋亡的过程之一。对于原始卵泡、初级卵泡和较小的次级卵泡而言，闭锁征象为卵泡变小而分散，卵母细胞核偏向一侧，染色质固缩成块状，颗粒细胞核固缩，两种细胞随后均消失，但透明带可残留。

在较大的卵泡中，颗粒细胞层数量减少，毛细血管和结缔组织伸入颗粒细胞层之间引起细胞脱落并陷入、浮于卵泡腔内，随后卵泡腔的完整性被破坏，卵泡塌陷，卵泡液减少，卵泡腔内充斥着纤维细胞和毛细血管，卵母细胞细胞质溶解并被吸收，颗粒细胞被中性粒细胞和巨噬细胞吞噬，透明带塌陷为不规则环状物，最终消失或保留。卵泡膜细胞逐渐肥大、纤维化，形成胞质中充满脂滴的多边形上皮样细胞，并被血管和结缔组织分隔成为索状结构，称为间质腺，具有激素分泌的功能。人类卵巢间质腺在基质中散在分布，数量较少，山羊、兔和啮齿动物的间质腺数量较多。间质腺最终也将退化，被结缔组织所取代。

在妊娠期和哺乳期，透明带特异性抗原随着卵巢内闭锁卵泡的增多而增多，发挥拮抗受精的作用。

3. 黄体和白体　黄体是排卵后形成的一个体积较大且富含血管的内分泌细胞团，由于细胞内脂质积聚，在新鲜时呈棕黄色，故称为黄体。黄体颜色的深浅由黄体细胞内胡萝卜素的含量决定，随时间延长逐渐变为橘黄色。基底膜外的毛细血管、结缔组织和淋巴管等在卵泡血管生成因子的作用下增生并伸入黄体，在黄体内形成不完全的间隔。

卵泡颗粒细胞和卵泡内膜细胞经黄素化后，分别形成颗粒黄体细胞和膜黄体细胞。颗粒黄体细胞在黄体中占大多数，位于黄体中央，细胞体积较大，呈多边形，胞质丰富，染色较浅，嗜酸性，脂滴较多，含粗面内质网和高尔基体，能够分泌以孕酮为主的孕激素。膜黄体细胞数量约为颗粒黄体细胞数量的1/2，细胞小，胞质染色较深，含有较多的脂性空泡和滑面内质网，位于黄体的周边部。颗粒黄体细胞和膜黄体细胞均具有甾体激素分泌细胞的结构特征，协同分泌雌激素。

在黄体退化过程中，细胞内脂质和脂褐素堆积，体积逐渐萎缩，空泡增多，发生自溶，细胞被巨噬细胞所吞噬。颗粒黄体细胞间可见散在的星形K细胞，其细胞核固缩，胞质染色较深，缺乏甾体激素分泌细胞的特征。黄体血管减少的同时，周围结缔组织和成纤维细胞侵入，黄体被结缔组织所代替，组织呈现纤维化的透明变性，外观为白色瘢痕，称为白体，位于卵巢髓质。一段时间后，白体可被吸收并消失。

三、卵巢的生殖功能
（Reproductive Function of Ovary）

卵巢的生殖功能主要体现在四个方面：一是卵细胞的发生和成熟；二是卵泡的发育，即卵泡期；三是排卵期；四是黄体的形成与退化，即黄体期。四个方面相辅相成，周而复始，共同完成卵巢繁衍后代的主要功能，也称卵巢周期。此外，近年来卵巢生殖干细胞的研究也丰富了卵巢生殖功能的外延。

（一）卵细胞的发生和成熟

胚胎中，原始生殖细胞迁移进入卵巢后，成为卵原细胞。卵巢中卵细胞的数目取决于卵原细胞的有丝分裂和减数分裂过程。随原始生殖细胞迁移的中胚叶细胞将发育为颗粒细胞。卵细胞成熟后释放，释放时间从动情周期开始直至绝经期。

1. 卵原细胞和颗粒细胞的有丝分裂　妊娠前期，卵原细胞通过有丝分裂进行增殖，体积增大，数量急剧增多，至妊娠中期生殖细胞数目达到峰值（其中卵原细胞约占1/3，初级卵母细胞约占2/3），随后增殖速度减缓，至妊娠中后期停止，到胚胎发育结束时已完成。

卵原细胞的增殖主要由表皮生长因子（epidermal growth factor，EGF）和转化生长因子所决定，包括KIT/KL通路、成纤维细胞生长因子家族（fibroblast growth factors，FGFs）、白血病抑制因子（leukemia inhibitory factor，LIF）、生长分化因子-9（growth differentiation factor-9，GDF-9）的正向调控，以及转化生长因子-β（transforming growth factor-beta，TGF-β）超家族的负向调控等。

颗粒细胞的有丝分裂主要受EGF、KIT/KL通路、骨形态发生蛋白15P、孕激素受体膜成分1（progesterone receptor membrane component 1，PGRMC1）、类固醇生成因子-1（steroidogenic factor-1，SF-1）、胰岛素样生长因子2（insulin-like growth factor 2，IGF2）等的正向调控，以及雌激素、孕酮、孕激素受体膜成

分 2（progesterone receptor membrane component 2，PGRMC2）、2-甲 氧 基 雌 二 醇（2-methoxyestradiol）等的负向调控。其中，PGRMC1 和 PGRMC2 是通过精确控制 NF-κB/p65 通路的定位和转录活性来起作用。此外，较低水平的内源性环磷酸腺苷（cyclic adenosine monophosphate，cAMP）在大鼠体内能够促进颗粒细胞有丝分裂，而较高水平的 cAMP 则会抑制其有丝分裂。

2. 卵母细胞的减数分裂和成熟　妊娠中前期，在减数分裂诱导物（meiosis inducing substance，MIS）的作用下，部分卵原细胞启动第一次减数分裂，并停滞于前期双线期，进入初级卵母细胞阶段。在达到生殖年龄后，每个动情周期中都有少数一定体积的初级卵母细胞被激活并开始生长，但通常只有一个初级卵母细胞能在排卵前恢复第一次减数分裂。此时，卵母细胞处于减数分裂前期的双线期，核大，染色质高度疏松，外包有完整的核膜，称为生发泡（germinal vesicle，GV）。

排卵时，在 LH 峰诱导下，生发泡破裂（germinal vesicle breakdown，GVBD），初级卵母细胞完成第一次减数分裂，形成两个单倍体：次级卵母细胞和第一极体。次级卵母细胞体积较大，细胞质多。第一极体则与之相反，也能够完成减数分裂，形成两个更小的极体。

次级卵母细胞进入输卵管并在其中进行第二次减数分裂，停留在减数分裂中期，若未遇到精子将退化凋亡。反之，次级卵母细胞则完成第二次减数分裂，成为单倍体的成熟卵子和第二极体。精子与成熟卵子结合成为受精卵，极体则退化凋亡。减数分裂中细胞质分裂是不平均的，卵细胞内含有大多数源自初级卵母细胞中的细胞质，保证受精卵具有足够的营养支持。

哺乳动物减数分裂的阻滞主要受到 cAMP 和卵泡液中颗粒细胞来源的卵母细胞成熟抑制物（oocyte maturation inhibitor，OMI）的抑制作用，而减数分裂的恢复直至成熟主要受到促性腺激素（主要为 FSH 和 LH）和减数分裂诱导物（MIS）的共同调控。

卵母细胞成熟的标准包括三个方面：一是 GVBD，第一极体排出，停滞于第二次减数分裂中期，此时为核成熟；二是卵母细胞达到一定体积，胞质内含有充分的蛋白质、细胞器、RNA、DNA 和能量，此时为质成熟；三是卵母细胞膜和透明带发生相应变化，为受精做好准备。

（二）卵泡的发育（卵泡期）

1. 卵泡募集　原始卵泡在胚胎期产生，并在哺乳动物卵巢的卵泡池中长期处于休眠状态，但一旦被激活，便能够维持生长状态直至排卵。卵泡的生长并非一蹴而就，而是一个长期的过程。进入动情周期后，卵泡的生长可分为非促性腺激素依赖生长与促性腺激素依赖生长两个阶段，分别对应卵泡的启动募集和周期募集。

（1）卵泡启动募集：在非促性腺激素依赖生长阶段，原始卵泡离开静止期，向初级卵泡转化，进入生长成熟周期，直至窦状卵泡，称为卵泡启动募集，是卵泡发育的关键节点。在这一阶段中，卵泡的生长较为缓慢，并且不依赖 FSH 的作用，主要通过卵泡生长激活因子和抑制因子之间的相互拮抗和动态平衡来完成。

1）激活因子：磷脂酰肌醇3-激酶（phosphatidylinositol 3-kinase，PI3K）信号通路和哺乳动物西罗莫司（雷帕霉素）靶蛋白（mammalian target of rapamycin，mTOR）信号通路是经典的激活因子通路，通路中众多的酶、转录因子等已经证实能够刺激原始卵泡启动募集。在羊卵泡培养实验中，外源性IGF-1通过PI3K-Akt信号通路促进了原始卵泡的募集激活并减少DNA的碎片化。而磷酸化丝裂原活化蛋白激酶3/1（mitogen-activated protein kinase，MAPK3/1）能够通过mTORC1-KITL信号通路参与原始卵泡的激活过程。

干细胞因子（stem cell factor，SCF；又称肥大细胞生长因子）与其分泌因子受体c-kit相结合后，新生小鼠卵巢内进入启动募集周期的原始卵泡数量显著增加，生长加速，而SCF拮抗剂则能够抵消上述现象。*SCF/c-kit*基因突变小鼠颗粒细胞可以分化，但原始卵泡的激活能力显著降低。

碱性成纤维细胞生长因子（basic fibroblast growth factor，bFGF）及其受体表达于卵母细胞和颗粒细胞，既可以作用于颗粒细胞促进其增殖、分化和凋亡，也可以诱导卵泡生长所需的血管生成，促进原始卵泡向生长卵泡转化。

GDF-9和骨形态发生蛋白15（bone morphogenetic protein-15，BMP-15）在整个动情周期的卵泡发育过程中差异化表达。其中GDF-9在卵泡发育早期浓度较大，后期浓度则降低，BMP-15的表达水平则在整个卵泡发育过程中逐渐升高。在FSH作用下，GDF-9和bFGF均能促进牛原始卵泡的存活、募集和生长。但也有研究表明，GDF-9基因缺失小鼠卵巢中原始卵泡未见明显异常，并且可以向初级卵泡转化，但卵泡发育将停滞在初级卵泡阶段，表明GDF-9也可能通过促进初级卵泡的生长，间接影响原始卵泡的启动募集过程。

LIF主要在卵母细胞表达，当卵巢收到FSH调控信号的时候，LIF能够与FSH结合，促进山羊卵泡的体外发育，在大鼠体内也观察到类似的现象。

神经生长因子（nerve growth factor，NGF）在充足氧气供给的情况下，能够下调促凋亡基因*bax*和*P53*的表达，促使颗粒细胞增殖，进而抑制小鼠卵巢卵泡的凋亡，增加卵巢皮质初级卵泡和成熟卵泡的数量。进一步研究显示，*NGF*基因缺失小鼠卵泡启动募集和生长迟滞，可能与卵巢中NGF介导的非神经内分泌成分增殖信号的丧失有关。此外，NGF能够调控大鼠FSH受体表达上调，从而保证在卵泡促性腺激素依赖生长阶段顺利发育和分化。

人第10号染色体缺失的磷酸酶及张力蛋白同源的基因，即抑癌基因*PTEN*（gene of phosphate and tension homology deleted on chromosome ten，PTEN）可以通过负向调控PI3K信号通路，调节雌激素和孕激素分泌，从而调控原始卵泡募集和发育，在发育启动中起着重要的作用。值得注意的是，在初级卵泡之后的发育阶段，若*PTEN*基因被除去，小鼠卵母细胞的成熟、排卵和产仔情况较对照组并无显著差异，提示PTEN信号传导具有阶段特异性功能，在原始卵泡募集活化过程中尤为重要。

生殖细胞特异性碱性螺旋环螺旋蛋白1（spermatogenesis and oogenesis specific basic helix-loop-helix-containing protein 1，SOHLH1）和SOHLH2属于生殖细胞中

特异表达的转录调控因子，主要出现在卵母细胞内，其中SOHLH2蛋白的表达早于SOHLH1。二者通过作用于 *c-kit* 基因启动子来调控卵母细胞的发育，其缺失会导致 *c-kit* 基因表达显著下调，影响SCF介导的卵泡募集。

雄激素在体外培养中能够诱导猪和小鼠原始卵泡的发育，卵巢中初级卵泡、次级卵泡和成熟卵泡的数量较对照组显著增加，加入受体拮抗剂后该效应消失，提示雄激素在卵泡募集中通过卵母细胞的雄激素受体发挥作用。

2）抑制因子：抗苗勒管激素（anti Müllerian hormone，AMH）属于转化生长因子超家族成员，可见于出生后的人类和小鼠的卵巢颗粒细胞中。*AMH* 基因缺失小鼠在胚胎期的原始卵泡可以正常形成，但在出生后，原始卵泡短时间内即迅速生长，出生后1年，其卵巢内原始卵泡已消耗殆尽，同时可见大量初级卵泡和次级卵泡。AMH及其受体可能通过调节卵巢局部抑制素，达到抑制原始卵泡募集，维持原始卵泡池的重要作用。

肿瘤抑制结节性硬化复合物2（tuberous sclerosis complex 2，TSC2）的表达能够抑制mTORC1信号通路，维持原始卵泡池的休眠，防止其被过早过多激活导致的卵巢早衰和不育。

FOXL2 基因敲除小鼠在出生时可见卵巢形态正常，但出生后的观察显示，卵泡存在异常发育的现象，即成熟期未见正常卵泡。卵泡似乎有大量募集或激活的征象，但立方形的颗粒细胞却从未出现，这些异常的卵泡及其中的卵母细胞迅速发生凋亡，导致卵泡储备的耗尽。FOXL2可能是通过细胞周期抑制物（Cdk-nIb）帮助颗粒细胞维持其静止状态。与此相类似的是同一家族的叉头框转录因子3a（forkhead box o3a，Foxo3a），其基因敲除小鼠同样表现出卵母细胞死亡，生长卵泡早期耗竭，导致继发性不孕，提示Foxo3a在募集阶段起着抑制卵泡活化的作用。

LIM同源框基因8（LIM homeobox 8，LHX8）是出生后卵母细胞发育的重要调控因子，同时影响卵泡募集过程。LHX8基因在原始卵泡募集激活过程中通过甲基化和乙酰化方式实现高表达，有助于维持原始卵泡池的稳定。出生后小鼠若缺乏LHX8，原始卵泡将出现未成熟的激活，卵泡池很快耗尽，且原始卵泡并不能向初级卵泡正常转化，最终只能发生闭锁。此外，LHX8、新生儿卵巢同源盒基因（newborn ovary home box gene，NOBOX）与SOHLH1共表达，SOHLH1或SOHLH2的缺失会破坏卵巢中LHX8的表达。

miR-145在出生3d乳鼠卵巢的原始卵泡池中无明显表达，而在5d乳鼠初级卵泡的颗粒细胞中表达上调，结合该microRNA信号传递分子的作用，提示其可能在卵泡募集和颗粒细胞分化的过程中扮演重要角色。深入研究表明，miR-145可能通过调节TGF-β信号通路抑制原始卵泡激活，参与卵泡募集及原始卵泡池的维持。

激活因子与抑制因子协同作用，使得这一阶段的部分原始卵泡启动发育，而大部分卵泡依然保持静止状态，防止原始卵泡被过度激活导致的卵泡池加速耗竭，成为原始卵泡周期性发育的重要基础。此外，原始卵泡中卵母细胞与颗粒细胞之间的细胞连接相关分子（如E-钙黏蛋白、P-钙黏蛋白、连接素等）和细胞外基质等卵巢内环境也对原始卵泡的激活具有一定的影响。

（2）卵泡周期募集：在卵泡发育的促性腺激素依赖生长阶段，血液中雌激素、孕激素水平降低，二者对下丘脑和垂体的负反馈抑制作用被解除，哺乳动物机体内FSH水平升高。卵巢中一部分能够持续、分批对当前FSH水平做出应答反应的小部分初级卵泡和大部分次级卵泡，进入了快速生长发育期，这个过程称为周期募集。进入周期募集的卵泡，颗粒细胞迅速增殖与分化，卵泡液持续分泌，有的卵泡发育成熟成为优势卵泡直至排卵，有的则退化闭锁（表2-1）。

表 2-1　启动募集和周期募集的区别

项目	启动募集	周期募集
发生时间	持续终生	性成熟后周期性发生
卵泡发育阶段	原始卵泡	初级、次级卵泡
影响因素	激活因子、抑制因子	FSH
卵母细胞	开始生长	完成生长
未募集卵泡	继续休眠	凋亡

2. 优势卵泡及选择　在卵泡周期募集的卵泡群中，往往只有1～2个体积最大的卵泡在卵巢中占据主导地位，能够发育成熟并排出卵子，且在其破裂排卵后其他卵泡相继通过细胞凋亡机制而退化闭锁，这个卵泡便称为优势卵泡，这个过程称为优势卵泡的选择。优势卵泡经选择后，又能通过分泌干扰物、降低体内促性腺激素水平等方式，抑制其他卵泡的发育，称为卵泡优势化。卵泡的选择和募集一同决定并精确控制了哺乳动物卵巢自然周期排出的卵子数目。

（1）影响优势卵泡选择的因素：虽然在同一时间段内，哺乳动物卵巢中的卵泡受到相同的血液供应，但FSH并不足以支持所有的卵泡均发育至排卵前卵泡阶段。影响优势卵泡选择过程的因素包括卵泡微环境、FSH水平、雌激素水平、IGF水平和LH水平等。

1）卵泡微环境：优势卵泡中颗粒细胞增殖分化旺盛，很少产生凋亡现象。卵泡外膜血供丰富，能够向卵泡内输送较多FSH、LH和低密度脂蛋白胆固醇（low density lipoprotein cholesterol，LDL-C），产生雌激素及孕激素。

2）FSH水平：优势卵泡的选择涉及FSH阈值（FSH threshold）和阈值窗（FSH threshold window）理论。FSH阈值即周期募集中卵泡所需的最低FSH浓度。每一个卵泡的FSH阈值均不相同，阈值越低，发育所需的FSH浓度越小，该卵泡对于FSH的敏感性就越高。在低于FSH阈值的状态下，即使大幅延长FSH暴露的时间，卵泡也不会发育。阈值窗则是指FSH持续于阈值以上的时间段，能够决定优势卵泡的数量，对于促排卵具有重要的指导意义。

在同一时间，FSH阈值越低的卵泡生长越快，成为动情周期中优势卵泡选择的先决条件。周期募集初期，由于血液中FSH水平相对较高，位于颗粒细胞的FSH受体较为活跃，因此数量较多的一群卵泡可以快速生长。但卵泡的发育将增加雌激素和颗粒细胞来源的抑制素的合成，通过负反馈下调下丘脑和垂体FSH分泌功能，降低血液中FSH的浓度。因此，FSH阈值窗持续的时间并不长。此时，在快速发育的卵泡中，一般仅有一个FSH阈值最低的卵泡能够在低浓度FSH环境下继续发育，其他卵泡由于得不到足够FSH的支持，阈值窗关闭，雄激素不能完全转化为雌激素，而是转化为双氢睾酮，抑制雌激素介导的颗粒细胞增殖，加速卵泡的退化闭锁。

FSH水平对优势卵泡选择的影响还体现在卵泡内。优势卵泡的卵泡液较多，卵泡液中FSH浓度也较非优势卵泡高，颗粒细胞FSH受体和芳香化酶较多，促进雌激素合成并与雌激素协同调节FSH的作用。

3）雌激素水平：胆固醇在卵泡膜细胞内合成雄激素，后者经转运至颗粒细胞合成雌二醇（estradiol，E_2）。E_2是卵泡成熟和选择的必要条件，机体内E_2分泌高峰与优势卵泡的形成同时出现，血清和卵泡液中E_2的水平与卵泡的体积呈正相关。

E_2能增强芳香化酶的活性，诱导颗粒细胞增殖，促进FSH受体和LH受体的表达，增加卵泡对FSH和LH的敏感性，同时抑制卵泡细胞的凋亡。研究表明，与非优势卵泡相比，优势卵泡内FSH受体和甾体激素合成酶的信使RNA（messenger RNA，mRNA）均为高水平表达，且随着优势卵泡体积的增大，这种差距进一步加大。产生大量以E_2为主的雌激素是优势卵泡的重要特征，优势卵泡内含有卵泡群中最高水平的E_2，雌激素/雄激素比例也较高，这一切都有利于营造雌激素优势微环境，影响循环中的FSH水平。在优势卵泡选择阶段，E_2的另一个重要功能是联合颗粒细胞来源的抑制素，通过下丘脑-垂体-卵巢轴的负反馈途径抑制垂体FSH分泌，降低卵巢FSH水平。

因此，在卵巢FSH水平下降的时候，优势卵泡在其自身合成的E_2作用下，通过增加受体表达等方式进一步降低了FSH阈值，故而依旧保持了对FSH的高敏感性，得以被选择而继续生长，其他卵泡因自身的FSH阈值高于环境FSH水平，未能得到足够FSH的支持而闭锁退化。

4）IGF水平：IGF家族成员能够刺激卵泡膜细胞和颗粒细胞的有丝分裂，增强FSH效应并经芳香化酶途径增加雄激素和E_2合成，是卵泡发育的关键因素。在人类、小鼠、大鼠和牛等哺乳动物卵巢中表达的主要是IGF-IP和IGF-IIP。胰岛素样生长因子结合蛋白（insulin-like growth factor binding proteins，IGFBP）是IGF功能的拮抗剂，通过与IGF结合，抑制IGF与其受体结合，从而调节IGF的作用。研究表明，人类和牛优势卵泡中游离IGF较多，各亚型IGFBP（主要是IGFBP-2、4、5）表达水平较低，可能是由于相应蛋白酶降解的缘故，而非优势卵泡和闭锁卵泡中游离IGF较少，IGFBP的表达水平较高，活性较强，侧面证实IGF与优势卵泡的发育存在正相关性。

5）LH水平：卵泡周期募集之前，LH对于卵泡发育的作用较小，主要是诱导卵泡膜细胞产生雄激素。而在优势卵泡确立后直至排卵前的过程中，在FSH和E_2介导下LH水平升高，发挥了促进甾体激素合成和推动卵泡发育的双重作用。LH受体在卵泡未发育成熟时表达于卵泡膜细胞表面，在成熟后则能在颗粒细胞中表达。FSH诱导颗粒细胞上LH受体表达，从而改变颗粒细胞对促性腺激素的敏感性。促性腺激素受体的激活刺激了cAMP途径等许多特征丰富的细胞内信号转导途径，参与卵泡发育进程。当恒河猴和大鼠优势卵泡中LH水平被人为干扰降低后，卵泡发育出现异常，排卵前卵泡即使在足量FSH作用下仍无法排卵，出现闭锁，经HCG治疗也无法恢复。牛优势卵泡的研究显示，生理浓度的LH水平和持续时间足够长的FSH能够联合诱导超排卵，LH峰联合FSH能够刺激多个排卵前卵泡的发育，且LH峰能支持E_2的合成。

LH的作用同样涉及阈值和窗口的概念，称为LH阈值和LH窗。LH阈值概念类似于FSH阈值，即卵泡发育、成熟与甾体激素的合成所需的最低水平的LH，低于阈值则上述过程无法启动。LH窗的概念则与FSH窗不同，具体表现为：当LH水平超过卵泡自身的LH上限值时，卵泡的发育将终止，因此卵泡LH阈值与LH上限值之间的LH水平称为LH窗，LH水平位于LH窗之间才能确保卵泡正常发育。非优势卵泡的LH上限值较低，LH窗口较小，当LH水平升高超过LH窗时，卵泡将发生闭锁。优势卵泡的LH上限值较高，LH窗口较大，因此在该环境下仍然可以继续发育。但当LH峰超过优势卵泡的LH上限值时，卵泡颗粒细胞的增殖将被抑制，优势卵泡发育停止并开始黄体化。

（2）优势卵泡发育至排卵前卵泡：优势卵泡被选择后进入快速生长期，在促性腺激素介导下成为排卵前卵泡，回到接近卵巢表面的浅层皮质。在这个过程中，血液和优势卵泡液中FSH水平快速上升，卵泡腔被急剧增加的卵泡液撑大，导致卵泡体积迅速增大。升高的FSH通过Janus激酶/信号转导与转录激活子（the Janus kinase/signal transducer and activator of transcriptions，JAK/STAT3）通路增加血管内皮生长因子（vascular endothelial growth factor，VEGF）和缺氧诱导因子1α（hypoxia inducible factor 1α，HIF-1α）的表达，介导卵泡膜层中的血管生成，使得卵泡膜细胞血管数量增加，对于排卵前卵泡的形成至关重要。与此同时，颗粒细胞呈几何指数剧增，细胞内酶活性在FSH作用下增强，E_2合成增多，进一步强化卵泡内雌激素优势微环境，为卵泡最后成熟和排卵做好准备。

这一阶段的卵泡，即使卵母细胞已经发育成熟，但如果未发生排卵，也将出现颗粒细胞凋亡，抑制素水平下降，E_2分泌能力降低的现象，进入闭锁程序。原因可能是内源性促性腺激素含量骤减，卵泡逐渐失去对LH的反应能力，E_2的减少导致溶酶体活性增加和颗粒细胞中促性腺激素受体活性降低。

（三）排卵期

1. **排卵过程**　排卵前，卵泡直径达到峰值，隆起于卵巢表面。卵泡液的积聚使卵泡腔的压力持续增大，隆起部分的卵泡壁、白膜和表面上皮变薄，卵泡壁张力降低，卵泡因局部缺血而形成一块无色透明的卵泡小斑。排卵时，卵母细胞完成第一次减数分裂，卵泡小斑处破裂形成小孔，卵泡液流出，卵泡内的次级卵母细胞、透明带和放射冠一起从卵泡内缓慢排入腹腔，这一过程称为排卵。在动情周期中，卵子既可以从一侧卵巢连续排出，也可以经由两侧卵巢轮流排出。排卵后，凝固的卵泡液、颗粒细胞、纤维蛋白和结缔组织等形成包块，封堵住卵巢表面的破裂口，随时间推移形成瘢痕。

2. 影响排卵的激素峰

（1）雌二醇峰：排卵前卵泡能够分泌大量的 E_2，形成 E_2 峰。循环中的 E_2 峰能够促使下丘脑大量释放促性腺激素释放激素（gonadotropin-releasing hormone，GnRH），继而引发垂体促性腺激素的释放，出现 FSH 峰和 LH 峰。在优势卵泡选择的过程中，E_2 可以通过负反馈抑制垂体分泌 FSH。但在排卵前，当优势卵泡大小、血浆 E_2 浓度和 E_2 峰持续时间满足一定条件时，E_2 反而能够通过正反馈促进 FSH 的分泌。

（2）FSH 峰：排卵前，在 E_2 作用下 FSH 大量分泌。FSH 峰的作用主要有三个方面：一是促进卵丘-卵母细胞复合体（cumulus oocyte complexes，COCs）扩散，漂浮于卵泡液中；二是维持颗粒细胞内 LH 受体，确保卵泡充分接受 LH 信号。研究证实，一定比例的 FSH 和 LH 相互协同是有效诱导排卵的前提条件。若单独使用 LH 诱发排卵，则卵巢中已募集的卵泡将全部发生破裂；三是与颗粒细胞促性腺激素峰抑制因子（gonadotropin-surge inhibitor factor，GnSIF）的分泌有关。后者是 GnRH 的功能性拮抗剂，通过抑制 GnRH 水平来下调 LH 释放，并预防卵泡过早黄素化。

（3）LH 峰：LH 峰由垂体分泌，出现于 E_2 峰之后，在 E_2、GnRH、FSH 和 LH 脉冲的共同作用下形成，与颗粒细胞中的受体结合后激活腺苷酸环化酶（adenylate cyclase，AC），通过 cAMP/PKA、细胞外调节蛋白激酶（extracellular regulated protein kinases 1/2，ERK1/2）等信号通路参与下游基因的转录调控。LH 峰是卵泡破裂和排卵的决定性因素和可靠性指标，主要有三个作用：一是促进优势卵泡发育。LH 进一步增加卵巢雄激素水平，既抑制了未被选择的卵泡发育，又确保优势卵泡发育成熟。二是促进减数分裂。LH 促进初级卵母细胞恢复并完成第一次减数分裂成为次级卵母细胞，排出第一极体，随后开始第二次减数分裂。三是介导卵泡破裂相关因子生成。在 LH 的作用下，卵泡膜细胞分泌的卵泡液增加，卵丘膨胀，卵泡腔压力随之增大，卵泡小斑形成；前列腺素（prostaglandin）合成增多，排卵时达到高峰，调控蛋白溶酶释放、卵泡间质内平滑肌纤维收缩和卵丘剥离排出；羟基二十碳四烯酸浓度升高，促进血管生成；孕激素及其受体水平上调，与组胺一同改变卵泡壁的弹性，使卵泡壁变薄。

此外，LH 峰必须维持一定时间，才能确保优势卵泡成熟并排卵。排卵后，由于血浆 E_2 浓度急剧下降导致正反馈作用消失、LH 受体功能下调、孕酮通过负反馈抑制卵泡细胞增殖、GnRH 释放脉冲频率改变等原因，LH 峰关闭。

3. 排卵的其他调控因素

（1）孕激素：LH 通过 cAMP 途径诱导孕激素受体表达，其主要表达于颗粒细胞中，未被募集或选择的卵泡中罕见孕激素受体。孕激素也是排卵过程所必须，主要参与卵泡破裂过程。孕激素受体基因敲除小鼠和接受抗孕激素治疗的大鼠排卵受到抑制，主要表现为卵泡破裂受阻、卵母细胞无法释放，卵巢中可见大量排卵前卵泡和无功能的黄体。孕激素受体通过其下游靶基因，如蛋白酶解整合素样金属蛋白酶（a disintegrin-like and metalloprotease，ADAMTS-1）P、去整合素样金属蛋白酶8（a disintegrin and metallopeptidase domain 8，ADAM8）、内皮素2（endothelin-2，ET-2）、HIF-1αP、过氧化物酶体增殖剂激活受体（peroxisome proliferators activated receptors γ，PPARγ）、突触小体相关蛋白25（synaptosomal-associated protein 25，SNAP25）等，在颗粒细胞的表达产物来发挥裂解COCs、合成关键蛋白水解酶、促使卵泡膜平滑肌和血管收缩、增加血管通透性和白细胞转运等功能。此外，在促性腺激素诱导下，排卵前卵泡颗粒细胞中前列腺素-过氧化物合成酶2（prostaglandin-endoperoxide synthase 2，PTGS2）表达水平上调，导致前列腺素合成增加，免疫细胞浸润，细胞产生氧化损伤，引发炎症反应。而孕激素受体能够通过转录因子途径抑制PTGS2合成，减轻排卵炎症，预防卵巢细胞的肿瘤转化。

（2）蛋白酶：在LH、FSH、孕激素的作用下，卵巢合成并激活多种蛋白酶，参与卵泡破裂过程。排卵前，蛋白水解酶首先分解白膜，随后分解卵泡内膜纤维。排卵时，卵泡小斑处胶原纤维之间起黏合作用的蛋白多糖变性，胶原层被蛋白水解酶、淀粉酶、胶原酶、透明质酸酶等解聚和消化，卵泡小斑基底膜与基质的胶原裂解，形成排卵孔。

（3）前列腺素：前列腺素在颗粒细胞中合成，在优势卵泡及其后的发育中含量逐渐升高，同时介导卵巢门和肥大细胞合成组胺，二者在排卵前卵泡的破裂处集聚，共同扩张卵泡壁血管，增加毛细血管通透性。此外，前列腺素还能促进卵泡外膜间质内钙离子内流，引发平滑肌纤维收缩，协助排卵孔形成。

（四）黄体的形成与退化（黄体期）

1. **黄体的形成**　排卵后，随着卵泡液的流出，卵泡腔内压力降低，细胞结构重组。残留于卵巢内的卵泡壁体积增大，连同卵泡膜向卵泡腔内塌陷，形成许多皱襞，卵泡壁的颗粒细胞和内膜细胞向内侵入，周围由结缔组织的卵泡外膜包围，同时因毛细血管破裂而流出的血液在卵泡腔内凝固成血块，在卵泡壁破裂口封闭修复后，逐渐发育为黄体，凸起于卵巢表面，能够分泌孕激素。排卵前卵泡的发育是建立黄体功能的必要前提条件，包括FSH的刺激和持续性LH的维持。

2. **黄体的退化**　若卵子未能受精，黄体在排卵后一段时间（2～21d，其中人类为10d左右）开始退化，称为月经黄体。黄体衰退后月经发生，卵巢启动新一轮卵泡发育，开始新的周期。若卵子受精，则黄体在HCG作用下持续发育增大，称为妊娠黄体，颜色鲜亮，颗粒黄体细胞呈片状排列，细胞间可见纤维和血管，直至妊娠中期才退化，此后胎盘形成，甾体激素分泌以维持妊娠。黄体退化后萎缩、纤维化，被结缔组织替代形成白体直至消失。

3. **黄体的功能**　排卵后，黄体功能达到峰值。黄体的功能主要是利用来自血液循环的LDL-C，合成与分泌孕酮和E_2，使子宫内膜由增殖期转变为分泌期，子宫平滑肌松弛，子宫内膜增生，为着床和维持早期胚胎发育做准备，同时抑制新的卵泡发育。其中颗粒黄体细胞具有前列腺素2α受体及芳香化酶活性，能够分泌大量

孕酮以及 E_2、催产素、松弛素等。膜黄体细胞具有较高的 LH 敏感性，能够分泌雄激素。

4. 黄体功能的调控 黄体功能受体四个方面的影响：一是 LH 的作用。排卵前，LH 及其受体结合水平影响黄素化程度。黄体形成后，LH 的刺激、黄体细胞对于 LH 的敏感性对于黄体功能的维持起了重要作用，NGF-β 能够通过增加 LH 的释放，改善黄体功能。此外，黄体的寿命也与 LH 分泌的时间有关。二是排卵前卵泡的发育。优势卵泡 FSH 水平维持卵巢中的 E_2 水平，而后者决定了黄体细胞的数量和孕酮的分泌量。三是毛细血管的增殖。LDL-C 通过血液运输到黄体生成孕酮，故毛细血管状况决定了黄体合成和分泌功能的原材料的充分程度。VEGF、肿瘤坏死因子（tumor necrosis factor，TNF）等血管生成和黄体化相关细胞因子的表达对于维持黄体功能极为重要。四是其他调节因子的作用，如催产素、前列腺素、HCG、雄激素、内皮素水平能够调节黄体的体积、激素分泌量、凋亡进程、血管生成等。

（五）卵巢生殖干细胞

雄性哺乳动物中存在精原干细胞，因此精子可以在生命周期中持续生成。传统观点认为，原始卵泡是哺乳动物卵细胞的唯一储备形式。出生后卵巢卵泡的数量是固定且逐渐下降的。但近年来，有学者观察到出生后卵巢中仍然存在原始卵泡池的更新和补充，为卵巢生殖功能的研究提供了新的可能。

对幼年和成年小鼠的研究显示，在青春期后，健康且未成熟卵泡的数量与闭锁卵泡的数量之和，多于出生时卵泡的数量，提示出生后生殖细胞具有自我更新的能力。免疫组化分析提示出生后小鼠卵巢中存在生殖细胞的发育。此外，不孕小鼠中也能发现健康卵泡、黄体以及具有表达减数分裂联合复合物蛋白 3 的细胞。成人卵巢上皮细胞经过培养，能够分化为具有卵母细胞表型和颗粒细胞表型的细胞，二者聚集形成新的原始卵泡。丧失生殖细胞的小鼠经骨髓移植后，卵巢卵泡数量较对照组显著增加。由此认为出生后小鼠卵巢表面上皮细胞中可能存在生殖干细胞，其端粒酶活性高、表达干细胞标志、具有增殖能力，能够自我更新且具有双向分化潜能，能够被诱导发育为卵母细胞样和颗粒细胞样细胞。

尽管有些学者在上述实验的基础上进行的深入探索未能获得预期结果，如骨髓移植未能改善绝经或化疗所致的不孕；将成年小鼠卵巢移植至宿主动物后，未能发现卵母细胞生成的迹象；成人卵巢生殖细胞中标记增殖和减数分裂的基因表达也未见显著变化等。但随后的研究证实，新生和成年小鼠卵巢上皮中能够分离出具有生殖细胞特征和干细胞特征的生殖干细胞系，经体外多次传代培养并移植后，能够使不孕小鼠生成卵子并产生子代，其中 BMP4 通过 Smad1/5/8 信号通路促进生殖干细胞的分化。

成年女性卵巢上皮中分离出的卵原干细胞（oogonial stem cells，OSCs）能够在体外繁殖并在体内和体外分化为卵母细胞形态的细胞。此过程可能是通过细胞外基质信号传导，以物种特异性方式激活的，在人和小鼠中存在一定的差异。将分离出的OSCs移植到人类卵巢组织中培养后，可以经诱导产生原始卵泡、初级卵泡、次级卵泡等，并且能够观察到自发的减数分裂。卵巢早衰和绝经后女性卵巢表面上皮干细胞在体外也具有分化为卵母细胞样细胞的能力，且能表达早期胚胎细胞和卵母细胞的特异性标志物，可能是胚胎期遗留下来的干细胞。若在体外培养体系中加入卵泡液，则能获得更多的卵母细胞样细胞，细胞内生殖特异性基因的表达也更丰富，提示人类卵巢生殖干细胞的存在及其参与卵泡再生、卵巢损伤修复的可能性。

目前，卵巢生殖干细胞的研究仍处于初级阶段，虽然缺乏人体内生理状态下干细胞持续更新和发挥功能的确切证据，且未能完全排除基因变异的安全性和可靠性，但相关研究能在辅助生殖、卵巢早衰、干细胞移植、卵巢肿瘤预后等方面提供新的思路。

四、卵巢的内分泌功能
（Endocrine Function of Ovary）

卵巢主要合成和分泌雌激素、孕激素和少量雄激素，三者均属于甾体激素，即类固醇激素，基本化学结构为环戊烷多氢菲环，但碳原子数存在差异。胆固醇在线粒体内羟化酶和裂解酶作用下，转化为孕烯醇酮，成为甾体激素合成的前体，也是激素合成的限速步骤。随后，孕烯醇酮在细胞色素P450超基因家族的酶作用下序贯转化。

甾体激素具有脂溶性，主要通过扩散方式进入细胞内。激素与胞质受体结合后形成激素-胞质受体复合物，后者影响受体蛋白的构型，使之与热休克蛋白（heat shock protein，HSP）分离。随后激素-胞质受体复合物转移至核内与相应受体结合，形成激素-核受体复合物，启动DNA的转录和翻译过程，合成功能蛋白质（图2-2）。

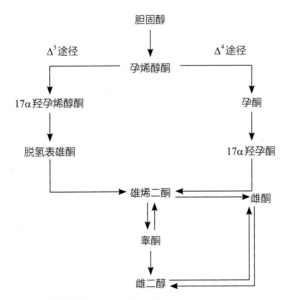

图2-2　甾体激素生物合成流程图（引自：沈铿，马丁，2015）

（一）雄激素

1. **雄激素的合成**　在卵巢卵泡膜细胞、间质细胞和门细胞内，孕烯醇酮在羟化酶、碳链裂解酶、LH及其受体的作用下经由两种途径转化为雄激素。第一种称为Δ4途径：即孕烯醇酮→孕酮→17α羟孕酮→雄烯二酮→睾酮；第二种称为Δ5途径：即孕烯醇酮→17α羟孕烯醇酮→脱氢表雄酮→雄烯二酮→睾酮。雌性体内的雄激素有5种，基本结构均为雄烷核，含有19个碳原子，包括脱氢表雄酮、雄烯二酮、睾酮、睾酮代谢物雄酮和双氢睾酮。其中睾酮是主要的雄激素，在还原酶作用下可转化为活性更强的双氢睾酮。睾酮和双氢睾酮与受体结合后，通过MAPK、ERK、STAT3等信号通路发挥作用。雄激素受体在卵母细胞、颗粒细胞、卵泡膜细胞和基质细胞中均有分布。

2. **雄激素的功能和代谢**　在卵巢内，雄激素主要作为雌激素合成的前体，对于胚胎期原始性腺分化、GnRH分泌调控、卵泡发育和黄体功能调节也有一定的影响。在卵巢外，雄激素参与第二性征形成、心脏发育、血压控制、肌细胞生长、骨髓造血、肾小管重吸收等过程。排卵前LH峰诱导雄激素合成达到峰值，随后在肝脏和肠道中降解，以葡糖醛酸盐、17-酮类衍生物等形式经由肾脏排出。

（二）雌激素

1. **雌激素的合成**　雌激素的合成主要遵循"两细胞-两促性腺激素"学说。两细胞即卵泡膜细胞和颗粒细胞，两促性腺激素即LH和FSH。LH由卵泡膜细胞介导睾酮和雄烯二酮合成，随后二者经过细胞间的缝隙连接运转至颗粒细胞内。FSH与其受体结合后激活P450芳香化酶，将睾酮和雄烯二酮分别转化为E_2和雌酮，转运至卵泡液和血液循环中。

雌激素包括E_2、雌酮和雌三醇等，基本结构为雌烷核，含有18个碳原子，卵巢中主要为E_2。排卵前，雌激素主要来源于颗粒细胞，经Δ5途径合成；排卵后，黄体细胞通过Δ4和Δ5途径分泌大量的雌激素。

2. **雌激素的功能和代谢**　雌激素受体（ER）分为核受体和膜受体两种。核受体又分ERα和ERβ两种亚型。雌激素-核受体复合物既可以与靶基因中的反应元件特异性结合，上调或下调靶基因转录，也可以通过作用于细胞内的转录因子，间接调控基因转录。雌激素-膜受体复合物可能通过G蛋白偶联受体信号通路介导钙离子内流、一氧化氮释放等快速的生物学效应。

雌激素对卵巢的主要功能是促进卵巢整体发育、优势卵泡选择和排卵，以及通过对下丘脑和垂体的正负反馈调节，调控促性腺激素的分泌。在卵巢外，雌激素对于雌性生长发育系列过程发挥了至关重要的作用：一是雌性生殖系统的其他方面。雌激素能增加子宫血运，促进和维持子宫发育；松弛宫颈口，增加宫颈黏液分泌，使之变稀薄、易于拉丝，创造有利受精的条件；促进子宫平滑肌细胞增生肥大，增厚肌层、增大体积并提高对缩宫素的敏感性；激发子宫内膜间质和腺体的分裂过程，参与其增生、再生和修复；促进输卵管平滑肌发育及上皮的分泌活动，加强输卵管的肌节律性收缩；促进外生殖器和第二性征发育，促进阴道上皮基底层细胞增生、分化成熟和角化，增厚黏膜，增加细胞内糖原含量，通过乳酸生成维持阴道的酸性环境；促进盆底肌肉、结缔组织、阴部神经损伤后的修复。二是神经系统方面。刺激神经细胞生长分化，维持细胞存活，保护神经元功能，提高脑细胞损伤后的恢复能力，对于阿尔茨海默病具有一定的防治作用。三是消化系统方面。雌激素能增加肝脏高密度脂蛋白合成，抑制低密度和极低密度脂蛋白合成，降低循环中胆固醇与磷脂的比例，调节血浆脂蛋白浓度；增强胰岛素敏感性，改善胰岛素抵抗。四是循环系统方面。雌激素能减少氧自由基产生，稳定心肌细胞膜，减少血管紧张素生成，维持血管张力，保持血压和血流稳定，并通过调节血液黏稠度改善心血管功能。五是运动系统方面。雌激素能维持骨形成和骨吸收的平衡，如促进骨基质代谢，增进肠道钙吸收、肾脏钙重吸收和钙盐磷盐在骨质中沉积，降低甲状旁腺激素的骨吸收，抑制破骨细胞合成等，维持正常骨质，预防骨质疏松。六是泌尿系统方面。雌激素参与孕酮和醛固酮的竞争，引起水钠潴留。此外，雌激素还具有抗炎、抗皮肤老化、加速伤口愈合、促进毛发生长等作用。

E_2 在肝脏代谢为雌酮、雌三醇和 2-羟雌酮等。一部分经肾脏排出；另一部分由胆汁入肠再吸收入肝脏，进入肝肠循环。

3. 雌激素在卵泡周期中的波动 原始卵泡发育至早期次级卵泡阶段时，雌激素分泌较少。进入优势卵泡选择和排卵前卵泡发育阶段后，雌激素水平迅速增加，在排卵前达到第一次峰值，排卵后短暂减少。进入黄体期后，黄体细胞分泌的雌激素使血液循环中雌激素含量恢复并持续升高，达到第二次雌激素峰值，但此时的峰值低于第一次雌激素峰值。当黄体萎缩后，雌激素水平急剧降低。

（三）孕激素

1. 孕激素的合成 孕激素主要由黄体细胞分泌，包括孕酮和 17α 羟孕酮等，卵巢中以孕酮为主，基本结构为孕烷核，含有 21 个碳原子，由孕烯醇酮通过 Δ4 途径合成。孕酮是雄激素和雌激素合成的中间产物。

原始卵泡发育至次级卵泡期间，由于卵泡血管较少，胆固醇底物缺乏，因此孕激素不合成。排卵前，成熟卵泡的颗粒细胞在 LH 峰作用下黄素化，激活羟化酶和碳链裂解酶，开始以游离胆固醇为原料合成少量孕酮。排卵后，血管侵入颗粒细胞间，毛细血管大量增殖，黄体内经血运而来的胆固醇含量升高，因此孕激素含量逐渐升高并达到峰值，其后随黄体的退化而下降。颗粒黄体细胞和膜黄体细胞均能合成分泌孕激素，以颗粒细胞为主，故孕酮又称黄体酮。

2. 孕激素的功能和代谢 孕激素受体（progesterone receptor，PR）分为 PR-A 和 PR-B 两种亚型。PR-A 属于抑制因子，能影响 PR-B 和 ERα 的转录活性，对于卵巢和子宫的功能是不可或缺的。PR-B 的转录活性高于 PR-A，对于生殖道孕激素依赖的生理反应必不可少。孕激素与受体结合后进入核内，诱发细胞信号转导途径，参与靶基因转录的调控。

孕激素对于卵巢的主要功能是参与颗粒细胞有丝分裂、卵泡周期募集和排卵等生理过程，并通过正反馈作用增强排卵前下丘脑-垂体系统GnRH释放、负反馈作用抑制黄体期FSH、LH分泌。在卵巢外，孕激素通常在雌激素的作用基础上发挥与其协同或拮抗的作用：一是受精过程。孕激素能够和精子细胞膜表面的PR结合，促进三磷酸肌醇合成，随之上调细胞内钙离子浓度，增强精子活动能力，有助于顶体反应及其透明带的结合，提高受精概率；闭合宫颈口，使宫颈黏液变黏稠，结晶消失形成黏液栓，阻止异物进入宫腔。二是妊娠过程。妊娠早期和中期，孕激素能够与皮质醇受体竞争性结合，通过直接引导、通过孕激素介导阻滞因子（progesterone-induced blocking factor，PIBF）间接诱导等方式，抑制炎症因子辅助性T细胞1（T helper 1 cell，Th1）生成及其活性、增加抗炎因子Th2生成及其活性，发挥抗炎、抑制分娩、抑制免疫排斥等妊娠维持作用。妊娠晚期，皮质醇大量产生后，取代孕激素与皮质醇受体结合，引起功能性孕激素撤退，是分娩发动的关键性因素。在人类功能性孕激素撤退过程中，PR-A数量增加，PR-B数量降低，PR-A/PR-B比值增高。此外，孕激素使子宫内膜由增殖期转化为分泌期，扩张子宫血管，为着床和胚胎发育做好准备；降低子宫平滑肌兴奋性及其对缩宫素的敏感性，减少前列腺素合成，进而松弛子宫，维持子宫静止状态。三是雌性生殖系统其他方面。孕激素减少输卵管上皮纤毛细胞的生长和黏液分泌，抑制输卵管肌节律性收缩；减少阴道上皮角化，加快上皮细胞脱落，降低乳酸杆菌数量；在动情周期与催乳素（prolactin，PRL）协同促进乳腺小叶和腺泡发育；在妊娠期抑制PRL的泌乳作用。四是泌尿系统方面。通过竞争性结合醛固酮受体，促进水钠排泄。五是体温调节方面。孕酮能够兴奋体温调节中枢，使排卵后基础体温升高。

孕激素除转化为雄激素外，主要通过羟化作用代谢为孕二醇，与硫酸或葡糖醛酸结合形成水溶性代谢物；17α-羟孕酮代谢产物为孕三醇，二者均经肾脏排出。

五、卵巢功能的调节
（Regulation of Ovarian Function）

（一）下丘脑-垂体-卵巢轴

下丘脑-垂体-卵巢（hypothalamic- pituitary- ovarian，HPO）轴中，三者之间通过激素的相互反馈、相互依存、相互制约所构成的完整而协调的神经内分泌系统。下丘脑分泌的GnRH调节垂体促性腺激素水平，后者进一步调控卵巢功能。卵巢合成的甾体激素反馈至下丘脑和垂体，又能增强或减弱相应激素水平。

1. **下丘脑分泌GnRH** 下丘脑位于第三脑室下部及其两侧，是HPO轴的启动器。GnRH为10个氨基酸组成的U形肽类激素，由下丘脑弓状核小细胞肽能神经元分泌，通过垂体门脉系统运送到垂体前叶后，与促性腺激素细胞上的GnRH受体结合为激素受体复合物，通过钙通道和蛋白激酶C（protein kinase C，PKC）途径诱发促性腺激素的基因表达和释放，进而调节FSH和LH的合成和释放。GnRH的释放呈间歇而规律的脉冲式，其频率和动情周期相关，一般在排卵前较快，黄体期则较慢。当脉冲频率减缓时，血液循环中LH水平降低，FSH水平升高，LH/FSH比值下降，反之亦然。

垂体促性腺激素和卵巢甾体激素通过正反馈和负反馈调节GnRH的分泌。反馈调节包括3种，即超短反馈、短反馈和长反馈。超短反馈即GnRH水平对其自身受体合成的反馈；短反馈指的是垂体促性腺激素对下丘脑的反馈；长反馈是指卵巢分泌的甾体激素对下丘脑的反馈。内源性神经递质在反馈过程中发挥了信号传递作用，其中，促肾上腺皮质激素释放激素（corticosteroid releasing factor，CRF）、5-羟色胺和内啡肽抑制GnRH释放，去甲肾上腺素和前列腺素促进GnRH的释放，多巴胺对GnRH的释放则具有促进和抑制的双相作用。此外，体内外的各种刺激可经中枢神经系统通过边缘系统、新皮质、中脑等区域调控下丘脑的GnRH分泌功能。GnRH的降解途径主要经血液循环和组织中的肽酶裂解而失活。

2. 垂体分泌生殖激素

（1）促性腺激素：腺垂体嗜碱性细胞也呈脉冲式分泌FSH和LH。其中，LH受GnRH的脉冲式刺激和卵巢甾体激素所调控，而FSH除上述调节机制外，还受到抑制素、激活素和卵泡抑制素的调控。调控因素主要通过改变促性腺细胞数量、改变转录速度、改变mRNA稳定性、改变翻译后加工和增加蛋白亚基合成等方式调节促性腺激素基因的表达。

FSH和LH均为糖蛋白激素，由α与β两个亚单位肽链以共价键结合而成。两个亚单位受不同的基因调控。其α亚单位结构相同，而β亚单位结构不同，后者是决定激素特异抗原性和生理功能的部分，也是促性腺激素合成的限速因子。两种亚单位均为激素活性所必需，单独存在不具有活性，在内质网中装配成完整分子才能发挥生物学效应。FSH和LH的受体均为G蛋白偶联受体，二者结合后刺激第二信使信号传导系统行使相应功能。

垂体促性腺激素主要受到下丘脑GnRH和卵巢甾体激素的反馈调节。脉冲式的GnRH刺激其分泌，持续性的GnRH刺激在初期也能刺激其大量分泌，但很快便会因为GnRH受体不足，导致FSH和LH分泌急剧下调。雌激素在下丘脑和垂体两个水平调节促性腺激素合成，孕激素通过降低GnRH脉冲进行调节，雄激素的调节则通过对α或β亚单位基因表达的调控来完成。此外，中枢神经系统的神经递质和细胞因子也能发挥调控作用。

FSH浓度在排卵前达到峰值，在卵泡发育早期和排卵后呈较低水平，其主要作用：一是次级卵泡发育至成熟卵泡；二是卵母细胞减数分裂的恢复；三是卵泡的周期募集；四是优势卵泡的选择并发育至排卵前卵泡；五是卵泡破裂、排卵和黄素化；六是诱导芳香化酶活性，促进颗粒细胞增生，参与雌激素的合成和分泌。

LH浓度随着卵泡发育逐渐上升，在排卵期达到峰值，随后快速下降，到下一个动情周期再逐渐增加，其主要作用：一是次级卵泡发育至成熟卵泡；二是卵母细胞恢复并完成减数分裂；三是促进优势卵泡发育；四是诱导雄激素生成，参与甾体激素和抑制素合成；五是卵泡破裂和排卵；六是促进黄体形成，维持黄体功能。

促性腺激素在细胞内生效后与受体分离，继续运行于血液循环中，有的可以再与其他组织受体结合而发挥生物学效应，其余的经肝脏去除糖链并由肾脏排泄。

（2）PRL：也称为泌乳素，是由腺垂体的催乳细胞分泌的多肽激素，由198个氨基酸组成。PRL与受体结合后，通过JAK/STAT途径发挥调节乳腺发育、发动并维持泌乳和机体免疫等功能。过高的PRL水平能抑制GnRH、FSH和LH的分泌，进而抑制卵泡发育和排卵。

PRL的分泌受到三个方面的影响：一是下丘脑，其释放的催乳素抑制因子（prolactin inhibiting factor，PIF）和多巴胺抑制PRL分泌，促甲状腺激素释放激素、血管升压素、缩宫素、血管紧张素Ⅱ则相反。二是雌孕激素的双相调节，血液循环中低剂量的雌孕激素促进PRL分泌，而高剂量则相反。因此，妊娠期由于雌孕激素水平高，PRL分泌较少，生产后随着雌孕激素水平的降低，乳腺开始泌乳。三是γ-氨基丁酸、5-羟色胺等神经递质的调节作用。

出生前机体血液循环PRL能达到较高水平，出生后急剧下降，动情周期启动后逐渐恢复，在动情周期中血液循环PRL的水平相对稳定。下丘脑具有分解PRL的酶，在肝脏、肾脏将其降解成小分子肽类后排泄出体外。

3. 卵巢分泌甾体激素

（1）雌激素：通过正、负反馈影响下丘脑功能。在卵泡发育的非促性腺激素依赖生长阶段，低水平的雌激素通过负反馈抑制下丘脑GnRH脉冲的幅度，并降低垂体对GnRH的反应性，进而抑制垂体促性腺激素分泌。当卵泡发育进入促性腺激素依赖生长阶段直至排卵前，雌激素合成增加，达到一定阈值并持续一段时间后发挥正反馈作用，刺激FSH峰和LH峰形成，同时增加GnRH释放频率和受体数量，提高垂体对GnRH的敏感性。排卵后，血液循环中高水平的雌激素又抑制了垂体FSH和LH的合成。在黄体期，雌激素对下丘脑产生负反馈作用。

（2）孕激素：在卵泡发育期，孕激素协同雌激素抑制垂体功能。排卵前，低水平的孕激素能增强雌激素对促性腺激素的正反馈作用，与E_2一起促进LH峰形成。在黄体期，孕激素水平较高，对促性腺激素的分泌呈负反馈作用。孕激素水平和GnRH释放频率呈负相关。

（二）卵巢局部调控机制

除下丘脑-垂体-卵巢轴外，卵巢功能还受到局部自分泌、旁分泌调控机制的影响，包括多肽激素、细胞因子和生长因子等，通过与相应受体结合后调节卵巢生长发育和免疫反应。

1. 多肽激素

（1）抑制素、激活素和卵泡抑制素：来源于颗粒细胞，主要存在于卵泡液中，可对FSH产生不同影响。三种激素共同构成激活素-抑制素-卵泡抑制素系统，一方面经卵巢静脉进入血液循环调控垂体FSH的合成和分泌，另一方面在卵巢局部通过自分泌和/或旁分泌途径调节卵泡膜细胞对促性腺激素的反应，进而调节生殖过程。

1）抑制素：由两个亚单位α和β组成。β亚单位又分为βA和βB。因此，抑制素的亚型为抑制素A（αβA）和抑制素B（αβB）。前者的水平随卵泡生长而逐渐增高，在黄体期到达峰值；后者的水平则与卵泡发育无明显关联。抑制素通过选择性抑制垂体FSH合成和分泌来发挥其生物学效应。此外，抑制素还能够增强LH/IGF的活性，增加雄激素合成。

2）激活素：抑制素的两个β亚单位组成激活素，即激活素A（βAβA）、激活素B（βBβB）和激活素AB（βAβB）。激活素能增加垂体细胞GnRH受体和颗粒细胞FSH受体的数量，从而刺激FSH生成。

3）卵泡抑素：又称FSH抑制蛋白，由颗粒细胞分泌，是一个高度糖基化的多肽，通过与β亚单位的亲和力和激活素结合，抑制其刺激FSH生成的能力，同时增强抑制素活性。体外研究表明，卵泡抑素抑制FSH释放的能力不及抑制素的一半，更多情况下是作为抑制素和激活素的调节剂发挥作用。

（2）松弛素（relaxin，RLX）：由黄体细胞合成和分泌。随黄体生长逐渐累积，至黄体晚期，RLX含量最高，与糖皮质激素受体结合后发挥作用。RLX能够增加卵巢新生血管数量，促进初级卵泡和次级卵泡发育。在妊娠过程中，RLX具有舒张子宫和产道肌层、软化宫颈、增加子宫血流和免疫力、促进胎盘生长等作用，维持胎儿宫内生长并促进顺利分娩。RLX水平过高可能因肌肉松弛导致早产和产后盆底功能障碍。人类RLX家族因子共分为7类，其中第Ⅱ类在循环中占主导地位，第Ⅰ类和第Ⅱ类对于妊娠结局起了关键作用。

RLX也是内源性抗纤维化物质，能够抑制心血管、肺、肝脏和肾脏纤维化，还能发挥缓冲心肌缺血-再灌注损伤、促进骨骼肌伤口愈合等作用。

2. 细胞因子和生长因子

（1）IGF：由颗粒细胞分泌，其表达水平随卵泡生长而增加。在卵巢中能促进颗粒细胞有丝分裂，放大FSH作用，增加雄激素和E_2合成，参与优势卵泡选择和排卵后修复，调节甾体激素代谢。在卵巢外，IGF参与子宫早期妊娠过程，通过调节细胞增殖分化促进胚胎和神经系统发育，促进滋养细胞浸润，有利于胚胎着床。此外，IGF还能促进脂质、糖原和蛋白质合成，发挥胰岛素样作用；刺激成骨细胞增殖分化调节骨生长。

（2）EGF：由卵泡膜细胞、黄体细胞和卵巢巨噬细胞分泌，在卵巢中能促进卵原细胞和颗粒细胞有丝分裂，抑制卵泡凋亡，并通过刺激卵母细胞和卵丘产生纤溶酶原激活物来影响卵母细胞核与胞质成熟。在卵巢外，EGF通过促进细胞增殖发挥修复胃肠道上皮损伤、调节骨髓间充质干细胞增殖分化的作用，还能促进肺表面活性物质合成，降低气道炎症反应，防止肺水肿。

（3）VEGF：属于血小板衍生生长因子，由卵泡分泌，能够有效刺激内皮细胞有丝分裂和诱导血管生成，因此在优势卵泡发育、黄体毛细血管增殖和功能维持等方面发挥了重要作用。卵巢内VEGF的表达随着卵泡发育逐渐升高，可以作为反映颗粒细胞和卵泡膜细胞成熟的指标。在卵巢外，VEGF由于其生物学效应与多种肿瘤的发生、浸润和转移有关。

（4）TNF-α：由颗粒细胞、卵泡膜细胞和巨噬细胞分泌，可诱发细胞坏死和凋亡。在卵巢内，TNF-α能下调芳香化酶活性，抑制孕酮和雄烯二酮的生成；诱导卵母细胞和颗粒细胞凋亡，参与卵泡闭锁；影响排卵后卵泡黄体化和血管生成。在卵巢外，TNF-α主要引起肿瘤组织坏死，通过细胞免疫的方式增强机体免疫功能。

（5）TGF：由卵泡膜细胞和颗粒细胞分泌，具有调节细胞生长分化和免疫的功能。在卵巢内，TGF抑制卵原细胞的有丝分裂和原始卵泡的激活，维持原始卵泡池的静止状态；降低卵泡膜细胞酶活性和胆固醇含量，从而减少雄激素的产生。在卵巢外，TGF能抑制免疫活性细胞的增殖、抑制淋巴细胞的分化，并在肿瘤发生发展中发挥了重要的作用。

（6）LIF：由颗粒细胞、卵泡膜细胞和卵泡液中的巨噬细胞分泌，具有抑制胚胎干细胞分化并保持其增殖的能力。在卵巢内，LIF参与卵原细胞的增殖、激活卵泡启动募集的作用。在卵巢外，LIF调控胚胎的着床、分化和发育，还能发挥诱导白血病细胞分化、调节骨组织生长代谢、促进胆碱能神经元分化等广泛的生物学活性。

（三）其他内分泌因素调节

1. **生长激素**（growth hormone，GH） 由腺垂体前叶嗜酸性细胞呈脉冲式分泌，是调节机体生长、物质代谢和应激反应的重要因子。GH受体在颗粒细胞、卵泡膜细胞和卵母细胞均有表达。GH能够与IGF-1协同通过激活PI3K-Akt、MAPK信号通路影响卵巢功能。

（1）GH调节卵泡发育：GH主要在卵泡发育的早期进行调控，能够刺激原始卵泡和初级卵泡的生长，同时抑制卵泡闭锁。在灵长类动物和牛、小鼠的卵泡中均能检测到GH受体。当小鼠卵泡的GH受体及其结合蛋白的基因被敲除后，原始卵泡和闭锁卵泡增多，其他类型的卵泡减少；添加GH的山羊卵泡中，窦腔形成率比对照组更高，表明GH刺激卵泡发育，调控卵泡的数目和直径。

（2）GH调节卵母细胞成熟和排卵：添加GH后，哺乳动物卵母细胞恢复减数分裂的百分率、成熟率较对照组显著升高，卵丘细胞、卵母细胞和颗粒细胞上GH受体基因表达也增加。在此基础上若继续添加IGF-1，则达到减数分裂Ⅱ期的卵母细胞数目更多，提示GH通过刺激增殖和抑制凋亡促进卵泡成熟。在排卵阶段，GH自身不具有促排卵作用，但在促性腺激素存在的情况下，GH能够显著提高排卵率。反之，当GH缺如时，次级卵泡数和排卵前卵泡数显著下降，表明GH通过提高卵泡对促性腺激素的敏感性参与排卵进程。

（3）GH调节甾体激素分泌：外源性GH通过IGF途径调节甾体激素的合成和分泌，主要表现为提高IGF-1、IGF-1受体和FSH受体在颗粒细胞的表达，上调FSH促进雄激素、E_2 和孕激素合成的生物学效应。

2. **甲状腺激素**（thyroid hormone，TH） 包括三碘甲状腺原氨酸（triiodothyronine，T_3）和四碘甲状腺原氨酸（tetraiodothyronine，T_4），由甲状腺分泌，能够直接影响细胞和组织的代谢、分化和发育。卵巢 TH 受体主要存在于颗粒细胞，T_3 单独存在时对卵巢的作用不显著，但适量 T_3 能够刺激垂体 FSH 分泌，上调卵巢对促性腺激素的敏感性、芳香化酶活性和抗凋亡蛋白的表达，继而促进卵泡生长和甾体激素合成，同时也可增强靶器官对促性腺激素和甾体激素的反应性。

3. **肾上腺糖皮质激素** 属于甾体激素，具有抗炎、抗休克、免疫抑制等作用。糖皮质激素在低剂量时能够和促性腺激素协同促进卵泡发育，且在排卵时可发挥局部抗炎作用以对抗卵泡炎性损伤。但糖皮质激素在高剂量的情况下却发挥卵巢破坏的作用：一是影响原始卵泡的形成。暴露后小鼠原始卵泡池规模显著减小，原始卵泡的启动募集受到抑制，闭锁卵泡增加，进一步缩小原始卵泡池的规模。二是抑制垂体对 GnRH 的反应性，不仅减少促性腺激素的分泌，还能使卵巢合成甾体激素的功能减退，导致动情周期紊乱。

六、卵巢的生殖周期
（Ovarian Reproductive Cycle）

（一）人类生殖周期

1. **月经周期** 女性从青春期开始直至绝经期，卵巢等生殖器官出现周期性变化，称为生殖周期，在人类即为月经周期。月经即卵巢周期性变化引起的子宫内膜周期性脱落和出血。规律月经的建立代表生殖功能的成熟。月经血包括血液、子宫内膜碎片、炎性细胞、宫颈黏液和阴道上皮细胞等。由于纤溶蛋白酶的作用而不凝固。两次月经第一天的间隔时间称为 1 个月经周期，平均约 28d。

2. **月经周期的调控**

（1）卵泡期：一般指黄体退化至下一周期的排卵。在上 1 个月经周期形成的黄体退化后，血液循环中甾体激素和抑制素的水平下降，其对下丘脑-垂体系统的抑制作用解除，GnRH 恢复脉冲式分泌，引导 FSH 和 LH 分泌增加，经历了启动募集的卵泡进入周期募集阶段，逐步向排卵前卵泡发育。同时，促性腺激素促进甾体激素合成，雌激素水平逐渐升高，先是对 HPO 轴产生负反馈，抑制 GnRH 和 FSH 合成，通过 FSH 阈值等条件筛选出优势卵泡。随着卵泡生长，当满足优势卵泡直径 ≥ 15mm、血浆 E_2 浓度 ≥ 200pg/mL 且 E_2 峰持续时间 ≥ 50h 的条件后，雌激素对 HPO 轴发挥正反馈作用，刺激 FSH 峰和 LH 峰形成，经过协同作用诱发排卵过程。

（2）黄体期：一般指排卵至黄体退化。排卵后，血液循环中 FSH 和 LH 的水平急剧降低，黄体逐渐发育并分泌雌孕激素，介导子宫内膜的分泌期改变。排卵后 7 ~ 8d 雌孕激素水平达到峰值，对 HPO 轴产生负反馈作用，进一步减少 GnRH、FSH 和 LH 的合成，使黄体进入退化阶段，引起雌孕激素水平降低。子宫内膜失去甾体激素支持后发生剥脱，造成持续 2 ~ 7d，总量为 30 ~ 50mL 的月经来潮。月经来潮结束后，低水平的甾体激素和抑制素解除了下丘脑-垂体系统的抑制，进入下 1 个月经周期。

月经周期中，卵泡期和黄体期交替进行。除 HPO 轴外，激活素–抑制素–卵泡抑制素系统、细胞因子、生长因子和其他内分泌因素也通过调控卵巢的生殖和内分泌功能，在月经周期中发挥了重要作用，共同构成一套精密而复杂的调控系统。环境、精神、疾病、创伤或药物等因素干扰其中任一环节均可能引起卵巢功能紊乱，导致月经失调。

（二）其他哺乳动物生殖周期

1. **动情周期** 对于雌性哺乳动物而言，从初情期到性功能衰退的生命阶段中，在生殖系统结构和功能上也能产生类似于人类的周期性变化，在妊娠时暂时中止。因此，某次发情开始至下次发情开始，或某次发情结束至下次发情结束所间隔的时期，称为动情周期或发情周期。分为两种类型：一是无季节性发情，如大鼠、小鼠、猪、牛等；二是在特定季节出现的季节性发情和排卵，如马、猫、犬、绵羊等。两个发情季节之间称为乏情期；在发情季节内还有单次发情和多次发情之分。常见实验哺乳动物中，大鼠、小鼠的发情周期为 4 ~ 6d，兔为 8 ~ 15d，牛为 18 ~ 24d，绵羊为 14 ~ 20d，猪为 17 ~ 25d。

通常将体重绝对增加值的峰值日期定为哺乳动物初情期或动情周期启动的标志，在此之前，卵巢内无黄体存在。动情周期启动后，生殖器官发生增生至退化的一系列周期性变化，分为四期：动情前期、动情期、动情后期和动情间期。其中，动情前期和动情期大致相当于卵泡期，动情后期和动情间期大致相当于黄体期。子宫和阴道的形态及功能在各期随卵巢甾体激素水平的改变发生着周期性的变化。

（1）动情前期：血液循环雌激素水平开始上升，调控作用逐步增强。卵泡发育进入周期募集阶段。黄体退化萎缩，卵巢质地较软，皮质可见较多次级卵泡，卵泡腔体积较大，但卵泡尚未突出于卵巢表面。

（2）动情期（排卵期）：是产生性欲冲动和交配的时间段。在此期间，卵泡迅速发育成熟，卵巢皮质边缘分布较多的次级卵泡，卵泡腔体积大且卵泡壁较薄，多数突出于卵巢表面，同时雌激素合成和调控达到峰值。大多数哺乳动物在动情期卵子成熟后规律排卵，但兔、猫等属于刺激性排卵，即需要交配才能诱发排卵。若未交配，则体内成熟卵泡将发生凋亡，黄体也不能形成。

小鼠、兔等分娩后短时间内（12 ~ 24h）还能出现一次动情期，再次发生排卵，此时交配的受孕概率较高。

（3）动情后期：排卵后进入动情后期，血液循环雌激素水平逐渐降低，作用减弱，卵巢质硬，可见破口，其内有黄体形成，次级卵泡较少见。犬、牛、马等哺乳动物的黄体在此期间能够持续分泌孕激素，而小鼠、大鼠的黄体仅在受精后才能分泌孕激素，若未受精，则黄体功能缺乏并迅速退化。

（4）动情间期：不表现发情状态，卵巢质硬、光滑，可见较多发育完全的黄体，黄体间分布着原始卵泡、初级卵泡和早期的次级卵泡。在未受精的情况下，黄体缺乏激素支持而发生退化。随着新一批卵泡的发育，雌激素水平再次上升，进入下一个动情周期。

2. 动情周期的影响因素 与人类相比，实验哺乳动物的动情周期更易受到内外界影响。遗传、季节、气候、温度、湿度、光照、营养、异性气味等内、外环境的持续刺激或骤然变化，通过神经内分泌途径传导至大脑皮质或边缘系统后，能够显著影响HPO轴的功能，进而调控卵泡发育和甾体激素合成过程，从而改变动情周期。

（翁少峥）

参考文献

［1］ PATRICIA B. HOYER. Ovarian toxicology. 2nd ed. Florida：CRC Press，2006.

［2］ 杨增明，孙青原，夏国良.生殖生物学.2版.北京：科学出版社，2019.

［3］ 沈铿，马丁.妇产科学.3版.北京：人民卫生出版社，2015.

［4］ 李和，李继承.组织学与胚胎学.3版.北京：人民卫生出版社，2015.

［5］ 石一复，郝敏.卵巢疾病.北京：人民军医出版社，2014.

［6］ Strauss JF.生殖内分泌学.林守清，译.北京：人民卫生出版社，2006.

［7］ 张建民.卵巢病理学.南昌：江西科学技术出版社，2006.

毒物对卵泡生长发育的影响

（Effect of Toxicants on Follicular Growth and Development）

卵泡是卵巢基本的结构与功能单位。本章聚焦国内外对卵巢卵泡的研究，在精简概述卵巢卵泡的发生、生长、发育过程的基础上，系统深入地阐述和讨论毒物对不同发育阶段卵泡的毒作用及其生物学机制，以期进一步理解该领域卵巢毒理学的研究水平与发展趋势。本章内容主要包括卵泡的发生发育与排卵、毒物对不同发育阶段卵泡的损害以及毒物的卵巢毒作用机制研究等。此外，还介绍了卵巢卵泡的体外培养实验技术与方法。

卵泡是卵巢的基本结构与功能单位，属于不可再生的组织结构，承担着产生卵母细胞、分泌激素和细胞因子等重要使命，是女性生殖调控的关键环节之一。外源性毒物对卵泡生长发育的毒作用表现在多个环节，卵巢卵泡体外培养方法的建立对于生殖毒性机制以及预防措施的研究具有重要意义。

一、卵泡的发生、发育与排卵

（Folliculogensis, Follicular Development and Ovulation）

由原始卵泡（primordial follicle）发育为初级卵泡（primary follicle）、次级卵泡（secondary follicle）和成熟卵泡（mature follicle）的生理过程，称为卵泡发育（follicular development）。与此同时，初级卵母细胞完成第一次减数分裂（meiosis），形成次级卵母细胞（secondary oocyte）和第一极体（first polar body）；接着，次级卵母细胞在进行第二次减数分裂中期时停止，直到从成熟卵泡中排出，且受精后才能继续完成第二次减数分裂，并排出第二极体，发育为成熟的卵母细胞。因此，卵泡与卵母细胞发育同时进行，但并非完全同步。

（一）卵泡的生长与发育

1. 卵泡发育

（1）原始卵泡：又称始基卵泡，位于卵巢皮质浅层，数量多，体积小，呈球形，直径为30～60μm，是处于静止状态的卵泡。原始卵泡是由一个停滞于减数分裂前期（双线期）的初级卵母细胞和环绕其周围单层扁平的前颗粒细胞层构成的。前颗粒细胞间以缝隙连接为主，具有支持和营养作用。

卵泡发育在胚胎时期已经开始。大鼠大约在出生后7d内形成原始卵泡池，而后约有20%的卵泡参与了初始启动并成为发育卵泡；另一部分则发生闭锁，直至大约12月龄时进入耗竭状态。在人胚胎发育到第28周左右时，原始卵泡的数目达高峰，双侧卵巢内有600万～700万个。大量的原始卵泡形成后聚集在卵巢皮质部位，成为原始卵泡池。原始卵泡池是卵泡发育的基地，原始卵泡从深部依次离开卵泡池开始生长，贯穿整个生殖周期。原始卵泡池中的原始卵泡数量是相对固定的，新生儿两侧卵巢的原始卵泡有100万～200万个，7～9岁时约为30万个，青春期开始时约为4万个，40～50岁时仅有几百个，其余大量卵泡均先后发生退化闭锁。本阶段的卵泡发育是非促性腺激素依赖性的，是受遗传因素和局部的各种调节因子（如生长激素、胰岛素样生长因子等）所影响。

（2）初级卵泡：进入青春期后，在卵泡刺激素（FSH）的作用下，原始卵泡生长启动，发育成为初级卵泡，这是卵泡发育过程中的一个重要阶段。主要表现为初级卵母细胞增大、颗粒细胞增生、初级卵母细胞与颗粒细胞间透明带（zona pellucida，ZP）和缝隙连接（gap junction）形成、卵泡膜细胞分化以及促性腺激素受体的表达。

1）卵母细胞的生长：首先是初级卵母细胞体积增大，初级卵泡阶段的初级卵母细胞体积几乎增至最大，而在次级卵泡生长至成熟卵泡阶段的初级卵母细胞体积变化不明显。同时，卵母细胞核增大，核孔增多，有利于核与胞质间的物质转运，增大的细胞核又称生发泡（GV）。细胞器在胞质内的分布发生变化，高尔基体增多，自核旁分散至近细胞膜处；皮质颗粒在胞质内出现，其内容物在受精过程中释放出来，使透明带结构发生变化，有防止多精受精的作用。这些变化是初级卵母细胞基因组激活的结果。

2）颗粒细胞增生：围绕卵母细胞的梭形前颗粒细胞分化为立方形或柱状，增殖力增强，并形成5～6层的复层上皮；细胞排列紧密，细胞质内细胞器增多，分泌缝隙连接蛋白，形成随卵泡的生长而数量增多的考尔-爱克斯诺小体（Call-Exner body）。考尔-爱克斯诺小体为直径10～40μm的囊状圆形结构，内附基膜，周围环绕紧密排列的颗粒细胞，形成封闭的囊。囊腔内含有细胞液和纤维状物质，可通过囊壁和细胞间隙释放，参与卵泡液的形成，卵泡闭锁时小体消失。

3）透明带和缝隙连接的形成：卵泡开始生长时，颗粒细胞转变为立方形，合成和分泌黏多糖蛋白，在卵母细胞周围形成一透明均质状呈嗜酸性的环形结构，折光性强，称为透明带。透明带随卵泡的发育而增厚，最厚可达10～12μm。电镜下可见最内层颗粒细胞的胞膜突起和初级卵母细胞的微绒毛伸入透明带，两者之间以缝隙连接和桥粒相连，这些结构有利于颗粒细胞和初级卵母细胞间营养物质的输送以及细胞间离子、激素和小分子物质的交换、信息传递。

4）卵泡膜细胞的分化：颗粒细胞分化为多层时，围绕在卵泡周围的基质分化为卵泡膜（theca folliculi）。颗粒细胞层与卵泡膜层之间以基底膜层相隔，至初级卵泡后期，卵泡基底膜附近的梭形细胞形成卵泡内膜（theca interna）和卵泡外膜（theca externa）两层卵泡膜。卵泡内膜含有较多的毛细血管和梭形或多边形的膜细胞，膜细胞细胞质内有丰富的滑面内质网、管状嵴线粒体和较多的脂滴，细胞间有丰富的桥粒及缝隙连接，具有分泌类固醇激素的功能；卵泡外膜主要由结缔组织构成，有环形排列的胶原纤维和平滑肌纤维，胶原纤维较多、血管少，平滑肌纤维少量。

5）促性腺激素受体的表达：初级卵泡发育的后期，FSH受体在颗粒细胞上表达；黄体生成激素（LH）受体在卵泡内膜细胞上表达，并开始合成雄激素，芳香化酶底物雄烯二酮通过卵泡膜细胞与颗粒细胞间的缝隙连接，进入颗粒细胞。在FSH影响下通过环磷酸腺苷（cAMP）依赖的第二信使系统，颗粒细胞进一步合成雌激素。雌激素的分泌量增加，促进了颗粒细胞的增殖和FSH受体的表达，从而促进卵泡的生长。

（3）次级卵泡：初级卵泡继续生长、增大和分化，颗粒细胞在FSH和雌激素的共同作用下，增殖且分泌液体，颗粒细胞间出现一些小腔，即卵泡腔，此时的卵泡称为次级卵泡。随着颗粒细胞间积聚的液体量越来越多，小间隙逐渐融合形成一个大的卵泡腔，称为窦卵泡（antral follicle）。卵泡腔形成的早晚与卵泡的发育程度有关。发育快的卵泡，卵泡腔形成得较早，反之则形成较晚。因此，卵泡腔是否形成以及形成后的大小，可作为评定卵泡发育程度的依据。卵泡腔内的卵泡液由颗粒细胞分泌和卵泡膜血浆渗入而成，内含营养成分、垂体和卵巢分泌的激素及透明质酸酶等。随着卵泡腔逐渐增大，初级卵母细胞渐居于卵泡的一侧，并与其周围的颗粒细胞一起突向卵泡腔，形成卵丘（cumulus oophorus）。紧贴透明带的一层柱状颗粒细胞呈放射状排列，称为放射冠（corona radiata）。

次级卵泡的发育依赖于垂体促性腺激素的调节。胎儿及青春期前由于下丘脑、垂体功能尚未完全发育成熟，促性腺激素的分泌不能达到临界平衡，因此，尽管卵巢内也可出现次级卵泡，但卵泡不能发育成熟。青春期后，下丘脑和垂体周期性释放激素，FSH分泌相对稳定，卵泡才能发育至成熟。

（4）成熟卵泡：次级卵泡发育到最后阶段，卵泡腔内的卵泡液体积增加到最大，直径可达18～23mm，卵泡突出于卵巢表面，这时的卵泡称为成熟卵泡或排卵前卵泡（preovulatory follicle），又称格拉夫卵泡（Graafian follicle）。

每个月经周期一般只有1个卵泡发育成熟。在FSH作用的基础上，经LH峰的刺激，初级卵母细胞恢复减数分裂，核仁消失，核染色质聚缩成不规则的染色体，生发泡破裂GVBD）；细胞质内的粗面内质网减少，滑面内质网呈不同大小的管状及囊泡状，线粒体分布发生变化。卵丘颗粒细胞松散，细胞圆形或卵圆形，突起减少，细胞间隙连接消失，桥粒减少，细胞明显退变。近排卵时，卵丘与卵泡壁分离，并与卵母细胞一起游离于卵泡液中，此时卵泡液增多，颗粒细胞停止分裂，卵泡壁变薄，颗粒层仅有2～3层颗粒细胞，细胞内与类固醇激素代谢有关的酶活性增高，基膜消失。在排卵前数小时，卵泡膜中的毛细血管伸入到颗粒层。排卵前36～48h，初级卵母细胞完成第一次减数分裂，产生1个次级卵母细胞和1个第一极体，后者位于次级卵母细胞与透明带之间的卵周间隙内，第一极体的排出是核成熟的标志。卵母细胞减数分裂停滞在第二次减数分裂中期（MⅡ）。

2. 卵泡的选择与闭锁

（1）卵泡发生：从原始卵泡开始募集，到排卵或者卵泡闭锁终止的过程称为卵泡发生（folliculogensis）。卵泡发生是一个通过细胞增殖和分化，连续获得更高水平组织结构的极为复杂的过程。卵泡发生可分为两个阶段：第一阶段为腔前或非促性腺激素依赖性阶段，其特征是初级卵母细胞的自主生长和分化；第二阶段为有腔或促性腺激素依赖性阶段，其特征是卵泡本身体积的迅速增大。腔前卵泡由局部产生的生长因子通过自分泌或旁分泌的形式来调节；有腔卵泡阶段既有FSH和LH的调节，又有细胞因子的调节。

卵泡发生包括4个主要的发育事件：①原始卵泡的募集；②腔前卵泡的发育；③有腔卵泡的选择和生长；④卵泡的闭锁。

（2）卵泡募集：原始卵泡解除受抑制的状态并开始生长，称卵泡募集（recruitment）。卵泡的募集分为启动募集和周期募集两个阶段。

人胎儿的部分原始卵泡形成后不久即自主启动募集，进入具有明显特征性的生长发育轨道。卵泡募集一直持续到更年期之后，直至原始卵泡全部消失。颗粒细胞从扁平状变成立方形或柱状，并获得有丝分裂的能力，是卵泡募集的主要组织学特征，同时还出现染色体基因的激活、转录和初级卵母细胞的生长。原始卵泡的募集和静息状态的维持由一系列激活和抑制因子相互作用来调节。

窦卵泡发育的后期，相当于前1个月经周期的黄体晚期及本次月经周期的卵泡早期。血清FSH水平及其生物活性增高，超过一定阈值后，那些已经启动募集的卵泡对此产生应答反应，开始进入"生长发育轨道"，这一现象称周期募集。实验证明，周期募集启动信号是血清中FSH浓度的升高。此外，其他一些激素因子，如抑制素、生长素、生长因子等，经过卵泡局部旁分泌、自分泌途径调节募集的持续发生。

卵泡周期募集与启动募集的最大区别在于起始动力不同。周期募集以FSH峰作为启动信号，而启动募集时则没有激素的明显变化。募集对于排卵是必要的，但募集发生后，并不是必然发生排卵。卵泡一旦离开静止的卵泡池被募集后，仅有两种选择，即被选择为优势卵泡，或走向闭锁。

（3）卵泡选择：在每个月经周期的黄体期末，会从一群初级卵泡中选择出一个优势卵泡（dominant follicle）。选择发生的最早特征是：在月经期，一群卵泡的颗粒细胞以相对快的速率进行有丝分裂增殖，而另一群卵泡的颗粒细胞却以很慢的速率增殖。随着卵泡期的继续，优势卵泡快速生长，而其他的非优势卵泡则生长缓慢。

月经周期第11~13天，优势卵泡增大至18mm左右，颗粒细胞分泌雌激素量增多，血清雌激素含量可达到250~500pg/mL，且在颗粒细胞内又出现了LH受体和PRL受体，具备了对LH、PRL的反应性，此时便形成了排卵前卵泡。

卵泡选择和优势卵泡的发育过程是一连续过程，FSH的作用是不可缺少的。FSH调节卵泡选择的基本机制是刺激颗粒细胞上FSH受体信号转导通路。尽管LH对卵泡选择不是必需的，但是它在调节优势卵泡的形成过程中也起着相当重要的作用，LH主要通过促进芳香化酶底物雄烯二酮的表达起作用。

（4）卵泡闭锁：是一个受多因素调控的极其复杂的细胞死亡过程。从胚胎期原始卵泡形成至绝经，卵泡闭锁持续存在，可发生在卵泡发育的所有阶段，与遗传、环境及代谢等因素有密切关系，人99.9%以上的卵泡都将退化闭锁。卵泡闭锁的出现调整了生殖细胞的储备量，对于维持卵巢内环境的稳定具有重要意义。

卵泡闭锁的基本特征是初级卵母细胞和颗粒细胞的凋亡（apoptosis）。早在6月龄的人胚胎中就已发生卵泡闭锁，并持续至绝经，结果使卵泡的数量逐渐减少，女性胎儿出生时已丢失了约80%的卵泡，生育期仅有400个左右卵泡能正常发育、成熟、排卵，其余的卵泡都发生了闭锁。其机制主要是由于优势卵泡产生的雌激素和抑制素负反馈抑制下丘脑-垂体释放FSH，同一群体的非优势卵泡颗粒细胞产生的雌激素减少，孕酮生成增加，FSH受体数目减少，胰岛素样生长因子结合蛋白（IGFBP）表达增强而发生凋亡，同时缝隙连接蛋白-43（connexin-43，CX-43）表达降低，进一步导致颗粒细胞凋亡增加。卵泡发育的不同阶段，颗粒细胞发生凋亡的敏感性不同，直径4~8mm卵泡的颗粒细胞最易发生凋亡。总体而言，卵泡闭锁主要是通过细胞凋亡和自噬（autophagy）导致。

卵泡闭锁的形态学特征：初级卵母细胞核固缩，染色体及细胞质溶解，颗粒细胞层数减少，卵泡膜细胞肥大，细胞质内出现类脂质、黄素化，并散布在结缔组织中。继而，初级卵母细胞退化，颗粒细胞和卵泡膜细胞演变成纤维体，可被卵泡间质吸收，透明带塌陷成为不规则的环状物，存留一段时间后也会消失。

（二）排卵

1. 排卵过程 卵泡破裂，次级卵母细胞及其外周的透明带和放射冠自卵巢排出的过程称为排卵（ovulation）。排卵过程主要包括初级卵母细胞的细胞核和细胞质成熟、卵丘颗粒细胞聚合力松散、卵泡壁变薄和破裂等。

在排卵前，卵泡内的初级卵母细胞开始恢复减数分裂，完成第一次减数分裂，产生1个次级卵母细胞和排出1个第一极体；接着次级卵母细胞进行第二次减数分裂，且停留在分裂中期。成熟卵泡的颗粒细胞层、卵丘和放射冠细胞间隙增大，卵泡膜内层毛细血管丰富，内皮细胞间隙增大，血管基膜断裂，颗粒层外周基膜也变成不连续状，血浆及部分血细胞通过内皮间隙渗出进入卵泡液；卵泡液增多使卵丘颗粒细胞聚合力松散，并与卵泡壁颗粒细胞逐渐分离；卵丘颗粒细胞的分离使卵母细胞从颗粒层释放出来，并游离于卵泡液中。卵泡突出于卵巢表面，突向表面的卵泡壁愈加变薄，颗粒细胞呈扁平状，形成半透明小圆形的小斑（stigma）。卵巢表层上皮呈不连续状，小斑区血流缓慢，继而血流中断，小斑破裂，卵丘随卵泡液排出。

2. 排卵机制 在卵泡生长的最后阶段，优势卵泡对LH峰产生应答反应，卵泡本身发生一系列结构和功能的变化，包括卵巢血流量增加、卵泡外膜发生水肿、卵丘颗粒细胞扩散、卵泡顶端胶原纤维解离等。由于排卵的调控过程涉及多种激素、卵巢本身结构和代谢的变化等众多因素，因此排卵的详细机制和细节迄今仍不十分清楚。

（1）激素对排卵的调控：整个排卵过程受神经-内分泌的调节。下丘脑以脉冲式形式分泌的促性腺激素释放激素（GnRH）经下丘脑垂体门脉系统循环至垂体，结合并激活垂体前叶促性腺细胞上的相应受体，使垂体细胞合成、分泌FSH和LH。排卵前期，血清FSH升高，卵泡发育成熟，卵泡壁分泌雌激素量增多。由于雌激素的正反馈作用，促使血清LH水平升高，在排卵前形成一个极大的峰值。LH峰的出现是即将发生排卵的可靠指标，可以激活卵泡膜中的腺苷酸环化酶，导致cAMP增加，引起颗粒细胞和卵丘细胞黄素化，孕酮分泌量增多，从而使排卵前卵泡发生一系列的变化。与血清LH的浓度变化相似，在排卵时，FSH也会出现一个峰值，具有诱导排卵的作用，但有实验表明FSH有抑制未成熟卵泡破裂的作用。

（2）卵巢结构的代谢变化

1）酶的激活：LH可诱导颗粒细胞合成前列腺素（prostaglandins，PG）。前列腺素F_{2a}（prostaglandins F_{2a}，PGF_{2a}）可以使卵泡顶端上皮细胞内溶酶体增生、破裂，释放出水解酶，水解酶解离白膜和卵泡外膜细胞，使上皮细胞脱落。LH/FSH峰能刺激成熟卵泡壁的颗粒细胞，生成丝氨酸蛋白水解酶激活因子纤溶酶原激活物（plasminogen activator，PA）。在PA的作用下，卵巢结缔组织及卵泡液的纤溶酶原转变为纤溶酶，生成的纤溶酶又可使无活性的胶原酶转变成有活性的胶原酶，同时增多的孕酮可激活卵泡液中的一些蛋白水解酶、淀粉酶等，这些酶进而激活卵泡结缔组织内的胶原酶，使卵泡壁基膜与基质的胶原纤维解离形成薄弱区、张力下降，卵泡壁结构改变，促使卵泡破裂。

2）平滑肌纤维收缩：卵巢皮质区的基质及卵泡膜外层的平滑肌纤维均有丰富的自主神经末梢，在前列腺素和肾上腺素能、胆碱能神经的刺激下，成熟卵泡周围血管平滑肌收缩及卵泡缺血，促使卵泡破裂及卵冠丘复合体排出。

3）松弛素的作用：排卵前卵泡液中含有内膜细胞分泌的松弛素，排卵后颗粒黄体细胞分泌松弛素。松弛素以旁分泌的作用方式增强纤溶酶原激活物、胶原酶和蛋白水解酶的活性，促进酶的分解作用。

（三）黄体

1. **黄体的形成和结构**　排卵后，卵泡腔内压力下降，残留的卵泡壁塌陷，结缔组织和基质毛细血管增殖和渗透入颗粒层。成熟的黄体细胞内含有胡萝卜素氧化物，肉眼观呈黄色，称黄体（corpus luteum）。根据来源不同，颗粒细胞转变为粒黄体细胞（granulosa luteal cell），膜细胞转变为膜黄体细胞（theca luteal cell）。卵若未受精，形成月经黄体（menstrual corpus luteum），维持14±2d即退变；若卵母细胞受精，则形成妊娠黄体（corpus luteum of pregnancy），于妊娠3个月后逐渐退化，由胎盘取代之。

2. **黄体的功能**　黄体的主要功能是分泌大量孕激素和一些雌激素。

孕激素由粒黄体细胞合成，来自血浆的胆固醇酯聚积于颗粒黄体细胞的脂滴内，LH与黄体细胞膜上的相应受体结合，一方面在LH作用下胆固醇酯酶活性增强，将胆固醇酯分解形成胆固醇，贮存于滑面内质网。细胞也可获取血浆中的胆固醇。胆固醇从滑面内质网转入线粒体，经细胞色素P450胆固醇侧链裂解酶（P450scc）作用其侧链断裂转化为孕烯醇酮，随后在滑面内质网的3β-羟类固醇脱氢酶（3β-hydroxysteroid dehydrogenase，3β-HSD）作用下形成孕酮。另一方面，可激活膜内的腺苷酸环化酶，细胞内的腺苷三磷酸（adenosine triphosphate，ATP）在腺苷酸环化酶的作用下转化为cAMP，它与细胞质中的蛋白激酶结合并使之激活，继而颗粒细胞和卵丘细胞出现黄素化，孕酮分泌量增多。

雌激素的合成比较复杂，有两种学说：一种是粒黄体细胞与膜黄体细胞协同合成。这与卵泡生成雌激素的两细胞学说相近似，即一部分孕激素从粒黄体细胞渗入膜黄体细胞，在滑面内质网中受17α-羟化酶和17,20-裂解酶的作用下成为雄烯二酮，后者再进入颗粒细胞先后在17β-羟脱氢酶和芳香化酶的作用下转变为睾酮及17β-雌二醇。另一种学说认为，膜黄体细胞也可通过另一条途径独自合成一些雌激素。

孕激素和雌激素的分泌在黄体中期达到峰值。正常黄体功能的建立需要正常发育的成熟卵泡以及FSH刺激和一定水平的持续性LH的作用。

3. 黄体的退化　又称黄体的溶解，月经黄体和妊娠黄体的退化过程相同。黄体及时退化是正常的，也是新的月经周期开始的条件。

黄体的退化，首先是以孕酮生成降低为显著标志的功能性改变，随后是以黄体组织凋亡和退化为标志的结构性改变。黄体退化的调节机制非常复杂，现在尚未完全清楚，主要可能是由于孕激素抑制下丘脑分泌GnRH，致使LH水平下降所致，以及卵巢本身E_2或PGF_{2a}也有溶黄体的作用。

黄体退变时，黄体细胞萎缩、变小，细胞核固缩，出现凋亡小体，细胞质染色浅；周围结缔组织增生，组织纤维化。电镜下观察，可见退变的黄体细胞胞质内有许多空泡状脂滴，线粒体变形，溶酶体增多，细胞内小管变小，滑面内质网成囊状或成髓样结构。继而，黄体细胞自溶，残片被巨噬细胞吞噬。黄体内的毛细血管退变，成纤维细胞显著增多，生成大量胶原纤维，使黄体转变为纤维组织，继而发生透明样变，成为无血管的白体（corpus albicans）。白体在卵巢内可留存数年。

（四）卵泡发育的调节机制

1. 促性腺激素的调控　促性腺激素是卵泡发育的主要信号，其调节作用主要表现在四个方面：FSH促进颗粒细胞的增殖；FSH、LH协同促进颗粒细胞的分泌，调节颗粒细胞的旁分泌作用；FSH、LH诱导初级卵母细胞恢复减数分裂，直至成熟、排卵；LH诱导颗粒细胞黄素化，促进黄体的形成。

卵泡和初级卵母细胞的发育进程受促性腺激素的调控，其调节作用的大小，依赖于促性腺激素的浓度和细胞促性腺激素受体的含量。在优势卵泡的选择中，较大的卵泡一方面产生抑制素（inhibin，INH）降低FSH的分泌水平，另一方面又由于大卵泡中雌激素含量增加，使细胞膜上FSH受体的含量上调。这样，尽管循环血液中FSH水平下降，其他小卵泡由于得不到足够FSH的刺激而闭锁，而大卵泡有足够的FSH受体，能够获得足够多的FSH刺激，继续其发育。

FSH受体主要存在于颗粒细胞的细胞膜上，而LH受体主要位于膜细胞及间质细胞的细胞膜上。促性腺激素的受体受许多因素的调控，促性腺激素本身及颗粒细胞的自-旁分泌因子皆能影响它的含量。GnRH、表皮细胞生长因子（EGF）、碱性成纤维细胞生长因子（bFGF）等可拮抗FSH上调其受体，但胰岛素样生长因子1（insulin-like growth factor 1，IGF-1）、生长激素（GH）则可促进FSH受体的生成，增强FSH的作用。在卵泡的发育过程中，FSH和雌激素促进膜细胞细胞膜上LH受体的合成，但抑制颗粒细胞细胞膜上LH受体过早形成，以防止其过早分化而致卵泡闭锁，但孕酮可促进颗粒细胞细胞膜上LH受体的产生。

2. **卵泡内自-旁分泌的调节**　目前在卵巢内已发现大量的自-旁分泌调节因子，这些细胞因子可能对卵泡及初级卵母细胞的发育，特别是卵泡的早期发育，起着重要的调节作用。这些自-旁分泌调节因子的作用机制极为复杂，它们可能介导外部信号与卵泡细胞以及卵泡细胞之间的作用，调节卵泡的生长。雌激素、孕激素、雄激素是卵泡内主要的调节激素，它们一方面受促性腺激素的调节，另一方面又通过改变细胞膜上促性腺激素受体的表达量而影响促性腺激素的作用；同时，这些激素又和其他调节因子相互影响、相互促进，系统地发挥调节作用。

3. **非类固醇调节因子对卵泡闭锁的调控**　除下丘脑-垂体-卵巢轴外，卵巢内的微环境对卵泡的生长发育起着举足轻重的作用。目前发现的非类固醇调控网络中的调控因子，有INH、激活素（activin）、IGF-1、EGF、转化生长因子（transforming growth factor，TGF）、肿瘤坏死因子（TNF）、卵母细胞成熟抑制因子、白细胞介素1（interleukin 1，IL-1）、成熟促进因子（maturation-promoting factor，MPF）等。未成熟卵泡中颗粒细胞产生的激活素诱导FSH受体的表达增加，增强芳香化酶的活性，刺激类固醇激素的生成。随着卵泡的生长，INH合成增加，促进卵泡膜雄激素的合成，一方面导致小卵泡闭锁，另一方面促使较大的卵泡颗粒细胞雌激素的合成增加及卵泡的进一步生长。

二、毒物对不同发育阶段卵泡的损害
（Follicular Damage）

近十年来，越来越多的研究资料表明，在许多全球性环境问题中，环境化学因素、物理因素等可在胚胎发育、青春期、生育年龄等各个时期对下丘脑、垂体、生殖系统造成影响，干扰或抑制内分泌、神经、免疫等功能，导致生殖系统产生可逆或不可逆性损伤。

卵泡是卵巢的基本功能单位。卵巢卵泡由生殖细胞即卵母细胞、颗粒细胞和卵泡膜（内分泌）细胞组成。这三种细胞的生长、成熟与分化对成熟卵子的排出、性激素的调控以及黄体的形成都很重要。卵泡的发育是一个连续修复的动态过程，任何阶段受到毒物的影响都可能产生严重的后果。毒物对卵巢损害的主要特点是干扰卵巢内分泌、抑制排卵、增加卵巢细胞凋亡、减少生殖细胞等。主要临床表现是可能出现月经紊乱、闭经、不孕、性生活质量下降等一系列症状，甚至发生卵巢早衰。卵泡发育过程中最易受损伤的三个阶段：胚胎的卵原细胞和颗粒细胞有丝分裂（mitosis）增殖；卵原细胞减数分裂形成卵母细胞；颗粒细胞和卵泡膜（内分泌）细胞分化。在成年卵巢中，由于不同发育阶段的卵泡群可能会同时存在，暴露外源性毒物后导致出现的生殖后果可能取决于受影响的卵泡类型。

（一）毒物对原始卵泡的损害

停滞在第一次减数分裂双线期阶段的卵母细胞和一层颗粒细胞以及基底膜共同构成原始卵泡，处于休止期的原始卵泡组成原始卵泡池。毒物对原始卵泡的毒性虽不会立即产生不孕表现，但可能会完全或部分损耗原始卵泡池，引起不可逆的卵巢早衰、绝经期提前和永久性不育，最终缩短生殖寿命。

实验证明，来源于香烟烟雾和汽车尾气的二羟甲基丁酸（2,2-dimethylol butanoic acid，DMBA）、3-甲基胆蒽（3-methylcholanthrene，3-MC）、苯并 [a] 芘（benzo[a] pyrene，B[a]P）等多环芳烃类（polycyclic aromatic hydrocarbons，PAHs）化学物，可特异性地杀伤大、小鼠和人类的原始卵泡。既往动物实验报道，母鼠若在妊娠期接触PAHs，其生殖毒性会损害子代生殖细胞的增殖能力，造成子代卵巢体积减小、原始卵泡数目减少等。小鼠新生期卵巢（体内实验）和胚胎期卵巢（体外实验）均发现邻苯二甲酸二异辛酯（DEHP）暴露可通过诱导自噬，抑制原始卵泡发育。新生大鼠卵巢镉（cadmium，Cd）暴露后，出现原始卵泡生长发育障碍。同样，有研究报道，孕妇吸烟会增加胎儿PAHs的暴露机会，影响妊娠中期时胎儿的原始卵泡形成，从而损伤胎儿的卵巢发育和激素分泌。

用于治疗白血病及其他肿瘤的广谱抗肿瘤药，如环磷酰胺（cyclophosphamide，CTX）及其活性代谢物能引起出生4d小鼠的原始卵泡明显损伤或卵泡缺失，也能明显降低出生4d的SD大鼠体外培养卵巢中原始卵泡的数目，DNA损伤后存活的卵母细胞可能会导致生育障碍或子代异常。烷化剂白消安、三乙烯三聚氰胺（tretamine，TEM）已被证实单次腹腔注射能引起小鼠原始卵泡的破坏，白消安染毒后14d、TEM染毒后3d内均可观察到这种破坏。

（二）毒物对初级卵泡的损害

原始卵泡发育为初级卵泡，破坏透明带的毒物可损害颗粒细胞与卵母细胞之间的信息交流与物质交换，从而引起初级卵泡的破坏。外源性化学物如3-甲基胆蒽（3-MC）、B[a]P可作用于颗粒细胞与卵母细胞之间的透明带和缝隙连接，损伤初级卵泡而致生殖功能障碍。动物实验研究报道，新生雌鼠接触PAHs化学物后会导致卵巢中初级卵泡数量减少。

另有研究报道，原代培养雌性小鼠卵巢的腔前卵泡，体外进行抗肿瘤药物多柔比星染毒，结果证实多柔比星可抑制腔前卵泡的发育，卵巢毒性的作用靶点主要是在颗粒细胞。

（三）毒物对次级卵泡的损害

初级卵泡继续发育为次级卵泡，环境化学物二羟甲基丁酸、3-MC、二甲基苯并蒽等亦可损耗卵巢中次级卵泡的数量，加速卵泡闭锁，导致女性闭经、不育乃至卵巢早衰，其机制可能与抑制膜细胞合成雄烯二酮和干扰颗粒细胞合成雌二醇，以及降低 FSH 和 LH 受体数目等有关。大鼠在妊娠期暴露于高浓度的多溴二苯醚（poly brominated diphenyl ethers，PBDEs），会导致雌性后代青春期延迟及次级卵泡数减少。即使是低水平的塑化剂 DEHP 暴露，在秀丽隐杆线虫细胞减数分裂过程中也会引起过多的双链 DNA 断裂，并干扰修复系统运作，使这些断裂无法得到适当的修复，最终影响染色体形态，导致卵子形成和胚胎早期发育的缺陷。

有研究对化疗后患者的卵巢组织取活检后发现，卵巢的各级卵泡均有所减少，特别是初级和次级卵泡的减少最为明显，甚至出现无卵泡卵巢。此外，还发现卵巢的间质也出现不同程度的纤维化和坏死等改变。即使所用的化疗药物剂量较小，未引起不孕，其妊娠时出现流产、早产、低出生体重儿等风险亦极高。

（四）毒物对成熟卵泡的损害

次级卵泡最终发育为成熟卵泡，外源性毒物暴露对排卵的不良影响可能包括一种或多种卵巢功能的改变，这种不良影响可发生在卵巢内，干扰局部胶原酶的代谢；也可能涉及卵巢的代谢变化，干扰下丘脑-垂体轴，抑制类固醇激素合成的反馈调节，影响 LH 峰的出现，从而阻遏成熟卵母细胞的释放。

有研究表明，女工长期职业性接触塑料增塑剂邻苯二甲酸酯（phthalate esters，PAEs）化学物等，可破坏成熟卵泡，导致妊娠率下降、流产率增加以及不排卵等。其主要机制可能是改变了成熟卵泡的发育途径或抑制了卵母细胞释放、成熟的能力，以及影响排卵后卵母细胞的短暂的受精窗口期。窗口期卵母细胞的成熟和受精过程受到不同毒物的侵害，会产生不同的结局，如秋水仙碱、Cd、Pb 等会导致纺锤体结构和功能的异常；多柔比星、丙烯酰胺、博来霉素、顺铂、烷化剂等会导致 DNA 损伤、修复受限和染色体畸变；谷胱甘肽（glutathione，GSH）氧化剂二酰胺等会产生氧化性损伤以及 6-二甲基氨基嘌呤等会引起细胞周期紊乱。此外，还有一些研究结果显示，DEHP 暴露会引起窦状卵泡中颗粒细胞减少，对成熟卵泡具有破坏作用；Cd 可造成大鼠和仓鼠卵巢血管损伤而抑制排卵；纳米级二氧化钛（TiO_2）会抑制卵泡分化，表现为颗粒细胞不能增殖分化成壁层颗粒细胞和卵丘颗粒细胞，卵母细胞成熟阻滞在生发泡（GV）期或生发泡破裂（GVBD）期。反式对氨甲基环己烷羧酸可抑制纤溶酶活性而部分阻断排卵；PG合成抑制剂吲哚美辛可阻断排卵；某些细胞因子如IL-1能刺激PG的合成并诱导与卵泡相邻的卵泡外细胞合成一氧化氮（nitric oxide，NO），NO抑制剂氨基胍可阻断排卵；对生长卵泡研究表明，PAHs会诱导排卵前卵泡凋亡。

药物方面，用于治疗晚期上皮细胞来源卵巢癌的卡铂，是女性生殖系统恶性肿瘤的主要治疗药物。研究发现，卡铂腹腔给药导致大鼠卵巢组织出血、坏死、纤维化明显，雌激素合成减少；卵巢湿重减轻；卵泡总数显著减少，尤其是生长卵泡和成熟卵泡，说明卡铂主要影响生长发育中的卵泡。其机制可能为卡铂直接损伤优势卵泡或抑制中小卵泡的发育成熟，越是成熟的大卵泡越容易受到化疗药物的影响，并随着给药周期的延长，其对卵巢的毒性越明显。小剂量米非司酮可通过诱导小鼠成熟卵泡内卵丘颗粒细胞凋亡，使卵泡内膜细胞中脂滴减少，抑制排卵。

三、毒物对卵泡发育的毒作用机制
（Mechanisms of Toxicants on Follicular Development）

卵巢是女性体内兼具体细胞和生殖细胞的唯一器官，处于休眠状态的原始卵泡一旦启动生长即为不可逆的过程。因而，在卵泡发育过程中的重要环节若受到不良影响，则会直接干扰雌性的生殖寿命。卵泡的整个发育过程极其复杂，涉及诸多激素、基因等调控环节。如果外源性毒物作用于这些环节，通过不同的毒作用机制对卵泡的发育产生严重的毒作用。

（一）致卵巢细胞凋亡

细胞凋亡亦被称为细胞程序性死亡（programmed cell death，PCD），是指细胞在一定的生理或病理条件下，为维持内环境稳定、生物体进化，在受到某些刺激后由相关基因调控经多种途径的信号转导，导致细胞产生一系列形态、生化方面的改变，最终引起细胞主动的高度有序的死亡过程。凋亡异常增加常常是某些损伤因素导致细胞死亡的主要形式。从胎儿期一直到卵巢老化期，卵巢中多余细胞的消除是通过细胞凋亡来实现的。出生前，卵巢就有许多原始卵泡，但只有少数卵泡和卵子能够发育成熟并排卵，绝大多数卵泡发生闭锁和退化。对闭锁卵泡的DNA分析可以看到特征性标志DNA梯形带，而正常卵泡则没有，表明闭锁卵泡发生了凋亡。其中颗粒细胞凋亡是导致卵泡闭锁的重要直接原因。有研究报道，PAHs染毒可能是通过激活caspase家族caspase 9、caspase 3和Bcl-2家族Bax表达上调、Bcl-2表达下调，来诱导颗粒细胞凋亡、促进卵泡闭锁，从而影响卵巢储备功能。有机溶剂正己烷在人体内代谢的主要活性产物2,5-己二酮（2,5-hexanedione，2,5-HD）通过诱导人卵巢颗粒细胞Bcl-2家族中凋亡基因（BAX）表达上升和抗凋亡基因

（*BCL-2*）表达下降，引起凋亡下游执行蛋白caspase-3（p17）表达上升，进而导致颗粒细胞的凋亡增加，致卵巢功能受损。PAHs、PAEs、4-乙烯基环己烯（4-vinyl cyclohexene，VCH）等可通过激活芳香烃族受体，上调卵母细胞*Bax*基因表达，而诱导细胞凋亡。B[a]P暴露的雌性小鼠亦是通过诱导卵母细胞凋亡，从而影响卵泡的进一步成熟发育并导致卵巢功能衰竭。

（二）影响卵巢细胞的纺锤体和染色体

许多实验性或环境化学物可诱导卵母细胞出现非整倍体，而且大多数都是通过破坏纺锤体的结构和功能发挥毒作用。双酚A（bisphenol A，BPA）暴露可引起小鼠体内卵母细胞成熟过程中赤道板形成障碍，阻断卵母细胞减数分裂I期染色体的分散，导致卵母细胞多倍体的形成。体外试验证明，BPA处理小鼠卵母细胞可影响减数分裂I期、II期纺锤体的形成，并呈剂量依赖关系抑制减数分裂。雌性仓鼠和小鼠在其卵母细胞成熟期（纺锤体形成）体内染毒治疗真菌药物卡苯达唑，可造成卵母细胞减数分裂II期非整倍体的形成，雌性仓鼠在受精期（减数分裂II期）给予卡苯达唑也可引起受精卵非整倍体的形成。体外试验证实，DEHP的体内代谢活性产物可明显阻滞减数分裂过程，使细胞停滞于G2期（有丝分裂准备期）。亚砷酸钠处理G2期仓鼠卵母细胞，可引起染色体凝集和断裂，也可阻止有丝分裂细胞重新进入间期。也有研究显示，小鼠宫内暴露低剂量BPA可干扰胚胎期卵母细胞减数分裂的早期阶段，致使成年小鼠非整倍体配子的形成增多。另有研究证实，有机氯农药甲氧氯（methoxychlor，MXC）、林丹和狄氏剂可明显抑制小鼠卵母细胞GVBD的发生，影响卵母细胞减数分裂I期（MI）纺锤体形成和第一极体排出，从而影响卵母细胞的成熟。金属类Cd可引起卵母细胞减数分裂中期II（MII）停滞，促进卵母细胞孤雌激活；砷可干扰小鼠体内卵母细胞减数分裂过程中的纺锤体形成和染色体排列。

（三）对激素合成及其受体的影响

有研究显示，环境内分泌干扰物（environmental endocrine disruptors，EEDs）或环境中激素活性物质（hormonally active agents，HAAs）能破坏卵母细胞，从而影响卵巢功能。卵泡内的颗粒细胞与卵泡膜细胞是激素合成的主要细胞，因此这也同样可以影响类固醇激素的合成，而卵巢激素负反馈调节的丧失将会使血液循环中FSH和LH水平升高。可见，因卵母细胞破坏导致的雌、孕激素水平下降以及FSH、LH水平的升高，最终可导致内分泌平衡的失调，从而影响排卵。苯及其同系物在一定剂量下会直接干扰下丘脑-垂体-卵巢系统，使内分泌调节系统异常，抑制卵巢功能。环磷酰胺、多环芳烃和无机汞等化学物可引起卵巢中卵母细胞、卵泡和黄体的减少或缺失，影响促性腺激素分泌、卵泡发育或引起胆固醇合成障碍等导致卵巢萎缩。激素和孕酮的拮抗剂或激动剂（如他莫昔芬）在较高剂量下可抑制促性腺激素的分泌，并引起卵巢萎缩。通过引起血清促性腺激素水平升高或卵巢类固醇激素的负反馈调节紊乱，导致排卵周期异常，如利舍平通过耗竭多巴胺引起的催乳素分泌过多可引起此类反应。动物实验结果表明，金属类Cd可干扰类固醇激素雌二醇和孕酮的生物合成，影响排卵。有学者认为，Cd可通过直接或间接途径，影响孕激素合成过程中甾体合成急性调节蛋白（steroidogenic acute regulatory protein，StAR）以及细胞色素P450胆固醇侧链裂解酶（cholesterol-side-chain cleavage enzyme，P450scc）的表达，进而影响孕激素的合成。

（四）氧化应激损伤

氧化应激损伤（oxidative damage）是指机体在遭受各种药物刺激时，体内活性氧（reactive oxygen species，ROS）和活性氮（reactive nitrogen species，RNS）产生过多，氧化程度超过氧化物的清除，氧化系统和抗氧化系统失衡，从而导致组织细胞损伤。谷胱甘肽（GSH）是细胞内主要的游离巯基，在保护细胞免受氧化应激损伤中起着重要作用。GSH在卵巢中的浓度相对较高，成熟卵母细胞中的含量显著高于非成熟卵母细胞，当GSH/氧化型GSH（oxidized glutathione，GSSG）比例明显下降时，可出现减数分裂期纺锤体过早的溶解。例如，小鼠和大鼠实验中证实环境内分泌干扰物吸烟与杀虫剂中VCH及其环氧化代谢物4-环氧化环己烯（4-vinylcyclohexene diepoxide，VCD）可以对原始卵泡和初级卵泡产生广泛破坏，引起排卵前卵泡的退化。VCH等对卵巢的损伤是高度特异性的，并不涉及其他毒性。VCD的代谢涉及卵巢中微粒体环氧化物水解酶以及胞质内谷胱甘肽硫转移酶（glutathion S-transferase，GST），VCD染毒小鼠2h后肝脏GSH水平下降96%，表明其对细胞内GSH的耗竭可能是其主要的毒作用机制。中高剂量的甲氧氯（MXC）可以通过降低卵巢组织线粒体的膜电势、抑制线粒体复合物Ⅰ活性及增加活性氧的产生诱导线粒体发生氧化应激，提高Bax蛋白表达，从而导致颗粒细胞凋亡、卵泡闭锁。正己烷吸入染毒雌性SD大鼠，随着染毒时间延长，卵巢中超氧化物歧化酶（superoxide dismutase，SOD）、GSH、谷胱甘肽过氧化物酶（glutathione peroxidase，GSH-Px）活力均降低，而丙二醛（malondialdehyde，MDA）含量升高，致卵巢发生了氧化性损伤。

重金属Cd慢性暴露能导致斑马鱼卵巢脂质过氧化，卵巢丙二醛含量升高与细胞膜上的蛋白质或核酸发生反应，增加细胞膜的通透性，降低稳定性，导致细胞损伤和凋亡；同时，超氧化物歧化酶和过氧化氢酶活性降低，表明Cd暴露致斑马鱼体内产生了大量的活性氧自由基，已超过抗氧化酶防御体系的有效范围，从而导致斑马鱼生殖能力降低。

（五）干扰细胞周期

如果外源性化学物诱导的卵母细胞发生排卵前退化，则可改变激素对排卵的调控，使防止多精受精的天然机制遭到破坏。同样，能改变钙渗透性（如离子载体）

或细胞信号（如蛋白激酶A或C抑制剂）的实验性化学物，可导致卵母细胞的非正常激活。6-二甲基氨基嘌呤（6-dimethylaminopurine，6-DMAP）可通过对促卵母细胞成熟因子的快速抑制而诱导卵母细胞的异常激活，干扰卵母细胞周期，影响卵母细胞减数分裂。这种细胞周期的改变影响了卵母细胞的两个主要功能：减数分裂的完成和精子核的解聚。

（六）能量代谢障碍

卵巢细胞能量代谢过程在卵母细胞的发生与成熟过程中起着非常重要的作用，能量代谢紊乱可能导致减数分裂成熟和受精的可能性降低。外源性化学物DEHP、邻苯二甲酸丁基苄酯（butyl benzyl phthalate，BBP）、Cd以及某些药物可导致卵巢细胞能量代谢相关酶（如线粒体ATP酶、乳酸脱氢酶等）的活性改变而引起能量代谢障碍，进而影响卵母细胞的发育成熟。有研究发现，甲基汞急性经口染毒雌性小鼠后卵巢内与能量产生相关的线粒体ATP酶活性显著下降，而与DNA损伤后修复合成有关的DNA聚合酶活性显著升高，表明甲基汞引起能量代谢受阻、DNA片段缺失。

四、卵巢卵泡体外培养
（Ovarian Follicle Culture in Vitro）

传统的动物生殖毒性研究需要大量的实验动物，费用昂贵、工作量大、耗时长，且存在难以揭示毒作用靶点和毒作用机制的问题。因此，建立快速检测、鉴定雌性生殖毒物及其作用机制的方法，对于防治毒物造成的生殖损害具有非常重要的意义。卵巢卵泡体外培养是指在不同条件下将卵巢器官、皮质薄片或卵巢卵泡进行体外培养，这对于筛选和鉴定毒物生殖毒性及其机制研究具有良好的潜力。

（一）卵巢器官体外培养

应用卵巢器官培养技术可以研究毒物对不同阶段卵巢、卵泡的细胞增殖、减数分裂、早期卵泡发育所产生的直接作用、激素合成和分泌等，亦可作为研究不同培养条件对原始卵泡池形成以及从原始卵泡生长到初级卵泡的影响机制的动态观察模型。此外，成年卵巢包含了卵泡发育的成熟阶段，作为筛选和检测生殖毒物的有效手段，利用成年动物卵巢薄片的体外培养技术，可以开展在体内很难评估的一些细胞因子对卵泡发育的影响、卵巢在体外的类固醇激素合成能力及其影响因素、卵巢内颗粒细胞和膜细胞对毒物的应激反应以及生殖毒物对卵母细胞、颗粒细胞和膜细胞之间信号通路的负面影响等方面的研究。相比卵巢细胞体外培养，卵巢器官体外培养结构相对完整，无须分离卵泡，卵泡不会因为酶消化或机械分离作用而受损。同时，卵巢组织体外培养保持了卵母细胞及其周边支持细胞之间的连接结构，致卵母细胞发育潜能下降的影响相对较小。

目前，国内外已初步建立了部分啮齿类动物、哺乳类动物卵巢器官体外培养体系，且根据研究目的的不同建立了胚胎时期、新生时期和成年时期的卵巢组织培养、组织切片培养等模型。卵巢组织体外培养过程中，由于组织处于离体状态没有血液供应，培养液为其提供主要营养，因此选择一种好的培养体系对于提高培养组织的活性具有重要意义。

1. **卵巢组织体外培养**　胚胎期是生殖细胞发育的一个关键而敏感的时期，包括了生殖干细胞转移、增殖、进入第一次减数分裂、颗粒细胞增殖分化以及卵母细胞和颗粒细胞间的相互作用等。减数分裂前期的生殖细胞没有被封闭在卵泡内，可能直接受毒物影响更为明显。原始卵泡池的形成因物种的不同而不同，啮齿类动物原始卵泡池的出现大约在出生前后。有研究将小鼠妊娠12.5d的胚胎时期的卵巢（除去中肾管）切片在体外培养28d，用于分离卵母细胞做分析或切片在体外培养8d，用于观察生殖细胞增殖情况；将小鼠妊娠13.5d的胚胎时期的卵巢，卵巢－中肾管复合体体外培养12d，用于观察生殖细胞凋亡。亦有研究将妊娠8~9周的胚胎时期的人卵巢组织体外培养7d，用于观察原始卵泡的数量、细胞增殖和凋亡情况。

在啮齿类动物的卵巢中，卵泡的形成和后续卵泡生长的启动过程是新生啮齿类动物卵巢体外无血清培养的两个独立过程。以妊娠13d小鼠胚胎卵巢为研究材料，首先在2%胎牛血清（fetal bovine serum，FBS）条件下将胚胎卵巢进行贴壁培养5d，再以胰岛素－转铁蛋白－硒添加剂（insulin transferring selenium，ITS）和胎球蛋白继续培养16d，经过21d的培养胚胎卵巢中存在大量的原始卵母细胞开始生长，培养中后期胚胎卵巢中出现较多的早期次级卵泡。新生啮齿动物卵巢组织培养涉及从出生时到出生后20d的整个时期，多数的卵巢在体外培养8d后，将卵丘复合体分离再培养14d。胎儿卵巢（妊娠晚期流产女婴）和行生育力保存的青春期前女孩的卵巢组织中存在丰富的原始卵泡，从另一侧面证实胎儿卵巢组织可作为卵泡的重要来源。

对于人和大型成年动物而言，卵巢体积较大，将其整个培养时营养物质、气体等不能在卵巢的不同区域顺利传导、交换，且随着代谢废物的积聚会导致卵巢组织坏死。因此，不能将整个卵巢进行培养，而需采用卵巢皮质切成薄片进行培养。

2. **人卵巢组织体外培养方法**　取人卵巢组织，放入已37℃预热的Leibovitz-15工作液中[工作液中含有3mg/mL人血清白蛋白（human serum albumin，HSA）、100U/mL青霉素和100μg/mL链霉素、2mmol/L丙酮酸钠、2mmol/L谷氨酰胺]后切成0.5mm厚度，1mm×1mm大小的组织。而后转移至加有牛血清蛋白（bovine serum albumin，BSA）的McCoy's培养液中（加入1mg/mL HAS、2mmol/L谷氨酰胺、5.5mg/mL转铁蛋白、5ng/mL亚硒酸钠、ITS、抗坏血酸、0.005U/mL FSH）培养1天，第2天可加入毒物染毒。培养皿置于37℃、5% CO_2及完全饱和湿度条件下的CO_2培养箱中培养。使用该模型研究化疗药物对人卵巢卵泡的影响。

3. 小鼠卵巢组织体外培养方法

（1）全卵巢培养：取6日龄ICR小鼠，皮肤酒精消毒处理。1%戊巴比妥钠麻醉后，在无菌条件下打开腹部皮肤和组织，快速取下卵巢-输卵管复合物，放入已37℃预热的Leibovitz-15工作液中。在体视显微镜下，用显微镊小心快速地剥离输卵管和其他粘连组织，分离出卵巢。用显微镊轻轻取出卵巢，转移至加有BSA的Alpha-MEM培养液中，置聚碳酸酯膜上。培养1天，第2天可加入毒物染毒。培养皿置于37℃、5% CO_2及完全饱和湿度条件下的CO_2培养箱中培养。实验室在探讨2,5-己二酮对新生小鼠卵巢卵泡发育影响的研究中建立该模型（图3-1）。

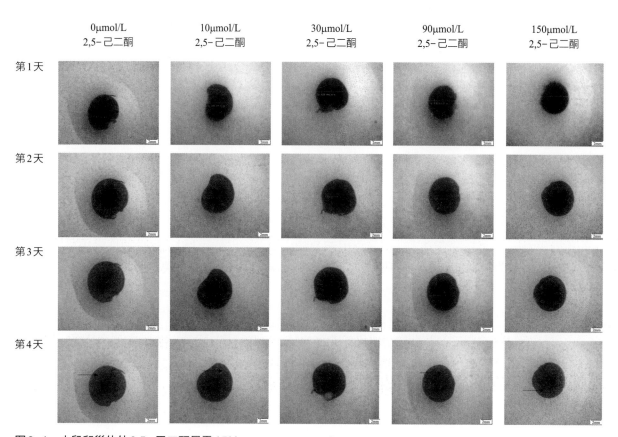

图3-1 小鼠卵巢体外2,5-己二酮暴露（引自：Jingwen Zeng，2020）
箭头示发育的卵泡。

（2）卵巢组织块培养：采用出生后4～5d雌性小鼠，皮肤酒精消毒处理。1%戊巴比妥钠麻醉后，无菌条件下剖取双侧卵巢，用含100U/mL青霉素和100μg/mL链霉素的PBS溶液反复清洗2～3次。在立体显微镜（解剖显微镜）下，用眼科镊及手术刀片分离卵巢周围脂肪、结缔组织等，将完整的卵巢切割成1～3mm³的组织块。置入四孔板培养皿，每孔4～5片卵巢组织，加入培养液1mL（a-MEM培养基、10% FBS、100mIU/mL FSH、100×L-Glutamine、10mIU/mL LH、10mg/mL胰岛素、5.5mg/mL转铁蛋白、6.7ng/mL亚硒酸钠以及50U/mL青霉素和50μg/mL链霉素）。培养皿置于37℃、5% CO_2及完全饱和湿度条件下的CO_2培养箱中培养；隔天更换1/2培养液。台盼蓝染色，观察卵泡存活情况（图3-2）。

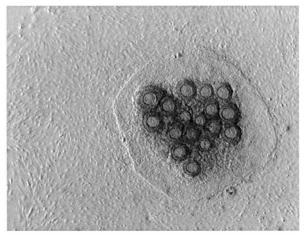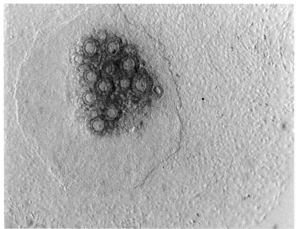

图3-2　小鼠卵巢组织块培养（引自：刘瑾，2016）

（二）卵巢细胞体外培养

卵巢的主要构成细胞有皮质细胞、髓质细胞、卵巢颗粒细胞、黄体细胞、卵泡细胞等。目前，用于雌性生殖毒性体外研究的主要有卵巢颗粒细胞、黄体细胞、卵泡细胞等。

1. 卵巢颗粒细胞体外培养　卵巢内卵泡的发育处于极其复杂的内环境，不仅受下丘脑-垂体-卵巢轴和卵巢自分泌、旁分泌作用的调节，而且受外源性物质、环境等因素的影响。颗粒细胞是成熟卵泡中最大的细胞群，位于卵母细胞透明带的外侧，通过缝隙连接与卵母细胞相连，在维持卵母细胞营养、成熟的微环境和调节卵母细胞发育过程中起着极为重要的作用。1975年Channing等首次发现体外培养的卵巢颗粒细胞可发生结构和功能的分化，因此通过有效研究毒物对卵巢颗粒细胞生长发育的影响及其调控机制，可深入了解毒物对卵巢毒作用的机制。目前，生殖毒理学研究中对卵巢颗粒细胞的应用越来越广。近年来，许多学者报道已成功建立猪、大鼠、小鼠的卵巢颗粒细胞体外培养体系。该体系可用来初步筛选影响颗粒细胞生长和发育的外源性毒物，缺点是只能研究颗粒细胞的单一功能，不能研究对卵母细胞及其与卵泡膜细胞之间的相互作用，不能动态观察卵泡形成过程和配子发生，且由于卵巢颗粒细胞在体外培养一段时间后会发生退行性改变，不能传代，故增加了实验的烦琐。我们实验室也针对纳米颗粒物等化学物开展了颗粒细胞的各项研究，并建立了完整的颗粒细胞培养体系和染毒模型。

（1）大鼠卵巢颗粒细胞分离和原代培养：实验室常采用雌性大鼠（21~25日龄）腹腔注射孕马血清促性腺激素（pregnant mare serum gonadotropin，PMSG）40U，作用36~48h后用颈椎脱位法处死大鼠。75%乙醇溶液消毒后打开腹腔，在无菌条件下剖取双侧卵巢放入37℃孵育的DMEM/F12培养液中。采用机械分离法剔除卵巢周围脂肪、结缔组织后置入新的预热的DMEM/F12培养液中。在立体显微镜下用针头刺破卵泡，释放卵巢颗粒细胞至培养基中。加入0.25%胰蛋白酶和0.02%

乙二胺四乙酸（ethylenediaminetetraacetic acid, EDTA）1mL，于37℃、5% CO_2 培养箱中消化 30～60min，然后加入含有胎牛血清的培养液终止消化。收集所有细胞液，800～1 200转/min，离心5min，弃上清，向沉淀在离心管底的细胞团中加入2mL的DMEM/F12培养基（含15% FBS、100U/mL青霉素和100μg/mL链霉素）制成单细胞悬液。

将收集到的大鼠卵巢颗粒细胞稀释为浓度为 3×10^5/mL细胞悬液，接种于含有15% FBS 的DMEM/F12培养基的6cm培养皿内，置于37℃、5% CO_2 及完全饱和湿度条件下的 CO_2 培养箱中培养；每24h全量更换培养液，检查细胞贴壁和生长情况。采用台盼蓝染色计算细胞存活率（图3-3）。

（2）人卵巢颗粒细胞分离和原代培养：对于人类来说，体外研究的颗粒细胞主要来源于接受体外受精-胚胎移植的患者。采用控制性超排卵方案促排卵，注射人绒毛膜促性腺激素（HCG）5 000～10 000U 34～36h后经阴道B超指引穿刺成熟卵泡采集卵母细胞，同时收集卵泡液。取出收集的卵泡液于室温下置于无菌离心管中，500×g离心

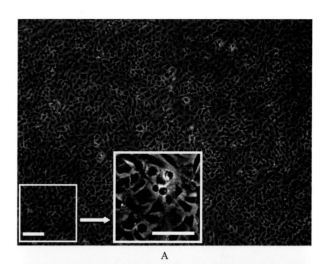

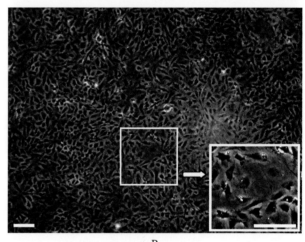

图3-3　大鼠卵巢颗粒细胞体外培养（引自：Liu, et al.,2019）

10min，弃上清，取试管底部红细胞上层细胞；梯度离心2次，600×g离心20min，回收颗粒细胞层；加入3倍体积的红细胞裂解液，颠倒混匀，冰上放置15min，期间轻轻涡旋混匀2次，4℃、500×g离心10min，小心吸弃上清液，PBS洗涤2次；用0.25%胰蛋白酶液悬浮沉淀，置于37℃、5% CO_2 培养箱中孵育10min；加入已配制的DMEM培养液（含10%胎牛血清、100U/mL青霉素和100μg/mL链霉素）终止消化，600×g离心5min，弃上清，收集细胞；用DMEM培养液制成单细胞悬液。

调整细胞密度为 1×10^8 个/L的细胞悬液，接种在培养皿、孔板或已预置好小盖玻片的培养皿中；在37℃、5% CO_2 及完全饱和湿度条件下的 CO_2 培养箱中培养；每24h全量更换培养液，检查细胞贴壁和生长情况。采用台盼蓝染色计算细胞存活率。初始阶段分离出的卵巢颗粒细胞呈单层贴壁生长，体外生长速度较慢，培养24h内细胞贴壁、增殖；培养第3～5天后可见细胞明显增殖，生长旺盛，细胞与细胞之间有延长的丝状突起相互连接，出现类似成纤维细胞的形态，故细胞实验多选择在此期进行（图3-4）。

（3）颗粒细胞鉴定：体外培养的细胞首先应进行细胞鉴定。Simoni等研究发现，

2013, 271（2）: 156-167.

［8］ SUN Y, LIN Y, LI H, et al. 2,5-Hexanedione induces human ovarian granulosa cell apoptosis through BCL-2, BAX, and CASPASE-3 signaling pathways. Arch Toxicol, 2012, 86（2）: 205-215.

［9］ WANG X, JIANG SW, WANG L, et al. Interfering effects of bisphenol A on in vitro growth of preantral follicles and maturation of oocyes. Clin Chim Acta, 2018, 485: 119-125.

［10］ MATIKAINEN TM, MORIYAMA T, MORITA Y, et al. Ligand activation of the aromatic hydrocarbon receptor transcription factor drives Bax-dependent apoptosis in developing fetal ovarian germ cells. Endocrinology, 2002, 143（2）: 615-620.

［11］ SUSIARJO M, HASSOLD TJ, FREEMAN E, et al. Bisphenol A exposure in utero disrupts early oogenesis in the mouse. PLoS Genet, 2007, 3（1）: e5.

［12］ DEVINE PJ, HOYER PB, KEATING AF. Current methods in investigating the development of the female reproductive system. Methods Mol Biol, 2009, 550: 137-157.

［13］ SUN F, BETZENDAHL I, SHEN Y, et al. Preantral follicle culture as a novel in vitro assay in reproductive toxicology testing in mammalian oocytes. Mutagenesis, 2004, 19（1）: 13-25.

［14］ LIU J, ZHANG W. Methods for Evaluation of Ovarian Granulosa Cells with Exposure to Nanoparticles. Methods Mol Biol, 2019, 1894: 73-81.

［15］ LOPES F, LIU J, MORGAN S, et al. Single and combined effects of cisplatin and doxorubicin on the human and mouse ovary in vitro. Reproduction, 2019, 59（2）: 193-204.

毒物对卵巢卵母细胞的影响

（Effects of Toxicants
on Ovarian Oocyte）

本章主要阐述卵母细胞的形成、发生和成熟的过程，及其过程中参与卵母细胞发生和成熟的分子机制；同时，结合卵母细胞的发生成熟的基础研究内容重点介绍毒物对卵母细胞的毒作用，讨论了卵巢卵母细胞及其毒性损害与卵巢其他细胞的联系和后果。主要内容包括卵巢卵母细胞的发生与成熟、毒物对卵巢卵母细胞减数分裂的影响、卵巢卵母细胞损害与卵巢其他细胞的联系和后果等。

作为卵巢中最为主要的细胞之一，卵母细胞承载着重要的使命。它也是卵巢毒性物质攻击的对象，有关其毒性损害的研究已经越来越广泛，也越来越深入。

一、卵母细胞的发生和成熟

（Oocyte Development and Maturation）

（一）卵母细胞的发生

1. 初级卵母细胞的形成　卵母细胞（oocyte）是哺乳动物一类重要的生殖细胞（germ cell），作为雌性配子母细胞（gametocyte），其在配子发生过程中通过有丝分裂形成配子细胞或通过减数分裂形成成熟卵子（ovum）。

人类胚胎在母体子宫内发育到第2周，原始生殖细胞（primordial germ cells，PGCs）出现在外胚层，此时的原始生殖细胞比周围的其他细胞大，细胞内含有碱性磷酸酶、酯酶及糖原都呈阳性。胚胎发育到约第3周，原始生殖细胞会以阿米巴运动的方式从外胚层进入卵黄囊区（yolk sac wall），并分布于中外胚层之间。胚胎发育到第4~6周，原始生殖细胞沿着卵黄囊区进入卵黄蛋白，接着进入直肠区（rectum wall），并跨过背肠系膜（dorsal mesentery）后迁移至原始性腺（primordium of gonad，以后成为性腺的位置）的生殖嵴（genital ridge），在迁移的过程及停留在生殖嵴的一段时期，原始生殖细胞以有丝分裂（mitotic divisions）的形式进行增殖，不断的积累细胞数量。此时，进入生殖嵴的原始生殖细胞可以称为卵原细胞（oogonia），卵原细胞开始有丝分裂并快速增殖，细胞生长增大，其数量会从妊娠7

周时的43 740个增加到妊娠第9周时的约148万个，妊娠期15~15周可达到550万个。妊娠20周左右，卵原细胞将会转变为初级卵母细胞（primary oocyte）。初级卵母细胞在出生前都停滞在第一次减数分裂前期（双线期，dictyotene）的二倍体中，到妊娠28周左右，减数分裂停止，初级卵母细胞出现一次闭锁高峰（具体原因仍未知），因此出生时，初级卵母细胞数量仅剩100万~200万个。

对于雌性小鼠来说，小鼠发育到胚胎第6.0天（days post coitum，dpc）时，来源于近端外胚层的细胞开始向胚外中胚层迁移；到胚胎第7.2天时会看见生殖细胞出现在尿囊，并进一步向生殖嵴迁移。在小鼠胚胎发育到第10.0天时，生殖嵴从腹侧部的中肾分离出来，并被体腔上皮包围。在此过程中，肾母细胞瘤1（Wilms' tumor-1，Wt-1）和类固醇生成因子-1（SF-1）基因分别编码了一个锌指蛋白转录因子和一个核激素受体。如果这两个基因之一失活，生殖嵴就开始形成，否则生殖嵴消失。在胚胎第13.5天（E13.5）时，原始生殖细胞开始逐渐向卵母细胞分化，由原来的有丝分裂开始进入减数分裂，发育成初级卵母细胞并阻滞在第一次减数分裂的双线期。在胚胎期，初级卵母细胞与卵巢中颗粒细胞前体细胞相互识别，发育形成原始卵泡（primordial follicle），其聚集所形成的原始卵泡库也将成为雌性哺乳动物一生的卵子来源。

2. 成熟卵母细胞的形成 卵母细胞在各级卵泡中长期保持在初级卵母细胞状态，其发育或成熟出现在排卵（ovulation）前期。具体过程表现为在出生时，所有幸存的初级卵母细胞都被一层薄薄的颗粒细胞所包围，即每个原始卵泡中含有一个初级卵母细胞。在性激素的作用下，初级卵母细胞进一步发育成熟，其中一些能够在接下来的50年中发展到1个或多个后续阶段。尽管这些发展阶段可能在出生前直至青春期已经有零星地发生，但主要部分仍是在建立了正常的激素周期后发生的。尤其是成熟卵母细胞形成的这个最后阶段仍保留在正常激素周期内。

初级卵母细胞在每个月经周期中继续发育，可发生染色体联合（synapsis）并形成四联体，使染色体发生交叉。随着第一次减数分裂的完成，初级卵母细胞将被称为次级卵母细胞（secondary oocyte），并释放一个第一个极体。第一次减数分裂之后，单倍体的次级卵母细胞开始进入第二次减数分裂。但是，该过程也将在中期Ⅱ阶段中止，直到受精才会有进一步的发展。如果未受精，卵泡就会分解并释放（月经），而次级卵母细胞不能完成第二次减数分裂。如果受精成功，第二次减数分裂将完成，此时形成一个成熟卵细胞（mature egg cell，ovum）和另一个极体。成熟的卵母细胞是体内最大的细胞，直径可达到0.1mm。

卵母细胞闭锁贯穿于青春期。在青春期，初级卵母细胞开始发展为次级卵母细胞，此时数量为30万~40万，18~24岁时将会减少到158 900枚，25~31岁时减少到62 100枚。32~38岁时卵母细胞数量相对稳定，约为63 000枚，40~44岁时显著下降至9 600枚，46~50岁时为6 100枚。以上是初级卵母细胞的进展为次级卵母细胞的数量变化，但在女性的生殖寿命中，实际上只有300~400个次级卵母细胞会发育为成熟卵母细胞并排卵，其余的则闭锁。

卵巢毒理学
Ovarian Toxicology

（二）影响卵母细胞发生和成熟的分子机制

释放一个成熟健康的卵子进行受精是整个生殖过程的中心。从胚胎发育到受精，卵母细胞经历了数次暂停。在大多数哺乳动物中，卵细胞在排卵前的第一阶段处于减数分裂阻滞状态。排卵时，黄体生成素（LH）的激增促进阻滞的卵母细胞恢复减数分裂，并进展到第二个减数分裂周期的中期将再次停止，直到受精。在此过程，维持卵母细胞减数分裂阻滞，以及使卵母细胞从排卵前静止阶段到受精后完成减数分裂的过程，一系列的信号通路皆起着重要作用。

1. 胚胎期启动减数分裂的机制 生殖细胞在发育不同阶段的启动和中止都有着复杂的机制。随着原始生殖细胞迁移到性腺，生殖细胞在性腺形成配子，配子是卵母细胞还是精子决定了胚胎的性别。在此之前，两性之间的生殖细胞在形态上仍然无法区分。性别是女性，生殖细胞为女性生殖细胞，在胚胎期，女性生殖细胞将经历原始卵原细胞和初级卵母细胞两个阶段。每个卵原细胞经间期染色体复制即形成一个初级卵母细胞，而每个初级卵母细胞经第一次减数分裂形成一个次级卵母细胞。在胚胎期，生殖细胞是否开始减数分裂或继续有丝分裂周期是由它们所在的性腺环境决定。研究发现，生殖细胞减数分裂的启动和中止受到许多因子的调控，其中视黄酸（retinoic acid，RA）信号通路在生殖细胞减数分裂的启动中起着重要作用。视黄酸是维生素A在体内产生的生物活性物质，可进入细胞核与相应的视黄酸受体（retinoid acid receptor，RAR）结合，从而调节特定基因的表达。视黄酸信号通路中，视黄酸激活的基因–Stra 8（stimulated by retinoic acid gene 8）在哺乳动物生殖细胞的减数分裂起始过程中发挥着关键性的作用。Stra 8一方面参与了减数分裂前DNA的复制和减数分裂前期相关事件，另一方面下调了代谢视黄酸因子CYP26B1和细胞全能性标记基因Pou5f1的表达，从而启动卵母细胞的减数分裂。视黄酸在诱导Stra 8表达的同时，还可以促进另外两个减数分裂标志基因——联会复合物蛋白3（synaptonemal complex protein 3，sycp 3）和Dmc1基因（DNA meiotic recombinas 1）。联会复合体3在减数第一次分裂中介导同源染色体联会，主要由3个元件组成：侧体、横丝、中心元件。这3个元件为减数分裂提供了必不可少的三维支架，缺失或缺陷都会影响减数分裂的进程，进而影响原始卵泡库的建立。SYCP2和SYCP3是侧体主要组成蛋白，组装于染色体轴上，两者相互依存。SYCP3是侧体重要的构成成分，其表达异常将导致减数分裂时染色体的形态结构不完整。而在第一次减数分裂阻滞方面，第二信使环磷酸腺苷（cAMP）是目前已知的维持初级卵母细胞减数分裂阻滞的关键因子。研究发现，卵母细胞内用于调控双线期进程的cAMP是卵母细胞自身的腺苷酸环化酶（adenylate cyclase，ADCY）所合成的。cAMP通过调控联会复合物蛋白1（synaptonemal complex protein 1，Sycp 1）的解离和降解，使得减数分裂在双线期阻滞，而生殖细胞的减数分裂的启动和阻滞都对原始卵泡库的形成发挥重要作用。

在哺乳动物卵巢中，原始卵泡或初级卵泡中的卵母细胞减数分裂能力不强，卵母细胞从此类卵泡中分离出来，将不会成熟。这主要是由于缺乏细胞周期蛋白或者蛋白浓度过低，而这些蛋白对卵母细胞的成熟至关重要。相反，在有腔卵泡前期Ⅰ的二倍体期的卵母细胞离开卵泡后完全有能力完成减数分裂，能够受精并能进行胚胎发育的卵细胞。这种自发的卵母细胞减数分裂恢复并不是在所有物种中都能观察到的。例如，爪蟾的卵母细胞在从卵泡环境中去除后，不会自动恢复减数分裂。在卵泡发育过程中，卵母细胞通过表达细胞周期蛋白获得成熟能力，细胞周期蛋白在Ⅰ期前期处于抑制状态，导致卵母细胞阻滞。在哺乳动物中，体外成熟卵母细胞大小是恢复减数分裂的一个重要因素（如猪卵母细胞直径达到3mm，鼠卵母细胞直径达到75μm，人类卵母细胞直径达到100μm）。未达到适当大小的卵母细胞可能在减数分裂Ⅰ前期停滞不前，即使体外培养也只能达到中期。然而，卵母细胞的大小并不是决定卵母细胞能力的唯一因素，即使是完全发育的卵母细胞在体外培养时也可能无法恢复减数分裂，并在减数分裂Ⅰ期前期或Ⅱ期中期停滞。有报道认为，即使从大小合适的卵泡中分离卵母细胞进行培养，人类的卵母细胞仍可能不能发育成熟。这种发育完全的卵母细胞无法进行卵母细胞成熟的现象被认为是由于调节卵母细胞成熟的分子机制存在缺陷。

2. 成年期卵母细胞减数分裂机制　卵母细胞的成熟是指卵母细胞恢复第一次减数分裂到停留于第二次减数分裂中期这一过程，即为初级卵母细胞进展为次级卵母细胞，卵母细胞的成熟是配子发育成熟，具有受精能力的必然阶段。将卵母细胞从初级卵母细胞第一次减数分裂阻滞阶段释放并重新开始进行减数分裂，是由多因素共同调控的复杂过程。在哺乳动物，减数分裂成熟是由LH在排卵前激增并通过激活胞质成熟促进因子（MPF）引起的，其催化周期蛋白依赖性激酶1（cyclin-dependent kinase 1，CDK1）及其调节成分Cyclin B的异二聚体。活化的MPF通过激活组蛋白H1激酶，继而出现染色体凝缩，纺锤体形成，使得核膜溶解（胚泡破裂）和第一个极体释放，最终促进从减数分裂中期Ⅰ（MⅠ）到中期Ⅱ（MⅡ）的进程。MPF是由催化亚基P34cdc2和调节亚基周期蛋白B（cyclin B）组成的异二聚体。在卵母细胞减数分裂中MPF的活性具有周期性的变化，其活性水平可通过测定组蛋白H1激酶的活性来确定。在小鼠，MPF的活性从GV期开始逐渐升高，到中期Ⅰ（MⅠ）达到第一峰值，随后迅速降低，末期Ⅰ后又重新被激活，到MⅡ又达到第二个峰值，并在此维持数小时。总体上，卵母细胞减数分裂前期阻滞时期MPF处于低活性状态，至青春期，在性激素刺激后MPF开始激活。在MPF激活调节中其催化亚基P34cdc2负责重要的工作。在卵母细胞发育过程中，催化亚基P34cdc2结构中的Thr161、Thr14以及Tyr15磷酸化使得MPF形成无活性的MPF前体（Pre-MPF）。在卵母细胞成熟过程中，催化亚基P34cdc2的Thr14以及Tyr15被cdc25激酶特异性的去磷酸化而激活MPF。MPF另一调节单位是cyclin B，其表达因细胞周期而变化，并以此调节MPF的活性。Cyclin B的结构分为两部分：N-末端区和C-末端区。N-末端区具有一段保守序列，是cyclin降解系统的识别信号；C-末端的作用是与cdc2结合并使其激活。

Gs活性在减数分裂停止中的具有一定的作用。研究发现，将Gs的抗体微注射到滤泡封闭的小鼠卵母细胞中，可致减数分裂恢复。在啮齿类动物的卵母细胞中，GPR3和GPR12被认为是减数分裂阻滞的重要调节因子，它们均为Gs的受体。GPR3是一个孤立的G蛋白偶联受体，小鼠卵母细胞cDNA文库检索显示其在小鼠卵母细胞中高表达。GPR3可快速地激活卵母细胞内的Gs蛋白致cAMP水平升高。GPR3基因敲除的雌性小鼠生殖能力不强，大部分有腔卵泡卵母细胞会自发恢复减数分裂，而注射GPR3 RNA可逆转这一过程。此外，GPR3基因敲除小鼠也会出现卵巢早衰，可成为研究人类卵巢衰老重要模型。维持减数分裂阻滞的GPR3-Gs蛋白依赖机制仅在有腔卵泡中存在。在GPR3基因敲除小鼠中，腔前卵泡中的卵母细胞在减数分裂I期的前期仍然受阻，但在腔形成后会自动恢复减数分裂。GPR12是另一种Gs偶联受体，在大鼠卵母细胞中高表达，并参与cAMP的产生。尽管GPR3和GPR12在大鼠和小鼠卵母细胞中均有表达，但GPR3是小鼠主要的受体，而GPR12在大鼠中有较高水平的表达。

3. 卵母细胞减数分裂缺陷 不孕妇女的卵巢反复产生的主要是或者只有不成熟的卵母细胞，这种原因不明确的综合征被称为卵母细胞因子不孕或坏卵子综合征。卵母细胞减数分裂缺陷（oocyte meiosis defect，OMD）是一种以未成熟的卵母细胞产生为特征的原发性不育症，其遗传原因仍未得到充分解释。OMD主要表现：卵母细胞可以在胚泡完整或在第一次减数分裂（中期I，MI）时发生异常并停止发育，也可以发育到中期II（MII）但在授精时不能被激活。这些情况都是由于卵母细胞失去反应能力，无法被激活。也有卵母细胞在受精后未完成减数分裂而被人工主动激活后产生非整倍体胚胎。总的来说，胚泡完整但未成熟的卵母细胞很少出现，通过人工辅助生殖（assisted reproductive technology，ART）获得的卵细胞中发生这些表现的病例较普遍。而卵母细胞成熟完全失败是非常罕见的，但仍出现在少数患者中。有些时候成熟失败可能出现完全正常的核型，但遗传异常的表现。对一些患者来说，卵母细胞的成熟失败将导致严重不孕，甚至也限制了用于ART的卵母细胞的数量。因此，OMD降低了患者的生殖力和辅助生殖效率。

目前，在啮齿类动物的研究中，应用基因敲除动物，已证实Cdc25b缺失的小鼠可表现出胚泡GV阻滞，H1foo（Mei1的转录因子，是正常的减数分裂染色质-某些突触所必需的）和Ubb（一种控制破坏关键细胞周期调节因子的泛素）的缺失也可导致卵母细胞MI的阻滞。此外，内聚蛋白复合物的减数分裂特异性成分Smc1b的失活也将致MII阻滞，而在减数分裂维持同源染色体配对的Mlh3的缺失则可引起混合阻滞。虽然上述任何一种基因的突变都可能导致女性出现不成熟卵母细胞，但迄今为止，无正式的基因突变与这种疾病有关的报道。为了更深入的研究缺陷产生的原因，新的技术（如转录组学）也被引用入研究中。Meghan等选用具有正常繁殖年龄和月经周期规律的雌性恒河猴，收集正常胚泡GV、MII或成熟障碍的卵母细胞。通过高通量的RNAseq数据集，获得外显子读值并匹配到恒河猴基因组，形成独特的非rRNA（non-rRNA）基因转录序列。研究发现，在正常成熟过程中发生丰度变化的mRNA中，约有44%的mRNA表现出对中间丰度的调节，9.2%的mRNA与胚泡GV期卵母细胞没有显著差异。而在成熟障碍的卵母细胞中，除发现mRNA出现调控错误，与线粒体功能、脂肪酸氧化、脂质积累、减数分裂、透明带形成、

Hippo通路信号转导和母代mRNA调控相关的mRNA也发生变化。DNA甲基转移酶1的mRNA表达水平降低表明转录沉默存在缺陷。应用新兴的科学研究方法了解卵母细胞成熟障碍将在生殖研究中开辟新的领地。

人群也有应用新兴技术的类似研究，如2016年Feng等在卵母细胞成熟障碍的中国患者中发现了TUBB8的杂合错义突变（形成减数分裂纺锤体所需的卵细胞特异性微管蛋白），这是发现的第一个与人类卵母细胞成熟异常相关的人类基因。但是，在人群中开展相关的研究并不容易。直到2018年，才又有学者在来自北非的23例患者中发现6例患者出现相同的*PATL2*基因纯合体截断突变，该基因编码一种卵细胞特异性RNA结合蛋白，但这种蛋白质在哺乳动物中的作用尚未明确。在此队列中也发现了一个TUBB8变异，但*PATL2*的缺失是该地区患者的主要原因。关于卵母细胞成熟异常的研究将有助于许多不孕不育患者，开展人群的此项研究工作将是一项具有重要意义的科学活动。

4. 其他调控机制　在各种动物卵母细胞中，细胞质钙离子浓度的短暂升高被认为是调控受精和促进减数分裂完成的关键过程。然而，钙是否也有助于在卵母细胞成熟开始时重新启动减数分裂进程仍存在争议。

此外，哺乳动物卵母细胞的减数分裂成熟不需要额外的转录，完全依赖于母体mRNA的转录后调控。卵母细胞减数分裂成熟期间，整体翻译（overall translation）逐渐减少，但帽依赖翻译（cap-dependent translation）的激活因子在此期间变得更加活跃，这意味着某些特定的mRNA翻译在卵母细胞减数分裂调控中发挥重要作用。这些mRNA被招募到翻译机制中并以严格控制的时间方式降解。在细胞成熟过程中，细胞中蛋白质合成的空间分离（spatial segregation）需要精确定位，mRNA会根据其蛋白质产物需要的位置进行定位后产生局部或分隔的基因表达（compartmentalized gene）。这种定位方式可以发生在不同的发育阶段。这些过程在其他细胞类型中已有研究，但在哺乳动物卵母细胞中mRNA的定位和翻译仍知之甚少。已有研究发现，成熟卵母细胞的细胞核中含有RNA群，在核膜破裂后，RNA有可能参与附近的染色体的翻译。哺乳动物mRNA在纺锤体的定位进化非常保守。已有微阵列分析卵母细胞减数分裂纺锤体区和皮质区384种mRNA的富集差异。也有研究报道了果蝇、爪蟾和小鼠卵母细胞中mRNA的定位。这些mRNA分子在细胞质中的定位为细胞极化和细胞不对称分裂提供了基础。研究也发现，内源性mRNA并不单独存在，它们与许多蛋白质结合形成mRNA-蛋白复合物，如RNA结合蛋白（RNA binding proteins，RBPs）和分子动力（molecular motors）介导mRNA沿细胞骨架转运可致RNA的不对称分布。RBPs能够调节mRNA的稳定性和翻译，如Azopermirna-like（DAZL）缺失CPE结合蛋白（CPE binding proteins，CPEB）后可通过与mRNA的7-甲基鸟苷帽状结构在5′-端（5′UTR）或3′UTRs结合，在转录后调控mRNA。cap依赖翻译的起始调控是通过翻译抑制因子4E结合蛋白1（4E-BP1）来控制的。4E-BP1的分级磷酸化将导致其与eIF4E的分离，而4E-BP1在成熟卵母细胞细胞核中富集。

另一个调节休眠母体mRNA招募和稳定的常见机制是多聚腺苷酸，它由胞质多聚腺苷酸元件（cytoplasmic polyadenylation elements，CPEs）控制。CPEs是处于休眠状态的母体mRNA的3'UTRs中的特定序列，作为CPEB的结合平台，其控制多聚腺苷酸诱导的翻译。CPEB家族共有4名成员。研究最多的是CPE结合蛋白1（CPEB1），其具有翻译激活或抑制的功能。其他调节RNA加工的RBPs被称为异质核核糖核蛋白（heterogeneous nuclear ribonucleoproteins，hnRNPs），这个家族有20多名成员。hnRNPs具有可在核浆中穿梭的特征。hnRNP蛋白A0、A1、A2/B1和A3被认为是40个异质核核糖核酸颗粒的主要成分，它们结合并稳定新生的pre-mRNA。外显子连接复合物由RNA结合蛋白组成，包含真核起始因子4A-Ⅲ（eIF4A3），是一种RNA解旋酶，也是翻译起始因子的eIF4A家族成员。Denisa等在研究卵母细胞时使用可视化poly（A）RNA群体来确定转录组的定位。研究发现，poly（A）RNA荧光信号均匀且大量分布于整个人卵母细胞细胞质和核质，4E-BP1分布在人卵母细胞细胞质和核质中，eIF4A3仅定位于核质。通过对poly（A）RNA和RBPs的分析也发现，部分转录组标记在两种哺乳动物中具有相似的定位。同时，RBPs、4E-BP和eIF4A3这三种蛋白在人类卵母细胞中的定位与小鼠卵母细胞中的定位相似。

装配核糖体与发育关键时期的蛋白质合成相关，与卵母细胞的发育能力密切相关。有研究提出，正常发育的卵母细胞中27个核糖体蛋白的mRNA表达水平高于发育不正常卵母细胞。哺乳动物卵母细胞成熟的一个显著特征是rRNA和核糖体的降解。全基因转录组分析表明，核糖体蛋白编码的mRNA在卵母细胞成熟期间和受精后被降解。核糖核蛋白颗粒（ribonucleoprotein particles，RNPs）是RNA和RNA结合蛋白（RBPs）形成的复合物，RNPs的组成部分调节母体转录本的翻译和定位。RNP组装开始于细胞核与RNA结合蛋白。关于RNPs在哺乳动物卵母细胞中的定位，我们所知也甚少。在哺乳动物卵母细胞中，RNA和大量RBPs聚集在细胞核、纺锤体和细胞质中。RNP在卵母细胞皮质发现，其含有聚（A）RNA和胞质聚腺苷酸化元件结合蛋白1（CPEB1）、DEAD-box helicase（DDX6）和Y-box-binding蛋白2（MSY2），以上蛋白出现在卵母细胞减数分裂成熟中。核糖体成分的储存是小鼠卵母细胞减数分裂和发育调控能力的先决条件。有人提出，母体RNPs的储存可能在CPLs（cytoplasmic lattices）中，CPLs是一种由母体RNA、核糖体和微丝组成的大型超分子纤维复合体。一些证据表明，非活性核糖体实际嵌入在卵母细胞CPLs中。小鼠体内的生化数据表明，在排卵期，75%~80%的核糖体未合并到多体中，也不参与体外蛋白质合成。Kotani等发现，在减数分裂恢复后，Cyclin B1（Ccnb1）RNA-FISH信号下降，而Ccnb1 mRNA没有下降。休眠的Ccnb1形成RNPs，RNPs在小鼠卵母细胞成熟过程中翻译激活时解体。Ccnb1 RNA的破坏导致其成熟诱导后翻译激活时间的加速，而其稳定则阻碍翻译激活。RNA的形成对于翻译激活的时间调控至关重要。此外，在哺乳动物的卵母细胞生长阶段，也可以利用来自卵丘细胞的RNPs。在两种细胞类型间穿梭的RNPs也可用于卵母细胞成熟，特别是成熟时间较长的物种，如人类（需要35h）。这些关于卵母细胞与其周围体细胞（卵丘细胞）之间RNPs交换的新发现，可能代表减数分裂调节的另一个水平，有助于卵母细胞后续的发育。

二、化学物对卵母细胞减数分裂的影响
（Effects of Chemicals on Oocytes）

卵母细胞的减数分裂是卵母细胞发生和成熟过程中最为核心的事件，各种细胞内外应激可以通过作用卵巢池的卵泡及卵母细胞来影响哺乳动物的生殖能力。例如，环境内分泌干扰物暴露后，卵母细胞会出现减数分裂抑制现象。尽管化学物毒性机制可能有所不同，但越来越多的研究表明，环境化学物可引起各种不同的应激反应进而损害卵母细胞的发育和成熟能力，这些损害可能涉及细胞内各种细胞器功能的改变（如线粒体）。在卵母细胞内，线粒体参与ATP的产生和钙稳态，参与调节细胞质的氧化还原以及信号转导和凋亡等。环境毒物可损伤线粒体的DNA转录、复制和编码氧化磷酸化复合体及产生ATP有关的基因，其中ATP水平降低到所需阈值以下会影响卵母细胞的成熟进程，进而影响胚胎发育。除了干扰卵母细胞细胞器，环境化学物也可通过影响卵母细胞的各项分子机制来破坏细胞的成熟或者发育。

（一）影响减数分裂的信号通路

化学物对卵母细胞的影响的研究主要集中在其对卵母细胞成熟影响方面。研究已观察到化学物可通过干扰减数分裂信号通路进而抑制卵母细胞的成熟，如28日龄小鼠收集生发泡期卵母细胞体外培养，在不同时间点暴露于不同剂量的重金属镉后，卵母细胞MⅠ进程受阻，卵母细胞阻滞于MⅠ，卵母细胞第一极体的排出障碍；我们实验室前期化学物镉的研究结果也证实镉的暴露可促进MPF的催化亚基CDK1和调节亚基CCNB1的合成，促进MPF活化的激动剂CDC25B合成，使得卵母细胞MⅠ进程中MPF维持在高活性状态，破坏MPF活性的周期性变化，从而使卵母细胞阻滞于MⅠ（图4-1）。也有学者研究发现，镉可通过降低ATP含量使得减数分裂所需的纺锤体的形态和肌动蛋白出现异常，进而抑制卵母细胞成熟。还有研究观察到雌性小鼠连续60d暴露于0.5mg/kg的镉后可通过影响卵母细胞减数分裂进程来降低雌性小鼠的生殖力，如破坏纺锤体装配、染色体排列和动粒体－微管附件，从而致非整倍体卵母细胞的产生。此外，体内镉暴露后小鼠的卵母细胞中MPF活性和细胞周期蛋白B1表达出现周期性波动的异常可使得纺锤体装配检查点蛋白Bub3受到干扰。以上研究都可证实镉可干扰卵母细胞减数分裂进程分子事件。

微囊藻毒素（microcystins，MCs）对鱼类的繁殖，尤其是卵子的产生过程具有明显的毒作用，对雌性斑马鱼成熟卵母细胞的数量和质量也有毒作用。研究发现，微囊藻毒素体外暴露，可使丝氨酸/苏氨酸蛋白磷酸酶2A（protein phosphatase 2A，PP2A）活性下调，丝裂原活化蛋白激酶（mitogen-activated protein kinase，MAPK）的磷酸化水平没有明显变化，但MAPK亚型（ERK、p38和JNK）的激活水平明显升高。此外，卵母细胞中的胚泡分解（GVBD）速率异常，成熟促进因子（MPF）

活性增加，与细胞周期蛋白B蛋白表达水平的上调一致。同时，研究也将鱼卵母细胞同时暴露于MAPK抑制剂和微囊藻毒素进一步探讨其机制，结果显示抑制剂可缓解微囊藻毒素诱导的MAPK高水平表现。微囊藻毒素通过MC–PP2A–MAPK–OM途径影响卵母细胞的减数分裂，进而影响卵母细胞的成熟。

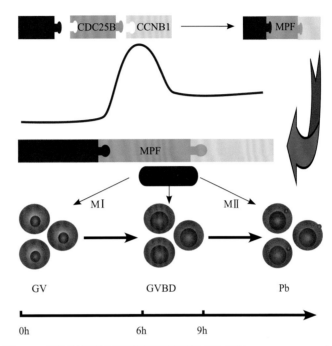

图4-1　镉通过干扰MPF抑制卵母细胞成熟（引自：Liu, et al., 2018）

　　药物治疗或其他原因使得机体糖皮质激素水平升高，再通过下丘脑–垂体轴或直接作用于卵母细胞，表现出细胞毒作用，如天然（皮质酮）或合成（地塞米松）糖皮质激素即有此作用。在体外将卵母细胞暴露于皮质酮或地塞米松17h后，最高浓度可抑制卵母细胞进入减数分裂的M II，影响受精和胚胎发育的进程。皮质酮也会抑制ERK-1/2活化，并有剂量反应关系。此外，抑制ERK-1/2磷酸化后出现胚泡发育障碍。而地塞米松对卵母细胞的成熟、受精和卵裂均无此影响。这些体外研究结果显示，高糖皮质激素水平可能会影响细胞外信号调节激酶的磷酸化，进而对卵母细胞后续的发育产生影响。也有学者认为，药物的这种短暂暴露后，在生理或与压力下产生的相关的糖皮质激素水平可能并不具有典型的意义。

　　咖啡因对猪卵母细胞减数分裂成熟也有影响。咖啡因暴露24h后可有效抑制猪卵母细胞减数分裂的恢复，其中95.5%的卵母细胞在生发泡（GV）阶段被阻滞。但随着咖啡因暴露时间延长到32或48h，此抑制作用反而减弱。咖啡因暴露48h后，M II的卵母细胞数量减少。24h后移除咖啡因，卵母细胞可恢复减数分裂且在48h后达到M II。此外，咖啡因暴露也可降低卵母细胞在人工激活后发展为胚泡的能力，表现出卵母细胞的cAMP水平升高，抑制卵母细胞中Cdc2激酶和MAP激酶的激活。咖啡因可通过影响卵母细胞cAMP水平以及抑制卵母细胞中Cdc2激酶和MAP激酶活性而延长了GV阶段卵母细胞的减数分裂停滞。

（二）影响卵母细胞的细胞器和促细胞凋亡

众所周知，与线粒体功能相关的机制是活性氧（ROS）的增加，线粒体中的氧化磷酸化是ROS的主要来源。在生理条件下，ROS对卵母细胞核成熟至关重要；然而，ROS的产生与抗氧化能力之间的不平衡也可能导致DNA损伤和细胞凋亡。在许多物种中，卵母细胞成熟离不开纺锤体的变化，卵母细胞核在成熟过程，核迁移从中心位置移动到皮质上需要有组装好的纺锤体帮助。核膜破裂后，纺锤体还需进一步向皮质移位，使得纺锤体的极对极轴平行于皮质，主轴的后续旋转使其垂直于皮质的方向。在减数分裂后期，一个纺锤体附着在皮质上的纺锤极的垂直方向有助于将一半染色体排入极体。纺锤体的异常可致卵母细胞减数分裂失败。

1. **农药** 溴氰菊酯可诱导氧化应激改变，对体外培养的小鼠卵母细胞的减数分裂、凋亡和自噬均有影响。溴氰菊酯暴露14h后卵母细胞成熟率明显下降，表现为纺锤体形态异常和DNA双链断裂。溴氰菊酯暴露后，小鼠卵母细胞出现氧化应激反应，过氧化氢酶（catalase，CAT）和SOD2出现异常改变。溴氰菊酯也可通过引起线粒体分布异常、降低线粒体膜电位来影响卵母细胞质量。

农药在世界范围内使用广泛，除了溴氰菊酯，甲氧氯（MXC）也被用于农作物的防治上。将小鼠卵母细胞体外暴露MXC，结果显示，MXC处理的卵母细胞的成熟率低于对照组，纺锤体形态异常，DNA双链断裂。此外，MXC可通过引起超氧自由基和其他活性氧的积累、线粒体分布异常、线粒体膜电位下降和脂质过氧化增加等影响卵母细胞质量。MXC可通过损害细胞ROS代谢影响卵母细胞减数分裂，进而干扰细胞成熟。

另一常见的农药氟敌草酸乙酯（fenoxaprop-ethyl，FE）暴露也可通过影响卵母细胞的肌动蛋白，影响肌动蛋白丝动力变化，干扰纺锤体组织结构，从而降低卵母细胞与精子的结合能力。此外，FE暴露也可通过增加细胞氧化应激水平，诱发卵母细胞凋亡，或可通过破坏细胞骨架完整性和诱导过量ROS积累引发卵母细胞凋亡而致细胞减数分裂缺陷。研究还认为，褪黑素可保护卵母细胞免受FE引起的氧化应激损伤。除此，也有研究认为褪黑素可干扰双酚A在卵母细胞成熟过程产生的过量超氧化物，减少猪卵丘卵母复合物（cumulus oocyte complexes，COCs）中线粒体的损伤，使细胞凋亡减少。

草甘膦（glyphosate）是一种高效、低毒、广谱除草剂。已证实其致癌作用弱，但其对生殖系统的影响仍不可忽略。草甘膦暴露后，卵母细胞生发泡破裂率和第一次极体释放率均降低。暴露于草甘膦后，小鼠卵母细胞产生的活性氧增多，抗氧化酶相关基因（cat、sod2、gpx）的mRNA表达异常。暴露于草甘膦14h后，MⅡ小鼠卵母细胞出现异常纺锤体形态和DNA双链断裂。与此同时，小鼠卵母细胞线粒体呈聚集分布，膜电位下降，凋亡因子（Bax、Bcl-2）表达异常。草甘膦暴露可通过产生氧化应激和早期凋亡来干扰小鼠卵母细胞成熟。

也有学者证实，农药不仅影响机体的卵母细胞，母体暴露后也可影响子代的卵母细胞。例如，妊娠期小鼠叶斑青（mancozeb，一种乙烯双二硫代氨基甲酸酯杀菌剂）暴露后，F1代卵母细胞质量、受精率、胚胎着床率均下降，细胞发育不良。研究还认为，同时服用维生素E和C可预防这些损伤。

2. 激素类似物 除了农药可通过影响卵母细胞的细胞器干扰卵母细胞发育和成熟，其他激素类物也具有此作用。壬基酚体内暴露可增加闭锁卵泡的数量和降低卵母细胞的发育能力。转录组分析显示，壬基酚暴露改变了卵母细胞中800多个基因的表达和多种生物学途径。亚细胞结构检查表明，壬基酚暴露破坏了卵母细胞的纺锤体结构，导致减数分裂时染色体错位；线粒体分布异常，膜电位下降，卵母细胞线粒体功能出现障碍。此外，壬基酚暴露致活性氧积累，引起氧化应激，细胞早期凋亡发生；还可通过影响细胞骨架动力学和线粒体功能而降低卵母细胞质量。

研究发现，双酚A可影响人卵母细胞减数分裂。研究收集在布里格姆妇女医院进行IVF/ICSI周期研究的患者的卵母细胞进行双酚A暴露，应用免疫荧光和共聚焦显微镜检查微管蛋白、肌动蛋白和染色质，结果显示随着双酚A剂量的增加，MⅡ的卵母细胞百分比降低，退化的卵母细胞百分比增加或经历体外自然激活的卵母细胞数增加。在MⅡ卵母细胞中，随着双酚A剂量的增加，双极纺锤体和对齐染色体的发生率增加。由此可见，双酚A对卵母细胞成熟过程的细胞周期进程、纺锤体结构和染色体组织的均有毒作用。暴露于双酚A后卵母细胞表现出异常成熟率的增加可能与双酚A几十年来报道的生育力下降有关。在动物研究上，也有证据表明双酚A对卵母细胞减数分裂有影响。研究发现，取雌性大鼠腔前卵泡，体外双酚A暴露后，连续培养10d可见剂量组的卵泡存活率、有腔卵泡形成率、COCs排出率、GVBD率以及第一极体释放率均明显降低。双酚A具有抑制卵泡生长和卵母细胞成熟的作用。

双酚AF（BPAF）通常在工业生产中用作双酚A（BPA）的替代品。研究发现，双酚AF暴露也会影响卵母细胞成熟，同时降低第一极体释放率。免疫荧光检测显示双酚AF暴露可通过影响微管组织中心（microtubule organizing centers，MTOCs）的功能破坏纺锤体形态。双酚AF也可通过影响细胞骨架动力学，诱导细胞氧化应激增加造成DNA损伤进而干扰小鼠卵母细胞的成熟。

氯化三苯锡（triphenyltin chloride，TPTCL）是一种具有高蓄积性的环境雌激素。体外和体内研究表明，其影响小鼠卵母细胞的减数分裂。在体外，TPTCL以剂量依赖性（dose-dependent manner）方式抑制囊泡破裂和第一极体释放。研究同时发现，γ方管蛋白出现在染色体附近，而不是纺锤体极上，蛋白定位异常。体内试验显示，TPTCL持续暴露10d后，次级卵泡和成熟卵泡数量减少，第一极体释放减少。TPTCL主要通过干扰细胞周期进程和微管细胞骨架来影响卵母细胞减数分裂。

3. 致癌物 致癌物苯并[a]芘可通过破坏正常的纺锤体装配、染色体排列和着丝点微管连接，损害小鼠卵母细胞减数分裂进程，从而导致非整倍体卵子的产生。

致癌物丙烯酰胺也可通过影响细胞骨架完整性，促进ROS生成，诱导细胞凋亡进而影响卵母细胞的成熟。给小鼠喂食丙烯酰胺6周，结果显示小鼠的卵巢重量减少，卵母细胞发育能力降低（GVBD和极体释放率降低），纺锤体迁移速率异常，破坏γ极微管蛋白和p-MAPK的定位。

4. 抗菌剂 氧化三丁基锡（tributyltin oxide，TBTO）在塑料工业中广泛用作为海洋防污剂、防腐剂、杀菌剂和稳定剂。小鼠卵母细胞体外培养，暴露不同浓度的三丁基锡后，卵母细胞第一极体的释放率下降，纺锤体结构异常率增高，染色体畸变率增高。此外，氧化三丁基锡暴露后也可增加活性氧的生成，加速早期细胞凋亡；卵母细胞的线粒体分布不均，线粒体功能障碍，非整倍体率升高，最终导致体外受精失败。

抗菌剂三氯生（triclosan，TCS）对女性生殖具有有害影响。猪卵母细胞体外培养，暴露三氯生后发现TCS可影响卵母细胞成熟过程中的ROS含量和凋亡通路。三氯生降低了COCs的减数分裂和卵丘细胞扩展（cumulus expansion），44h后出现线粒体超氧化物水平增加，与线粒体相关的抗氧化酶和凋亡标记物表达升高。三氯生在猪卵母细胞成熟过程中通过形成超氧化物和线粒体介导的凋亡通路诱导细胞毒性。

对羟基苯甲酸丁酯（butyl p-hydroxybenzoate，BP）由于其抗菌作用而广泛用于个人护理产品中。不同浓度的对羟基苯甲酸丁酯暴露后影响了猪卵母细胞体外成熟。具体表现为：卵丘细胞增加和中期Ⅱ（MⅡ）的卵母细胞比例降低；受精率、卵裂率和胚泡形成率降低；细胞凋亡率升高。此外，染毒对羟基苯甲酸丁酯后，卵母细胞ROS水平和谷胱甘肽GSH水平下降，线粒体异常分布并降低线粒体功能。对羟基苯甲酸丁酯通过诱导ROS生成并降低GSH水平来损害卵母细胞成熟和随后的胚胎发育。

5. 其他药物 己烯雌酚（diethylstilbestrol，DES）作为合成雌激素，仍被非法用作为陆生牲畜和水产养殖中的动物生长刺激剂。DES（40S合）可干预小鼠卵母细胞成熟，降低第一极体释放率。细胞周期分析显示DES暴露后，卵母细胞减数分裂过程受到干扰，大部分卵母细胞停滞在中期Ⅰ（MⅠ）阶段。进一步研究分析分子机制，发现DES暴露破坏了纺锤体装配和染色体排列，随之可不断激动纺锤体装配检查点（spindle assembly checkpoint，SAC）。此外，DES暴露后卵母细胞中的α微管蛋白的乙酰化水平增加，肌动蛋白的动力学受到干扰。

医用乳膏鬼臼毒素被广泛用于治疗生殖器疣。虽有研究表明鬼臼毒素的毒性极小，但它对胚胎有毒作用，因此在妊娠期间禁止孕妇使用鬼臼毒素。以小鼠为模型的研究观察到该化学物可引起卵母细胞成熟障碍，影响胚胎发育。进一步的机制研究表明，鬼臼毒素可干扰卵母细胞减数分裂时纺锤体的形成，影响纺锤体的微管动力，使中期Ⅱ（MⅡ）的卵母细胞出现异常纺锤体形态和染色体错位；破坏p44/42 MAPK和γ微管蛋白的定位。鬼臼毒素暴露可能通过干扰微管和减数分裂期纺锤体的形成来影响小鼠卵母细胞的成熟。

6. 其他 尼古丁对牛卵母细胞核成熟、减数分裂纺锤体动态变化及胚胎发育也有影响。它可使卵母细胞成熟率下降、纺锤体微管从典型的不对称的控制转变为平均分布在两个单独的染色体组；同时使微丝组织紊乱、抑制分裂后期或末期染色体向皮质区域的运动，使得受抑制的两组染色体转变成两个纺锤波，从而诱导卵母细胞形成二倍体。此外，尼古丁降低孤雌生殖激活后卵裂和囊胚发育的速率，也使得囊胚中二倍体和细胞数目减少。

赭曲霉毒素A（ochratoxin A，OTA）是真菌产生的霉菌毒素，天然存在于各种食品和某些动物衍生产品中。研究发现，OTA可通过影响卵母细胞减数分裂，进而降低卵母细胞质量。卵母细胞暴露于OTA 16h后，细胞纺锤体和染色体排列异常，第一极体释放率下降。另外，OTA通过在减数分裂过程中诱导活性氧的积累和抗氧化剂的消耗而引起氧化应激，导致卵母细胞凋亡。其还可以使小鼠卵母细胞DNA甲基化（5-mC）、5hmC、H3K9ac和H3K9me3水平发生改变。OTA通过诱导氧化应激和表观遗传变化，进而影响卵母细胞的成熟。

（三）表观遗传修饰的影响

有许多毒物不仅可以影响卵母细胞成熟的分子信号途径，或者影响卵母细胞的细胞器，也可以诱导表观遗传修饰异常，从不同的分子机制来干扰卵母细胞。如上述提及的丙烯酰胺，它可影响卵母细胞中的组蛋白修饰，包括二甲基组蛋白H2赖氨酸、组蛋白H3赖氨酸9三甲基（H3K9me3）、二甲基组蛋白H3赖氨酸4（H3K4me2）和H3K27me3，从而抑制卵母细胞成熟。同样，上述提及的BPAF暴露后，也可降低卵母细胞H3K27ac表达水平。此外，丙烯酰胺暴露也可下调卵母细胞的DNA甲基化水平。

脂多糖可干扰促性腺激素的分泌，子宫内膜功能和植入效率，脂多糖对牛卵母细胞成熟也有毒作用。脂多糖暴露可降低第一极体释放率并延迟细胞周期进程，出现异常纺锤体，并伴随有丝分裂原活化蛋白激酶（p-MAPK）表达水平改变。此外，经脂多糖暴露后，卵母细胞中的H3K4me2表达水平增加、DNA甲基化（5-mC）和组蛋白H3赖氨酸9二甲基化（H3K9me2）水平降低。脂多糖可通过影响表观遗传修饰抑制牛卵母细胞的成熟。

作为一种环境污染物和致癌物，7,12-二甲基苯[a]蒽（dimethylbenz[a]anthracene，DMBA）可破坏啮齿动物各发育阶段的卵泡。应用猪COCs研究DMBA毒作用，发现DMBA暴露后，卵母细胞生发泡破裂率（GVBD）改变，第一极体的释放增加；同时，卵母细胞H3K9me3和H3K27me3下调，H3K36me3上调，DNA双链断裂发生率升高，细胞出现早期凋亡。此外，DMBA可增加ROS水平，降低线粒体膜电位水平，抑制卵母细胞发育。

（四）其他化学物对卵母细胞成熟的减数分裂的影响

工业化学溶剂正己烷也可干扰卵母细胞的成熟。研究发现，小鼠体内正己烷暴露1周后，卵母细胞生发泡破裂率和第一极体释放率都下降，且可引起卵母细胞凋亡增加（图4-2）。

另一环境毒物纳米颗粒物已成为研究热点和重点，如可影响水生物的银纳米粒子（AgNPs）。以斑马鱼卵泡为模型，研究AgNPs对卵母细胞体外成熟的影响，发现其可诱导GVBD，降低斑马鱼卵泡中环磷酸腺苷（cAMP）的浓度。透射电镜和

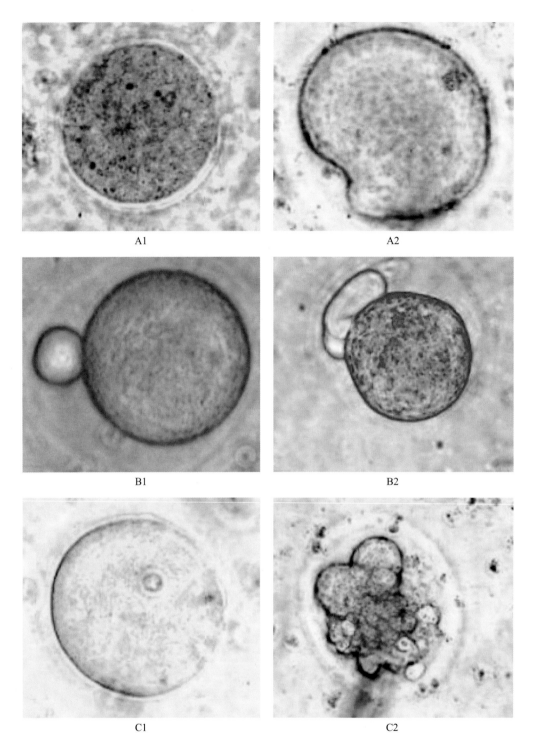

图4-2 正己烷干扰卵母细胞成熟

A1. 为对照组卵母细胞GVBD；A2. 染毒正己烷后卵母细胞GVBD；B1. 卵母细胞第一极体正常的释放；B2. 染毒正己烷后卵母细胞第一极体异常的释放；C1. GV期卵母细胞；C2. 染毒正己烷后出现死亡的卵母细胞（引自：Liu, et al., 2013）。

Hoechst 33342染色也显示AgNPs可诱导颗粒细胞凋亡。与AgNPs相似，AgNO₃也能诱导GVBD，降低cAMP浓度，致颗粒细胞凋亡。此外，基因表达分析结果显示，对氧化应激相关基因的转录水平的影响上，AgNPs比AgNO₃更敏感，能使细胞产生大量H₂O₂，引起颗粒细胞凋亡，进而干扰斑马鱼卵母细胞成熟。啮齿类动物模型也证实了AgNPs具有细胞毒作用。在小鼠胚泡中其可触发细胞凋亡，致细胞存活率下降；体外和体内暴露都可损害着床前和种植后胚胎发育。具体表现为体外实验显示AgNPs可抑制小鼠卵母细胞成熟，降低体外受精率，损伤胚胎发育。在体内模型中，静脉注射AgNPs不仅可诱导小鼠卵母细胞类似体外实验的表现，也可以通过产生大量活性氧和诱导caspase依赖性凋亡信号级联反应参与纳米粒子介导的卵母细胞凋亡。AgNPs暴露后通过引起卵母细胞内ROS生成，或干扰p53、p21和caspase-3凋亡调控机制，介导卵母细胞损伤。也有研究报道，银摩尔分数为80%的合金纳米粒子和纯银纳米颗粒可抑制卵母细胞减数分裂，但是银摩尔分数为50%时并无此作用，可见纳米颗粒大小、表面配体和金、银或金-银合金纳米颗粒的化学成分对哺乳动物配子的影响各不相同。

内源性大麻素系统（endocannabinoid system）已涉及生殖的许多方面，而外源性大麻素（cannabinoid，CB）的系统性长期使用会对生殖有损害作用。研究使用牛卵母细胞证实在机体存在CB1和CB2大麻素受体时，暴露于外源性大麻素HU-210和Δ9-四氢大麻酚（tetrahydrocannabinol，THC）可通过激活Akt和ERK1/2的磷酸化干扰卵母细胞体外成熟。研究显示，在卵母细胞体外成熟期间补充HU-210或THC不会增加胚泡数量，但在胚泡期，干扰素tau（interferon tau，IFN tau）和Gja1蛋白的表达可增加。也有学者研究发现，缺乏CB1和CB2受体对小鼠卵巢形态、卵泡形成、卵母细胞获取和卵母细胞成熟都有影响，体外使用THC后，卵母细胞体外成熟的前步骤改善，第一极体释放率明显升高，可获得更大直径的细胞和囊胚率增加。但还需要进一步研究才能证实。

（五）对生殖细胞减数分裂的影响

目前，化学物是否影响生殖细胞减数分裂的研究仍较少。大多数研究仍然是探讨生殖细胞数量的增减或者生殖细胞池内细胞周期的特异性方面。小鼠生殖细胞暴露于抗肿瘤药物依托泊苷（etoposide）后，通过检测Sycp3蛋白含量和位置可发现化疗药物可控制生殖细胞的减数分裂的进展。研究发现，对照组生殖细胞体外培养第2天即进入细线期和偶线期（leptotene/zygotene），第4天进入粗线期，并在培养6d后顺利通过第一次减数分裂早期阶段。而暴露于化疗药物后，减数分裂各个时期都发生了延迟，影响生殖细胞的减数分裂。

研究也发现雌性CD-1小鼠从妊娠期开始至妊娠期18.5d体内暴露DEHP后，于妊娠17.5d取卵巢，应用免疫组织化学方法，Sycp3蛋白染色后发现，雌性胎儿生殖细胞的第一次减数分裂进程延迟，这可能与Stra8的DNA甲基化水平增加和Stra8的表达水平降低有关。在妊娠13.5d，Stra8基因mRNA和蛋白质表达水平下调，且该因子启动子区DNA甲基化率上升至82.20%，明显高于对照组。

卵母细胞发育的早期阶段双酚A暴露后，雌性胎儿的卵母细胞在减数分裂前期表现出畸变，包括突触缺陷和重组水平增加。在纯合子小鼠的卵巢中也观察到了相同的减数分裂缺陷，与雌激素受体（ER）靶向损伤有关。

三、卵母细胞损害与颗粒细胞的联系和结局

（Relationship between Oocyte Damage and Granulosa Cell and Its Outcome）

颗粒细胞是最重要的卵泡体细胞之一，在卵母细胞的发育和成熟过程中起着重要的作用。而发育中的卵母细胞不仅接受来自颗粒细胞的信号，它也能发送信号调节颗粒细胞。两者相互制约，相互促进。

（一）从颗粒细胞到卵母细胞

1980年，Fukui和Sakuma在研究牛卵母细胞体外成熟时发现，在体外培养之前去除颗粒细胞对卵母细胞的成熟是不利的。Chian等的研究也得出相同的结论。同时，研究也证实了下丘脑–垂体–卵巢轴中促性腺激素对卵母细胞成熟具有重要作用。但性腺轴和颗粒细胞在卵母细胞成熟又是如何发挥作用的？为此，Eppig等对促性腺激素诱导卵母细胞恢复减数分裂的机制曾提出假设：促性腺激素诱导卵丘扩展使颗粒细胞与卵母细胞的缝隙连接（gap junction，GJ）中断，使抑制减数分裂的物质（如cAMP）向卵母细胞的输入中断，导致减数分裂恢复。具体是指缝隙连接将cAMP从颗粒细胞输送到卵母细胞后发挥作用。后续的研究又发现，产生cAMP的腺苷酸环化酶是由GPR3激活的Gs蛋白产生的，而它来自卵母细胞，说明cAMP并不一定完全是由颗粒细胞提供的。研究也发现另一信使环磷酸鸟苷（cyclic guanosine monophosphate，cGMP），它会抑制卵母细胞内的cAMP的特异性磷酸二酯酶3A，使得cAMP维持在高浓度水平。cGMP由膜相关的鸟苷酸环化酶利钠肽受体（natriuretic peptide receptor 2，NPR2）合成。在卵母细胞中无法检测到NPR2，但在颗粒细胞中却大量表达。cGMP进入卵母细胞后抑制磷酸二酯酶3A（phosphodiesterase 3A，PDE3A）活性使其无法水解cAMP，卵母细胞内高浓度cAMP激活蛋白激酶A（protein kinase A，PKA）使细胞CDK1处于高度磷酸化状态（失活状态）无法激活成熟促进因子，此时卵母细胞处于生发泡期。当LH峰来临，LH结合颗粒细胞表面LHR，释放表皮调节素（epiregulin，EREG）。EREG激活颗粒细胞表面受体后下调细胞间缝隙连接。同时，LH峰使颗粒细胞表面NPR2去磷酸化（失活状态）使cGMP合成受到明显抑制。在缝隙连接表达下调和cGMP合成减少的双抑制下，卵母细胞内cGMP水平显著下降使PDE3A的抑制解除，发挥对cAMP水解作用后cAMP浓度快速下降，进而激活MPF，恢复卵母细胞减数分裂。另一方面，卵母细胞成熟过程中卵丘与卵母细胞之间代谢偶联也发生变化，主要是卵丘细胞之间缝隙连接的丢失，在成熟后期，卵母细胞与卵丘细胞之间的协作变得仅局限于放射冠，与外部卵丘细胞是解耦联的。这种变化有效阻止了卵丘细胞内减速分裂抑制信号进入卵母细胞，从而有利于卵母细胞减速分裂的恢复。据报道，卵丘细胞与卵母细胞间的缝隙连接的减少和丢失与卵母细胞发生GVBD的百分比是一致的。还有人认为，缝隙连接既能在卵丘细胞和卵母细胞之间运输抑制信号又能运

输刺激信号。促性腺激素刺激后阻滞在GV期小鼠的卵丘包绕的卵母细胞GVBD的发生比例要高于那些除去卵丘细胞的卵母细胞的比例。可见，卵丘卵母细胞复合体中的卵母细胞成熟过程与缝隙连接有关。

缝隙连接是由被称为连接蛋白（connexins，CX）的跨膜蛋白组成的细胞间通道，连接蛋白在偶联细胞间的分子交换可达1kDa。

6个连接蛋白的低聚体形成半通道，相邻细胞半通道的对接产生缝隙连接。许多单独的缝隙连接可能聚集在质膜的一个区域，形成一个称为斑块的结构。哺乳动物连接蛋白由大约20个基因编码，在缝隙连接中存在的连接蛋白亚型可以影响其特性，从而影响其支持的细胞间通信的类型或效率。尽管许多缝隙连接只包含一个连接蛋白亚型，但也存在着异型连接，即两个半通道含有不同的连接蛋白，以及异型半通道中含有不同的连接蛋白。并非所有的连接蛋白都能相互作用形成异构体或异型连接，但不同连接蛋白在一个间隙连接中的潜在结合可能使其信号传导特性具有额外的多样性。

卵母细胞和颗粒细胞均表达大量连接蛋白基因，但目前并没有解读出全部的基因及其分布和作用。这些因子不仅影响着卵母细胞的成熟，也可能作用于卵母细胞的发育。其中，Gja4（connexin-37）是卵母细胞中主要的连接蛋白，Gja1（connexin-43）主要分布在颗粒细胞中。这两个基因中任何一个基因的缺失都会严重损害卵母细胞的发育。Gja4在卵母细胞中是必不可少的，在缺乏Gja4的小鼠中，卵母细胞和颗粒细胞之间没有缝隙连接，且卵母细胞的体积只有野生型卵母细胞的一半，它们不能获得减数分裂能力。目前研究显示，Gja1具有至少两种功能，在缺乏Gja1的小鼠中，颗粒-颗粒细胞耦联严重减少，颗粒细胞受到损害，可间接影响卵母细胞的发育。此外，卵丘细胞的生长增殖在卵丘卵母复合体中具有重要地位。卵丘扩展的过程是体外胚胎生长很重要的部分。有学者通过研究卵丘扩展的组成、卵丘扩展的分子机制以及卵丘在猪卵母细胞成熟中的作用发现，TCM-199具有重要作用。另一方面，透明质酸合酶2（has2）在卵丘细胞中的表达伴随卵丘扩张。透明质酸受体CD44 mRNA在卵丘细胞中表达，但在卵母细胞提取物中不表达。透明质酸-CD44蛋白还在卵丘细胞膜中/上表达，并且其表达水平取决于卵丘扩展程度，其也可在卵丘扩展期间诱导成熟促进因子的激活，致卵母细胞生发泡破裂，并在COCs中引起CX43的酪氨酸磷酸化。因此，研究表明COCs中卵丘扩展的主要成分是透明质酸。透明质酸-CD44系统在卵丘扩展过程中调节了COCs缝隙连接的破坏，并同时控制了猪卵母细胞减数分裂恢复的发生率。

缝隙连接除为两种细胞的联系传递各种因子，颗粒细胞也可通过缝隙连接提供卵母细胞发育成熟所需的各种营养素或pH环境。牛卵母细胞体外成熟期间，单独的卵母细胞不能利用培养液中添加的胱氨酸，而COCs的卵丘细胞能将胱氨酸转变为半胱氨酸，促进卵母细胞对半胱氨酸的摄取。半胱氨酸能够在卵母细胞内转变为谷胱甘肽（GSH），在成熟卵母细胞内稳定的GSH水平能增加正常受精率和囊胚发育率。葡萄糖不易被卵母细胞代谢，但卵丘细胞能够代谢葡萄糖为丙酮酸或三羧酸循环中间体，它能够传递到卵母细胞为其利用，提高卵母细胞的质成熟。

紧密连接两类细胞的除了缝隙连接外，颗粒细胞和卵母细胞之间的接触也可通过称为跨带投射（trans-zonal projections，TZPs）的结构介导。这些薄的细胞质丝，直径约1μm，形态类似丝状伪足，起源于颗粒细胞并延伸到卵母细胞，在那里它们与质膜接触。在紧邻透明带的细胞层中，TZPs最容易在形态上追踪到或可使用标记物进行标记显示。电子显微镜显示，TZPs的足部可因卵母细胞质膜的外移而增大和发育。TZPs也被观察到能深入卵细胞膜的内部。这些结构特征增加了两种细胞之间的膜接触面积，并可能促进两者交流。TZPs可包围一个成熟的卵母细胞，许多TZPs可以从单个颗粒细胞发散出来，几个TZPs也可以从单个起点或节点发散出来。作为颗粒细胞与卵母细胞接触的唯一载体，TZPs具有两个关键功能。首先，它们使细胞间依赖接触的通讯得以实现。据研究，胆固醇不是通过缝隙连接运输的，而是可能在TZPs和卵母细胞的质膜足够靠近的位置发生转移。TZPs的尖端（虽然不一定是所有TZPs）有缝隙连接，也可能有膜相关生长因子。已有研究证明了合成的寡核苷酸（synthetic oligonucleotides）（12-、16-和24-mer）可以选择性地通过此通道。从颗粒细胞核产生大量的RNA分子也通过TZPs被运输到卵母细胞中。也有RNPs的结构和囊泡在两膜的连接处被观察到。此外，在颗粒细胞TZPs中也发现了lncRNA，并与牛胚胎质量相关。其次，TZPs对于维持两种类型的细胞之间的黏附是必不可少的，也是卵丘-卵母细胞复合物保持完整所必需的。

（二）从卵母细胞到颗粒细胞

　　颗粒细胞与卵母细胞以一种高度协调和相互依赖的方式生长和发育。卵母细胞在卵泡形成中起主导作用，在卵母细胞及周围体细胞之间存在一个重要的双向调节轴，卵母细胞分泌的旁分泌信号，包括GDF9、骨形态发生蛋白（bone morphogenetic protein，BMP）15和激活素。研究发现，卵母细胞从卵泡中取出后颗粒细胞迅速发生黄体化，特别是在排卵时，卵母细胞从卵泡中排出后出现颗粒细胞的黄体化表现；也发现卵母细胞可抑制颗粒细胞中编码LH受体的Lhcgr基因。但卵母细胞通过缝隙连接向颗粒细胞发送的100个特定信号尚未被识别，由卵母细胞分泌的因子确实可以调节颗粒细胞的分化和膜细胞分化。GDF9和BMP15是转化生长因子（TGF）超家族中关系密切的成员。与其他家族成员一样，GDF9和BMP15以二聚体前肽的形式分泌，膜相关的糖醛样蛋白酶去除N-末端的抑制前域，形成成熟的有活性的生物形式。每个受体都是由Ⅰ型和Ⅱ型丝氨酸-苏氨酸激酶组成的异构复合体。配体与BMPR2Ⅱ型受体结合，触发Ⅰ型受体的招募和磷酸化，进而磷酸化SMAD2/3（GDF9）或SMAD1/5/8（BMP15）。磷酸化的方式与SMAD4相关联，异二聚体SMAD被转移到细胞核以调节靶基因的转录。原位杂交和免疫组织化学研究表明，当卵母细胞开始生长，卵母细胞的主要来源GDF9和BMP15的mRNA表达增加，并能在卵母细胞的初级和所有后续阶段检测到GDF9蛋白。颗粒细胞分泌的Hedgehog通路配体诱导膜细胞前体细胞中Gli1的表达，而GDF9促进这些配体的产生。因此，GDF9不仅指导颗粒细胞的分化，而且间接地指导膜细胞的分化。并且

GDF9的此种作用在刚出生动物卵巢中即能表现出来。

（三）化学物破坏两者联系的结局

卵母细胞和颗粒细胞的紧密结合也体现在化学物对其毒作用上。研究发现，化学物可通过影响颗粒细胞，进而作用于卵母细胞。抗肿瘤药物多柔比星能够损伤DNA，促颗粒细胞凋亡的机制主要是通过破坏DNA，进而引起MⅡ的卵母细胞纺锤体和染色体表现异常，从而抑制卵母细胞成熟。但其具体机制仍不十分明确。

另一在生物医学具有广阔应用前景的富勒烯醇纳米颗粒（Fullerenol nanoparticles）及其衍生物对哺乳动物的潜在影响也被广泛研究。研究采用卵丘-卵母细胞复合物（COCs）体外成熟培养模型，研究其对卵母细胞减数分裂恢复的影响。研究发现，富勒烯醇纳米颗粒通过阻断外围颗粒细胞的细胞外区域中的表皮生长因子受体（epidermal growth factor receptor，EGFR），减少EGFR与配体的结合，以及随后的细胞外信号调节激酶（extracellular signal-regulated kinas，ERK）1和2的激活，这一系列过程还涉及连接蛋白43（connexin 43，CX43）的表达和内化的调控，表现出CX43表达下调和跨带投射（TZPs）的收缩，细胞缝隙结通道和基于TZPs的传输中断，并且这一作用也降低了卵母细胞中环腺苷单磷酸（cAMP）的水平，从而加速大鼠卵母细胞减数分裂的恢复。此外，研究也显示颗粒细胞中的CX43和EGFR在核周分布可加强该影响。富勒烯醇纳米颗粒通过影响颗粒细胞进而干扰了卵母细胞恢复减数分裂，降低了卵母细胞的质量。

环境内分泌干扰物也可破坏两种细胞之间的连接。邻苯二甲酸二异辛酯（DEHP）暴露后可通过升高颗粒细胞的ROS水平，促进颗粒细胞凋亡进而抑制马的卵母细胞成熟。在体外培养的胎鼠（12.5d）卵巢组织DEHP暴露后，通过免疫染色检测到胎鼠的缝隙连接斑块中Gja1蛋白表达水平降低。此外，DEHP暴露10d后也可降低编码*Gja1*和*Gja4*基因的mRNA。此外，另一塑化剂邻苯二甲酸丁基苄酯（BBP）暴露也可使BMP15水平升高和LHR水平降低，进而抑制斑马鱼卵母细胞生发囊泡破裂。

研究也表明双酚A（BPA）可通过影响缝隙连接影响卵母细胞的成熟。研究通过体外培养COCs，暴露不同浓度的双酚A，观察小鼠排卵前卵泡COCs中GJIC（gap junctional intercellular communication）的转移率、Gja1 mRNA水平和Gja4蛋白水平。结果显示双酚A可改变GJIC转移，抑制MⅠ到MⅡ前期转化。小鼠卵巢组织体外DEHP暴露后，与未暴露的对照片段相比，染毒组的卵巢组织中的缝隙连接斑块数量减少。在卵巢卵泡中，卵丘细胞通过缝隙连接细胞间（gap junction intercellular communication，GJIC）与卵母细胞通讯，控制卵母细胞减数分裂的阻滞和分裂。也有研究表明如用表皮生长因子（EGF）进行16h孵育，可抑制双酚A此作用，使减数分裂恢复并发育至MⅡ。研究表明，双酚A加速了卵母细胞的减数分裂进程，导致前期（MⅠ）到MⅡ过渡受损，并且这种不良反应与COCs中双向沟通的减少有关。

尼古丁对牛卵丘细胞增殖扩展、卵母细胞成熟速率和染色体的影响具有剂量依赖和卵期依赖性。COCs暴露于尼古丁后出现卵周间隙形成障碍，卵母细胞成熟率下降。研究发现，尼古丁体外暴露后可增加缝隙连接的转移率。暴露25h后通过卵母细胞荧光和免疫印迹显示CX43蛋白表达增加，Gja1蛋白质水平降低，但并不改变Gja4 mRNA表达水平。另一生活常见物质咖啡因的研究也发现，暴露于咖啡因（102.99nmol/L）的大鼠COCs在体外25h后GJIC出现异常，具体表现为卵母细胞荧光缝隙连接转移率的升高，且随时间变化增强。此外，Gja1蛋白质水平也发生改变。

卵丘细胞对外源污染物的敏感性比卵母细胞高，表明卵丘细胞可能通过GJIC发挥对卵母细胞的保护作用。体外培养的大鼠COCs暴露3,4-甲基二氧基甲苯丙胺（3,4-methylenedioxymethamphetamine，MDMA）后可增加了Gja1和Gja4的mRNA表达水平，影响缝隙连接活性进而影响卵母细胞减数分裂，这一研究也能反映该现象。

Tris（4-氯苯基）甲醇[tris(4-chlorophenyl)methanol，TCPM]是二氯二苯三氯乙烷的副产物，它会影响女性生殖系统，可改变子宫收缩力。牛COCs的体外培养发现，TCPM对GJIC和缝隙连接结构的影响呈剂量依赖性。染料偶联实验显示，TCPM暴露1h后抑制GJIC，且在32个大离子处于中期时表现出最明显的细胞毒作用。此外，Gja1蛋白的水平变化也具有时间依赖性，暴露1h后未见变化，3h后Gja1蛋白含量下降。TCPM可能通过影响Gja1抑制GJIC。

全氟辛烷磺酸是一种用于各种家用产品的合成表面活性剂，其暴露对女性生殖健康有许多不良影响，如增加胎儿再吸收的发生率和妊娠流失。体外培养的猪卵母细胞暴露于全氟辛烷磺酸后卵母细胞未能有效摄取钙素AM，荧光分布仅局限于卵丘细胞，出现GJIC阻滞。尽管GJIC被阻断，但COCs中Gja1、GJC1和Gja10的mRNA表达未出现异常变化。

在培养的新生大鼠卵巢中，暴露于7,12-二甲基苯[a]蒽（DMBA）对各连接蛋白的mRNA和蛋白水平均有剂量和时间依赖性。DMBA暴露4d后，低浓度的DMBA上调Gja4的mRNA和蛋白表达水平，而高浓度DMBA可下调Gja4蛋白的表达水平。DMBA暴露8d后，Gja4 mRNA在两种浓度DMBA中均下调。DMBA可通过改变Gja4和Gja1在转录和转录后表达水平诱导GJIC变化。

曲古抑素A（trichostatin A，TSA）是用作抗真菌抗生素的有机化合物。TSA暴露后可抑制卵丘细胞的扩展并降低卵丘扩展指数；可抑制卵丘扩展中起关键作用的关键因子的表达水平，包括细胞外基质（cell-extracellular matrix，ECM）（如Has 2、Ptgs 2、Ptx 3和Tnfaip 6）和生长分化因子（growth differentiation factor，GDF）9。此外，TSA可改变ERK磷酸化（p-ERK1/2）和完全成熟卵母细胞GDF9蛋白水平。TSA暴露改变了ECM基因的表达并阻断了ERK1/2的活化，从而抑制了小鼠体内的卵丘扩展。

纳洛酮（naloxone，Nx）可还原β端的抑制作用。在高浓度时，它会降低M Ⅱ中的卵母细胞比率，增加M Ⅰ中停滞的卵母细胞比率，也可增加卵丘细胞中细胞内钙浓度和有丝分裂原活化蛋白激酶（MAPK）的活性，参与卵母细胞成熟相关的卵丘-卵母细胞偶联信号传导。

妊娠时期的猪子宫内注射50mg/kg氟他胺可致妊娠第20天（GD20）和GD80时卵泡发育受损，且GD20卵巢中出现更多的腔前卵泡和不成熟卵泡，而GD80卵巢中也有异常的腔叶。当猪在出生后第2天（PD2）至PD10时给予氟他胺后，90～100d的大鼠卵泡发育虽正常，但可见凋亡的颗粒细胞。氟他胺也可降低Gja1 mRNA和蛋白水平。

妊娠时期的基础饮食中给予高水平硒（47.5ppm），可使子代的Cx26和Cx43 mRNA发生变化。同时，子代羊窦状卵泡颗粒细胞中的Gjb2的表达下降，初级卵泡和窦状卵泡中的颗粒细胞和膜细胞中的 Gja1 mRNA表达也下降。研究认为这些变化可能为一种代偿机制，目的是保护卵泡的完整性，并防止在高硒饮食刺激下胎儿卵巢细胞数量的减少。

四、与卵泡发育的联系和结局
（Associations with Follicular Development and Outcomes）

（一）与卵泡发育的联系

卵母细胞的生长伴随着卵泡的生长和分化。进入生长期，扁平颗粒细胞在原始卵泡呈长方体形状，并开始有丝分裂增殖，它们继续不断增多、扩大，并完全覆盖整个卵泡。从初级卵泡到次级卵泡，卵母细胞的体积增大，直到出现卵泡腔，卵泡腔形成的标志是颗粒细胞分化成两种，围绕在卵母细胞周围的是卵丘细胞，而卵泡壁颗粒细胞则贴附在卵泡壁上。随着促卵泡激素和卵泡的调控因子的作用，卵泡进一步发育，不同颗粒细胞的功能出现分化。卵泡形成机制至今是未知的。研究发现，转录调节因子缺失生殖系α因子基因（factor in the germline alpha，Figlα）是原始卵泡形成所必需的，它编码一个螺旋-环-螺旋转录因子，能够调节透明带ZP基因的表达。Figlα基因的mRNA合成开始于小鼠胎儿的第13天，缺乏Figlα基因的雌性小鼠虽具有正常的生殖腺，但出生后无法形成原始卵泡，从而导致卵母细胞大量丧失。该基因在卵母细胞中的表达比ZP基因早1周，可能调控卵母细胞中至少2条信号通路，而这2条通路的关系并不确定。一条通路调控ZP蛋白的表达。另一条通路调控卵泡形成中的一些分泌趋化因子或表面黏附分子的表达。分泌趋化因子可以使卵泡体细胞的前体细胞与卵母细胞结合，而表面黏附分子使体细胞之间建立联系。此外，研究也表明由颗粒细胞分泌的干细胞因子（stem cell factor，SCF）可以与卵母细胞表面的c-kit受体结合激活 PI3-K信号通路，调节卵泡发育，增加卵母细胞因子的表达，促进周围颗粒细胞的增殖与分化。卵母细胞和颗粒细胞间以SCF和c-kit为基础的这种相互作用在卵泡发育、原始卵泡的招募以及排卵甚至早期胚胎的发育中都起重要作用。抑制SCF/c-kit会影响原始卵泡发育、初级卵泡生长和成熟卵泡排出等。近年来，随着代谢组学的发展，卵泡液的中各种重要因子渐渐浮出水面。卵泡液中包含了卵母细胞、颗粒细胞以及膜细胞分泌的核酸、蛋白质、代谢分泌物以及离子等混合物，卵泡液中的这些物质可与血浆中的一些成分结合并通过膜的毛细血管穿过血-卵屏障。卵泡外泌体中的生物化学成分反映了卵泡的生理状态，是影响卵母细胞发育的重要微环境。可以通过检测外泌体中不同RNA、蛋白质及细胞因子等成分，更好地了解卵母细胞生长发育和代谢过程，也更好地理解卵母细胞与卵泡微环境之间的信号转导和相互作用。

（二）化学物破坏两者联系的结局

卵母细胞作为卵泡中不可分割的一部分，研究已证实化学物可通过影响卵泡进而干扰卵母细胞。双酚A（BPA）对腔前卵泡体外发育具有干扰作用，研究将分离获取的小鼠腔前卵泡体外培养后暴露于BPA，比较各组卵泡、卵母细胞及颗粒细胞的生长发育情况，统计卵泡成腔率、裸卵率和卵母细胞成熟率。结果显示，与正常组比较，BPA组腔前卵泡的成腔率、卵母细胞成熟率、卵泡直径及颗粒细胞厚度明显降低，而裸卵率明显升高，同时发现BPA可抑制腔前卵泡中雌激素的合成和分泌，降低卵母细胞中雌激素受体的表达，影响卵母细胞分泌促生长因子GDF-9和BMP-15，进而干扰卵泡发育、颗粒细胞增殖和卵母细胞成熟。

二氧化铈纳米颗粒（cerium dioxide nanoparticles，CeO_2 ENPs）是一种应用于汽车工业、木材护理应用和医药中的新兴化学物。它们还被用作柴油添加剂，以减少燃料消耗和二氧化碳气体排放。据报道，CeO_2 ENPs作为柴油添加剂引入欧盟后，预计每年在欧盟的排放量将达到2 200万磅（9 979 024kg）。Cassee等研究发现，暴露于含有CeO_2 ENPs的新型柴油混合物的排放对环境和人类健康具有影响，但具体尚不清楚。研究通过体外培养的成熟小鼠卵母细胞暴露CeO_2 ENPs，研究了CeO_2 ENPs在培养液中的转化过程，并应用透射电镜观察颗粒细胞和卵母细胞的超微结构的相互作用，通过彗星试验研究CeO_2 ENPs对颗粒细胞和卵母细胞的遗传毒性。结果发现，CeO_2 ENPs在培养基中有一定的聚集性，且颗粒细胞能内吞CeO_2 ENPs聚集物。但在卵母细胞中，CeO_2 ENPs只在透明带周围聚集。彗星实验显示颗粒细胞出现DNA损伤。在卵母细胞中，彗星试验显示只在最高浓度时出现DNA损伤。在培养基中加入抗氧化剂后，卵泡细胞和卵母细胞的DNA损伤明显减少。低浓度CeO_2 ENPs暴露下，卵母细胞可以通过颗粒细胞和ZP组成的双重防御系统来保护卵母细胞免受间接氧化应激。

连续5d注射尼古丁的新生儿小鼠表现出生殖细胞破裂（germ cell cyst breakdown）和原始卵泡组装受损，导致卵巢储备下降，这种情况可一直持续到性成熟年龄。尼古丁对小鼠卵巢的影响与卵母细胞特异性基因*Nobox*、*Lhx 8*、*Figla*和*Sohlh 2*的表达降低有关。此外，注射尼古丁的幼鼠卵巢细胞氧化应激和自噬标记物水平改变（AMPK-1上调，LC3-II/LC3-I比值升高，Akt和mTOR下调）。尼古丁暴露可能通过局部诱导细胞应激改变原始卵泡的组装而对小鼠卵巢储备的建立产生不利影响。

综上所述，卵母细胞的成熟是一个复杂的过程，且在整个生殖周期中受到严格的调控。卵母细胞的成熟研究已经在一些不同的模式生物体开展，如海星、青蛙、牛和鼠，然而，我们对各种信号通路及其干扰和调控的认识还有待进一步加深。尽管存在物种特异性的差异，但从两栖动物到哺乳动物，涉及卵母细胞成熟的信号通路中的一些关键成分是保守的。脊椎动物卵母细胞减数分裂成熟的核心方式是细胞内cAMP的空间和时间调控，以控制MPF的激活。人类卵母细胞含有与小鼠和其他物种相同的细胞周期调控蛋白，而迄今发表的少数研究表明，人类卵母细胞的成熟的调控机制可能与啮齿动物卵母细胞成熟调控相似。因此，进一步了解哺乳动物的卵母细胞是如何调控成熟和化学物又是如何干扰其成熟，对于找到生育能力降低的原因，帮助人类更好提高IVM技术具有重要意义。

（刘　瑾）

参考文献

[1] PATRICIA B，HOYER. Ovarian toxicology. Tucson：CRC Press，2004.

[2] CLARKE HJ. Regulation of germ cell development by intercellular signaling in the mammalian ovarian follicle. Wiley Interdiscip Rev Dev Biol，2018，7（1）：10.1002/wdev.294.

[3] ENDO T，MIKEDIS MM，NICHOLLS PK，et al. Retinoic acid and germ cell development in the ovary and testis. Biomolecules，2019，9（12）：775.

[4] LIU J，LU X，WANG W，et al. Activity of MPF and expression of its related genes in mouse MI oocytes exposed to cadmium. Food Chem Toxicol，2018，112：332-341.

[5] ACUñA-HERNáNDEZ DG，ARREOLA-MENDOZA L，SANTACRUZ-MáRQUEZ R，et al. Bisphenol A alters oocyte maturation by prematurely closing gap junctions in the cumulus cell-oocyte complex. Toxicol Appl Pharmacol，2018，344：13-22.

[6] CHRISTOU-KENT M，KHERRAF ZE，AMIRI-YEKTA A，et al. PATL2 is a key actor of oocyte maturation whose invalidation causes infertility in women and mice. EMBO Mol Med，2018，10（5）：e8515.

[7] STEFANSDOTTIR A，JOHNSTON ZC，POWLES-GLOVER N，et al. Etoposide damages female germ cells in the developing ovary.

BMC Cancer, 2016, 16（1）: 482.

［8］ ZHANG M, MIAO Y, CHEN Q, et al. BaP exposure causes oocyte meiotic arrest and fertilization failure to weaken female fertility. FASEB J, 2018, 32（1）: 342-352.

［9］ MARIA CRISTINA BUDANI, GIAN MARIO TIBONI. Ovotoxicity of cigarette smoke: A systematic review of the literature. Reprod Toxicol, 2017, 72: 164-181.

［10］ CLARK KL, GANESAN S, KEATING AF. Impact of toxicant exposures on ovarian gap junctions. Reprod Toxicol, 2018, 81: 140-146.

［11］ LEE Y, LEE H, LEE J, et al. Glucose in a maturation medium with reduced NaCl improves oocyte maturation and embryonic development after somatic cell nuclear transfer and in vitro fertilization in pigs. Zygote, 2021: 1-8.

［12］ WANG Z, LIU CY, ZHAO Y, et al. FIGLA, LHX8 and SOHLH1 transcription factor networks regulate mouse oocyte growth and differentiation. Nucleic Acids Res, 2020, 48（7）: 3525-3541.

［13］ FOWLER PA, BELLINGHAM M, SINCLAIR KD, et al. Impact of endocrine-disrupting compounds (EDCs) on female reproductive health. Mol Cell Endocrinol, 2012, 355（2）: 231-239.

［14］ HANNON PR, FLAWS JA. The effects of phthalates on the ovary. Front Endocrinol (Lausanne), 2015, 6: 8.

毒物对卵巢颗粒细胞生长发育和功能的影响

（Effects of Toxicants on the Growth, Development and Function of Ovarian Granulosa Cells）

卵巢颗粒细胞是卵巢重要的功能细胞。本章在介绍卵巢颗粒细胞生长发育和激素分泌功能及其与卵巢其他细胞的关系基础上，主要讲述了环境内分泌干扰物、辐射、烟草烟雾、烹调油烟等环境有害因素对卵巢颗粒细胞的毒作用，以期更好地系统了解环境有害因素对卵巢颗粒细胞毒作用及其机制。

卵巢是机体负责产生性类固醇的复杂内分泌腺，也是受精卵的来源。它还会产生各种生长因子、转录因子和细胞因子，并形成复杂的信号通路，这都有助于卵泡发生。卵巢具有两种主要的类固醇生成细胞类型。颗粒细胞负责雄激素向雌激素的转化以及孕酮的合成。卵泡膜细胞负责雄激素。

一、卵巢颗粒细胞概述

（Overview of Ovarian Granulosa Cells）

（一）卵巢颗粒细胞生长发育

卵巢颗粒细胞（ovarian granulosa cell，GCs）是卵泡的主要功能细胞，也是组成卵泡的最大细胞群。

1. **生长期的颗粒细胞**　卵巢颗粒细胞起源于卵巢表面上皮样间皮或者卵巢网，包绕同一个卵母细胞的颗粒细胞群为寡克隆来源，即3～5个原始细胞即可产生成熟卵泡内的所有颗粒细胞。颗粒细胞没有直接的血供，有一个相对的血-卵泡屏障，其是从血管化的膜内层分离出的基质层，主要作用是限制白细胞和其他大分子物质的进入。缺乏血供的颗粒细胞需与卵母细胞密切联系。

在卵泡发育的各个阶段，颗粒细胞将发生一定的变化。原始卵泡时期其主要是一层包绕着卵母细胞的前颗粒细胞。在电镜下，前颗粒细胞呈扁平形，胞体小，核扁圆，着色深，与周围结缔组织之间有较薄的基膜。从原始卵泡被激活，转变为初级卵泡，前颗粒细胞也趋于壮大成熟，转变为更加立体的颗粒细胞。此时，颗粒细胞增殖和立方体的转变先于卵母细胞直径的增加。在人类，当卵泡最大横断面有15个颗粒细胞时，卵母细胞直径才开始增加。同时，颗粒细胞合成和分泌黏多糖，在卵子周围形成透明环形区，称透明带（zona pellucida）。在电镜下，颗粒细胞位于卵母细胞透明带的外侧，大部分呈椭圆形，核膜完整、核仁清楚，卵母细胞的微绒毛和颗粒细胞的突起伸入透明带。随着卵泡不断生长发育，颗粒细胞由单层变为复层，卵泡增大。在人类，颗粒细胞层细胞数量增殖到大约600个时，即形成次级卵泡。此时，光镜下可看到围绕卵泡基膜，颗粒细胞整齐排列成环状。次级卵泡继续生长，在雌激素和FSH的协同作用下形成卵泡腔，也可称为窦状卵泡，颗粒细胞发育到此阶段，依其位置的不同，在卵泡内呈现不同的表型：壁颗粒细胞（靠近基膜的颗粒细胞被称为壁颗粒细胞）、窦颗粒细胞和卵丘颗粒细胞（多层的颗粒细胞，包围着放射冠）。在卵丘颗粒细胞层外有一PAS阳性的基层（basal lamina），将之与卵泡膜分开，颗粒细胞层中可有少量深染色的物质积聚，由基层把积聚物与周围环状围绕的颗粒细胞分开，且积聚物PAS染色阳性，称考尔–爱克斯诺小体（Call-Exner body）。在电镜下，颗粒层细胞表面有大小不等的胞质突起和微绒毛，胞质内有较多线粒体、核糖体和粗面内质网以及少量光面内质网和脂滴。窦状卵泡内的不同表型的颗粒细胞的作用也不尽相同，如壁颗粒细胞可产生活力最大的甾体激素，3β–HSD和芳香化酶的水平也最高。

随着卵泡发育为成熟卵泡，颗粒细胞进一步增殖，排卵时放射冠的颗粒细胞和较远的或壁状的颗粒细胞之间的连接破裂，放射冠等从卵巢排出。排卵前的颗粒细胞产生的主要甾体激素是雌激素，雌激素的合成需要邻近膜细胞的合作，膜细胞产生参加芳香化反应的直接前提。且排卵前卵泡壁颗粒细胞的LH受体水平达到顶峰，在最靠近窦腔的颗粒细胞甾体生成酶表达最少，而位于中间区域的颗粒细胞有丝分裂活性最大。放射冠等破裂排出后，卵泡壁颗粒细胞和卵泡内膜细胞向内侵入，周围由结缔组织的卵泡外膜包围，共同形成黄体（corpus luteum），卵泡颗粒细胞在LH排卵峰的作用下进一步黄素化，形成颗粒黄体细胞。后期颗粒黄体细胞在血管内皮生长因子（VEGF）作用下血管化。黄体退化，卵巢中又有新的卵泡和颗粒细胞发育，开始新的周期。卵巢内的绝大多数卵泡不能发育成熟，它们在发育的不同阶段逐渐退化，退化的卵泡称为闭锁卵泡。在较大的卵泡中，闭锁过程首先开始于颗粒层细胞，继而累及卵母细胞。光镜下，在卵泡膜完整情况下，靠近卵泡腔的颗粒细胞排列松散，有些颗粒细胞向卵泡腔扩散，有些颗粒细胞已皱缩看不到细胞形状。

2. 影响卵巢颗粒细胞的调节物质

（1）FSH：促进颗粒细胞分裂，可能是通过间接机制来实现的。例如在啮齿类动物，FSH刺激性合成的雌激素是颗粒细胞重要的促有丝分裂剂。FSH也可以诱导颗粒细胞内芳香化酶产生，提供芳香化的雄激素前体，未接触FSH的颗粒细胞不易产生雌激素。啮齿类动物的体内研究还表明，FSH可增加颗粒细胞内相关受体的数量。FSH诱导排卵前颗粒细胞中LH受体的产生。在月经周期，这些受体能使颗粒细胞对LH峰发生反应，激发减数分裂的开始，且在卵泡成熟的晚期，LH也可协同FSH促进卵泡成熟。FSH还能通过激活PI3-Akt信号途径和调节FOXO1因子影响颗粒细胞的增殖、分化和生存。FSHR激活后可刺激颗粒细胞增殖，且需要Smad 2和Smad 3的共同激活。

（2）雌激素和雄激素：在动物颗粒细胞中，雌激素由基因多效性作用，它们即可促进细胞增殖，发挥抗闭锁作用，又可增加颗粒细胞的雌激素受体含量。对灵长类动物研究中却发现雌激素能抑制猕猴颗粒细胞的孕酮分泌。除雌激素可影响颗粒细胞外，雄激素在体外可阻碍颗粒细胞增殖，促进卵泡闭锁。猕猴实验研究表明，雄激素对颗粒细胞功能的作用具有阶段依赖性，在大的排卵前卵泡中，雄激素可增加FSH刺激的芳香化酶的活性和孕激素的合成。

（3）GDF-9：对种族特异性的颗粒细胞有不同作用。在啮齿类动物，GDF-9刺激颗粒细胞分化，包括诱导LH受体和甾体激素的生成。在卵丘细胞，其可以促进透明质酸合成酶2、穿透素3、TSG-6基因的表达。这些基因编码掺入卵丘复合物和卵泡液中的细胞外基质蛋白多糖中的蛋白。GDF-9也可抑制LH受体的表达，阻碍卵丘细胞黄体化。

（4）EGF和TGF：表皮生长因子（EGF）和转化生长因子-α（transforming growth factor-α，TGF-α）的结构和功能相似，并作用于同一受体。EGF是雌激素作用的中介体，具有很强的促细胞分裂作用，可刺激多种细胞增殖，对颗粒细胞生长发育有促进作用。体内合成的往往是TGF-α的前体，在细胞表面的蛋白酶作用下被激活为TGF-α。卵泡膜内层细胞可产生TGF-α，并作用于颗粒细胞上的 EGF/TGF-α受体，促进颗粒细胞增殖，干扰FSH诱导的细胞分化。现已证明，TGF-α参与了卵巢的旁分泌调节，起到调节颗粒细胞对FSH的反应性，增强细胞增殖和抑制甾体激素合成的作用。此外，TGF家族的另一因子TGF-β，研究已证实其引导的信号传导途径的上调可抑制颗粒细胞的凋亡。相反，TGF-β信号传导的下调可诱导颗粒细胞凋亡。这一重要的机制与SMAD4/miR-143密切相关，miR-143可通过影响SMAD4促进猪颗粒细胞的凋亡。

（5）肿瘤坏死因子-α（tumor necrosis factor-α，TNF-α）：可由卵巢内巨噬细胞合成并作用于颗粒细胞、卵泡膜细胞和间质细胞，通过选择性地抑制合成甾体激素的关键酶，从而抑制促性腺激素诱导的孕激素和雄激素的合成。TNF-α属于TNF家族，可以激活caspase蛋白酶、JNK和转录因子NF-κB因子三条信号通路，诱导细胞凋亡。研究发现，TNF-α，参与了幼鼠、成年鼠和生殖衰老鼠的颗粒细胞凋亡。但TNF-α在胎儿卵巢颗粒细胞及其他间质组织细胞的表达均为阴性，而在胎儿各级卵母细胞中均表达阳性，胎儿凋亡的颗粒细胞未检测到TNF-α颗粒细胞，而胎儿凋亡的卵母细胞检测到TNF-α凋亡的卵母细胞。

（6）FGF：基础成纤维生长因子（basic fibroblast growth factor，bFGF）是由垂体和下丘脑分泌的多肽。在卵巢，bFGF主要存在于原始卵泡、初级卵泡的卵母细胞。其受体位于颗粒细胞中。bFGF能作用于颗粒细胞，以改变其甾体激素合成能力，刺激促性腺激素受体合成。大鼠出生4d的卵巢体外培养时增加FGF后能增加发育卵泡比例，减少静息卵泡，并促进颗粒细胞和卵泡膜细胞增殖分化。

（7）FHL：FHL2（four and a half LIM domains protein 2）是FHL蛋白家族成

员之一，可作为转录因子共结合因子，参与细胞增殖、迁移、凋亡、信号转导和基因转录等诸多过程。研究表明，FHL2在小鼠卵巢颗粒细胞中表达，可通过结合NR5A1，调控抑制素α基因的转录，也参与颗粒细胞的生长调控。EGF与EGFR在细胞膜上结合，激活MEK和PI3K信号通路，调控FHL2表达，并促进FHL2在细胞核内聚集，而核内FHL2可作为转录因子共激活子，通过结合转录因子AP-1和NF-1录，促进EGF和EGFR的表达，从而形成EGF/EGFR/FHL2自分泌通路，调控颗粒细胞的生长与增殖。

（8）表观遗传学物质：近年来也有研究关注到表观遗传学物质对颗粒细胞的影响。例如，原代猪颗粒细胞中过度表达miR-378可通过靶向3'UTR来降低孕激素受体的蛋白质水平和mRNA水平，且导致DAMTS1、CTSL1和PPARG的基因转录物也相应减少。颗粒细胞过度表达miR-503也可使得与颗粒细胞增殖和黄素化有关的基因表达下调，进而影响颗粒细胞增殖。

Dicer是进化上保守的microRNA（miRNA）生物发生所必需的核糖核酸酶Ⅲ。虽然Dicer在颗粒细胞中的特定功能还不是很清楚，但已有研究证实敲除颗粒细胞的Dicer不仅会导致女性不育，也会引起多种生殖缺陷，包括排卵率下降，卵母细胞和胚胎受损完整性，双侧突出的双管旁囊肿和子宫短角等。

（9）其他：INH的主要生理作用是选择性地抑制垂体产生FSH，间接抑制颗粒细胞生长发育。另外，它也能增强LH的活性，促使颗粒细胞黄素化。最近通过基因剔除（gene knockout）技术发现体内缺失INH基因的小鼠会发生卵巢间质肿瘤，提示INH可能也是卵巢肿瘤抑制基因（tumor suppressor gene）之一。研究也发现BMP-15可刺激颗粒细胞有丝分裂。细胞因子白介素IL-1在功能和形态上抑制鼠类和猪颗粒细胞黄体化。

（二）卵巢颗粒细胞的功能

卵巢颗粒细胞作为卵巢中重要的功能细胞群，除了在产生性类固醇激素中发挥作用，其也能通过分泌其他因子帮助或提供周围环境所需的营养和能量。

1. 颗粒细胞的激素合成分泌功能 卵巢合成及分泌的性激素主要为雌激素 [雌二醇（E_2）和雌酮（E_1）]、孕激素（孕酮P_4）及少量雄激素（雄烯二酮和睾酮），均为甾体激素（steroid hormone）。甾体激素属类固醇激素，其基本化学结构为环戊烷多氢菲环。由3个6-碳环和1个5-碳环组成，其中第1个为苯环，第2个为萘环，第3个为菲环外加环戊烷，它们是构成类固醇激素的核心结构。根据碳原子数目分为三组：①21-碳类固醇，包括P_4，基本结构是孕烷核；②19-碳类固醇，包括所有雄激素，基本结构是雄烷核；③18-碳类固醇包括E_2、E_1、雌三醇（E_3），基本结构为雌烷核。与卵巢颗粒细胞密切相关的主要是雌激素和孕激素。

（1）生物合成与分泌：卵巢甾体激素生物合成需要多种羟化酶及芳香化酶的作用，它们都属于细胞色素P450超基因家族。在LH的刺激下，卵泡膜细胞内胆固醇经线粒体内细胞色素P450侧链裂解酶催化，形成孕烯醇酮（pregnenolone），这是性激素合成的限速步骤。孕烯醇酮合成雄烯二酮有 Δ^4 和 Δ^5 两条途径。卵巢在排卵前以 Δ^5 途径合成雌激素，排卵后可通过 Δ^4 和 Δ^5 两条途径合成雌激素。P_4 的合成是通过 Δ^4 途径。卵巢雌激素的合成是由卵泡膜细胞与颗粒细胞在 FSH 与 LH 的共同作用下完成的，LH 与卵泡膜细胞 LH 受体（LHR）结合后可使胆固醇形成睾酮和雄烯二酮，后二者进入颗粒细胞内成为雌激素的前身物质；FSH 与颗粒细胞上 FSH 受体（FSHR）结合后激活芳香化酶，将睾酮和雄烯二酮分别转化为 E_2 和 E_1，进入血液循环和卵泡液中。卵泡中的类固醇生成依赖于卵泡膜和颗粒细胞的相互作用，这就是 Falck（1959年）提出的雌激素合成的两细胞–两促性腺激素学说（图5-1）。

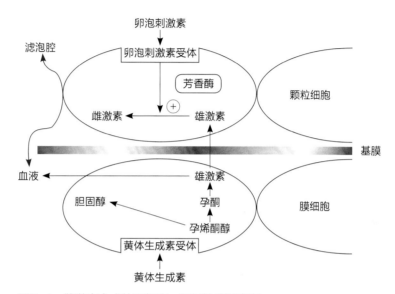

图5-1　雌激素合成的两细胞–两促性腺激素图

（2）雌激素：雌激素的生物合成需要颗粒细胞和它们邻近的膜细胞协同完成。这两种类型的细胞以及它们各自主要的促性腺激素（FSH 和 LH），被认为是卵巢激素生物合成的两细胞。对分离的颗粒细胞的研究表明，当给细胞提供了可芳香化的底物时，是 FSH，而不是 LH，刺激雌激素生成。在排卵前卵泡的大颗粒细胞内，测得的芳香化酶活性是膜细胞的 700 倍。

卵泡开始发育时，只分泌少量雌激素，主要是 17β- 雌二醇，至月经第7天分泌雌激素量迅速增加，于排卵前形成高峰，排卵后稍减少。在排卵后 1 ~ 2d，颗粒黄体细胞开始分泌雌激素使血液循环中雌激素又逐渐上升。在排卵后 7 ~ 8d 黄体成熟时，形成血液循环中雌激素第二高峰，此峰低于排卵前第一高峰。此后，黄体萎缩，雌激素水平急剧下降，于月经期前达最低水平。

（3）孕激素：卵泡期卵泡不分泌 P_4，排卵前成熟卵泡的颗粒细胞在 LH 排卵高峰的作用下黄体化，开始分泌少量 P_4。当卵泡接近排卵时，颗粒细胞增加了排卵和黄体生成所需的 P_4 合成。排卵后颗粒黄体细胞分泌 P_4 逐渐增加，至排卵后 7 ~ 8d 黄体成熟时，分泌量达最高峰，以后逐渐下降，到月经来潮时降至卵泡期水平。

（4）调控机制：颗粒细胞产生性激素受多基因调控。miRNA 参与调控，在人颗粒细胞原代培养实验中，转染 80 个不同的基因编码 miRNA 前体，有 36 个 miRNA

抑制P_4释放，10个miRNA刺激P_4释放，57个miRNA抑制睾酮（T）释放，51个miRNA抑制E_2的释放。例如，miR-378能降低芳香化酶CYP19A1的表达及E_2的产生，点突变实验证实芳香化酶编码序列的3′非翻译区有2个结合位点对miR-378的功能很重要。

2. 颗粒细胞对周围细胞的影响

（1）调节卵泡生长和闭锁：颗粒细胞分泌细胞因子和转录因子等对于卵泡的生长与闭锁至关重要。在原始卵泡，颗粒细胞可分泌AMH，后者能维持卵泡池中原始卵泡激活数目和未激活数目之间的平衡。在小鼠，AMH缺失将使得原始卵泡的募集增加并迅速消耗静息卵泡。敲除AMH后，可在小鼠观察到更多的窦前卵泡和小卵泡。另一重要因子，干细胞因子（stem cell factor，SCF）又称c-kit的配体（kit ligand，KL），由卵巢颗粒细胞产生，与位于卵母细胞、卵泡膜细胞和基质细胞的受体结合，发挥调节作用。SCF是第一个被认为可以促进原始卵泡发育的因子。在体外实验中，出生4d卵巢存在自发性卵泡发育，SCF可明显增加这种自发性发育，其中和抗体ACK-2可完全阻断这种促发育过程，表明卵巢中有内源性因素促进原始卵泡发育，SCF能在此基础上进一步诱导原始卵泡发育启动。对新生鼠注射SCF抗体ACK-2后，可影响原始卵泡的发育启动以及初级卵泡的生长。SCF还能与位于基质细胞的Kit结合，促进基质细胞向卵泡膜细胞转化，环绕于卵泡，使原始卵泡向初级卵泡转化。因此，SCF可能是原始卵泡向初级卵泡转化的关键因子。SCF还可以通过SCF/c-kit信号通路调节卵巢激素的分泌及卵泡的生长发育。SCF与细胞膜c-kit受体结合后，通过激活细胞内的酪氨酸激酶，从而抑制细胞凋亡。

在初级卵泡，胰岛素样生长因子（insulin-like growth factor，IGF）及其受体IGF-IR是由颗粒细胞产生，IGF-1转录因子在小鼠初级卵泡时期表达量较低，直到窦前卵泡和窦状卵泡早期将增大到最大值，敲除IGF-1，卵泡发育将停止在小的窦状卵泡，无法发育成熟。另一方面，IGF-1有助于FSH诱导芳香化物的产生，也可以促进LH受体的表达，敲除IGF-1，FSH受体的表达将出现异常。此外，IGF可以促进卵泡优势选择期卵泡对性腺轴的应答，这是卵泡生存的重要机制之一。它还能增强颗粒细胞分泌雌激素功能，促进颗粒细胞增殖，抑制颗粒细胞凋亡。在优势卵泡选择期，卵泡液中抑制素A的浓度随着卵泡的成熟而增加，而抑制素B、激活素A、游离卵泡抑素则没有表现出随卵泡大小的变化。抑制素A水平的升高与颗粒细胞内抑制素Aα、β亚单位mRNA的表达增加相关。

FSH促使卵泡从次级卵泡期过渡到窦状卵泡期。虽仍有许多未知，但已明确窦腔的形成和发育，颗粒细胞表达的水外膜蛋白7、8、9形成的水通道能介导窦腔发育所需水的快速流入。由于经由水外膜蛋白进行水的净转运需要渗透梯度，因此认为颗粒细胞也能活跃转运离子，以产生这种梯度。

排卵前5~6d，卵泡发生快速膨胀，这是颗粒细胞增殖以及窦腔液累积的结果。即将排卵的卵泡加速膨胀可能引起月经中期盆腔疼痛，细胞周期基因表达产生的细胞周期蛋白D_2对这种膨胀很重要，无周期蛋白D_2功能的小鼠表现出颗粒细胞增殖受损，并随之出现排卵缺陷。也有研究发现，排卵前期卵巢的颗粒细胞中表达有端粒酶活性，其活性受FSH、HCG、verapamil、db-cAMP等的影响，并且端粒酶活性与颗粒细胞增殖功能相关。

颗粒细胞凋亡是卵泡闭锁的重要机制，颗粒细胞的凋亡早于卵母细胞和膜细胞的凋亡，是启动卵泡闭锁的起始细胞。颗粒细胞表达的FOXO3也具有重要作用，其能促进猪卵泡的闭锁，过度表达FOXO3时也能诱导颗粒细胞的凋亡。此外，Shp2作为一种表达广泛的蛋白酪氨酸磷酸酶，对维持胞质信号的平衡至关重要，它参与调控多种生长因子信号介导的细胞生长、分化等生理过程。

研究发现，生长卵泡颗粒细胞中敲除Shp2后发现，生长卵泡颗粒细胞中Shp2的下调能够选择性地降低FSH诱导的卵泡发育关键基因的表达而对LH诱导的排卵相关基因的表达无显著影响。另外，生长卵泡颗粒细胞Shp2的下调能够促进卵巢内卵泡闭锁和黄体化，进一步的信号通路机制探讨发现生长卵泡颗粒细胞Shp2敲除导致ERK1/2及Akt磷酸化水平的下调。

（2）调节卵母细胞生长成熟：颗粒细胞与卵母细胞之间的联系主要是通过缝隙连接进行的，cAMP、IP3、Ca^{2+}、氨基酸等营养物质及小分子化学信使可通过缝隙连接从颗粒细胞进入卵母细胞，引起蛋白质的磷酸化和去磷酸化，促使卵母细胞的生长与成熟（具体可见第四章）。

颗粒细胞也能够防止卵母细胞免受氧化损伤，在牛CEOs或DOs与颗粒细胞共培养体系中，颗粒细胞GSH的提高会使卵母细胞的成熟率提高。CEOs和DOs培养研究还发现，氧化损伤物质ROS能显著抑制猪卵母细胞成熟分裂，使DNA断裂或损伤。但是CEOs中颗粒细胞能够通过XOD系统（即次黄嘌呤-黄嘌呤氧化酶）消除体外ROS的损伤作用。

颗粒细胞对卵母细胞核质胞质成熟也有影响。卵母细胞的闭锁与包裹它的颗粒细胞组成的微环境有很大关系，只有少量颗粒细胞黏附甚至无颗粒细胞包裹的卵母细胞中基本没有成熟分裂，而A级（颗粒细胞包裹等于或大于3层）CEOs成熟比率较高。小鼠颗粒细胞的凋亡可导致卵母细胞的DNA发生片段化、浓缩和退化。体外受精研究发现，只有包裹颗粒细胞的卵母细胞受精的胚胎才有发育能力，对小鼠卵母细胞DOs培养并达到MⅡ，但由于胞质欠佳，导致受精胚胎发育能力受阻，而CEOs发育而成的胚胎潜力却较好。

（3）颗粒细胞在受精中的作用：涉及精子与卵子之间多步骤、多成分的相互作用。就哺乳动物而言，受精发生前，精子需要穿过颗粒细胞与卵子周围的透明带识别并结合，发生顶体反应（acrosome reaction，AR），从而完成受精过程。颗粒细胞包裹在卵母细胞周围不仅起到物理连接作用，而且颗粒细胞分泌的类固醇激素和透明质酸酶等物质通过自分泌、旁分泌的方式调节卵母细胞的受精过程，并帮助精子获能和穿入卵母细胞，同时有利于精子的解聚及雄原核的形成。在体内，排卵发生后，刚排出的卵母细胞周围存在扩散的颗粒细胞。在体外受精（in vitro fertilization，IVF）的临床与研究中也可见相类似现象，无论是获得成熟的人卵丘-卵母细胞复合体（COCs），还是其他动物研究获得体外成熟的COCs，其颗粒细胞层均呈扩散状态，并紧紧黏附在成熟的卵母细胞上。

颗粒细胞的存在有利于卵子受精及受精后发育，去除颗粒细胞的卵母细胞IVF的卵裂率、囊胚率均较低，异常受精率较高。在对牛的研究中发现，颗粒细胞能够防止卵母细胞的提前硬化，吸引、羁绊和选择精子，同时有助于精子获能、顶体反应和穿入卵母细胞。随着体外受精技术的发展，对IVF的研究也在逐年深入，有学者在对IVF过程的研究发现，颗粒细胞分泌的睾酮与精子质膜上的受体相结合能刺激精子的超活化，并提高精子的顶体反应，有利于受精；同时，颗粒细胞分泌的透明质酸对于精子的获能具有相当重要的作用。临床研究还发现，颗粒细胞凋亡异常往往伴随着卵母细胞形态及受精异常等IVF不良结局。目前对于颗粒细胞在受精中作用的研究报道较少，但颗粒细胞在受精中的作用是绝对不能忽视的，相信随着辅助生殖技术（assisted reproductive technology，ART）的发展，颗粒细胞在受精中的作用将会越来越明确。

（4）颗粒细胞对胚胎生长质量与潜能的影响：颗粒细胞与卵母细胞通过复杂的连接机制建立联系，并相互调节生长与发育。对人和小鼠的研究发现，颗粒细胞影响着卵母细胞体外受精（IVF）后原核、囊胚的形成及第2天、第3天胚胎的卵裂，颗粒细胞的基因表达及其生长状态与卵子的发育潜能密切相关。对颗粒细胞的基因表达谱进行研究后发现，胚胎质量与颗粒细胞的基因表达谱具有相关性，颗粒细胞的基因表达谱的检测能够预测胚胎的质量及发育潜能。颗粒细胞的凋亡与胚胎的质量显著相关，并直接影响IVF结局。成熟、发育良好的MⅡ卵子、受精的MⅡ卵子及受精后发育良好形成优质胚胎的MⅡ卵子，其对应的颗粒细胞的凋亡率较低。而子宫内膜异位症患者颗粒细胞凋亡率增加，可能原因是患者卵巢局部微环境改变，影响了卵子周围颗粒细胞的生长状态，造成卵泡的形成异常，细胞周期发生改变，从而影响卵子的质量，导致卵子发育障碍。此外，卵母细胞通过自分泌的BMP-15来防止颗粒细胞凋亡从而促进自身的生长与发育，因此颗粒细胞的凋亡状态可以预测妊娠结局，而利用凋亡相关基因则可以对卵子、胚胎进行筛选，从而获得较好的临床结局。

卵裂作为胚胎发育的重要标志，卵裂的时间及均匀程度能够预测囊胚形成的比率及妊娠结局。研究发现，正常受精后第2天卵裂与未卵裂胚胎对应的颗粒细胞中有8个基因表达有明显差异，这些差异基因与低氧胁迫导致延缓卵母细胞成熟相关程序有关，其中颗粒细胞中瞬时受体电位M7通道（TRPM7）和IP3-激酶A（ITPKA）在胚胎卵裂中起到关键作用，可用于预测胚胎的卵裂。在第3天可发育至优质胚胎的颗粒细胞中Gremlin 1蛋白（Gremlin-1，GREM1）、前列腺素内过氧化物合成酶2（PTGS2）和透明质酸合酶2（hyaluronic acid synthetase 2，HAS2）这3个基因高表达，在卵巢储备能力下降的患者中颗粒细胞的GREM1基因表达下调近3倍。在成熟卵子对应的颗粒细胞中，PTGS2高表达，蛋白聚糖（versican，VCAN）低表达，PTGS2与卵母细胞的成熟度呈正相关，通过与蛋白激酶C（PKC）相互作用来调控卵母细胞发育的母性抗原基因能在颗粒细胞中转录，并能够调控胚胎发育至桑葚胚或囊胚期；颗粒细胞中BCL2L11基因的上调表达和PCK1、NFIB基因的下调表达与优质胚胎的形成和成功妊娠有关，而颗粒细胞黄素化过程中表达升高的CAMK1D和EFNB2两个基因用于筛选植入前的胚胎，亦可获得较高的妊娠率。

因此，通过研究颗粒细胞中相关基因的表达情况来筛选优质的卵母细胞，从而提高受精率和妊娠结局是可能的。在体外培养过程中，哺乳动物早期胚胎发育经常伴有"发育阻滞"现象的发生，但"发育阻滞"发生的时间随物种的不同而有所不同。目前多采用颗粒细胞与受精卵共培养的方法则能够有效解决或减缓发育阻滞的问题，其机制可能是颗粒细胞分泌的丙酮酸、特异的蛋白质以及细胞生长因子能够有效中和培养液中的毒素成分、氧自由基并能够降低氧气压力，从而克服胚胎发育阻碍。

（三）卵巢颗粒细胞的体外培养

在毒理学研究中，为了能够深入研究卵巢毒理的机制，常常利用颗粒细胞建立细胞模型进行细胞和分子层面的探索。

1. **人颗粒细胞体外培养**　获取人的卵巢颗粒细胞随着科学技术的发展早已成为可能，其培养体系也在近年逐步完善（培养具体方法可见第三章）。体外培养人卵巢颗粒细胞（图5-2），在初始阶段卵巢颗粒细胞形状呈圆形或椭圆形，表面可见黑色的颗粒状物质；培养24h细胞处于贴壁生长期；培养2d后细胞明显增殖，贴壁良好，生长旺盛，细胞核大、圆，胞质饱满、透光性好，颗粒丰富；细胞与细胞之间有延长的丝状突起相互连接；培养第3～5天达到分裂高峰，HE染色后在光镜下可见贴壁细胞形态完整，呈梭形或星形，边缘清晰，大小均一，细胞核大且圆，呈深蓝色，胞质透光性好、富含颗粒及空泡。在透射电镜下可见颗粒细胞体积较大，细胞膜完整，核明显，核内染色质分布均匀，胞质中有线粒体、粗面内质网等细胞器（图5-3）；第6～7天开始出现类似成纤维细胞的形态，细胞逐渐变形、退化，表现为星形形态消失、丝状突起消失等。

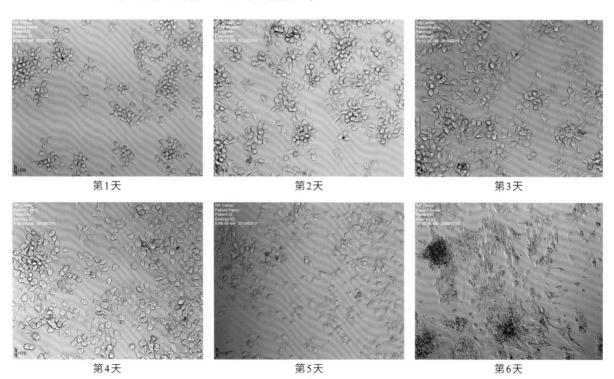

第1天　　　　　　　　第2天　　　　　　　　第3天

第4天　　　　　　　　第5天　　　　　　　　第6天

图5-2　原代培养人卵巢颗粒细胞生长发育过程（引自：Sun, et al., 2011）

2. 大鼠颗粒细胞体外培养　我们实验室已建立并使用大鼠颗粒细胞培养体系进行毒理学研究已有较长的时间。作为原代细胞培养的（具体步骤详见第三章），提取颗粒细胞后0~2h的初始阶段，卵巢颗粒细胞形状呈圆形或椭圆形，表面可见黑色的颗粒状物质；培养4~6h细胞开始进入贴壁生长期，少部分细胞伸出触角，形状呈长梭形；培养10~12h细胞基本呈贴壁生长，绝大部分细胞伸出触角贴于细胞培养皿上，细胞呈不规则形状，生长旺盛，细胞核大，胞质饱满、透光性好、细胞与细胞之间有延长的丝状突起相互连接；培养24~26h，颗粒细胞形态可有多边形和梭形表现；培养约3d，细胞生长旺盛，光镜下可见贴壁细胞形态完整，呈梭形或星形，边缘清晰，大小均一，胞质透光性好（图5-4C）。Hoechest33258染色可见在光镜下正常组颗粒细胞基本为淡蓝色，纳米颗粒物染毒72h后，颗粒细胞蓝光的荧光量上升，细胞颜色加深，细胞出现凋亡（图5-4A、B）。在透射电镜下，培养36h，对照组大鼠卵巢颗粒细胞膜完整，细胞结构清楚，细胞核清晰，核膜清楚，核仁明显，核染色质分布均匀，未见异染色质，线粒体丰富，其结构及板块嵴清楚完整（图5-5A）；如若染毒10h大鼠卵巢颗粒后，可见大鼠卵巢颗粒细胞发生变化，形态不规则，出现不同程度的皱缩，核膜波动，线粒体结构出现损害，板块嵴稀疏，凋亡小体开始形成（图5-5B）；如若染毒20h鼠卵巢颗粒细胞后，大鼠卵巢颗粒细胞的细胞膜崩解，核染色质完全凝聚成块状且边集，线粒体出现肿胀、空泡，出现凋亡小体（图5-5C）。

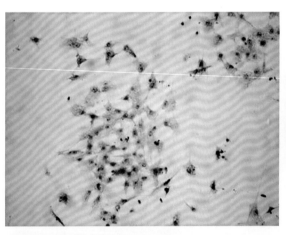
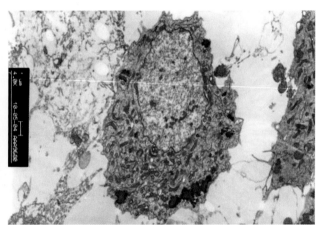

图5-3　原代培养人卵巢颗粒细胞（引自：Sun，et al.，2011）

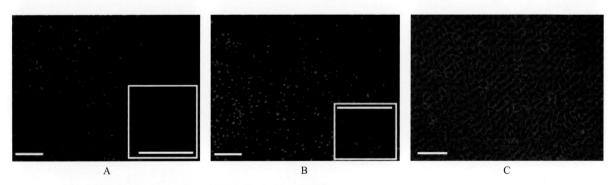

图5-4　原代大鼠卵巢颗粒细胞纳米颗粒物染毒12h的观察结果
　　　A. 对照组大鼠卵巢颗粒细胞；B. 染毒组；C. 对照组大鼠颗粒细胞光镜下形态，×200（引自：Liu，et al.，2018）。

三、几种环境毒物对卵巢颗粒细胞影响的研究

（Effects of Some Environmental Toxicants on Ovarian Granulosa Cells）

（一）环境内分泌干扰物对颗粒细胞的影响

1. **大豆异黄酮**（soy isoflavones） 属于黄酮类化合物中的异黄酮类。染料木素（genistein）也称为染料木黄酮或金雀异黄素，是大豆异黄酮的重要活性成分。染料木黄酮的结构与内源性雌二醇（estradiol，E_2）相似，可以作用于ER发挥雌激素和抗雌激素作用。至于表现为哪种作用，取决于局部浓度、作用的组织及受体水平。染料木黄酮与雌激素受体（ERα和ERβ）均能结合，但对ERβ的亲和力更高。此外，染料木黄酮还可以与G蛋白偶联受体30（G protein-coupled receptor 30，GPR30）结合。但也有研究表明，染料木黄酮直接作用于鸡颗粒细胞及猪黄体化颗粒细胞是通过与ERβ结合，而不是与ERα和GPR30结合。

（1）对颗粒细胞生长发育的影响：体内和体外试验显示染料木黄酮对人、猪、鸡、鼠等的卵巢颗粒细胞均有毒作用（无论哺乳动物是新生期还是发育晚期，颗粒细胞处于增殖期还是黄体期），但对发育晚期的动物细胞更加敏感。

断乳至性成熟期Wistar大鼠持续暴露50～200mg/kg大豆异黄酮会抑制颗粒细胞增殖分化，诱导颗粒细胞凋亡，且在卵母细胞和膜细胞形态正常，细胞核较为完整情况下即可见部分颗粒细胞已凋亡，提示颗粒细胞可能是大豆异黄酮的第一靶细胞。在机制研究发现，大豆异黄酮诱导颗粒细胞凋亡途径可能涉及Fas介导的死亡配体受体和Bcl-2/Bax介导的线粒体凋亡信号通路的激活。此外，研究也观察到细胞Bcl-2 mRNA表达可随着大豆异黄酮剂量上升而显著增加，但最高剂量组Bcl-2蛋白表达却下降，同样Fas mRNA表达上调，但其蛋白质表达与Bcl-2蛋白表达类似（先上升后下降）。

（2）对颗粒细胞激素合成分泌及酶的影响：体内试验观察到染料木黄酮可上调性成熟早期的鼠和鸡的ERβ、StAR、P450scc和3β-HSD的基因表达，增加P_4的产生，但对E_2无作用。体外试验，人和猪颗粒黄体细胞染料木黄酮暴露后，其可下调颗粒细胞17 17β-HSD、芳香化酶的活性和其mRNA表达，抑制P_4生成；鸡发育卵泡的颗粒细胞暴露染料木黄酮后，染料木黄酮可通过增加与ERβ结合，上调StAR，P450scc和3β-HSD的基因表达，从而增加P_4表达，但不影响E_2表达。上述研究显示，染料木黄酮对颗粒细胞雌、孕激素表达的影响因模型不同有所差异。

（3）对颗粒细胞瘤影响：染料木黄酮具有蛋白酪氨酸激酶（protein tyrosine kinase，PTK）抑制剂的活性，可抑制颗粒细胞增殖，但是对颗粒细胞瘤结果却不同。染料木黄酮可通过调节人卵巢颗粒细胞瘤细胞系（人JGCT，COV434）中雌激素受体的表达，抑制促凋亡基因（*Bad*、*Bak1*、*Bax*、*Bok*）表达或caspase依赖性凋亡信号转导通路，促进颗粒瘤细胞生长。

对颗粒瘤细胞的影响也可通过基因敲除鼠来进行机制研究。例如，每天食用大

豆异黄酮的发育遗传修饰小鼠模型（JGCT，Smad1/Smad5条件性双敲除小鼠），虽大豆异黄酮不会影响颗粒细胞瘤的发生，但Smad1和Smad5的丢失会改变小鼠颗粒细胞中ERα（Esr1）的表达，增加小鼠颗粒细胞瘤细胞对染料木黄酮敏感性。

2. **双酚A（BPA）** 是一种化学药品，主要用于制造聚碳酸酯塑料、环氧树脂，以及作为其他塑料的添加剂。美国环境保护署（Environmental Protection Agency，EPA）将双酚A的安全水平定为50μg/（kg·d）。而欧洲食品安全局（European Food Safety Authority）的临时每天容许摄入量已降至4μg/（kg·d）。BPA被认为具有雌激素活性，BPA与ERα和ERβ均可结合，对ERβ亲和力比ERα和高约10倍。体内研究发现，低剂量[2.5～2 700μg/（kg·d）]的BPA暴露可减少成年大鼠所有生长发育卵泡类型的数量，增加卵泡闭锁，并改变了卵泡的microRNA表达。体外实验发现，BPA能作用于卵巢颗粒细胞，减少人颗粒细胞的DNA合成，但无DNA断裂作用；BPA也可通过改变大鼠颗粒细胞与甾体生成相关的关键基因的表达，使P450scc等甾体激素相关酶的表达上调，StAR和P450arom mRNA表达下调，影响颗粒细胞甾体激素的合成分泌（P_4含量上升，E_2含量下降）；人颗粒细胞BPA暴露也可抑制FSH诱导的芳香化酶产生，使E_2的分泌下降；BPA暴露后，颗粒细胞中芳香化酶抑制剂（PPARγ）增加，且PPARγ的增加与芳香化酶的减少呈剂量依赖关系。由此可见，BPA可作用于卵巢颗粒细胞，具有细胞毒作用；BPA通过改变颗粒细胞的激素生成相关的关键酶的基因表达，使颗粒细胞激素合成分泌紊乱。但仍需要更深入的分子机制研究来确定双酚A影响颗粒细胞的毒作用机制。

3. **邻苯二甲酸酯类（PAEs）** 通过激活卵巢颗粒细胞中的过氧化物酶体增殖物激活受体（peroxisome proliferators activated receptors，PPARs）家族中的PPAR和PPAR的来抑制芳香化酶P450arom mRNA的表达，从而降低E_2的水平，改变排卵周期，致排卵异常；PAEs还能引起大鼠颗粒细胞体积减小，进而减小卵泡体积，诱导多囊卵巢的出现。

PAEs中使用最广泛的是邻苯二甲酸二异辛酯（DEHP）。DEHP在塑料聚合物中以单体形式存在，主要通过消化道进入体内，并在人体内发生水解生成邻苯二甲酸单乙基己基酯（phthalic acid mono-2-ethylhexyl ester，MEHP）。体内研究显示，DEHP及MEHP均可抑制小鼠窦状卵泡生长，并诱导窦状卵泡闭锁，DEHP还可诱导成年ICR小鼠颗粒细胞凋亡。体外研究显示，MEHP可引起大鼠颗粒细胞凋亡，并通过氧化应激引起母马卵丘细胞凋亡。而外源性E_2干扰了MEHP诱导的小鼠卵泡中AIFM1和BCL2L10的表达变化，表明MEHP诱导的卵泡闭锁和基因表达的改变与E_2水平的降低有关。此外，邻苯二甲酸丁酯也通过改变芳香烃受体（aryl hydrocarbon receptor，AhR）和CYP1B1的表达进而诱导人颗粒细胞死亡。

（二）电磁辐射对卵巢颗粒细胞的影响

非电离辐射和电离辐射均属于电磁辐射中的特定波段，以电磁波的形式在空间向四周辐射传播。随着工业、网络、通信、广播、电视的普及和这些设备功率及频率的日益增高，电磁辐射所发出的辐射强度也日益增高，因而已经成为一种新的环境污染，直接影响人类的生活环境和身体健康。卵巢对辐射呈高度敏感性，较易受到辐射损伤。

1. **电离辐射**　指波长小于100nm的电磁辐射，是由直接或间接电离粒子或二者混合组成的辐射。波长短、频率高、能量高是电离辐射的特点，其种类很多，高速带电粒子有α粒子、β粒子、质子，不带电粒子有中子、X射线、γ射线。

目前X射线、γ射线和中子射线在医疗上用得较多。X射线又称伦琴射线，是波长介于紫外线和γ射线之间的电磁辐射，波长0.01～100Å，频率30PHz～300EHz，穿透力强，多用于医院X线检查。γ射线又称γ粒子流，其频率高于1.5千亿Hz，波长短于0.01Å；γ射线的频率比X射线高而波长比X射线短，穿透能力更强；γ射线对细胞有杀伤力，医疗上常用来治疗有氧癌细胞的放射治疗。中子射线是由中子粒子组成的粒子流，不带电，穿透能力强，它像γ射线一样可通过和物质的相互作用产生的次级粒子间接地使物质电离，按其能量由低到高分为热中子（小于0.5eV）、慢中子、中能中子、快中子、高能中子（大于10MeV）。癌变组织通常分有氧型和乏氧型两类细胞，其中有氧癌细胞易被X射线、γ射线及电子束杀死，但乏氧癌细胞只对中子射线敏感，因此中子射线常用于乏氧癌细胞的放射治疗。

（1）X射线：研究表明，高剂量（15Gy）X射线照射猫头鹰卵巢3d后，观察到黄体功能严重退化，激素P_4分泌受阻。3Gy X射线小鼠全身照射24h，6d后发现X射线抑制卵巢颗粒细胞增殖，促进颗粒细胞凋亡，并上调Cyt C和caspase-3在卵巢细胞中的表达水平，不同卵泡对电离辐射不同，原始卵泡与初级卵泡对电离辐射最为敏感，而窦前卵泡及成熟卵泡敏感性较低。

（2）γ射线：对卵巢有损伤作用。青春期前小鼠用8.3Gyγ射线照射仅2h后即可观察到初级与次级卵泡的退化。用6.94Gy（致死剂量的30%）照射3～24h后p53、p21的mRNA和蛋白在颗粒细胞的细胞核中表达明显上升，提示γ辐射诱导青春期前小鼠卵巢的细胞毒作用。3.2Gy前射线照射大鼠全身后，卵巢颗粒细胞发生氧化性损伤，促进细胞凋亡，同时抑制细胞增殖，影响颗粒细胞的功能，最终可导致卵巢早衰的发生。

对雌性B6C3F1小鼠进行连续低剂量率（20mGy/g）连射线照射400d，可导致卵巢发生卵巢颗粒细胞瘤的潜伏期缩短、发病率显著上升，并且出现死亡现象。当人卵巢颗粒肿瘤细胞株（COV434）暴露于1～5Gy 生射线后30min，便可检测到急剧增加的ROS水平，随后发生卵巢颗粒细胞凋亡。小鼠卵巢颗粒细胞瘤细胞株（OV3121）被接种到受连续辐照LDR/HD 射线400d的雌性B6C3F小鼠，结果发现早期即可诱发肿瘤发生，同种异体混合淋巴细胞反应显著降低，提示γ射线辐射引起特异性免疫反应降低，增强颗粒细胞瘤的发生，缩短小鼠寿命。

（3）中子射线：7日龄雌性小鼠暴露于1.0Gy单能中子（0.317MeV、0.525MeV和1.026MeV）、^{252}Cf裂变中子（2.13MeV）、^{137}Cs的γ射线，结果显示在单能中子（26.1%）和γ射线（35.5%）诱发了管状腺瘤，而颗粒细胞瘤仅在γ射线组（1.0Gy为3.2%，3.0Gy为15.6%）中出现。3Gyγ射线局部照射卵巢可诱发颗粒细胞瘤发生率上升为27.3%。0.525MeV的中子引起颗粒细胞凋亡的能力高于2.13MeV的中子，而中子比γ射线具有更高的诱导卵母细胞和颗粒细胞凋亡的作用，且与抑制颗粒细胞肿瘤的发展有关。

2. 非电离辐射

（1）射频辐射（radio frequency radiation，RFR）：是非电离辐射的一部分，又称无线电波，频率在100kHz～300GHz的电磁辐射，能量较小、波长较长是其特点，包括微波（microwave）和高频电磁场（high-frequency electromagnetic field，HF-EMF）。微波的频率为300MHz～300GHz，高频电磁场的频率为100kHz～300MHz。

1）微波：大鼠受到高功率微波（2.856GHz，40～80mW/cm^2）辐照后5min即可引起卵泡内层细胞变性，发育不同阶段的卵泡均可发生闭锁，黄体细胞发生凋亡。透射电镜下可见细胞超微结构发生改变，出现轻度线粒体水肿、内质网扩张；辐射20min后可见卵母细胞内次级溶酶体增多，微绒毛发生肿胀，间质细胞凋亡、裂解。将培养的大鼠颗粒细胞暴露于手机使用的连续波（1 800MHz；SAR 1.2或2W/kg）和间歇波（5min开启 / 10min关闭）16h后均引起细胞DNA单链和双链断裂，且间歇暴露比连续暴露作用更强。SD大鼠在妊娠第13～21天，每天暴露于连续 RFR（900MHz）1h，导致产后雌性幼崽原始和发育卵泡数量减少，闭锁卵泡数量和颗粒细胞凋亡数量显著增加，颗粒细胞胞质空泡化。

2）高频电磁场：Wistar大鼠暴露高频电磁场（频率30MHz，平均电场强度为100～1 600V/m）对女（雌）性性腺均有毒作用，卵巢损害最早以激素分泌功能改变为主，随后抑制卵泡发育并促进卵泡闭锁和黄体生成。暴露HF-EMF可诱导大鼠卵巢颗粒细胞凋亡，在电镜下可观察到颗粒细胞的超微结构明显改变，细胞核染色质边集，凋亡小体增多，线粒体出现肿胀、水肿，甚至空泡状。研究也发现，Bcl/Bax所介导的线粒体信号通路是HF-EMF诱导卵巢细胞凋亡的重要通路。诊断超声波（7.5MHz，13mW/cm^2）对大鼠卵巢持续辐照30min可诱发卵巢组织颗粒细胞凋亡，处于不同发育时期的卵泡对其敏感度不同，卵泡内的颗粒细胞对诊断超声的敏感度由高到低依次为：排卵后黄体退化到白体阶段的颗粒黄体细胞、原始卵泡、生长卵泡、刚排卵后的颗粒黄体细胞。

（2）中低频电磁场：中频电磁场（intermediate frequency electromagnetic field，IF-EMF）的频率为300Hz～100kHz，极低频电磁场（extremely low frequency electromagnetic field，ELF-EMF）的频率为0～300Hz，由电力供应（高压输电线）和各类家用电器产生的电磁场。大鼠全身暴露于中频电磁场（20kHz，6.2mT）90d（8h/d，5d/w），对其卵巢组织并无影响。但体外实验发现，用极低频电磁场（33/50Hz）辐射小鼠窦前卵泡，两个频率均可降低颗粒细胞E$_2$合成分泌，但无促进颗粒细胞凋亡作用，因此暴露于ELF-EMF可能会降低卵泡达到发育阶段的能力，从而削弱哺乳动物女性的生殖潜能。

（三）其他毒物

1. 香烟烟雾对颗粒细胞的影响

（1）引起颗粒细胞凋亡与自噬：香烟烟雾含有多种有害化学物质。研究表明，小鼠暴露B[a]P（香烟烟雾成分）会上调与凋亡相关的p53和caspase-3基因表达量，诱导小鼠卵巢颗粒细胞凋亡，增加卵泡早期闭锁数量；小鼠暴露B[a]P，在卵丘细胞中发现苯并ap-7,8-9,10二醇环氧-DNA加合物，同时卵丘细胞DNA损伤和卵丘细胞凋亡增加。香烟烟雾成分尼古丁也可诱导大鼠卵巢颗粒细胞凋亡，升高caspase-3基因表达水平。香烟烟雾还可引起卵巢颗粒细胞自噬，导致原始卵泡耗竭，小鼠全身暴露于香烟烟雾通过自噬介导的颗粒细胞死亡导致卵巢卵泡减少，自噬级联蛋白BECN1和LC3表达上调，而Bcl-2表达下调。

（2）对颗粒细胞激素合成分泌功能和相关酶的影响：人颗粒黄体细胞（human granulosa-lutein cell，HLGC）暴露于香烟烟雾中，可导致E_2和P_4的水平均下降，CYP1B1的基因和蛋白表达水平呈现剂量依赖反应。在香烟烟雾暴露后，人体的卵泡液中发现B[a]P。用人体卵泡液中的B[a]P浓度染毒大鼠颗粒细胞，发现培养基中E_2浓度明显下降。用B[a]P染毒小鼠卵巢卵泡，培养液中E_2和AMH浓度均明显降低。

（3）对子代卵巢颗粒细胞的影响：将雌性Wistar大鼠从妊娠开始到仔鼠出生后2周暴露于环境烟草烟雾（environmental tobacco smoke，ETS），即二手烟，结果发现仔鼠卵巢颗粒细胞凋亡上升，细胞DNA损伤，窦状卵泡数下降。宫内接触香烟烟雾减少了雌性子代卵巢储备，引起了母体吸烟对人类卵巢功能的世代影响的担忧。女性吸烟者或暴露于ETS的女性卵巢功能降低，如颗粒细胞和卵泡数量减少、E_2水平降低，女性受孕率降低、更年期提早等。

2. **烹调油烟**（cooking oil fumes，COFs） 是食用油脂煎炸食物时发生剧烈化学变化后产生的成分复杂的混合物产物，广泛存在于居民家庭和餐饮业厨房内，是室内主要污染物之一。COFs化学成分复杂，有300多种化合物，其中绝大部分是有毒化学成分，还含有许多已知致突变物和致癌物。COFs的成分大多为脂溶性物质，经呼吸道吸入后，能经肺泡吸收进入血液循环到达卵巢，导致卵巢细胞生长发育和激素分泌功能损伤。

烹调油烟暴露可使女性妊娠高血压、早产、自然流产的发生率增加。体内试验，亚慢性接触COFs[0.5～4h/d，油烟浓度为（32.21 ± 5.11mg/m³，56d）可诱导卵巢颗粒细胞凋亡，使成熟卵泡数量减少、闭锁卵泡数量增加，caspase-3、caspase-9、Bax mRNA表达水平下调，提示线粒体凋亡信号通路可能是COFs诱导卵巢细胞凋亡的重要途径之一。体外试验，大鼠卵巢颗粒细胞染毒COFs（5～1 600μg/mL，24h），COFs可抑制颗粒细胞增殖分化，诱导颗粒细胞凋亡，引起P_4、E_2激素水平下降，且COFs引起的这些不良作用与上调STAT3、ERK mRNA的表达水平有关。研究也显示，COFs可引起GPR30/EGFR mRNA表达异常，而GPR30/EGFR mRNA可能参与了雌激素对卵巢颗粒细胞生长和发育调节作用，但COFs对颗粒细胞毒作用是否由GPR30介导或还有其他相关机制尚需进一步研究。

（徐幽琼　刘　瑾）

参考文献

[1] PATRICIA B. HOYER. Ovarian toxicology.2nd ed. Florida：CRC Press，2006.

[2] 沈铿，马丁.妇产科学.3版.北京：人民卫生出版社，2015.

[3] 李和，李继承.组织学与胚胎学.3版.北京：人民卫生出版社，2015.

[4] 石一复，郝敏.卵巢疾病.北京：人民军医出版社，2014.

[5] WANG W, SUN Y, LIU J, et al. Soy isoflavones administered to rats from weaning until sexual maturity affect ovarian follicle development by inducing apoptosis. Food Chem Toxicol，2014，72：51-60.

[6] XIAOYANG ZHANG, YONGHUA HE, QUANHUI LIN, et al. Adverse effects of subchronic exposure to cooking oil fumes on the gonads and the GPR30mediated signaling pathway in female rats. Molecular & Cellular Toxicology，2020，16：13-24.

[7] MANSOURI-ATTIA N, JAMES R, LIGON A, et al. Soy promotes juvenile granulosa cell tumor development in mice and in the human granulosa cell tumor-derived COV434 cell line. Biol Reprod，2014，91（4）：100.

[8] NITTA Y, HOSHI M. Relationship between oocyte apoptosis and ovarian tumors induced by high and low LET radiations in mice. Int J Radiat Biol，2003，79（4）：241-250.

[9] OISHI H, KLAUSEN C, BENTLEY GE, et al.The human gonadotropin-inhibitory hormone ortholog RFamide-related peptide-3 suppresses gonadotropin-induced progesterone production in human granulosa cells. Endocrinology，2012，153：3435-3445.

[10] KILIC S, YUKSEL B, LORTLAR N, et al. Environmental tobacco smoke exposure during intrauterine period promotes granulosa cell apoptosis: a prospective, randomized study. J Matern Fetal Neonatal Med，2012，25（10）：1904-1908.

[11] SIROTKIN AV, OVCHARENKO D, GROSSMANN R, et al. Identification of micro RNAs controlling human ovarian cell steroidogenesis via a genome-scale screen. J Cell Physiol，2009，219（2）：415-420.

[12] SIROTKIN AV, LAUKOVA M, OVCHARENKO D, et al. Identification of micro RNAs controlling human ovarian cell proliferation and apoptosis. J Cell Physiol，2010，223（1）：49-56.

[13] LIU YD, LI Y, FENG SX, et al. Long Noncoding RNAs: potential regulators involved in the pathogenesis of polycystic ovary syndrome.

卵巢毒理学
Ovarian Toxicology

Endocrinology, 2017, 158（11）: 3890-3899.

[14] XIAO YQ, SHAO D, TONG HB, SHI SR. Genistein increases progesterone secretion by elevating related enzymes in chicken granulosa cells. Poult Sci, 2019, 198（4）: 1911-1917.

[15] NYNCA A, SADOWSKA A, ORLOWSKA K, et al. The effects of phytoestrogen genistein on steroidogenesis and estrogen receptor expression in porcine granulosa cells of large follicles. Folia Biol (Krakow), 2015, 63（2）: 119-128.

[16] CHOI JY, JO MW, LEE EY, et al. The role of autophagy in follicular development and atresia in rat granulosa cells. Fertil Steril, 2010, 93（8）: 2532-2537.

[17] TAKAI D, TODATE A, YANAI T, et al. Enhanced transplantability of a cell line from a murine ovary granulosa cell tumour in syngeneic B6C3F (1) mice continuously irradiated with low dose-rate gamma-rays. Int J Radiat Biol, 2011, 87（7）: 729-735.

[18] REVERCHON M, BERTOLDO MJ, RAMÉ C, et al. CHEMERIN (RARRES2) decreases in vitro granulosa cell steroidogenesis and blocks oocyte meiotic progression in bovine species. Biol Reprod, 2014, 90（5）: 102.

卵巢毒作用机制：下丘脑-垂体-卵巢轴调节功能障碍

（Hypothalamic-Pituitary-Ovarian Axis Disorders in Ovarian Toxicity）

第六章

环境有害因素的卵巢毒作用机制研究中，下丘脑-垂体-卵巢轴调节功能障碍常具有特殊的意义。本章重点讨论了毒物（双酚A、镉、农药等）对下丘脑、垂体、卵巢及其平衡调节功能的影响，并通过较系统地介绍二硫化碳雌性性腺毒性机制的研究，为进一步了解和揭示毒物卵巢毒作用机制中下丘脑-垂体-性腺轴调节功能障碍的特殊作用和意义提供参考。本章主要内容包括卵巢功能的神经内分泌调控、毒物对下丘脑-垂体-卵巢轴的影响、二硫化碳雌性性腺毒作用机制的研究等。

　　哺乳动物的下丘脑-垂体和卵巢及其分泌的激素在功能上相互作用，通过正负反馈调节作用，机体构成一个完整的神经内分泌生殖调节体系，即下丘脑-垂体-卵巢（HPO）轴。它在生殖活动中，在毒物卵巢毒作用及其机制中发挥了重要的作用，具有特殊的意义。

一、卵巢功能的神经内分泌调控
（Neuroendocrine Regulation of Ovarian Function）

　　在哺乳动物，下丘脑释放促性腺激素释放激素（GnRH），与垂体前叶上受体结合并致卵泡刺激素（FSH）和黄体生成素（LH）释放。FSH和LH与窦房滤泡上的受体结合并刺激甾体激素（雌激素和孕激素）的产生，同时雌激素和孕激素会负反馈调节下丘脑和垂体，调节GnRH、FSH和LH的分泌。

　　如图6-1所示，卵巢是重要的生殖器官。其功能活动受垂体和下丘脑的调控。其调控机制为腺垂体内促性腺激素细胞分泌FSH和LH随血流到达卵巢时，与分布在卵泡颗粒细胞膜上特异的FSH和LH受体相结合，从而发挥促卵泡生长和卵泡甾体生成的作用。而下丘脑则可以通过分泌GnRH来调节垂体FSH和LH的分泌，而间接影响卵巢的活动。同时，GnRH也可直接与卵巢作用，如临床上应用大剂量的GnRH有抑制生殖系统的作用。另一方面，卵巢能通过分泌甾体激素对下丘脑或垂体起负反馈作用。在大脑中，升高的雌二醇浓度在基因组水平发挥作用，可在调节GnRH释放的神经元网络内引起一系列变化。雌激素受体包括ERα和ERβ，是由位于不同染色体上的不同基因产生的。有人利用ERα和ERβ基因敲除小鼠来研究与雌二醇正反馈相关的雌激素

第六章
卵巢毒作用机制：下丘脑-垂体-卵巢轴调节功能障碍

117

受体类型，发现雌激素正反馈调节作用在ERβ基因敲除小鼠中是正常的，但在ERα基因敲除小鼠中却不存在。在去卵巢小鼠模型中，用选择性ERα和ERβ激动剂后，ERα激动剂可以产生正常的正反馈作用（即c-fos的GnRH神经元数量增加和LH水平增加），而ERβ激动剂则没有该效应，从而ERα受体的关键作用得到进一步证实。由此可见，在正负反馈调节GnRH神经元中，ERα起到关键作用。HPO之间存在神经内分泌网络的调节，相互影响，相互制约，是影响雌性动物生殖功能的统一体。

哺乳动物的卵巢在神经内分泌调节作用下，生殖功能呈现周期性的变化，我们将其称为发情周期。以下以大鼠为例，介绍大鼠的发情周期的变化及激素的调节作用。与雌性人类一样，雌性大鼠是自发的排卵者。青春期后，大鼠表现出有节律的4～5d发情周期（图6-2）。

图6-2中显示如果将成年雌性小白鼠饲养在10h光照14h黑暗或12h光照12h黑暗的条件下，它们会出现规则的4d或5d卵巢周期。卵巢周期的分期可以通过阴道脱落细胞涂片（图6-2A）来判断。动情前期（proestrus）细胞涂片上的细胞类型通常为簇状、圆形、有核上皮细胞，此时雌激素水平开始上升，到动情前期雌激素水平达到高峰（图6-2B）。随着雌激素在动情期的浓度下降，上皮细胞变得扁平并呈锯齿状（动情期）。动情期后，进入后期和间期（diestrus）涂片上白细胞数目增加。LH高峰发生在动情前期（图6-2B），随着雌激素和LH下降，大鼠进入动情期（estrus）。

在该过程中，LH的释放受GnRH的控制。含有GnRH的神经元的细胞体主要位于下丘脑，并伸向正中隆起区，GnRH的释放取决于两个主要的神经内分泌因素：

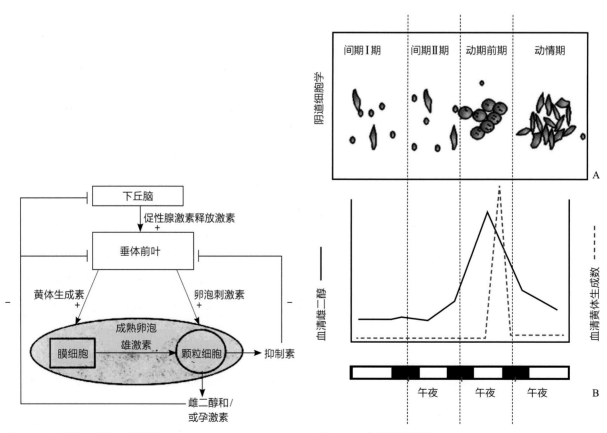

图6-1　下丘脑-垂体-卵巢轴（引自：Patricia B. Hoyer，2004）　　图6-2　大鼠发情周期（引自：Patricia B. Hoyer，2014）

卵巢毒理学
Ovarian Toxicology

雌激素的正反馈作用和24h神经生物钟产生的神经信号。排卵前期E₂水平的升高促进了GnRH水平迅速增加，而每天生物钟的神经信号则很可能决定了GnRH分泌的发生时间和形式，最终导致分泌GnRH，并通过垂体门脉系统，定时诱发促性腺激素增加，从而促使排卵。因此，卵巢雌激素和孕酮对中枢神经系统的协同反馈作用有助于排卵与雌性性行为的同步，从而最大限度地增加受精的机会。卵泡破裂并排卵后，细胞增大，LH刺激颗粒细胞发生黄体化，从而形成黄体（corpus luteum，CL），此时有利于孕激素产生。如果动物没有受孕，则黄体发生闭锁。

总之，HPO维持着雌性机体内环境的稳态。它的过程由上到下顺序是：下丘脑神经细胞合成和分泌促性腺激素释放激素（GnRH），通过垂体门脉系统到达腺垂体，控制垂体促性腺素（gonadotropins）的分泌，后者经血液循环到达卵巢，调节卵巢的活动，包括促进卵泡发育，触发排卵，促进黄体形成，合成和分泌性激素；性激素通过血液循环调节子宫内膜的周期性变化，并通过正负反馈调节下丘脑和垂体的功能；垂体促性腺激素也反作用于下丘脑。下丘脑垂体系统调节卵巢的周期性变化，正常的卵泡形成依赖于HPO的调节，任何化学物干扰HPO，也许只是干扰其中的一个因素，皆可能导致卵巢功能出现障碍。

二、毒物对下丘脑－垂体－卵巢轴的影响
（Effects of Toxicants on the HPO）

从毒理学的角度来看，大脑具有许多不同种类环境化学物的分子靶标，其中许多靶标是参与卵巢功能的神经内分泌调控的组件，因此化学物可通过诱导的内分泌轴发生某些重要的改变最终影响卵巢功能。例如，许多药物被用来增强或干扰γ-氨基丁酸（γ-Aminobutyric Acid, GABA）能神经元、单胺能（5-羟色胺和儿茶酚胺）、胆碱能、卵磷脂和其他神经肽的神经传递；还有许多农药是根据它们干扰中枢神经系统功能的能力配制的（如有机磷类的胆碱酯酶抑制剂、拟除虫菊酯类离子通道破坏剂等）。此外，已知其他环境化学物质具有雌激素或抗雄激素特性，因此有可能改变卵巢激素对脑－垂体功能的正常反馈调节作用，从而改变促性腺激素的分泌。很多具有神经递质特性的环境雌激素，抗雄激素和农药有可能破坏生殖内分泌的中枢调控。许多研究关注通过干扰中枢神经系统神经递质类而影响HPO功能的化学物。在本章中，我们重点关注基于HPO发挥作用的生殖内分泌干扰作用的化学物，这些化学物主要通过影响ER或ERR介导的信号转导通路等发挥毒作用，也包括直接作用于HPO发挥生殖毒作用的化学物。

（一）双酚A

1. 双酚A（BPA）在机体组织中蓄积　增塑剂BPA是一种已知的生殖毒物和

内分泌干扰物，具有模仿人体自身激素并结合雌激素受体的能力，因此它可以影响输卵管、子宫、卵巢和HPO的形态和功能，从而干扰内分泌系统的功能并影响女（雌）性的生殖能力。在过去数年中，由于对儿童产品和热敏收据纸中BPA的使用进行了限制，使得替代双酚A塑化剂的开发增多，如双酚S（BPS）、双酚B（BPB）、双酚F（BPF）和双酚AF（BPAF）。这些替代性双酚在结构上与BPA相似，并被认为具有同等的毒理学作用。

有研究发现，在人体体液（如血清和卵巢卵泡液）中检测到BPA。啮齿动物和鱼类研究表明，双酚A暴露也会影响FSH和LH水平。有人将斑马鱼暴露于1μg/L、10μg/L、100μg/L、1 000μg/L的BPA 14d，通过观察垂体的组织学及脑组织中Cyp19b（斑马鱼与其他硬骨鱼类相似，Cyp19b主要在大脑中表达）的表达，来观察BPA对HPO的影响。研究发现BPA暴露14d后斑马鱼中的BPA浓度显著增加，而对照组中BPA的水平却无法检测。具体含量显示：对照组未检出；BPA 1μg/L暴露组，组织中BPA浓度为 $0.045\ 5 \pm 0.004$ μg/L；BPA 10μg/L暴露组，组织中BPA浓度为 $0.071\ 5 \pm 0.014$ μg/L；BPA 100μg/L暴露组，组织中BPA浓度为 0.560 ± 0.021 μg/L，BPA 1 000μg/L暴露组，组织中BPA浓度 32.101 ± 2.74 μg/L。可见，暴露BPA浓度越高，斑马鱼组织内BPA浓度相应增加，说明BPA可通过外界环境进入动物机体组织。

2. BPA对下丘脑的影响 下丘脑是生殖内分泌轴的最高级调节器官，对其正反馈调节作用在HPO中发挥着重要的功能。下丘脑中GnRH神经元对于生殖至关重要，是大脑、垂体和性腺之间的重要纽带。下丘脑中的 GnRH 神经元可表达ERα和ERβ，还可表达GPER1 和 ERR，这些都是潜在的BPA靶标。有报道，在雌性 SD 大鼠出生后第1天（postnatal day1，PND1）至第10天（PND10），每天皮下注射 5μg/50μL BPA、50μg/50μL BPA（此剂量低于LOAEL）或500μg/50μL BPA（此剂量高于LOAEL），对照组注射溶剂蓖麻油。大鼠成年后通过体内试验和体外试验检测黄体生成素（LH）的基础分泌量和 GnRH 诱导的释放量，及下丘脑GnRH的脉冲式释放频率。在此模型下，新生儿期接触BPA可使血清睾丸激素和雌二醇水平升高，成年期孕酮分泌减少以及改变体外 GnRH 分泌。暴露于 BPA 500μg/50μL 的动物的卵巢形态发生了改变，出现大量的囊肿。接触BPA 50μg/50μL 的动物的生育力降低，但排卵时卵母细胞数量没有变化，而接触BPA 500μg/50μL 的动物表现出不育。推测在大脑性别分化期间高剂量的BPA暴露会改变雌性SD大鼠的HPO功能，新生婴儿期暴露于高剂量的BPA与多囊卵巢综合征的发生相关。

使用体外模型研究发现，50μmol/L BPA急性暴露（5～10min）可显著降低了GnRH神经元的钙活性，而阻断ER相关信号通路后依然表现出GnRH钙活性的降低。采用微透析的方法检测发现，0.01μmol/L BPA暴露可抑制 GnRH 和 Kp（神经肽kisspeptin）的释放。研究表明，长期高水平BPA暴露可直接影响下丘脑神经内分泌功能，从而损害女性生殖功能。有研究者将加利福尼亚鼠在产前和围生期暴露于环境相关浓度的BPA或雌激素中，收集对照组F1代雌鼠和雄鼠以及BPA和雌激素暴露组出生后第2天的子鼠大脑，结果发现与对照组和雌激素暴露组相比，BPA暴露组的子鼠Kiss-1、ERα、ERβ在下丘脑的表达均增加，说明母体暴露BPA可影响下一代子鼠的下丘脑相关基因的表达。

3. BPA对垂体的影响 垂体可分泌多种激素，是人体最重要的内分泌腺，对代谢、生长发育和生殖等具有重要作用。垂体在下丘脑、垂体和性腺轴中发挥着纽带作用，垂体可表达ERα和ERβ，也表达膜受体GPER1，雌激素通过与这些受体相互作用，调控垂体激素的合成分泌，从而影响生殖过程。因此，可以推测BPA可能通过垂体ER相关信号转导通路影响HPO。研究者从雌鼠妊娠第10.5天开始注射BPA，剂量为每天0.5μg/kg或50μg/kg，结果发现，暴露于任意剂量BPA的雌性后代垂体细胞增殖增加，0.5μg/kg剂量BPA暴露增加了促性腺激素及GnRH受体的mRNA水平，而50μg/kg的BPA暴露则降低了促性腺激素的mRNA水平，GnRH受体和核受体亚家族5组A成员1（Nr5al，促性腺激素分化所需的转录因子）的表达，这些都是促性腺激素合成的关键。该研究还发现，雄性后代垂体没有发生改变。因此，妊娠期BPA暴露可通过增加雌性后代促性腺激素细胞数量来影响垂体功能。

CD-1小鼠PND1幼仔的垂体暴露于44μmol/L BPA后，发现BPA可通过雌性ERα、ERß和雄性GPERl介导，抑制垂体器官培养物中的阿片黑素促皮质激素原（proopiomelanocortin，POMC）mRNA的表达，POMC是垂体多种激素的前体。因此，BPA暴露可能通过调节垂体POMC基因的表达引起生殖内分泌的紊乱。该研究者给予新生PND0到PND7小鼠0.05μg/（kg·d）、0.5μg/（kg·d）、50μg/（kg·d）BPA，或50μg/（kg·d）雌二醇（E_2），发现新生儿暴露BPA会引起性别特异性基因表达变化，且与胚胎期暴露观察到的结果有所不同。在PND7的小鼠，仅在BPA 0.05μg/（kg·d）、0.5μg/（kg·d）组的雄性发现垂体Pit1 mRNA表达降低；而Pomc mRNA的表达在0.5μg/（kg·d）BPA组的雄性及0.5μg/（kg·d）、50μg/（kg·d）BPA组雌性均有降低。

此外，体内试验研究也发现CD-1新生小鼠的垂体从PND0到PND7暴露于50mg/kg BPA，细胞间黏附分子5（intercellular adhesion molecule 5，ICAM5）基因的表达明显减少，且这种表现仅在雌性动物出现，表现出性别特异性效应。该研究者还发现，体内试验和体外垂体暴露BPA，基因表达的性别差异可以部分受到体内激素和化学信号的调节，也可由毒物直接作用于垂体，并且可以以性别特异性的方式进行调节。

小鼠垂体发育过程中有两个关键窗口期，即胚胎腺的建立和新生儿激素细胞的扩张。上述研究提示，处于关键窗口期的垂体暴露BPA，可通过ER介导的信号通路、改变类固醇激素水平、特异性靶基因的转录调节或者直接作用等机制影响垂体的发育，产生生殖毒性。

研究者将斑马鱼分别暴露于1μg/L、10μg/L、100μg/L、1000μg/L的双酚A 14d，通过观察垂体组织学表现及脑组织中Cyp19b的表达来观察BPA对HPO的影响。在对照组中，在光学显微镜（optical microscope，OM）和透射电子显微镜（transmission electron microscope，TEM）下，所有腺垂体细胞均正常；在1μg/L组中，促性腺激素细胞被激活，具有丰富的高尔基体，扩张的粗面内质网和分泌颗粒。网状细胞分布在整个细胞质中。高尔基体具有大量的缩合颗粒，最终形成分泌颗粒；在10μg/L组中，大量促性腺激素细胞退化，出现失活的促性腺激素细胞；随着染毒剂量增加，促性腺激素细胞失活并出现变性而永远失去功能。而斑马鱼大脑组织中*Cyp19b*

基因表达，在1μg/L组表达下降，但10～100μg/L组表达出现上升，而1 000μg/L组表达又出现下降。该研究表明在较高剂量（100μg/L、1 000μg/L）下，腺垂体出现不可逆转的组织学变化，促性腺激素细胞的严重损害，导致性腺神经内分泌轴的功能发生变化，从而干扰卵巢的正常功能，这将直接影响女性的生育能力。BPA低剂量暴露的情况下，腺垂体细胞出现组织学改变，但性腺却没有发生组织学变化，从而推断BPA对HPO的影响是首先出现在上游中枢损害，之后继发出现其他损害效应。也有研究显示BPA替代品BPF[20～500mg/（kg·d）]不会造成大鼠垂体的组织病理学改变。可见目前研究得出结果并不完全一致，可能原因是使用了不同的化学药品、不同的剂量以及使用了不同的动物模型。

4. BPA对卵巢的影响　卵巢主要功能是产生卵子和合成、分泌雌激素和孕激素，是HPO的最终效应器官，与女性的生育功能密切相关。研究发现，BPA不仅影响性激素的分泌，如SD大鼠妊娠第5～20天每天灌胃0μg/kg、0.01μg/kg、0.05μg/kg、0.25μg/kg的BPA，仔鼠出生28～36d，0.05μg/kg、0.25μg/kg BPA组血清LH、FSH、E_2水平降低，*P450arom*基因mRNA的表达减少，各剂量组卵巢组织中17β-羟类固醇脱氢酶（17β-HSD）mRNA的基因表达显著减少。BPA也可通过干扰激素和其合成酶影响HPO。例如，给予成年雌性大鼠0μg/kg、1μg/kg、100μg/kg的BPA灌胃染毒，每天1次，染毒90d后，各染毒组血清E_2、P450arom和StAR蛋白水平皆显著降低。该研究提示成年期BPA暴露降低血清E_2水平可能是通过减少合成酶P450arom和StAR蛋白的表达，进而干扰HPO功能。

细胞实验也证实，BPA可影响卵巢功能。原代大鼠颗粒细胞BPA染毒48h后，颗粒细胞孕酮分泌量随BPA浓度的增加而增加，E_2水平却随BPA浓度的增加而下降，P450arom的mRNA表达量降低，胆固醇侧链裂解酶（P450scc）和StAR的mRNA表达量逐渐增高。可见BPA可通过影响雌/孕激素相关合成酶等影响颗粒细胞激素的分泌。也有研究者通过建立体外培养的小鼠窦状卵泡慢性染毒BPA模型，发现30μmol/L浓度的BPA可轻微抑制卵泡颗粒细胞的增殖并降低雌激素的含量，但不影响卵泡窦腔的形成，表现为18%的卵泡不能继续减数分裂，37%的卵泡阻滞在生发泡破裂后，只有45%的卵泡可排出第一极体，且阻滞在第一次减数分裂的卵母细胞其染色体及纺锤体均发生变化。该研究提示，长期低剂量慢性暴露于BPA可影响小鼠卵母细胞的生长和发育。体外试验研究也发现，BPA对大鼠卵巢间质细胞（TI细胞）和颗粒细胞中类固醇激素产生的影响，发现在TI细胞中，10^{-7}～10^{-4}mol/L的BPA暴露组的17α-羟化酶、P450scc和StAR的mRNA表达以及睾酮的合成均显著增加。颗粒细胞孵育72h后，10^{-7}～10^{-5}mol/L的BPA暴露组P450scc mRNA表达和孕酮水平增加，而在BPA浓度为10^{-4}mol/L时则降低。BPA 10^{-7}～10^{-5}mol/L较10^{-4}mol/L浓度组StAR mRNA的表达显著增加。该研究也提示，BPA可能通过改变类固醇激素合成酶来影响卵巢类固醇激素的生成。

体内试验进一步研究也证实，BPA的卵巢毒作用和激素的关系。研究者通过对28日龄雌性Wistar大鼠腹腔注射染毒BPA（10mg/kg、40mg/kg、160mg/kg），每天染毒1次，连续染毒1周，结果发现：青春期前（28日龄大鼠，刚断乳1周）BPA

较高浓度短期暴露可能对卵泡的发育和性激素分泌功能具有抑制作用，主要表现为卵巢重量及卵巢脏器系数下降、卵泡总数下降、生长卵泡构成比下降及闭锁卵泡构成比升高、卵泡凋亡率升高、血清孕激素水平下降；也可促进卵泡发育的 *Kit1g*、*Figlα*、*H1foo* 基因表达水平下调以及抑制卵泡发育的 AMH 基因表达上调，这些基因的改变可能在青春期前 BPA 暴露抑制卵巢发育过程中发挥了重要作用。此外，研究也发现，*Kit1g* 基因表达下调可能与其启动子区 CpG 岛甲基化模式的改变有关。

5. BPA 影响 HPO 的相关机制

（1）BPA 的雌激素样作用机制：BPA 是一种环境雌激素，尽管 BPA 的雌激素活性仅为 E_2 的 $1/（10^4 \sim 10^5）$，且 BPA 与 ER 结合的能力是 E_2 的 $1/（10^4 \sim 10^5）$，但在长期暴露条件下，环境中的 BPA 持续进入机体并超过代谢阈值，BPA 则可在机体内不断富集，从而达到较高的浓度，干扰机体正常的内分泌功能。BPA 的雌激素样作用有赖于 ER 的类型以及组织细胞的类型。动物实验表明，下丘脑、垂体、卵巢中均有 ERα 和 ERß 的分布。有试验证实，哺乳期大鼠暴露 BPA 后下丘脑的 ERα 表达减弱，垂体的 ERα 表达增强，而卵巢和子宫的 ERα 表达无明显变化。可见，BPA 暴露可以上调或下调这些组织的 ERα 和 ERβ 表达，其调节作用因器官及暴露时间的不同而不同，且 BPA 的子宫增重效应可能与其对 HPO 组织中 ERα 表达的调节有关。

BPA 与不同类型的 ER 结合，可表现出不同的作用方式：①BPA 与经典的核雌激素受体，主要是 ERα 和 ERβ 相结合后，发生受体复合物构型改变，在核内与雌激素效应元件（ERE）结合，启动基因表达，发挥"基因型"调控效应，从而影响 HPO 相关的激素水平；②BPA 与膜雌激素受体结合后，引起细胞外信号调节激酶（ERK）的激活、丝氨酸苏氨酸蛋白激酶 Akt 的磷酸化介导快速的"非基因型"效应，通过第二信使系统发挥间接的转录调控功能，使成熟卵母细胞、颗粒细胞内 Ca^{2+} 增加，从而影响类固醇激素的分泌；③雌激素相关受体（estrogen related receptor，ERR）属于核受体超家族，在胚胎发育、细胞能量平衡等方面发挥重要作用。ERR 家族和 ER 在结构上相似，其在功能上可能与雌激素存在着某种联系。已有研究证实，BPA 可与 ERRγ-LBD 高亲和力结合，BPA 与 ERRγ 结合的半抑制浓度（IC_{50}）是 13.1nmol/L，是壬基苯酚和己烯雌酚的 $1/（5 \sim 50）$。这也说明，BPA 可能通过与 ERR 结合发挥毒作用。

（2）BPA 的非雌激素样作用机制：近年的研究发现，由 Kiss-1 基因编码的神经肽 kisspeptin 在机体中分布广泛，且以在胎盘和下丘脑中表达最高，下丘脑中 Kiss-1 神经元可产生一类多肽类激素岛，由 Kiss-1 基因编码，可通过与其特异受体 GPR54（Kiss1R）结合直接作用于下丘脑 GnRH 神经元，促进 GnRH 的分泌，并参与介导 GnRH 神经元的正向和负向类固醇激素反馈信号，促进青春期发育和控制生育力，这都在 HPO 调控中发挥重要作用。研究证实，kisspeptin 还可促进 GnRH 分泌并升高血清 LH 和 FSH 水平。

采用微透析的方法检测发现，0.01μmol/L BPA 暴露可抑制 GnRH 和 Kp 的释放。研究表明，长期高水平 BPA 暴露可直接影响下丘脑神经内分泌功能，从而损害女性生殖功能。也有研究发现，BPA 暴露的子鼠的 Kiss-l、ERα、ERβ 在下丘脑的表达均增加，而且早期接触 BPA 会对下丘脑基因表达产生远期影响。

在GnRH神经元方面，已有研究发现BPA可抑制GnRH神经元活性，这种抑制作用独立于ER、GPER1或ERRγ，其作用靶点可能是存在于GnRH神经元中的电压门控通道，如钠通道、钾通道和钙通道。该研究提示，BPA可通过电压门控通道直接作用于下丘脑GnRH神经元并改变其活性，影响GnRH的分泌，从而改变HPO的调节。该实验是BPA对GnRH神经元存在直接作用的又一证据。

在类固醇激素方面，芳香化酶和P450scc是类固醇激素合成中两种非常重要的酶，芳香化酶由 *P450arom*（*CYP19*）基因编码，是雄激素转化为雌激素的限速酶，P450scc由 *CYP11 A1* 基因编码，是胆固醇转化为孕烯醇酮的限速酶。而StAR 参与睾酮合成的限速步骤。虽然报道的实验结果不甚相同，但是研究均提示BPA可能主要是通过下调类固醇类激素合成限速酶的基因表达及相关蛋白的合成，影响类固醇激素的产生，影响卵泡发育，从而影响HPO的正常调节功能。

此外，有研究也发现暴露于BPA会降低血清E_2浓度，并可引起卵泡闭锁的增加和黄体消退，而该作用是通过增加caspase-3相关的卵巢细胞凋亡来实现的。同时，BPA暴露后的卵巢毒作用，还可通过上调或下调卵泡发育的相关基因（如*Kit1g*、*Figlα*、*AMH*等）的表达，亦存在基因上游调节的表观遗传调控机制。

综上所述，环境中BPA暴露可进入机体组织，对HPO影响可以直接作用和间接作用。直接作用表现为：BPA可以使腺垂体细胞增殖，改变腺垂体的组织学，损害促性腺激素细胞；BPA可以作用于卵巢，引起卵巢组织学改变及影响性激素分泌；BPA可以与HPO组织中的ER及ERRγ相结合，通过不同的作用方式影响HPO功能。间接作用表现为：BPA可能通过上调下丘脑 Kiss-1基因在mRNA水平的表达，使Kp增加，并通过Kp/GP54系统改变GnRH神经元的正性和负性类固醇激素反馈信号；BPA还可以影响激素合成相关酶，从而影响激素的分泌。一定剂量BPA引起腺垂体损伤时，卵巢没有出现损伤，而对于BPA引起E_2、P水平的改变能否通过正负反馈导致上游激素分泌的改变，仍然缺少确切的证据。因此推测，BPA对HPO的影响，可能首先出现上游中枢损害，之后继发出现其他损害效应，但也不能排除BPA对卵巢组织的直接作用。

（二）镉

1. 镉在HPO中的分布 有研究证实，镉可出现在HPO。通过对Wistar大鼠以0.25mg/（kg·w）、0.5mg/（kg·w）、1.0mg/（kg·w）的剂量染镉，14周、18周和22周后，低剂量组大鼠卵巢、肾上腺、垂体中镉的含量未见明显差异。但是随着染镉剂量的增加，以上各脏器的镉含量出现显著差异，表现为垂体镉含量最高，而卵巢镉含量最低。也有研究将正在产蛋的鸡染镉，发现镉可在卵巢的卵泡壁中蓄积，而不是卵黄中。

不同生命阶段接触镉后，镉分布的组织脏器也可以不同。青春期前接触镉，下丘脑和睾丸组织中的镉含量增加，但垂体中镉含量正常。而成年大鼠接触镉，下丘脑、垂体和睾丸中的镉含量均升高。因此认为，镉在下丘脑中可蓄积，并在其中发挥毒作用。妊娠期接触镉（腹腔注射2mg/kg的氯化镉），孕鼠子宫中镉的含量增高。染镉20d，大鼠子宫、卵巢镉含量均升高，且子宫镉含量与卵巢镉含量、血清镉含量有相关性。以上动物实验再次证实，镉能在多种脏器中蓄积。

人群流行病学研究也发现，镉能在妇女的卵巢和血液中蓄积。健康妇女卵巢组织测镉含量，发现30～65岁年龄组妇女的卵巢镉水平呈上升趋势；吸烟者卵巢镉含量比非吸烟者高。还有报道，100名因不育而进行体外授精（IVF）妇女的血液和卵巢滤泡液（即包围配子–卵母细胞的介质）中有镉和锌的蓄积。

2. **镉对下丘脑的影响**　镉可在下丘脑蓄积，并发挥毒作用。目前研究认为，镉主要通过影响多种神经递质而产生毒作用。有报道，镉对下丘脑生物胺（多巴胺、去甲肾上腺素和5–羟色胺等）产生影响，同时可降低天冬氨酸和谷氨酸浓度。口服（每天饮用水中的50ppm CdCl$_2$）或皮下注射[CdCl$_2$ 0.4或1.0mg/（kg·bw），连续4d停4d]镉30d，可发现镉致下丘脑前后叶的GABA和牛磺酸浓度降低。也有研究发现，母体镉的暴露会导致新生儿发育过程中5–羟色胺能和氨基酸酸能系统的神经化学紊乱，下丘脑中的谷氨酸浓度下降。

垂体激素的分泌受下丘脑中几种生物胺和氨基酸的调节，镉对这些神经递质的作用，可能会改变垂体功能。例如，镉已被证明可以通过增加细胞内钙来抑制蜗牛神经元中的γ–氨基丁酸A（γ-aminobutyric acid A，GABA-A）受体活性；大鼠GABA-A的激活可以负调控 *GnRH* 基因表达。据报道，镉可诱导鲶鱼垂体中的促性腺激素蓄积，这可能是由于镉激活了 *GnRH* 基因表达的结果。

3. **镉对垂体的影响**　许多文献报道的结果表明，垂体是镉的非常敏感的靶器官。镉可对大鼠的促性腺激素细胞产生内分泌干扰作用，猴子实验中显示了镉的内分泌干扰作用。还有研究表明，即使在低水平暴露下，城市空气中的镉暴露也会减少男性工人的FSH分泌，且环境镉的暴露与经期正常的妇女FSH分泌的减少有关。

研究已证实，镉具有腺垂体毒作用。研究建立体内和体外两种模型。体内试验：经口灌胃给予0mg/kg、1.0mg/kg、2.0mg/kg和4.0mg/kg CdCl$_2$，1次/d，每周5d，连续6周；体外试验：将分离的腺垂体染镉6h（终浓度分别为1.56μmol/L、3.12μmol/L、6.25μmol/L、12.50μmol/L、25.00μmol/L、50.00μmol/L和100.00μmol/L）。结果发现，在体内试验条件下镉可引起腺垂体细胞的增殖，电镜下腺垂体细胞表现出分泌颗粒增多，线粒体数目增多和内质网增生等现象，LH水平随着染毒剂量增加而降低，而FSH仅在1.0mg/kg剂量组下降，镉对腺垂体的激素分泌与合成有一定影响。体外试验也证实了CdCl$_2$对腺垂体的毒作用，表明CdCl$_2$具有直接的腺垂体毒作用。进一步的机制研究发现，腺垂体pro-caspase 9的mRNA表达水平随着染毒剂量增加而增加，镉可能通过影响凋亡而引起腺垂体毒性。不仅哺乳动物证实镉通过诱导细胞凋亡引起垂体毒作用。鸡染镉研究也发现，一定剂量的镉可导致垂体细胞凋亡，并随着染镉时间延长，细胞凋亡增加，具有时间效应。进一步的机制研究发现，抗氧化作用的GSH-Px、SOD明显降低，丙二醛（MDA）含量升高，并呈时间–剂量效应。提示镉已造成脂质过氧化产物堆积，引起细胞的氧化应激，这可能是镉导致鸡垂体细胞凋亡的机制。

不同剂量镉暴露的雌性大鼠亚急性、亚慢性模型研究中，在不同时间点测血清中的 LH、FSH 的变化发现，在该实验条件下，染镉雌性大鼠血清 FSH、LH 水平无明显变化。推测，镉亚急性及亚慢性染毒尚未造成雌性大鼠垂体功能损伤，抑或存在损伤但是仍能通过垂体的代偿功能而维持 FSH、LH 在正常水平范围。同时该研究还发现，大鼠染镉后进行促性腺激素释放试验，发现染镉大鼠垂体对超量 GnRH 的反应能力和代偿功能出现明显损害。

4. 镉对卵巢的影响　研究表明，镉对雌性哺乳动物的生殖系统具有明显的毒作用，卵巢是镉的重要靶器官之一。镉在卵巢中有明显的蓄积性，镉可引起卵巢组织学改变，引起积液、出血、萎缩等病理改变，造成卵泡发育障碍，抑制卵巢颗粒和/或黄体细胞类固醇激素的合成，干扰卵巢的内分泌功能，影响雌激素受体、孕酮受体及其他们的基因的表达。镉对卵泡的影响主要表现为改变各级卵泡的构成比，引起成熟卵泡减少或发生空泡化，闭锁卵泡增多；镉还可干扰排卵和受精过程，引起暂时性不育。有报道，瑞士白化病小鼠（Swiss albino mice）21～50 日龄暴露于 50ppm、100ppm 和 150ppm 的镉，可以观察到几种组织学变化，并有剂量依赖性：①在上皮细胞中可见增殖、手指状突起、增生、变性和坏死；②在卵巢皮质中可见闭锁卵泡数目增加，在卵泡的不同发育阶段卵泡数目减少，细胞解体，水肿，黄体数减少；③在卵泡间质出现结构紊乱，水肿和坏死；④在卵巢髓质中出现充血和大量血管扩张。

镉可以干扰卵巢的激素分泌。在动情间期或在妊娠的第 7 天、第 16 天以 3mg/（kg·bw）和 5mg/（kg·bw）的剂量皮下注射染镉会抑制 SD 大鼠的孕酮分泌。体外试验中，人和动物中提取的卵巢颗粒细胞均获得了相似的结果。

我们的实验室也一直致力于镉的生殖毒性的研究。在研究中，我们发现镉可影响卵巢激素分泌。成年大鼠腹腔注射镉（5d/w）6 周，剂量为 0.25mg 和 0.5mg，镉对孕酮有抑制作用，而剂量为 2.0mg/kg 时，雌二醇的分泌减少。为此，我们发现镉可能干扰类固醇激素合成，抑制卵巢性激素分泌并延长雌性大鼠的发情周期；镉也可以降低颗粒细胞培养液中孕酮和雌二醇的水平。镉对子宫也有毒作用，可干扰大鼠的发情周期。我们的研究发现，镉的卵巢毒性主要表现为：卵巢组织学改变，生长卵泡减少，闭锁卵泡增加，下调 *SCF/c-kit* 基因及其相关的 microRNA 因子的表达，下调 FSH 受体的 mRNA 和蛋白表达，诱导大鼠卵巢发育障碍。

5. 镉致 HPO 损伤的相关机制

（1）类雌激素作用机制：镉的类雌激素样作用被发现与雌激素相关疾病（乳腺癌、子宫内膜移位、子宫肌瘤和子宫内膜癌等）的发生有密切关系。研究发现，乳腺癌患者尿液中镉浓度高于正常女性。同时，乳腺癌患者癌组织中镉浓度也高于正常组织；大量体外细胞试验结果表明，镉能促进 MCF-7 细胞增殖，激活 ERα 介导的因子转录，上调 ERα 调节基因和信号通路的表达。关于镉是否通过 ERα 介导毒性效应，目前也有不同的观点。有人认为其存在非 ER 介导的途径，此研究发现没有 ERα 参与的情况下，镉仍能直接把正常乳腺上皮细胞恶性转化为基底细胞癌细胞。也有

0.1nM～10μmol/L]可改变卵巢类固醇激素生成途径的几种酶和激素受体的表达。

壬基酚（nonylphenol，NP）是一种有机化合物，通常用于农药，润滑油以及洗衣或洗碗洗涤剂中。由于NP的广泛使用，它存在于土壤和沉积物中、地下水和地表水、食物和瓶装水中，可以经过多种途径进入机体。目前关于NP对下丘脑和垂体的影响的信息有限。我国台湾一项检测孕妇尿NP水平与性激素水平相关性的研究，对162名孕妇进行检测，结果表明，尿NP水平与孕产妇血浆LH水平呈负相关，提示妊娠期间HPO的LH负反馈受到损害。在卵巢切除的成年大鼠中，NP（10mg注射）增加垂体前叶的孕激素受体mRNA，降低LH脉冲的幅度和平均LH水平，而不影响LH脉冲频率，并降低垂体前叶LH分泌对GnRH刺激的反应性。也有研究通过在体外和体内实验发现，暴露于NP[13μmol/L、43μmol/L和100μg/（kg·d）]可增加孕激素水平。该作用是由于NP增加类固醇激素生成的急性调节蛋白的表达。在去势豚鼠及成年大鼠中，皆发现NP暴露可增加子宫的重量。此外，有研究表明，NP的大鼠子宫营养作用是由于NP（2.5mg/kg）与子宫雌激素受体相互作用的直接结果。

上述毒物对HPO的影响，其中有些毒物的毒作用有有力的证据支持，如成年期的农药暴露会损害动物的卵巢卵泡，降低实验动物的卵巢性类固醇激素的产生；某些重金属与女性卵巢卵泡健康、生殖能力和妊娠结局负相关；在成年期，TCDD暴露会损害卵巢性类固醇激素的产生，降低卵巢的卵泡成熟度并破坏实验动物的子宫功能；BPA暴露可降低生育力；多种实验动物模型发现，成年期壬基酚暴露会破坏卵巢性类固醇激素的产生，并在子宫中引起雌激素作用。但也有很多存在着争议或研究较少，或缺少人类接触的证据，如关于成年期接触农药对动物和女性的下丘脑和垂体的影响资料。

还有很多其他毒物，如天然环境雌激素、重金属铅、类金属砷、塑化剂类化学物、多氯联苯（polychlorinated biphenyls，PCB）等，皆报道具有内分泌干扰作用，在此没有做详细介绍。

三、二硫化碳雌性性腺毒作用机制研究
（Mechanisms of Carbon Disulfide on Female Gonadal Toxicity）

二硫化碳（CS₂）是工业上广泛使用的一种有机溶剂。既往的大量研究表明，二硫化碳具明显的性腺生殖毒性。例如，雄性大鼠或男性工人二硫化碳暴露后，可以使促性腺激素释放激素、促黄体激素、睾丸激素的水平下降；精子数量和活力也出现损害，而血清FSH浓度和畸形精子则增加。连续接触CS₂时间从4h延长到16h，可增加下丘脑和肾上腺中多巴胺的浓度，并降低了下丘脑中去甲肾上腺素的浓度。20世纪80年代的研究发现，CS₂对女性及雌性动物性腺具有损害作用。例如，女工接触CS₂后血清中LH水平明显降低、月经周期和妊娠结局异常并认为这可能是由于

CS_2 对垂体造成损伤所致。进一步系统且较深入开展的 CS_2 雌性性腺毒性及其对下HPO 平衡调节功能影响的研究有助于探索和理解毒物卵巢毒作用机制的 HPO 平衡调节障碍的特殊意义。

（一）二硫化碳接触女工月经状况、妊娠结局与血清FSH、LH水平调查

在对某化纤厂所有接触 CS_2 的女工做全面医学检查的基础上，依据历年 CS_2 环境监测资料将接触女工分为高浓度、低浓度接触组和对照组。CS_2 浓度均值分别为 $26.53mg/m^3$、$4.67mg/m^3$、$0mg/m^3$。从各组随机抽取女工进行本项研究各指标的观察。研究对象选择条件均为：工龄 ≥2 年；年龄 18 ~ 40 岁；参加工作前无月经异常；除 CS_2 外，无接触其他已知可引起生殖损害及致脂质过氧化工业毒物（包括铅、镉、汞、锰、农药、CO、CCl_4、氯乙烯、氯丁二烯及其他有机溶剂等）；无吸烟、嗜酒史。采用事先统一拟定的调查表进行询问、核实。内容包括一般情况、既往疾病史、职业接触史、月经状况与妊娠结局等。当月月经周期以此前三次周期为据，并划分卵泡期、排卵期和黄体期。

1. **月经状况与妊娠结局**　结果显示：接触组女工月经异常检出率显著增高（$P<0.05$）；接触组女工妊娠异常发生率也呈上升趋势（表 6-1）。

表 6-1　CS_2 接触女工月经状况及妊娠结局

组别	CS_2 浓度范围 / ($mg \cdot m^{-3}$)	月经状况[△]			妊娠结局[△△]		
		调查例数	异常例数	%	总妊次	异常妊次	%
高浓度组	10.42 ~ 46.54	27	10	37.04[*]	43	9	20.93
低浓度组	1.70 ~ 9.99	31	17	54.84[*]	24	4	26.67
对照组	未检出	40	6	15.00	50	4	8.00

注：[*]. 与对照比较 $P<0.05$（引自：张文昌等，1997）；[△]. 具下列一项异常者为月经异常：周期、经期、经量或痛经；[△△]. 具下列一项异常者为妊娠结局异常：自然流产、早产或过期产。

2. **CS_2 接触女工血清 LH 和 FSH 水平**　研究结果表明：高浓度接触组女工卵泡期、排卵期血清 LH 水平与对照组比较显著降低（$P<0.05$）；而在黄体期则没有差异。FSH 水平则在月经周期各个时期差异均无统计学意义（表 6-2）。随 CS_2 接触工龄的增长，卵泡期、排卵期 LH 水平呈下降趋势，其中排卵期 10 年工龄以上组与对照组比较下降显著（$P<0.0$），FSH 水平则均差异无统计学意义（表 6-3）。该结果提示：当 CS_2 接触浓度较低或接触时间较短时，由于机体的反馈调节代偿作用，机体促性腺激素水平可能维持正常水平，而当接触较高浓度 CS_2 或接触时间较长（工龄 ≥10 年）时，CS_2 可能直接损伤垂体或机体失代偿使 LH 分泌功能受损，进而出现一系列性腺生殖毒性。CS_2 是否通过损害垂体功能而导致雌性性腺毒性，有待进一步探讨。

表 6-2　不同浓度 CS_2 接触女工 LH 和 FSH 水平（mU/mL）

组别	LH			FSH		
	卵泡期	排卵期	黄体期	卵泡期	排卵期	黄体期
高浓度组	5.14[a]*	16.43*	12.0	7.17	3.90	3.50
	4.07 ～ 6.50	10.71 ～ 22.14	6.67 ～ 14.64	4.17 ～ 9.50	2.70 ～ 6.00	2.50 ～ 4.50
低浓度组	8.10	25.00	8.50	4.70	7.50	3.94
	7.50 ～ 10.75	15.0 ～ 75.0	6.17 ～ 14.0	3.63 ～ 5.60	4.50 ～ 7.50	2.72 ～ 7.13
对照组	7.50	35.0	7.75	6.50	6.75	4.58
	6.30 ～ 8.25	25.0 ～ 65.0	5.88 ～ 11.25	5.00 ～ 9.50	5.63 ～ 9.00	3.11 ～ 6.32

注：* 与对照组比较，$P<0.05$；** 与对照组及低浓度组比较，$P<0.05$（引自：张文昌等，1993）。

表 6-3　CS_2 不同接触工龄女工血清 LH 和 FSH 水平（mU/mL）

CS_2 接触工龄	LH（$\bar{x} \pm s$）			FSH（$\bar{x} \pm s$）		
	卵泡期	排卵期	黄体期	卵泡期	排卵期	黄体期
0	7.550±4.46	46.50±22.45*	8.793±4.08	6.883±3.2	7.667±3.87	4.64±1.70
< 5	6.983±3.12	29.64±29.14	8.917±6.02	6.70±3.01	5.62±5.39	4.667±3.17
5 ～ 10	8.00±2.60	—	8.283±3.58	4.48±1.70	—	4.617±2.31
> 10	12.15±19.38	19.21±22.63	12.06±4.72	5.925±2.50	4.514±2.41	4.922±3.66

注：*. 与对照组比较，$P<0.05$（引自：张文昌等，1993）。

（二）二硫化碳对卵巢结构与功能的影响

1. CS_2 对雌性大鼠动情周期影响的观察

（1）动情周期观察方法：动情周期是反映卵巢功能状况的重要指标，通常采用阴道涂片法，操作如下：左手按常规捉拿固定动物，右手取一钝头吸管，吸入生理盐水 0.2mL，轻轻插入阴道 2 ～ 3mm，反复抽吸 2 ～ 3 次，取出吸管，将滴管内洗液滴于玻片上，铺平，干燥，将干燥的载玻片置于亚甲蓝染色液（Giemsa 染色也可以）中，染色 10min，用蒸馏水从涂片边缘慢慢冲洗剩余的美蓝溶液，切勿把细胞冲掉，并使之干燥。干燥后，在显微镜下观察阴道涂片的细胞学变化。

结果观察：阴道涂片细胞通常分别为角化上皮、有核上皮细胞和白细胞，3 种细胞形态较易区分（表 6-4 和图 6-3）。

（2）CS_2 对大鼠动情周期的影响：对大鼠连续观察动情周期发现，低剂量组大鼠染毒 >10d（相当于大鼠的 2 个动情周期）即出现动情周期延长、动情期缩短。随着染毒时间延长至 >20d（相当于 4 ～ 5 个动情周期）即有部分大鼠出现动情期消失。高剂量组大鼠也有类似结果发生，且发生率更高。染毒至 28d，高剂量组大鼠动情期消失发生率和卵巢脏器系数明显高于低剂量组和对照组，差异均有统计学意义（表 6-5）。

表 6-4　阴道细胞涂片的细胞形态

动情周期	阴道细胞涂片的细胞变化特点
动情前期	大部分是膨大而略呈圆形的有核上皮细胞,偶有少量角化细胞
动情期	全部是无核角化细胞(集合成块),间有少量上皮细胞
动情后期	白细胞、角化细胞、有核上皮细胞均有
动情间期	大量白细胞及少量上皮细胞和黏液

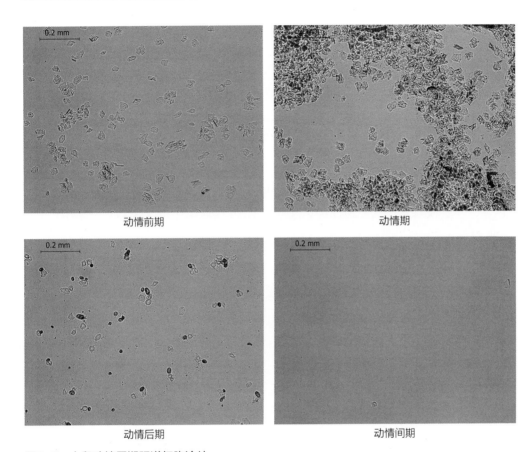

动情前期　　　　　　　　　　　　动情期

动情后期　　　　　　　　　　　　动情间期

图6-3　大鼠动情周期阴道细胞涂片

表 6-5　染毒 28d 各剂量组大鼠动情期消失发生率 ($\bar{x} \pm s$)

组别	鼠数	动情期消失鼠数	动情周期消失发生率 /%	卵巢脏器系数 [*]/10^{-2}
对照组	12	2	16.7	2.75±0.21
低剂量组	12	3	25.0	2.99±0.31
高剂量组	11	8	72.7[*]	3.34±0.37[△]

注:[*].与对照组、低剂量组比较($P<0.01$);[△].与对照组、低剂量组比较($P<0.05$)(引自:李煌元等,2001)。

(3)CS$_2$对大鼠血清 FSH、LH、E$_2$、P 的影响:随着染毒剂量的增加或染毒时间的延长,大鼠血清 LH 水平呈增高趋势,且高、低剂量组与对照组相比较,差异有统计学意义($P<0.05$),而 FSH、E$_2$、P 虽有增高趋势,差异无统计学意义(表6-6)。

表 6-6 接触 CS$_2$ 大鼠（动情期）血清激素水平（$\bar{x} \pm s$）

组别	鼠数	FSH/（IU·L^{-1}）	LH/（IU·L^{-1}）	P/（μg·L^{-1}）	E$_2$/（ng·L^{-1}）
对照组（14d）	5	4.16±0.63	4.81±1.37	4.22±3.14	435.70±33.91
低剂量组（14d）	5	5.11±0.84	6.37±0.43*	4.57±0.83	210.48±88.29
低剂量组（28d）	6	4.53±0.49	6.36±0.41*	12.14±14.48	344.14±236.24
高剂量组（14d）	6	4.49±0.36	6.07±0.88*	8.98±6.10	285.32±105.90

注*. 与对照组比较 $P<0.05$（引自：李煌元等，2001）。

2. CS$_2$ 对雌性小鼠卵巢卵泡生长发育的影响

（1）试验方法：卵巢连续切片观察法。染毒实验小鼠按体重分层随机分3组。

1）高剂量染毒组（1/5 LD$_{50}$）：CS$_2$ 378mg/kg，20只。

2）低剂量染毒组（1/20LD$_{50}$）：CS$_2$ 94.5mg/kg，10只。

3）对照组：橄榄油，20只。以橄榄油作溶剂，每天腹腔注射染毒（0.2m药液/25g鼠重），共14d（相当于3个动情周期）。

组织学观察：在染毒第14天每组随机各取10只小鼠取卵巢、输卵管、子宫，于Bouin液固定，石蜡包埋，切片，HE染色，镜下观察。采用卵巢连续切片，每隔20张片取1张观察计数原始卵泡、初级卵泡、次级卵泡和闭锁卵泡等数量。

（2）对卵泡生长发育的影响：子宫壁的结构及输卵管的一般组织学观察未见明显异常。卵巢连续切片各期卵泡观察计数可见，高、低剂量组原始卵泡数与对照组间无显著差异，高剂量组初级卵泡数和次级卵泡数均显著低于低剂量组和对照组；闭锁卵泡数在对照组与低、高剂量组依序呈增高趋势。黄、白体在各组间差异无统计学意义。可见，CS$_2$ 可致小鼠卵泡细胞发生长发育明显障碍（表6-7）。

表 6-7 各染毒组与对照组间各期卵泡计数比较

组别	各级卵泡数（$\bar{x} \pm s$）				黄体数	白体数
	原始卵泡	初级卵泡	次级卵泡	闭锁卵泡		
高剂量组	136.0±36.2	50.8±16.6**	62.0±20.6*	222.6±53.0	6.80	0.20
低剂量组	168.6±44.0	76.8±19.8	118.6±44.5	181.4±38.0	9.20	0.00
对照组	168.0±3.6	88.0±10.1	116.4±18.4	176.8±29.1	8.00	0.40

注：*$P<0.05$，**$P<0.01$（引自：张文昌等，1992）。

（三）二硫化碳暴露后卵巢对促性腺激素作用的反应功能状况

1. 评价方法 小鼠超数排卵试验。

性成熟的ICR小鼠，实验小鼠按体重分层随机分三组。①高剂量染毒组（1/5LD$_{50}$）CS$_2$ 378mg/kg，20只；②低剂量染毒组（1/20LD$_{50}$）：CS$_2$ 94.5mg/kg，10只；

③对照组：橄榄油，20只。以橄榄油作溶剂，每天腹腔注射染毒（0.2mL药液/25g鼠重），共14d（相当于3个动情周期）。

2. 超数排卵试验　在上述2的实验模型基础上，染毒14d，高剂量组和对照组随机各取小鼠10只，于上午9:00腹腔注射PMSG，10IU/只，56h后腹腔注射HCG，10IU/只，17h后解剖取输卵管置于BWW培养液。在体视显微镜下针刺壶腹部挤出卵丘团，加0.1%透明质酸酶，消散并洗去颗粒细胞，置显微镜下计数每只小鼠排出卵子数（表6-8）。

表6-8　高剂量染毒组与对照组超排卵结果

组别	动物数	排卵数（$\bar{x} \pm s$）	统计值
高剂量染毒组	10	19.30±8.27	t=0.203
对照组	8	18.25±13.52	$P > 0.05$

引自：张文昌等，1992。

3. 结果显示　高剂量染毒组与对照组超排卵结果差异无统计学意义。在雌性动物的生殖周期中，卵泡的生长与排卵依赖于下丘脑-垂体-性腺轴的平衡调节。卵巢功能状况也是评价化学物性腺毒性的一个重要指标，超数排卵试验可用以观察卵巢对促性腺激素作用的反应功能状况（即能否正常超数排卵）。超数排卵结果显示，染毒组与对照组间正常成熟卵母细胞超排卵数目差异无统计学意义。研究结果提示，卵巢对超量促性腺激素作用的反应功能基本正常，但不排除常量时反应功能下降的可能性。

（四）二硫化碳暴露后垂体细胞对促性腺激素释放激素的反应功能状况

1. 评价方法　GnRH刺激/兴奋试验。

雌性性成熟、动情周期正常的清洁级SD大鼠30只，按体重分层随机分为3组：高剂量组和低剂量染毒组分别染毒CS$_2$ 400mg/kg和100mg/kg；对照组：橄榄油。以橄榄油作溶剂，每天腹腔注射染毒（2mL/kg），连续染毒14d。同时观察动情周期，每组各随机抽取5只，在动情期抠眼球采血，1h后取血，制备血清测定LH、FSH、P、E$_2$的含量。

GnRH刺激试验：低剂量组染毒1d的其余大鼠待处于动情间期时进行GnRH刺激试验。对照组和高剂量组的其余大鼠继续染毒至28d后待处于动情间期时各随机抽取1/2进行GnRH兴奋试验，另1/2注射生理盐水作为对照。于当天上午10:00采用等容量腹腔注射GnRH1.5mg/L（2mL/kg，药液以生理盐水作溶剂）和等量生理盐水分别于注射后30min、60min采血。制备血清测定其中LH、FSH、P、E$_2$的含量。

2. 结果　高剂量组大鼠在注射GnRH 60min后血清P的含量显著高于对照组及低剂量组，且差异具有统计学意义。各剂量组的大鼠血清的其余各激素水平均差异无统计学意义。注射人工合成的GnRH刺激垂体释放FSH和LH，可用于评价垂体的储备功能（表6-9、表6-10）。在本实验条件中，GnRH刺激试验结果提示垂体储备功能尚未降低，但不能排除是由于大鼠对GnRH的超度反应所致。

表6-9　注射 GnRH 或生理盐水 30min、60min 后血清中 FSH 和 LH 水平（$\bar{x} \pm s$）

组别	注射 30min 后			注射 60min 后		
	大鼠数	FSH/（IU·L⁻¹）	LH/（IU·L⁻¹）	大鼠数	FSH/（IU·L⁻¹）	LH（IU·L⁻¹）
对照组						
注射 GnRH	6	5.03±0.76	5.80±1.96	6	5.23±1.07	6.97±1.90
注射 NS	5	4.90±0.87	6.28±1.17	6	4.81±0.34	5.46±1.48
低剂量组						
注射 GnRH	6	5.28±0.45	8.37±1.63	6	4.56±0.89	7.31±2.10
高剂量组						
注射 GnRH	5	5.77±1.06	7.20±1.13	5	5.45±1.69	7.62±1.18
注射 NS	5	4.45±0.89	6.19±1.42	6	4.45±0.71	6.10±1.78

引自：李煌元等，2001。

表6-10　注射 GnRH 或生理盐水 60min 后血清中 E_2 和 P 水平（$\bar{x} \pm s$）

组别	鼠数	P/（μg·L⁻¹）	E_2/（ng·L⁻¹）
对照组			
注射 GnRH	6	29.22±8.46	304.63±169.89
注射 NS	6	26.82±11.88	135.36±8.84
低剂量组			
注射 GnRH	6	31.54±18.16	235.73±166.82
高剂量组			
注射 GnRH	5	95.13±10.09[*]	249.83±110.54
注射 NS	6	111.08±17.26[*]	188.35±103.65

注：[*]. 与对照组和低剂量组相比较，$P<0.05$（引自：李煌元等，2001）。

（五）二硫化碳对雌性大鼠垂体促性腺激素细胞超微结构的影响

采用动情周期正常的性成熟的SD大鼠，按体重分层随机分为两组：染毒组，CS_2 320mg/kg，3只；对照组，橄榄油，3只。以橄榄油作溶剂，每天腹腔注射染毒（0.1mL药液/100g体重），连续35d（相当于7个动情周期）。在染毒35d后，于数分钟内解剖出脑垂体，在冰浴板上对垂体远侧部进行取材。2%多聚甲醛、2.5%戊二醛复合液前固定，1%四氧化锇（osmium tetroxide，O_sO_4）后固定；系列丙酮脱水；Epon618包埋，超薄切片；醋酸铀、柠檬酸铅双重染色，透射电镜进行观察。染毒组大鼠脑垂体远侧部中可分辨出多种腺细胞，其中以生长激素细胞、催乳素细胞、促肾上腺皮质激素（adrenocorticotropic hormone，ACTH）细胞、促甲状腺激素细胞和促性腺激素细胞等为多见。除促性腺激素细胞外，其余各型腺细胞超微结构未见明显的形态学改变。促性腺激素细胞几乎无一例外地呈现不同程度的形态学改变，主要表现为粗面内质网（rough endoplasmic reticulum，RER）扩张、融合；线粒体空泡化和核固缩。

促性腺激素细胞具体表现：①RER扩张、融合。染毒组促性腺激素细胞内可见大量囊状RER，其形状可为圆形、椭圆形或不规则形。其中尤以不规则形为多，且截面积普遍扩大。囊腔大多为空泡，少量囊腔内可见部分电子密度低的絮状内容物，囊腔大者皆为空泡（图6-4A）。RER囊膜外侧面可见核糖体附着，其附着密度随RER囊的扩大而降低，即较大的RER囊膜上核糖体大量脱落丢失（图6-4B）。靠近细胞核处的RER囊可与部分扩大的核被相连，囊腔与核周腔相通（图6-4D）。多数细胞内可见RER囊互相融合成巨大的不规则囊泡，此时往往伴有分泌颗粒减少。这种巨大RER囊泡可占据细胞质的绝大部分空间，而将残留少量其他细胞器挤至细胞周边部，形成典型的图章戒指样细胞（signet-ring cell）。②线粒体空泡化。染毒组促性腺激素细胞内线粒体体积增大，状呈圆或卵圆。线粒体嵴相对短小，数量减少，基质电子密度低而呈空泡状。③核固缩部分促性腺激素细胞核内异染色质增多、边集或密集于核内；核被与核孔模糊不清呈固缩状态（图6-4A、图6-4C）。由此可见，较长期或高浓度接触CS$_2$可致大鼠垂体促性腺细胞产生结构-功能改变，引起促性腺激素分泌降低，其机制可能是存在间接影响和直接损害作用。同时发现，染毒组的促性腺细胞出现了多方面改变，而其他种类细胞则未见明显变化，表明CS$_2$对大鼠促性腺细胞的影响具有明显的选择性。

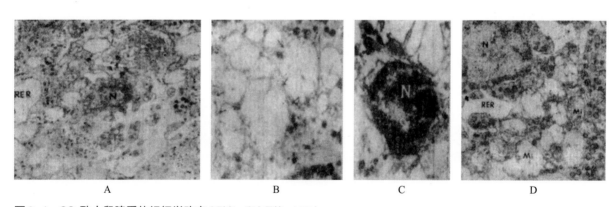

图6-4　CS$_2$致大鼠腺垂体组织学改变（引自：张文昌等，1993）

综上所述，CS$_2$雌性性腺毒性及其机制研究结果表明：CS$_2$具有明显的卵巢毒性，导致人类及实验动物的卵巢结构异常和功能障碍，表现为卵巢组织形态学异常、卵泡生长发育迟缓、动情周期/月经周期紊乱和妊娠结局异常；一方面，卵巢组织细胞的毒性损害导致E$_2$、P分泌水平异常改变；另一方面，E$_2$、P的变化又与机体促性腺激素FSH、LH的异常改变密切相关，而这又源于二硫化碳对垂体促性腺细胞的毒性损害。但垂体促性腺细胞对下丘脑超量GnRH的反应功能及卵巢对促性腺激素反应功能在该实验条件下未出现明显毒性损害。因此，在该实验条件下，二硫化碳卵巢毒作用发生发展过程中，对卵巢和垂体促性腺激素细胞的损害致下丘脑-垂体-卵巢轴平衡调节功能障碍具有重要意义。

综上所述，环境有害因素很多，应该指出的是，卵巢功能的神经内分泌调控是非常复杂的，HPO中任何一个环节发生功能性或器质性改变，都可能影响卵巢的功能乃至整个生殖功能，最终表现为不同的卵巢毒性乃至生殖毒性后果。

（朱建林　张文昌）

参考文献

［1］ PATRICIA B. HOYER. Ovarian toxicology. Tucson：CRC Press，2014.

［2］ YU B，CHEN QF，LIU ZP，et al. Estrogen receptor alpha and beta expressions in hypothalamus-pituitary-ovary axis in rats exposed lactationally to soy isoflavones and bisphenol A. Biomedical & Environmental Sciences，2010，23（5）：357-362.

［3］ SANIYA RATTAN，CHANGQING ZHOU，CATHERYNE CHIANG，et al. Exposure to endocrine disruptors during adulthood: Consequences for female fertility. J Endocrinol，2017，233（3）：R109-R129.

［4］ ANA MOLINA，NIEVES ABRIL，NOELIA MORALES-PRIETO，et al. Hypothalamic-pituitary-ovarian axis perturbation in the basis of bisphenol A (BPA) reproductive toxicity in female zebrash (Danio rerio). Ecotoxicology and Environmental Safety，2018，（156）：116-124.

［5］ LEE SG，JI YK，CHUNG JY，et al. Bisphenol A exposure during adulthood causes augmentation of follicular atresia and luteal regression by decreasing 17 β-estradiol synthesis via downregulation of aromatase in rat ovary. Environmental Health Perspectives，2013，121（6）：663-669.

［6］ ZHOU W，LIU J，LIAO L，et al. Effect of bisphenol A on steroid hormone production in rat ovarian theca-interstitial and granulosa cells. Molecular & Cellular Endocrinology，2008，283（1-2）：12-18.

［7］ ECKSTRUM KS，EDWARDS W，BANERJEE A，et al. Effects of exposure to the endocrine-disrupting chemical bisphenol A during critical windows of murine pituitary development. Endocrinology，2017，159（1）：119-131.

［8］ ECKSTRUM KS，WEIS KE，BAUR NG，et al. Icam 5 expression

exhibits sex differences in the neonatal pituitary and is regulated by estradiol and bisphenol A. Endocrinology, 2016, 157（4）: 1408-1420.

[9] KLENKE U, CONSTANTIN S, WRAY S. BPA directly decreases GnRH neuronal activity via non-canonical pathway. Endocrinology, 2016, 157（5）: 1980-1990.

[10] JOHNSON SA, ELIERSIECK MR, ROSENFELD CS. Hypothalamic gene expression changes in F1, Califomia mice (Peromyscuscalifomicus) parents developmentally exposed to bisphenol A or ethinyl estradiol. Heliyon, 2018, 4（6）: e00672.

[11] YUCHEN LI, WENCHANG ZHANG, JIN LIU, et al. Prepubertal bisphenol A exposure interferes with ovarian follicle development and its relevant gene expression. Reproductive Toxicology, 2014, 44: 33-40.

[12] SUSANC. TILTON, CHRISTY M, et al. Effects of cadmium on the reproductive axis of Japanese medaka (Oryzias latipes). Comparative Biochemistry and Physiology, 2003, 136: 265-276.

[13] WENCHANG ZHANG, HAIMEI JIA. Effect and mechanism of cadmium on the progesterone synthesis of ovaries. Toxicology, 2007, 239: 204-212.

[14] WENCHANG ZHANG, FEN PANG, YAQING HUANG, et al. Cadmium exerts toxic effects on ovarian steroid hormone release in rats. Toxicology Letters, 2008, 182: 18-23.

[15] ANUNCIACIÓN LAFUENTE .The hypothalamic–pituitary–gonadal axis is target of cadmium toxicity. An update of recent studies and potential therapeutic approaches. Food and Chemical Toxicology, 2013, 59: 395-404.

[16] SHAOZHENG WENG, WENXIANG WANG, YUCHEN Li, et al. Continuous cadmium exposure from weaning to maturity induces downregulation of ovarian follicle development-related SCF/c-kit gene expression and the corresponding changes of DNA methylation/microRNA pattern. Toxicology Letters, 2014, 225: 367-377.

[17] WENCHANG ZHANG, TINGTING WU, CHENYUN ZHANG, et al. Cadmium exposure in newborn rats ovary induces developmental disorders of primordial follicles and the differential expression of SCF/c-kit gene. Toxicology Letters, 2017, 280: 20-28.

[18] NENGZHOU CHEN, LINGFENG LUO, CHENYUN ZHANG. Anti-Müllerian hormone participates in ovarian granulosa cell damage

due to cadmium exposure by negatively regulating stem cell factor. Reproductive Toxicology, 2020, 93: 54-60.

［19］Shin Sato. Metallothionein in the ovaries of laying hens exposed to cadmium. Life Sci, 1996, 58（18）: 1561-1567.

［20］张文昌，江一平. 二硫化碳对雌性小鼠的性腺毒作用. 卫生毒理学杂志，1992，（6）1: 24-25.

［21］江一平，张文昌. 二硫化碳对雌性大鼠垂体促性腺激素细胞超微结构的影响. 卫生毒理学杂志，1993，S1: 118-121.

［22］张文昌，吴志仁，李煌元，等. 染镉雌性大鼠垂体、卵巢对性腺激素的反应功能状况. 卫生毒理学杂志，2002，16（1）: 25-27.

第六章
卵巢毒作用机制：下丘脑-垂体-卵巢轴调节功能障碍

141

卵巢毒作用机制的表观遗传学研究

(Epigenetics of Ovarian Toxicity)

本章主要阐述卵巢毒作用的表观遗传学研究，包括DNA甲基化、非编码RNA、组蛋白修饰和染色体重塑等。这部分内容不仅有助于深入了解毒物对卵巢的毒作用和卵巢疾病发生的机制，而且为有害因素的危险性评价和管理提供更为全面的资料，对于保护环境和人类健康具有重要的意义，此外也为深入探讨不同毒物与卵巢的相互作用靶点及治疗提供研究基础。

表观遗传学作为生命科学研究近几年来最热的热点之一，目前正应用到生命科学和医学的各个学科、各个领域，卵巢毒理也不例外。近10年来，卵巢毒作用机制的表观遗传学研究取得了许多的进展，并正在不断深入。

一、概述

(Overviews)

科学研究的发展和人类基因组计划的完成，有力推动和丰富了基因和基因组学的研究，同时也大大推动了功能基因组学的研究和发展。例如，最近研究发现，人类和黑猩猩拥有基本一致的DNA序列，但在表型方面却存在着巨大差异，也就是基因表达存在很大的不同；人体是由一个受精卵生长发育而来的，理论上全身所有组织细胞的DNA序列都是一样的，然而基因表达却存在组织和器官特异性。现代生命科学研究也表明，基因组除了具有传统意义上的DNA编码遗传信息外，还存在大量DNA序列之外的遗传信息。这些遗传信息最显著的特点是在DNA序列本身没有发生改变的情况下，可引起基因表达调控的改变，并最终导致表型的改变。例如，人类染色体是双倍体，但只有其中一条染色体的等位基因得以表达出表型，另一条处于失活状态。前些年广泛开展的全基因组关联研究（genome wide association study，GWAS）尽管取得了一些成绩，但也存在很多难以解释的困境：①DNA序列差异难以完全解释物种之间的差异。②将基因作用与环境作用完全分离开来容易陷入困境。例如，我们接触到的环境可能会导致体细胞突变，或者通过一些不涉及DNA序列改变的机制导致慢性疾病。为解决这个问题，科学家们曾提出基因环境相互作用理论（gene-environment interaction，GEI），但该理论还是存在较多缺陷。例如，大约10年前，科学家们非常期望DNA损伤修复变异可以用于解释大多数癌症发生，特别是与暴露致癌物有关联的癌症，但令人很困惑的是科学研究人员发现大多数的癌症发生与DNA损伤修复变异几乎没有关联或者只有很微弱的关联。③GWAS发现与癌症密切相关的变异并不多，相对危险度通常低于1.5。此外，与一些癌症或疾病相关的某些区域或SNP，如5p15，与癌症发生的关联也没有像人们预期的那样。8q24损伤修复变异确实与癌症发生有关联，但涉及的区域却是非编码区域。基于上述研究现状，近年来表观遗传学得到了很大的重视和发展。表观遗传学最早是20世纪由Waddington提出来的。他认为，表观遗传学是遗传学（先天论）和后天论的混合体。他认为表观遗传学与胚胎发育密切相关，并提出胚胎发育并不完全是由DNA编码的程序所决定，也取决于环境影响。经典的遗传学中DNA编码为遗传信息提供生命必需的蛋白质模板，而表观遗传学信息则提供何时、何地、以何种方式去执行这些遗传信息，两者共同参与基因的表达调控并实现表型的改变。表观遗传学调控包括非编码RNA、DNA甲基化、组蛋白修饰和染色体重塑等。

表观遗传学的特点：①DNA序列没有发生改变，但DNA的表达发生改变。②DNA表达改变只是数量上变化（定量变化），而不是定性变化，不容易发生突变这种质的改变。例如，癌基因或抑癌基因甲基化程度高低与癌症密切相关。有研究表明，因纽特人暴露在持久性有机污染物（persistent organic pollutants，POPs）下，其DNA也可检测到低甲基化；这种敏感中间标记物的研究，对于确定低水平环境暴露与疾病风险之间的关联非常有效。③表观遗传学的改变是可逆的，如通过给予膳食补充剂可以逆转实验动物的甲基化模式改变。④表观遗传学改变是可以遗传的，尽管证据并不完全具有说服力。

现有研究表明，化学因素、物理因素、生物因素、社会行为和心理因素等在毒作用以及诱发的多种疾病，遗传因素和表观遗传学共同发挥着重要的作用。表观遗传学信息广泛参与基因的表达调控、胚胎发育、基因组印记和X染色体失活等生命活动，同时也与细胞分化、增生、衰老、肿瘤以及多种疾病发生有密切关系。表观遗传学已经成为生命科学领域的研究前沿和热点。因此，表观遗传学的研究进展，不仅可以深入了解毒物的卵巢毒作用和疾病发生的机制，而且可以为有害因素的危险性评价和管理提供更为全面的资料，对于保护环境和人体生殖健康具有重要的意义。

（一）DNA甲基化与基因表达调控

DNA甲基化（DNA methylation）作为表观遗传修饰的主要方式之一，广泛存在于细菌、植物和哺乳动物中。它是由DNA甲基化酶介导的一种化学修饰，通过DNA甲基转移酶（DNA methyltransferases，DNMTs）将腺苷蛋氨酸中的甲基转移到DNA序列的CpG二核苷酸中，使其中的胞嘧啶甲基化，从而影响局部和整个基因组DNA的转录过程。DNA片段的基本生物学特性如基因密度、复制时间和重组与其鸟嘌呤胞嘧啶（GC）含量密切相关。CpG岛是指GC百分比大于50%且观察到的CpG（胞嘧啶碱基和鸟嘌呤碱基）比例大于60%的基因组区域。在哺乳动物中，CpG岛通常有200～3 000碱基对长。CpG岛在脊椎动物DNA中是罕见的，因为这种排列倾向于被甲基化为5-甲基胞嘧啶，然后通过自发脱胺转化为胸腺嘧啶。然而，一些区域在进化过程中可以逃脱大规模的甲基化，显示出大量的GC位点（GCs），这通常与高CpG岛和基因密度平行。CpG岛主要出现在这些等位基因中，在基因的转录起始点或附近。位于CpG岛内的组织特异性基因启动子在表达组织中通常大部分未被甲基化。有3个已知的胞嘧啶甲基化的方法可以调节基因的表达：①5-甲基胞嘧啶可以抑制或阻碍一些转录因子与DNA识别序列同源；②甲基-CpG结合蛋白（MBPs）可以结合到甲基化的胞嘧啶并介导抑制性的信号；③MBPs可以与染色质形成蛋白质修饰周围的染色质，将染色质修饰与DNA甲基化关联起来。大多数情况下，DNA甲基化导致mRNA表达的抑制，但是当CpG甲基化阻断基因启动子中的一个抑制因子结合位点时，可能会导致转录激活。

CpG胞嘧啶的DNA甲基化主要是通过DNA甲基转移酶（DNMTs）来完成的。该酶在大部分分裂细胞中表达。DNMT1酶主要负责维持DNA的整体甲基化模式。它优先将CpG岛甲基化在半甲基化的DNA上（CpG在两条DNA链的一个位点甲基化，另一个位点未甲基化），从而保证了在真核细胞的细胞周期中甲基化标记的转移。DNMT1酶直接与DNA复制复合物结合；甲基转移酶DNMT3a和DNMT3b在之前未甲基化的CpGs上建立甲基化模式；DNMT3L是与DNMT3a/3b相关的一种酶，自身缺乏一种酶活性，但却能发挥其酶活性；DNMT2酶在哺乳动物中的生物学功能仍有待证实。

大多数DNMTs含有一个性别特异性生殖细胞启动子。该启动子在配子发生的特殊阶段被激活。基因组甲基化模式在原始生殖细胞的增殖和迁移过程中被大量消除，并在配子形成过程中以性别特异性的方式重新建立，导致基因组的高甲基化。DNMT酶基因在胚胎发育早期调节性关闭是不可或缺的。受精后，会发生第二阶段的大规模表观遗传重编程。在雄性原核中可以观察到一种强的、可能是活跃的DNA去甲基化，而雌性基因组则是缓慢、被动地去甲基化。甲基化的印迹维持着父系和母系的基因组。DNA去甲基化发生直到桑胚期，然后是从头甲基化。DNA去甲基化有3个可能的机制：①DNMT3酶本身可能通过其保守的PWWP（Pro-Trp-Trp-Pro残基，存在于所有真核生物中）结构域来识别DNA或染色质；②通过与位点特异性转录抑制蛋白的相互作用，DNMTs可以靶向作用于基因启动子区域；③体外研究表明，靶基因启动子区域对应的双链RNA的引入导致其DNA从头甲基化和基因表达降低，提示存在RNA干扰（RNA interference，RNAi）介导的DNA甲基化机制。

DNMT也可以通过蛋白质与蛋白质的相互作用进而修饰染色质介导基因沉默。它们与组蛋白乙酰化转移酶（histone acetyltransferase，HAT）和组蛋白去乙酰化酶（histone deacetylase，HDACs）相互作用。如上所述，MBPs与甲基化CpGs结合通过与染色质重塑协同抑制复合物结合介导基因表达的沉默。因此，在某些情况下，DNA甲基化导致的基因沉默可能直接归因于染色质修饰。到目前为止，已知的

MBPs有6个不同的甲基-CpG-结合域（MBD）：MBD1、MBD2、MBD3、MBD4、MeCP2和Kaiso。它们都通过染色质重塑介导基因表达的沉默。例如，MBD1和组蛋白H3甲基转移酶（SetDB1）在细胞周期中相互作用，通过组蛋白甲基化连接DNA甲基化和染色质重排。尽管DNA的主动去甲基化机制还不清楚，但基因沉默的DNA甲基化是可逆的。例如，未分化T细胞中IL-4的表达通过MBD2结合在基因的甲基化启动子上而被沉默；TH2细胞分化后可以表达与MBD2竞争、与IL-4启动子结合的转录因子GATA-3。在这种情况下，表观遗传因素设置了一个必须克服的阈值，以实现有效的基因表达。MBDs与DNA的结合似乎是大多数结构域所特有的。为了实现DNA甲基化，通常必须首先发生染色质水平的改变。如前所述，DNMTs与HATs和HDACs交互作用。组蛋白通过乙酰化、甲基化、磷酸化和泛素化在某些氨基酸上可以通过染色质重塑改变基因表达。这些微小的修饰对染色质重塑的影响取决于修饰的类型、数量和位置以及相互作用。

（二）非编码RNA与基因表达调控

随着基因组研究的深入，人们认识到基因组可以普遍转录为RNA，但这些RNA并不是全部被翻译为蛋白质，部分可以在RNA水平上行使某些生物学功能。人类基因组93%的序列都能转录，产物主要是非编码RNA，这些非编码RNA主要行使着基因表达的转录后调控功能。一般将非编码RNA分为看家非编码RNA和调节非编码RNA两类。看家非编码RNA包括了tRNA、rRNA、snRNA和snoRNA等，该类RNA在细胞中广泛表达，维持着细胞的基本功能。调节非编码RNA又分为短片段非编码RNA（少于200个核苷酸，包括miRNA和siRNA）和长片段非编码RNA（大于或等于200个核苷酸）。该类RNA在机体中的表达具有高度的时间和空间特异性。近年来大量研究表明非编码RNA能在基因组水平和染色体水平对基因表达进行调控，在表观遗传学修饰中扮演着重要的角色。

1. **短片段非编码RNA**　RNA干扰（RNAi）是指与靶基因同源的双链RNA（dsRNA）诱导的特异转录后基因沉默现象。其作用机制是双链RNA被特异性的核酸酶降解，产生一段20个左右核苷酸序列。该序列的核心区域能与靶基因mRNA编码区域或启动子区域特异性结合，阻止mRNA翻译或促进其降解，从而调节目的基因的表达。目前研究表明，短片段非编码RNA主要有两种：microRNA（miRNA）和short interfering RNA（siRNA）。它们不仅在调节mRNA转录方面发挥功能，而且可以直接参与染色质介导的基因沉默和DNA重排等其他生物进程。

（1）microRNA（miRNA）：是目前被研究得最多的一种调节非编码RNA。miRNA由基因组DNA编码，多数由RNA聚合酶Ⅱ转录，最初产生的较长的初级转录本（数百到数千个核苷酸，pri-miRNA）相继在细胞核和细胞质中经过加工处理，最终形成成熟的有生物学功能的miRNA。首先，在细胞核内核糖核酸酶Ⅲ（Drosha）作用下初级转录本被剪切成70～75个核苷酸长度的发卡结构RNA（pre-miRNA）；然后，在Exportin 5作用下出细胞核进入胞质，再由另一个核糖核酸酶

Ⅲ（Dicer）将发卡结构RNA进一步剪切成20～22个核苷酸的双链RNA。双链解开后能参与形成RNA诱导的基因沉默；能形成RNA诱导沉默复合物（RNA-induced silencing complex，RISC）的单链最终成为成熟的miRNA。在细胞质中，RISC能通过完全或不完全配对结合到编码蛋白的信使RNA（mRNA）的非编码区（3'UTR）引起翻译抑制、RNA降解或这两种机制协同，最终抑制蛋白质生成。一般来说，通过完全配对结合到靶基因上的miRNA将通过Argonaute蛋白催化机制导致靶基因的降解，而通过不完全配对结合到靶基因上的miRNA将通过阻止翻译启动或者缩短poly（A）尾的机制来阻断靶基因的翻译。研究显示，除了负调控作用，miRNA还具有激活翻译的功能。与3'UTR配对发挥作用的并不是miRNA的所有碱基，仅有miRNA 5'端被称为"种子序列"的6～8个碱基起主要作用。

生物信息学预测人类1/3编码蛋白质的基因受miRNA调控。研究还显示，某些miRNA有很多靶mRNA，反过来也有很多miRNA都有共同的靶mRNA。目前在miRNA数据库中，含有14 197条各物种的miRNA，其中人类的有940条（miRBase，Release 15），与各种人类疾病相关的有346条。这表明，miRNA是以复杂网络调控的方式参与生物体生理进程，如果miRNA生成或其功能通路发生障碍将会引起复杂的级联反应，导致由生理到病理的转变，甚至一些疾病病程的启动。尽管具体的作用机制还需要进一步探究，但一些数据资料表明，miRNA的异常表达或者miRNA基因及其靶基因的单核苷酸多态性多与一些环境暴露相关疾病有关。

（2）siRNA：过去一直被认为是由外源双链RNA经剪切产生的。新近的一些研究提示，在植物和裂殖酵母中有不少的内源性siRNA，如一组名为RDR2依赖的siRNAs在转座子、反转录因子调节和DNA甲基化当中发挥重要作用。在植物中，siRNA调控基因的表达主要为转录后基因沉默（post- transcriptional gene silencing，PTGS），即切割特异mRNA而沉默基因的表达。源于人工导入、RNA病毒、转座子或重复序列等的dsRNA在胞质中被DCL3（植物Dicer酶）加工成21～26个核苷酸长度的siRNAs。这些siRNAs与一些蛋白组分形成沉默效应复合体（RNA induced silence complex，RISC），降解与siRNA互补的mRNA序列从而沉默基因的表达。

然而，目前研究发现，siRNA也在转录水平通过调节DNA甲基化及其相应组蛋白的甲基化而调控基因的表达。RNA与RNA序列相互识别及碱基配对使siRNAs诱导的转录后基因沉默具有高度的序列特异性。可是，RNA也能与DNA形成配对，正是基于此，使得siRNA可以在基因组DNA水平影响基因功能。RNA介导的DNA甲基化（RNA directed DNA methylation，RdDM）最早发现于类病毒感染的烟草中。类病毒是一种二级结构高度保守的RNA病毒。Wassenegger等构建整合了类病毒同源DNA序列的烟草，发现在类病毒复制活跃的植株中，整合类病毒同源DNA序列的胞嘧啶核苷被有效甲基化，而对照类病毒复制缺陷型植株没有出现此现象。此后，其他研究也表明另外几种植物RNA病毒在其感染的过程中也能引起同源DNA序列的甲基化。由于类病毒和RNA病毒在复制时产生双链RNA，这些实验表明dsRNA能引起与其匹配的DNA序列发生甲基化。后期研究表明，RdDM需要siRNA的参与，RdDM与RNAi密切相关。当带有 *GFP* 基因的RNA病毒感染整合有 *GFP* 基因的烟草时，可以产生 GFP siRNA，GFP 转录本被 siRNA 所降解，*GFP* 基因序列也同时发生甲基化。这表明 GFP siRNA 或它们的前体 dsRNA 同时引起 RNAi 和甲基化。另外，将高表达 GUS 反向重复序列的载体导入表达 CUS 的拟南芥（arabidopsis）中，GUS 转录本被来自重复序列的 siRNA 降解，同时 *GUS* 基因发生了甲基化。

2. 长链非编码RNA（long non-coding RNA，lncRNA） 是一类转录本长度超过200nt的RNA分子，其序列在近源物种间高度保守。它们并不编码蛋白，而是以RNA的形式存在于多种调控基因表达水平的层面上（表观遗传调控、转录调控以及转录后调控等）。lncRNA是RNA聚合酶Ⅱ转录的产物，起初被认为是基因组转录的"噪声"，不具有生物学功能。然而，近年研究表明，lncRNA可以参与X染色体沉默，基因组印记以及染色质修饰、转录激活、转录干扰、核内运输等多种重要的调控过程，lncRNA的这些调控作用也开始引起人们广泛的关注。哺乳动物基因组序列中有4%~9%产生的转录本是lncRNA（相应的蛋白编码RNA的比例是1%）。

LncRNA具有mRNA样结构，经过剪接，具有polyA尾巴与启动子结构，分化过程中有动态的表达与不同的剪接方式。许多lncRNA都具有保守的二级结构以及特定的剪切形式和亚细胞定位，这种保守性和特异性表明它们具有某些功能。但是lncRNA的功能相对于microRNA和蛋白质的功能来说更加难以确定，因为目前并不能仅根据序列或者结构来推测它们的功能。根据在基因组上相对于蛋白编码基因的位置，可以将其分为sense、antisense、bidirectional、intronic、intergenic 五种类型。这种位置关系对于推测lncRNA的功能有很大帮助。另外，lncRNAs启动子同样可以结合转录因子，如Oct3/4、Nanog、CREB、Sp1、c-myc、Sox2与p53，局部染色质组蛋白同样具有特征性的修饰方式与结构特征。大多数的lncRNAs在组织分化发育过程中都具有明显的时空表达特异性，如有人针对小鼠的1 300个lncRNAs进行研究，发现在脑组织中的不同部位，lncRNAs具有不同的表达模式。

近年来，通过对已发现的lncRNA的研究表明，lncRNA能够在多种层面调控基因的表达水平，其调控机制开始为人们所揭示。根据近年来发现的lncRNA的作用机制，lncRNA可能主要具有以下功能：①在蛋白编码基因上游启动子区发生转录，干扰下游基因的表达（如酵母中的 *SER3* 基因）；②抑制RNA聚合酶Ⅱ或者介导染色质重组以及组蛋白修饰，影响下游基因表达（如小鼠中的p15AS）；③与蛋白编码基因的转录本形成互补双链，进而干扰mRNA的剪切，从而产生不同的剪切形式；④与蛋白编码基因的转录本形成互补双链，进一步在Dicer酶作用下产生内源性的siRNA，调控基因的表达水平；⑤结合到特定蛋白质上，调节相应蛋白的活性；⑥结合到特定蛋白上，改变该蛋白的胞质定位；⑦作为结构组分与蛋白质形成核酸蛋白质复合体；⑧作为小分子RNA，如miRNA、piRNA的前体分子转录。

目前，lncRNA的主要研究方向仍然是通过原位杂交技术、过表达技术、siRNA介导的基因沉默等技术来发现更多新的功能性lncRNA。随着更多高通量筛查等新技术的发展，结合生物信息学的预测工具，人们将能够更快更有效率地发现那些具有重要调控功能的 lncRNA。相对于蛋白编码系列以及小分子 RNA，lncRNA 的研究还仅处于起步阶段，其功能与调控机制仍有待进一步阐明。

（三）组蛋白修饰与基因表达调控

组蛋白是真核生物染色体的基本结构蛋白，是一类小分子碱性蛋白质，分为 H1、H2A、H2B、H3 及 H4 五种类型。它们富含带正电荷的碱性氨基酸，能够同 DNA 中带负电荷的磷基酸基团相互作用。真核生物 DNA 一般以高度折叠的染色质为载体，而染色质以核小体为基本组成单位，每个核小体包括一个八聚体的组蛋白（两分子 H2A/H2B/H3/H4）以及缠绕其上 1.75 圈的长约 146bp 的 DNA 分子，核小体之间以 40 ~ 60bp 的 DNA 连接，并结合组蛋白 H1。组蛋白亚基的氨基端游离在八聚体外，称为氨基端尾巴（或组蛋白尾巴）。它们可以被共价修饰，包括组蛋白乙酰化/去乙酰化、甲基化/去甲基化、磷酸化、泛素化/去泛素化、多聚（ADP）核糖化等。已有的研究表明，组蛋白修饰是基因表达调控的基本方式之一。只有改变组蛋白的修饰状态，使 DNA 和组蛋白的结合变松，才能使相关基因表达。因此，组蛋白是重要的染色体结构维持单位和基因表达的调控因子。组蛋白修饰位点和方式多样，从而形成大量的特殊信号，类似各种不同的密码，可供其他蛋白质识别，最终调控真核生物基因表达，这些特殊密码称之为组蛋白密码。

组蛋白乙酰化由组蛋白乙酰化转移酶（HAT）调控，组蛋白去乙酰化由组蛋白去乙酰化酶（HDAC）调控。在真核细胞中，组蛋白是染色质的主要成分，与染色质的结构和基因活性密切相关。通过组蛋白乙酰化和去乙酰化可以修饰染色体结构，最终完成 DNA 复制、基因转录及细胞周期调控等方面的生物学功能。组蛋白乙酰化修饰主要发生在组蛋白 H3 赖氨酸的 9、14、18、23 和 H4 赖氨酸 5、8、12、16 等位点，Lys14 最容易发生乙酰化。由 HAT 将乙酰辅酶 A 的乙酰基转移到组蛋白氨基末端特定的赖氨酸残基上，乙酰化修饰可导致 DNA 与组蛋白八聚体的解离，核小体结构松弛，从而利于转录调控元件（转录因子和协同转录因子等）与 DNA 结合位点特异性结合，激活基因的转录。组蛋白去乙酰化酶则移去组蛋白赖氨酸残基上的乙酰基，恢复组蛋白的正电性，带正电荷的赖氨酸残基与带负电荷的 DNA 紧密结合，染色质致密卷曲，不利于转录调控元件（转录因子和协同转录因子等）与 DNA 结合位点特异性结合，从而抑制基因转录。细胞内组蛋白乙酰化和去乙酰化的动态平衡关系，是基因转录调控的关键机制之一。

组蛋白甲基化主要发生在 H3 和 H4 的赖氨酸和精氨酸残基上，由精氨酸介导的组蛋白甲基转移酶能选择性地甲基化精氨酸尾位点。由于甲基化修饰位点不同，基因的转录调控也有差异。H3-K4 或 K27 的甲基化通常与基因的转录激活有关，而 H3-K9 的甲基化则表现出相反的效果。此外，精氨酸、丝氨酸、苏氨酸和谷氨酸残基也是常见的甲基化位点。其他修饰方式，如组蛋白磷酸化、泛素化也是一种重要的调控方式。组蛋白 H2A 变异体 H2AX 在 DNA 致突变剂的作用下会迅速发生磷酸化，H2AX 磷酸化是 DNA 损伤后的首发反应，可用于评价 DNA 损伤。

（四）染色体重塑与基因表达调控

染色质重塑（chromatin remodeling）指染色质位置和结构的变化，实际上指基因表达调控过程中所出现的一系列染色质结构变化的总称。一般而言，染色质紧密的超螺旋结构会限制转录因子对DNA的接近与结合，从而抑制了真核细胞基因的转录过程。当基因需要活化和转录时，染色质发生去凝聚，核小体变成开放式疏松结构，使转录因子更易接近并与核小体DNA结合，从而实现对基因的转录调控。染色质重塑主要包括两种类型：一类是含有组蛋白乙酰转移酶和脱乙酰酶的共价性化学修饰，如发生在组蛋白尾部的乙酰化、磷酸化、甲基化和泛素化；另一类是依赖ATP的物理修饰，利用ATP水解释放的能量解开组蛋白和DNA的结合，从而使组蛋白和DNA的构象发生局部变化，进而使转录因子更易接近并结合核小体DNA，最终调控基因的转录过程。目前关于染色质重塑的机制还很不清楚，不同类型的重塑复合体作用的方式和机制均不一样，因此有待进一步探讨。此外，DNA甲基化、长链非编码RNA、多梳家族（polycomb group，PcG）蛋白以及先锋转录因子（pioneer factors）等也会影响染色质的结构和功能。例如，DNA甲基化可以改变单个核小体的结构及其动力学特征，导致染色质形成更加致密的结构。染色体重塑实际是组蛋白翻译后修饰、核小体定位、染色质开放以及染色体领域等多个表观遗传学因素的综合作用结果。

二、毒物的卵巢毒作用与DNA甲基化
（Ovarian Toxicity and DNA Methylation）

目前对人、猪、斑马鱼、鱼、大小鼠和牛等的研究结果表明，甲基化是毒物作用于卵巢的重要靶点和机制之一。这些研究的对象包括整体卵巢、卵巢细胞（卵巢颗粒细胞和卵母细胞）、卵泡及胎盘等，既有研究甲基化对亲代的影响，也有研究其对后代的影响；研究的暴露物质包括镉、大豆异黄酮、双酚A（BPA）、正己烷、赤霉素、邻苯二甲酸酯类和铀等；在毒作用上，涉及类固醇激素合成、凋亡、自噬以及卵巢早衰、卵巢储备功能减退等。

（一）卵巢颗粒细胞毒作用与DNA甲基化

1. **卵巢颗粒细胞类固醇激素合成与DNA甲基化**　断乳至性成熟期大鼠持续暴露大豆异黄酮会对卵巢颗粒细胞类固醇激素合成产生影响，表现为较高剂量大豆异黄酮组大鼠血清雌二醇下降，类固醇激素合成相关基因（*CYP11A1*、*CYP19A1*和*HSD3B1*等）表达下调，类固醇激素合成基因关键上游调控因子——类固醇激素合成因子-1（steroidogenicfactor-1，SF-1）表达下调；焦磷酸测序（bisulfite

sequencing PCR，BSP）发现高剂量组 SF-1 启动子区总甲基化率显著增加。进一步研究发现，大豆异黄酮处理可显著提高 DNMT1 和 DNMT3a 的 mRNA 表达。此外，体外实验也证实甲基化抑制剂（5-Aza-CdR）能改变大豆异黄酮对 SF-1 启动子区甲基化的影响。这些结果提示，DNA 甲基化可能在大豆异黄酮诱导的 SF-1 基因表达下调中发挥调控作用。稀有鮈鲫双酚 A 暴露 7d 和 14d 后，卵巢 CYP17A1 和 CYP11A1 mRNA 表达明显下降；卵巢 CYP17A1 的 DNA 甲基化水平在第 7 天下降，第 14 天上升，*CYP11A1* 的甲基化水平在第 7 天和第 14 天都显著升高。这些结果表明，特定 CpG 位点的 DNA 甲基化与 *CYP17A1* 和 *CYP11A1* 基因转录水平显著相关，5′侧 CpG 位点甲基化参与双酚 A 介导的 CYP17A1 和 CYP11A1 mRNA 表达调控。斑马鱼卵泡发育期间，CYP19A1a 核心启动子的甲基化水平存在明显的波动：当卵泡从 PV 期发育到 MV 期时，甲基化水平与 CYP19A1a 转录本的表达水平呈负相关。此外，靠近转录起始位点的 CpG 二核苷酸可显著阻断 RNA 聚合酶Ⅱ的转录功能，提示 DNA 甲基化是卵泡形成过程中参与 *CYP19A1a* 基因表达调控的机制之一。RNA-seq 法检测不同发育阶段（分级前、排卵期前和排卵期后）鸡卵泡的基因表达谱，并进行转录组分析发现，当卵泡从分级前过渡到分级期、从排卵期前过渡到排卵期后，共有 1 277 个基因和 2 310 个基因差异表达。差异表达基因（differentially expressed gene，DEG）参与贴壁连接、细胞凋亡和甾体生物合成等信号通路。进一步分析发现，调控卵巢类固醇激素合成的关键基因：类固醇激素合成相关基因 *StAR*、*CYP11A1* 和 *HSD3B1* 出现卵泡特异性的甲基化改变特点。这些研究结果为鸟类卵巢甾体发育的表观遗传调控提供了科学证据。

2. **卵巢颗粒细胞凋亡与 DNA 甲基化** 有研究用检测组织内核酸酶联检测 DNA 甲基化位点的方法（HELMET 法）检测小鼠卵巢石蜡包埋切片中 CCGG 和 GATCG 位点的甲基化水平变化情况后发现，大部分三级卵泡颗粒细胞有甲基化 CCGG 和 GATCG 位点比初级和次级卵泡多。在哺乳动物卵泡形成中经常出现的 TUNEL 阳性卵巢颗粒细胞，HpaⅡ反应和 Sau3AⅠ反应明显，表明颗粒细胞凋亡过程中 CCGG 和 GATCG 位点可能优先去甲基化。断乳致性成熟期持续暴露赤霉素（GA3）会对大鼠卵巢卵泡发育产生影响，表现为高剂量赤霉素可诱导卵巢颗粒细胞凋亡，凋亡相关基因（caspase-3、8、9 和 Fas）表达明显上调。焦磷酸测序法（BSP）发现 caspase-3 基因启动子区总 DNA 甲基化率明显下调，同时荧光定量 PCR 也发现 DNMT 甲基转移酶 DNMT3a 和 DNMT3b 表达下调。体外实验显示，甲基化抑制剂（5-Aza-CdR）能改变赤霉素对 caspase-3 基因 mRNA 表达的影响，间接提示 GA3 诱导的异常 DNA 甲基化模式可能是 GA3 致 caspase-3 基因表达上调的部分原因，并由此参与 GA3 所诱导的卵巢颗粒细胞凋亡。

（二）卵母细胞毒作用与 DNA 甲基化

BPA 暴露会导致 CD-1 小鼠卵母细胞生长过程中印记基因 *Igf2r* 和 Peg3 出现低甲基化，并在 mRNA 和蛋白水平上增加雌激素受体（ER）的表达。此外，BPA 可促进CD-1小鼠原始初级卵泡过度募集，从而加速原始卵泡池损耗，并可使卵母细胞减数分裂中纺锤体组装出现异常，从而抑制卵母细胞的成熟，也即新生儿期暴露BPA可通过ER信号通路抑制卵子发生过程印记基因的甲基化。研究表明，用链脲佐菌素（streptozotocin，STZ）诱导的1型糖尿病（type 1 diabetes mellitus，T1DM）小鼠体内2细胞胚胎中，排卵的卵母细胞数减少，卵巢储备减少，发情周期中断，透明带明显破裂，且糖尿病小鼠卵母细胞中异常的甲基化基因可能与卵母细胞透明带的改变有关。有研究使用来自3种不同直径大小的牛有腔卵泡的卵母细胞来研究7个候选基因的甲基化状态（印记基因：*bH19*和*bSNRPN*；非印记基因：*bZAR1*、*bDNMT3A*、*bOCT4*、*bDNMT3 Lo*和*bDNMT3 Ls*）及9个候选基因的mRNA表达（印记基因：*bSNRPN*、*bPEG3*和*bIGF2R*；非印记基因：*bPRDX1*、*bDNMT1B*、*bDNMT3A*、*bZAR1*、*bHSF1*和*bNLRP9*），以阐明DNA甲基化在小卵泡转化为大卵泡这一进程中的作用。结果显示，来自小有腔卵泡的卵母细胞中*bH19*、*bSNRPN*和*bDNMT3*异常甲基化较多，与发育潜能降低有关。此外，该研究检测到DNMT3 Ls甲基化异常的CpG位点频率增加，特别是在来自小卵泡的卵母细胞中，主要在3个CpG位点（CpG2、CpG7和CpG8），其中CpG7是一个潜在的调控位点。研究结果表明，卵泡直径为2mm是建立DNA甲基化谱的关键阶段，DNA甲基化与卵母细胞发育潜能密切相关。此外，研究牛卵泡形成过程中卵母细胞IGF-2外显子10处CpG岛的DNA甲基化特征发现，原始卵泡、末次卵泡、小窦卵泡、大窦卵泡、MⅡ卵母细胞和精子的甲基化百分比分别为73.74%、58.70%、56.00%、65.77%、56.35%和96.04%。原始卵泡卵母细胞低甲基化等位基因（15.5%）少于MⅡ卵母细胞（34.6%）。结果表明，该区域的甲基化模式在成熟卵母细胞和精子之间表现出不同的作用。这些结果有助于理解牛卵泡形成过程中印记基因的重新编程。

（三）卵巢毒物的子代毒作用与DNA甲基化

哺乳期正己烷暴露可对子代大鼠卵巢颗粒细胞DNA启动区甲基化模式产生影响，表现为高剂量组（12 500ppm，经呼吸道吸入）正己烷可致卵巢颗粒细胞整体基因组启动子区去甲基化基因数目高于甲基化基因数目。差异性甲基化的基因主要富集在细胞死亡、凋亡、细胞生长和激素调节上。中、高剂量组的甲基化模式与对照组和低剂量组明显不同。正己烷暴露后，PI3K-Akt和NF-kappa B信号通路分子基因的甲基化状态发生改变。在正己烷暴露组中，*CYP11A1*、*CYP17A1*、*HSD3B1*、*CYP1A1*和*Srd5a1*启动子区发生高甲基化。这些结果表明，正己烷在F1代卵巢发育毒性伴随着凋亡和类固醇激素生物合成相关基因启动子区的甲基化改变。雄性和雌性的多代啮齿动物模型暴露于无毒性浓度的铀9个月后，卵巢组织呈现低甲基化。而且，这种DNA甲基化谱在F0、F1和F2代中还能继续维持。此外，qPCR结果显示，卵巢的DNA甲基转移酶基因（*DNMT3a/b*）表达也发生显著变化。结果表明，铀对三代（F0、F1和F2）啮齿类动物的卵巢均可产生影响，DNA甲基化可作为低剂量铀暴露对卵巢损害的早期生物标志物。有研究比较幼龄（4～5周龄）和老龄（15月龄）小鼠妊娠第5天的胎儿、胎盘和卵巢组织印记基因的甲基化和表达情况，同时收集未妊娠小鼠的子宫组织和体内成熟卵母细胞作为比较。印记基因的甲基化用限制性内切酶法检测，印记基因和营养补给后基因的表达用定量聚合酶链反应（quantitative polymerase chain reaction，qPCR）检测。结果显示，年龄与妊娠期胎儿生长受限和胎盘过度生长有关。在妊娠期小鼠中，甲基化在胎儿组织中失调最少，而胎盘组织显示异常的甲基化和印记基因的表达异常。尽管卵母细胞基因表达仅轻微改变，但卵巢甲基化和基因表达严重失调。与年轻雌鼠相比，卵母细胞 Kcnq1 表达在老年雌鼠显著增加。结果表明，胎儿和胎盘生长异常与妊娠期小鼠生殖组织中的异常甲基化和基因表达相关。妊娠期的年龄对生殖细胞和体细胞中印记基因的甲基化和表达都有负面影响，导致高龄孕鼠的生育能力下降。于妊娠 12～17d，给予 Wistar 大鼠邻苯二甲酸（2-乙基己基）酯（DEHP）暴露，采用大鼠 DNA 甲基化启动子和 CpG 岛阵列芯片检测 70 日龄成年子代大鼠卵巢 DNA 甲基化变化情况。结果显示，暴露组 406 个基因（71 个基因为高甲基化，335 个基因为低甲基化）的甲基化状态与对照组有显著差异。随机选择胰岛素样生长因子结合蛋白 1（Igfbp1）和整合素 3（Itga3）基因，通过亚硫酸氢盐基因组测序（BSP）验证甲基化状态。测序结果与 chip 得到的数据一致，表明产前 DEHP 暴露可致成年子代大鼠卵巢表观遗传学改变。还有人研究了 DEHP 暴露对 F1 代、F2 代和 F3 代小鼠卵巢的影响。从妊娠第 10.5 天开始给予 DEHP 暴露，直到出生。在所有子代出生后的第 21 天，摘除卵巢进行各种卵巢通路的基因表达分析和 5-甲基胞嘧啶（5-methylcytosine，5-mC）定量。研究发现，在 F1 代中，产前 DEHP 暴露干扰了细胞周期调节因子、过氧化物酶体增殖因子激活受体（peroxisome proliferator-activated receptors，PPAR）的表达以及 5-mC 的比例。在 F2 代中，DEHP 降低了类固醇激素合成相关酶、凋亡相关因子和 10-11 染色体易位的表达。磷酸肌醇 3 激酶（phosphatidylinositol 3-kinase，PI3K）因子表达也失调。在 F3 代中，DEHP 暴露降低了类固醇激素合成相关酶、PI3K 因子、细胞周期调节因子、凋亡相关因子、Esr2 和 DNA 甲基化调节因子的表达，5-mC 的百分比也显著降低。上述结果表明，产前 DEHP 暴露会显著抑制子代卵巢卵泡发育和甾体发育相关通路基因的表达，且基因表达受 DNA 甲基化的影响。

三、毒物的卵巢毒作用与 microRNA

（Ovarian Toxicity and microRNA）

对人、斑马鱼、鱼的研究表明，microRNA（miRNA）也是毒物作用于卵巢的重要靶点。有研究整体卵巢的，也有研究卵巢细胞（颗粒细胞和卵母细胞）的；有研究亲代影响的，也有少数研究后代影响的；暴露物质包括镉、双酚 A、环磷酰胺、邻苯二甲酸酯类、DDT、苯并[a]芘等。毒作用上，有研究类固醇激素合成的，也有研究凋亡、自噬和细胞增殖的，以及研究卵巢早衰、卵巢储备功能减退等。

（一）卵巢颗粒细胞毒作用与microRNA

1. **卵巢颗粒细胞类固醇激素合成与miRNA**　研究发现，经DDT、苯并[a]芘、3-甲基胆蒽（methylcholanthrene，MC）处理后，雌性Wistar大鼠卵巢的miRNA水平呈升高趋势，且卵巢中CYP1A1和CYP2B1 mRNA表达上升，但蛋白含量和酶活性变化不明显，表明miRNA可能参与化学物诱导大鼠卵巢中CYP1A1和CYP2B1的转录后调控。在miR-126*的启动子中存在一个典型的SMAD4结合元件（SBE）位点。经荧光素酶检测、qRT-PCR和ChIP检测证实SMAD4作为转录抑制因子，可以直接与*miR-126*基因启动子中的SBE位点结合，降低卵巢颗粒细胞（GCs）中*miR-126*基因的表达，抑制其转录活性。此外，SMAD4还调控miR-126*介导的FSHR的表达（在GCs中miR-126*的直接靶点），并且可以进一步通过miR-126*/FSHR轴诱导CYP19A1表达，从而抑制GC凋亡。该研究不仅建立了SMAD4和miRNA-126*这两个GC凋亡的关键因子之间的直接联系，而且揭示了SMAD4调节GC功能的重要途径miRNA-126*/FSHR轴。miR-202-5p可以在山羊卵巢大生长卵泡的细胞外小泡中特异性表达并积累。体外实验表明，miR-202-5p是一种靶向转化生长因子-II型受体（TGF-β R2）的功能性miRNA，可以在mRNA和蛋白水平上通过降解TGF-β R2从而抑制TGF-β/SMAD信号，降低GCs中的p-SMAD3水平，诱导山羊GCs凋亡，抑制其增殖。在miR-202和CYP19A1启动子区存在类固醇生成因子-1（SF-1）的结合位点，SF-1可通过激活miR-202-5p抑制GCs中TGF-β R2和p-SMAD3的水平，调控GCs的生长过程。

2. **卵巢颗粒细胞凋亡与miRNA**　采用实时荧光定量核酸扩增（Real-time fluorescent quantitative PCR，RT-FQ-PCR）检测miR-22在健康卵泡、早期闭锁卵泡和进行性闭锁卵泡中的表达水平，流式细胞术评估模拟miR-22或阴性对照处理的小鼠颗粒细胞（mice granule cells，mGCs）的凋亡情况后，发现miR-22在卵泡闭锁期间升高，颗粒细胞凋亡被抑制。荧光素酶报告基因检测结果表明，*SIRT1*是miR-22的靶基因，miR-22可以通过直接下调*SIRT1*，从而抑制mGCs凋亡。这些为了解卵巢卵泡闭锁的调控机制提供了重要的依据。在猪颗粒细胞（pig granule cells，pGC）中特异性敲除FSHR可诱导颗粒细胞凋亡和卵泡闭锁，并降低细胞内信号分子（如PKA、Akt和p-Akt）的水平。进一步研究表明，FSHR是miR-143的作用靶点。miR-143在猪卵泡闭锁期间表达上调，可通过靶向FSHR，降低细胞内信号分子水平，促进pGC凋亡。SMAD4是转化生长因子（TGF）信号的最后一个分子，与启动子结合，在体外和体内诱导miR-143显著下调。激活的TGF-β信号可以逆转miR-143对FSHR和细胞内信号分子的作用，抑制miR-143诱导的pGC凋亡。21日龄ICR小鼠连续灌胃DEHP 6周后，卵巢内miRNA（let-7b、miR-17-5p、miR-181a和miR-151）的表达显著增加，卵泡颗粒细胞增殖被抑制，提示DEHP可以诱导miRNA抑制卵巢颗粒细胞的增殖，抑制KITL和GDF9的抗凋亡功能，同时增加Bax/Bcl-2的表达，进一步促进颗粒细胞的凋亡。此外，研究还表明，miR-92a通过直接靶向SMAD7调控猪卵巢的GC凋亡。Chi-miR-4110通过靶向山羊卵巢中的SMA和mad相关蛋白2（SMAD2），促进颗粒细胞凋亡。干细胞中过表达miR-21可以通过靶向PDCD4和PTEN抑制颗粒细胞凋亡改善化疗所致卵巢损伤大鼠的卵巢结构和功能。保守的miR-10家族可抑制卵巢颗粒细胞的增殖和诱导凋亡。转录因子SMAD4和miR-10b通过靶向CYP19A1促进卵巢颗粒细胞E_2的释放和细胞凋亡。保守的miR-26b通过靶向HAS2-HA-CD44-caspase-3途径促进卵巢颗粒细胞凋亡。miR-23a和miR-27a通过靶向SMAD5促进人颗粒细胞凋亡。骨髓间充质干细胞来源的外泌体携带的miR-644-5p靶向p53抑制卵巢颗粒细胞凋亡。低氧诱导miR-210，抑制海洋青鳉卵巢卵泡细胞凋亡。

3. **卵巢颗粒细胞自噬与miRNA**　通过检测自噬体标志物LC3、P62和LC3 puncta的蛋白表达及LC3、BECN-1、ATG3的自噬基因转录结果，发现了大卵泡中颗粒细胞出现自噬现象。通过质粒转染miR-21-3p模拟物和抑制剂，发现miR-21-3p是一种抑制颗粒细胞自噬的新型miRNA。同时，通过荧光素酶报告基因检测证实，血管内皮生长因子A（VEGFA）是miR-21-3p在颗粒细胞中的重要靶点，转染miR-21-3p模拟物后VEGFA表达降低、转染miR-21-3p抑制剂后VEGFA表达增加。此外，siRNA介导的VEGFA敲低显著抑制颗粒细胞自噬信号。然而，在有miR-21-3p存在的情况下，颗粒细胞中过表达VEGFA可以促进自噬。最后，Akt及其磷酸化结果表明，miR-21-3p通过下调Akt磷酸化信号通路抑制VEGFA表达。这些研究结果表明，miR-21-3p通过靶向VEGFA和减弱PI3K/Akt信号通路抑制牛初级卵泡颗粒细胞自噬。小鼠暴露于环磷酰胺后，卵巢颗粒细胞（mOGCs）的alpha-Klotho（Kl）表达显著下降，提示环磷酰胺可以抑制Kl的表达。Kl（-/-）小鼠的病理状态与环磷酰胺诱导的卵巢早衰（POF）小鼠相似。此外，两种小鼠的mOGCs均表现出明显的氧化应激损伤迹象，包括SOD和ATP水平下降，ROS水平升高。Kl表达降低导致mOGCs中自噬相关蛋白表达降低，自噬活性降低。进一步研究发现，环磷酰胺通过上调miRNA-15b的表达，减弱mOGCs的自噬功能，抑制内源性Kl mRNA的表达，刺激下游TGFbeta1/Smad通路的活性。即依赖环磷酰胺的miRNA-15b抑制Kl表达，导致mOGCs诱导自噬和清除ROS的能力下降，最终导致POF。

（二）卵泡发育毒作用与microRNA

在斑马鱼卵泡细胞中，晚期卵泡和成熟卵泡的miR-17a和miR-430b表达水平明显低于早期卵泡。给予LH类似物（人绒毛膜促性腺激素）可以显著下调卵泡细胞中miR-17a和miR-430b的表达，但对其在卵母细胞中的表达无影响。Forskolin也可抑制卵泡细胞miR-430b的表达，然而，miR-17a水平未见显著变化。就测试时间点方面而言，诱导成熟激素（maturation-inducing hormone，MIH）并没有影响这些miRNA在卵泡细胞或卵母细胞中的表达。这些发现提示，miR-17a和miR-430b可能参与斑马鱼卵泡发育和卵母细胞成熟的调控。将新鲜分离的GCs或CCs在转染细胞条件下培养过夜，在缝隙连接抑制剂卡伯诺酮的存在下孵育大的窦状卵泡，并通过HCG触发它们成熟。采用qPCR检测GCs、CCs、卵母细胞和培养基中miR-125a家族成员的水平。研究发现，miR-125a-3p是由所有卵泡组分合成的，但在整个卵泡内受到调控。miR-125a-3p由颗粒细胞分泌，被膜细胞吸收，并保持功能；反之，颗粒细胞也可以吸收膜细胞分泌的miR-125a-3p。在整个卵子发生过程中，miR-125a-3p在卵母细胞中转录并积累。在体外卵泡培养中，GV期卵母细胞利用其伴随的卵泡细胞监测其内miR-125a-3p的水平。这些结果表明，miR-125a-3p的表达由排卵前卵泡内的细胞间通信网络调控。另一个研究发现，TNRC6A mRNA在鸡卵巢或卵泡中的表达动态与miR-26a-5p的表达趋势相反。miR-26a-5p通过直接靶向培养的鸡膜细胞中TNRC6A的3'-非翻译区抑制其mRNA表达。体外过表达miR-26a-5p可以促进鸡卵泡膜细胞的增殖。此外，过表达miR-26a-5p和敲除TNRC6A显著上调抗凋亡 Bcl-2 基因。该研究揭示了miR-26a-5p和TNRC6A在鸡卵巢和卵泡中的表达动态以及miR-26a-5p和TNRC6A在鸡卵巢膜细胞中的表达关系。这些结果表明，miR-26a-5p通过靶向 TNRC6A 基因促进鸡卵巢膜细胞增殖。miR-122可以通过调节FSH诱导的卵泡生长过程中的黄体生成素/绒毛膜促性腺激素受体（luteinizing hormone/chorionic gonadotropin receptor,LHCGR）mRNA结合蛋白（LHR mRNA binding protein，LRBP）水平，对LHCGR的表达起调控作用。将FSH和17β-雌二醇同时处理大鼠卵巢颗粒细胞，发现LHCGR mRNA水平和HCG诱导的孕酮产生呈时间依赖性增加，且miR-122在早期表达下降，但LHCGR mRNA表达升高。而用含有miR-122插入物的腺病毒载体（admir122）感染颗粒细胞，可以完全消除FSH介导的LHCGR上调。admir122还阻断FSH诱导的LRBP表达下降，增加LHCGR mRNA与LRBP的结合。用RT-PCR和原位杂交检测小鼠卵巢中miR-125b的表达，发现其在卵巢周围高表达，且特异性位于卵巢体细胞中。miR-125b过表达可以阻断培养的新生小鼠卵巢的原始卵泡组装过程，而miR-125b敲低则促进这一过程。进一步的研究表明，miR-125b通过直接靶向激活素受体型2a（Acvr2a）的3'-非翻译区来调控新生小鼠卵巢中的激活素/Smad2信号。新生小鼠卵巢中过表达miR-125b可抑制Acvr2a蛋白水平，减弱激活素/Smad2信号通路，而敲除miR-125b则有相反的作用。此外，用重组人激活素A（recombinant human activin A，rh-ActA）可下调新生小鼠卵巢的miR-125b表达。过表达miR-125b可以减弱rh-ActA对原始卵泡组装的促进作用。这些结果表明，miR-125b阻断了原始卵泡的组装过程，而miR-125b可能通过调控激活素/Smad2信号通路的Acvr2a表达来发挥这一作用。对21日龄Wistar大鼠每天给予0mg/kg、0.5mg/kg、2.0mg/kg和8.0mg/kg氯化镉，连续8周。给药后，透射电镜和TUNEL实验证实，随着Cd浓度的增加，卵泡凋亡增加；PCR和Western blotting检测显示卵泡发育相关因子、干细胞因子（stem cell factor，SCF）和c-kit的表达明显下降；2.0mg/kg和8.0mg/kg处理组中调控c-kit的miR-193、miR-221和miR-222的表达显著升高。该研究证明，断奶至性成熟期镉会影响卵泡发育，提示SCF/c-kit可能在这一作用中发挥重要作用。此外，miRNA可能在c-kit蛋白下调中发挥作用。

四、毒物的卵巢毒作用与长链非编码RNA

（Ovarian Toxicity and lncRNA）

长链非编码RNA与卵巢卵泡发育的关联性越来越引起重视，但与毒物的卵巢毒作用研究尚少。

（一）卵巢卵泡发育与lncRNA

利用体外培养模型研究lncRNA在原始卵泡激活中的作用，发现3日龄小鼠卵巢的原始卵泡体外培养8d后被激活，表现为卵巢形态学变化、初级卵泡数量增加、不育相关激酶mRNA表达水平下调以及生长分化因子9（GDF-9）的mRNA水平上调。此外，在转录组水平通过RNA测序检测lncRNA的表达谱发现与3日龄小鼠相比，体外培养8d后，60 078个lncRNA中有6 541个lncRNA表达上调、2 135个lncRNA表达下调；4 171个mRNA表达上调、1 795个mRNA表达下调。基因本体论（gene ontology，GO）和通路（pathway）分析表明，差异表达的lncRNA靶点和mRNA的功能与卵巢发育相关的许多过程和通路密切相关，包括细胞增殖分化和发育过程等信号转导通路。此外，许多新发现的lncRNA显示出可诱导表达，表明这些lncRNA可能是研究小鼠原始卵泡活化的良好候选基因。从杜洛克猪卵巢卵泡发育第0、2和4天构建的文库中，共鉴定出2 076个lncRNAs（已知lncRNAs 1 362个，新lncRNAs 714个）和25 491个mRNA。lncRNA较短，外显子较少，ORF（开放阅读框）长度较短，表达水平较低，保守性较低。此外，两两比较发现1 694个转录本（140个lncRNA和1 554个mRNA）存在差异表达。在2 076个lncRNA中，共检测到6 945个共顺式定位的mRNA，GO分析进一步发现其与发育过程有关；KEGG通路分析发现差异lncRNAs靶向mRNA，且差异mRNA与TGF-β信号通路、PI3K-Akt信号通路、维生素A（视黄醇）代谢通路和Wnt信号通路相关。从小鼠卵巢中分离颗粒细胞，通过慢病毒转染在该细胞系中过表达lncRNA SRA，通过RT-PCR、CCK-8实验、流式细胞术、Hoechst染色和Western blot检测lncRNA SRA对颗粒细胞的影响，结果发现lncRNA SRA升高可以促进细胞生长，且Cyclin B、Cyclin E和Cyclin D1增加改变了细胞周期相的分布，并通过上调Bcl-2、下调Bax、裂解型caspase 3和裂解型 parp，抑制细胞凋亡。lncRNA SRA过表达后，雌二醇（E_2）和孕酮（progesterone，PG）含量及关键酶（CYP19A1和CYP11A1）表达上调。结果表明异常的lncRNA SRA可能是引发多囊卵巢综合征（polycystic ovary syndrome，PCOS）的危险因素。在卵巢颗粒细胞和睾丸支持细胞中发现了 *Amhr2* 基因上游转录的长链非编码RNA lncRNA-Amhr2。在原代颗粒细胞中，lncRNA-Amhr2敲除导致Amhr2 mRNA水平下降，瞬时报告基因检测显示，lncRNA-Amhr2激活可以增加Amhr2启动子活性。在稳定转染的小鼠颗粒细胞OV3121细胞中，其活性与lncRNA-Amhr2的转录相关。此外，通过Tet-on系统，lncRNA-Amhr2转录的诱导显著提高OV3121细胞中Amhr2启动子的活性。这些结果表明，lncRNA-Amhr2通过增强启动子活性，参与激活卵巢颗粒细胞中的*Amhr2*基因。lncRNA Gm2044可促进小鼠窦前卵泡颗粒细胞（mpGCs）中17β-雌二醇的合成。经生物信息学方法、Western blot和荧光素酶实验证实lncRNA Gm2044作为miR-138-5p海绵抑制miR-138-5p的直接靶标Nr5a1，而Nr5a1可通过激活CYP19A1增强17β-雌二醇的合成。研究结果为探讨lncRNA Gm2044通过竞争内源性RNA调节mpGCs的功能从而调控17-雌二醇的合成提供了一个新视角，将有助于类固醇激素相关疾病的诊断和治疗。lncRNA HCP5在颗粒细胞的增殖和凋亡中扮演着重要的角色。下调lncRNA HCP5可通过阻滞G1期细胞周期进程而抑制细胞增殖，并通过激活线粒体途径诱导细胞凋亡；而过表达lncRNA HCP5在KGN细胞中发挥相反的作用。miR-27a-3p是lncRNA HCP5的直接靶点，可以直接与胰岛素样生长因子-1（IGF-1）结合。将miR-27a-3p抑制剂转染到lncRNA HCP5敲除细胞，将miR-27a-3p模拟物转染到HCP5过表达细胞进行功能增强、功能失活分析，结果表明下调和上调miR-27a-3p可阻断lncRNA HCP5沉默和过表达对KGN细胞增殖和凋亡的影响。此外，在KGN细胞中，miR-27a-3p抑制剂显著逆转了敲除lncRNA HCP5而调控的IGF-1下降，而miR-27a-3p模拟物抑制了过表达HCP5而调控的IGF-1升高。在KGN细胞中转染IGF-1 siRNA可减轻HCP5强表达所促进的细胞活力和减少凋亡。这些研究结果表明，lncRNA HCP5可能调控miR-27a-3p/IGF-1轴。

（二）化学物（毒物）卵巢毒效应与lncRNA

环磷酰胺可以明显诱导小鼠卵巢萎缩和卵巢颗粒细胞（OGCs）增殖抑制。在环磷酰胺治疗组中，卵巢颗粒细胞的p53、p66Shc和p16表达明显升高。MTT实验表明环磷酰胺能有效抑制体外OGCs的增殖。SA-beta-Gal染色显示，环磷酰胺处理组OGCs有大量衰老细胞，而在环磷酰胺治疗组OGCs中，p53、p66Shc、p16以及裂解型caspase-3的表达明显升高。Northern blot结果显示，环磷酰胺处理组OGCs的lncRNA-Meg3杂交信号强度明显高于对照组。ChIP结果证实，在环磷酰胺处理后的OGCs中，获得的p53蛋白富集的p66Shc启动子DNA片段显著增加。使用siRNA-Meg3后进行环磷酰胺处理时，内源性lncRNA-Meg3、p53、p66Shc、p16和cleaved caspase-3的表达明显低于siRNA-Mock对照组。以上结果提示，环磷酰胺通过激活lncRNA-Meg3-p53-p66Shc通路抑制小鼠OGCs增殖并促进卵巢早衰。给仔猪出生后第1~10天皮下注射氟他胺，11日龄时分离仔猪的卵巢并测定细胞总RNA。结果显示，氟他胺处理的仔猪卵巢有280个差异表达基因和98个差异表达的lncRNAs。进一步GO分析发现，差异表达lncRNAs涵盖了生物过程、分子功能和细胞成分，也与细胞运输、细胞分裂和细胞骨架相关的功能联系起来。此外，软件分析还发现lncRNAs与细胞增殖相关的基因间存在最强的相互作用。这些结果表明，新生儿暴露于氟他胺会改变与卵巢细胞增殖、卵巢性激素生成和卵母细胞受精有关基因的表达，进而可能影响成年雌性的生殖能力。

五、毒物的卵巢毒作用与组蛋白修饰
（Ovarian Toxicity and Histone Modification）

（一）卵巢细胞毒作用与组蛋白甲基化

在卵母细胞发育过程中，Cxxc-finger protein 1（CFP1）介导的赖氨酸-4组蛋白H3三甲基化（H3K4me3）使卵母细胞基因组能够产生新的组织。卵母细胞中CFP1依赖的H3K4三甲基化是维持关键旁分泌因子表达和促进卵母细胞与周围颗粒细胞间沟通所必需的。Cxxc1在卵母细胞中的缺失会破坏排卵前卵泡内膜细胞中独特的基因表达模式。CFP1缺失后，卵泡生长和排卵均受到影响，因为卵泡细胞Cxxc1缺失间接损害介导卵泡刺激素和黄体生成素功能的颗粒细胞的基本信号通路。因此，CFP1调控的卵母细胞基因组表观遗传修饰以细胞非自主的方式影响卵泡对促性腺激素的反应。取育龄妇女卵泡的卵丘颗粒细胞和壁层颗粒细胞用qRT-PCR检测KDM4A和KDM4B mRNA表达情况，并用免疫组化方法将KDM4A和KDM4B蛋白定位于标本卵巢组织切片。结果发现KDM4A和KDM4B蛋白定位于育龄妇女卵巢的卵母细胞、颗粒细胞、膜细胞和黄体细胞。与颗粒细胞相比，膜细胞中KDM4A和KDM4B mRNA的表达总体上较高。在颗粒去甲基化酶基因表达比较中，未妊娠组的膜细胞和颗粒细胞中KDM4A和KDM4B mRNA表达均高于妊娠活产组。结果表明，组蛋白去甲基化酶KDM4A和KDM4B mRNA在膜细胞和颗粒细胞中表达有差异。与未妊娠患者相比，妊娠期膜细胞和颗粒细胞中KDM4A和KDM4B mRNA表达均较低。这些发现表明，组蛋白去甲基化酶表达改变可能影响与妊娠相关的颗粒细胞的表观遗传变化。将稀有鮈鲫暴露于BPA 21d、42d和63d后发现：短期暴露于BPA 21d，雌二醇和孕酮水平显著升高；长期暴露于BPA 63d，雌二醇和孕酮水平显著降低。接触BPA后，卵母细胞发育受阻。BPA会影响卵巢组蛋白三甲基化水平（H3K4me3、H3K9me3、H3K27me3）：H3K9me3在暴露BPA 21d后显著降低、在42d和63d后显著升高；42d的BPA暴露使H3K4me3显著降低；同时，42d和63d BPA暴露导致H3K27me3显著下降。短期（21d）和长期（63d）BPA暴露后，H3K9me3分别介导StAR、Cyp11a1和Cyp17a1 mRNA表达下调和上调。这些结果提示，表观遗传调控包括DNA和组蛋白甲基化可能介导BPA暴露对卵巢发育的损伤过程。

（二）卵巢细胞毒作用与组蛋白乙酰化

组蛋白和非组蛋白乙酰化在卵母细胞发育中发挥重要作用。有条件敲除组蛋白脱乙酰酶HDAC1和HDAC2会对卵母细胞发育产生影响。敲除其中一个基因对卵母细胞发育几乎没有影响，而敲除这两个基因会导致卵泡发育在次级卵泡阶段停滞。尽管组蛋白乙酰化显著增加，但这种发育阻滞伴随转录组的大量扰动和转录的整体减少。突变卵母细胞中也会出现TRP53乙酰化的增加，这可能是导致细胞凋亡发生率增加的原因之一。体外成熟培养（IVM）可以影响卵母细胞和早期卵裂胚胎中与组蛋白乙酰化相关的蛋白和基因的表达。经IVM的小鼠细胞分裂中期Ⅱ（MⅡ）卵母细胞和二细胞胚胎中GCN5和HDAC1表达被抑制，且GCN5在二细胞胚胎中的分布也发生了改变，而卵母细胞和胚胎的Ac-H3水平在IVM后保持不变。在猪颗粒细胞中，表皮生长因子介导的抑制FSH刺激的 *StAR* 基因表达与组蛋白H3乙酰化的减少有关。黄体生成素（LH）通过控制卵巢膜细胞中StAR和CYP17启动子的组蛋白乙酰化调节雄烯二酮和孕酮的产生。组织特异性启动子甲基化和组蛋白修饰在水牛卵巢卵泡形成和黄体化过程中调控 *CYP19A1* 基因表达。组蛋白去乙酰化酶1（HDAC1）和HDAC2的代偿作用调控小鼠卵母细胞发育过程中的转录和凋亡。组蛋白去乙酰化酶2的核仁转位参与猫胚泡转录沉默的调控。马卵母细胞体内与体外成熟过程中组蛋白H4乙酰化发生变化。成熟小鼠卵母细胞含有转录抑制活性，其作用是通过组蛋白去乙酰化。成年雌性小鼠经灌胃接触全氟辛烷磺酸（perfluorooctane sulfonate，PFOS）4个月后，闭锁卵泡增加、成熟卵泡和黄体的数量显著减少、血清雌二醇（E_2）和孕酮水平在发情前期和末期均降低。与对照组相比，PFOS小鼠卵巢甾体合成急性调节蛋白（StAR）mRNA水平随着启动子组蛋白H3K14乙酰化程度的降低而降低，而P450scc表达和组蛋白H3K14乙酰化程度在组间无差异。因此，长期暴露于低剂量全氟辛烷磺酸通过选择性地减少StAR组蛋白乙酰化抑制E_2的生物合成，损害卵泡发育和排卵。

六、表观遗传学与卵巢疾病
（Epigenetics and Ovarian Disease）

（一）表观遗传学与多囊卵巢综合征

1. DNA甲基化与多囊卵巢综合征（PCOS） PCOS患者CCs的MeCP2和H3K9ac标记物的整体水平显著高于健康女性，而H3K9me2的染色质含量下降。此外，在PCOS中，*CYP19A1* 基因表达及H3K9ac在PⅡ、Pi3和Pi4启动子中的表达也均高于健康女性，而且可以观察到H3K9在PⅡ显著低甲基化，DNA在PⅡ和Pi3启动子低甲基化，ERβ与3个启动子差异结合。因此，芳香化酶表达可能受到表观遗传修饰和异常ERβ与CYP19A1启动子结合能力的影响，这些机制可能与PCOS患者卵巢刺激过程中芳香化酶转录增强有关。通过对16例多囊症患者的颗粒细胞进行全基因组DNA甲基化分析，并与16名健康对照组进行对比，最终共确定106个差异甲基化CpG位点，这些位点与88个基因相关，其中一些基因已知与PCOS或卵巢功能有关。使用焦磷酸测序（BSP）分析6个鉴定的差异甲基化位点。Pathway分析表明，这些基因与癌症、心脏发生、Hedgehog信号传导和免疫反应相关的典型途径和基因网络中存在潜在的干扰有关。这些发现表明患PCOS的女性卵巢颗粒细胞表现出表观遗传变化，这可能与PCOS的异质性有关。异常的TOX3甲基化可能导致TOX3蛋白表达改变，与PCOS的发生密切相关，并可能在病理发展中发挥作用。PCOS患者血清促黄体生成素、雌二醇、睾酮和促甲状腺激素显著高于未患PCOS的正常人群，而促卵泡激素和催乳素则显著降低。此外，PCOS患者血清中TOX3 mRNA表达水平明显降低，且血清和颗粒细胞中TOX3蛋白水平、TOX3启动子的甲基化程度也明显降低。对110例多囊卵巢综合征患者和119例行体外受精且排卵周期正常的患者（对照组）进行分析后，发现PCOS患者卵巢颗粒细胞（GCs）有92个特有的DEGs；生物信息学分析表明PCOS GCs中脂类和甾类化合物的合成被激活；5-甲基胞嘧啶分析显示PCOS患者GCs的整体DNA甲基化水平较对照组降低25%；通过MassArray EpiTYPER DNA甲基化定量分析发现几个与脂质和甾体合成相关的基因启动子呈现低甲基化状态，这可能导致这些基因的异常表达。因此，与脂质和甾体合成相关的低甲基化基因可能会导致脂质和甾体基因表达异常，促进包括雄激素在内的甾体激素的合成，这可能是PCOS高雄激素血症的部分原因。使用Illumina HiSeq 2500（R）平台，分别从对照组和PCOS组3名女性的颗粒细胞中提取DNA，进行高通量下一代亚硫酸氢盐测序，剩余样本通过焦磷酸测序验证部分被鉴定基因的甲基化状态，RT-PCR定量评估这些基因的转录本表达谱。结果显示PCOS中总共有6 486个CpG位点，分别代表3 840个与Wnt信号、G蛋白受体、内皮素/整合素信号、血管生成和趋化因子/细胞因子介导的炎症等相关基因。在2 977个CpGs中，2 063个基因出现低甲基化；而在1 777个基因中，2 509个CpGs出现高甲基化。在调控PCOS卵巢功能的非编码RNA中也发现了甲基化的差异。一些差异甲基化基因如aldo-keto还原酶家族1成员C3、钙敏感性受体、抵抗素、生长激素释放激素受体和肿瘤坏死因子，主要导致雄激素过多症、过早黄体化和卵母细胞发育缺陷，说明与卵泡发育相关的重要过程的基因表观遗传失调可能导致多囊卵巢综合征女性的卵巢功能缺陷。

2. MicroRNAs与PCOS　miR-3940-5p可以促进颗粒细胞增殖，在卵泡发育和细胞增殖调控中具有潜在作用。经研究发现，miR-3940-5p是PCOS颗粒细胞中的hub miRNA，其在PCOS患者的卵巢颗粒细胞中显著升高。钾电压门控通道亚家族A成员5（KCNA5）是miR-3940-5p的潜在靶点，miR-3940-5p通过靶向KCNA5促进卵巢颗粒细胞增殖。此外，PCOS患者的GCs中miR-423表达下调、miR-33b和miR-142水平上调。miR-423可以直接抑制SMAD家族成员7（SMAD7）的表达，而转化生长因子受体1（TGF-β R1）是miR-33b和miR-142的直接靶点。RNA寡核苷酸混合物mir-423抑制剂、miR-33b模拟物和miR-142模拟物可抑制TGF-β信号，促进细胞增殖、抑制细胞凋亡，并增加S期颗粒细胞数。另有研究发现，PCOS患者的GCs中miR-186和miR-135a过表达。miR-186和miR-135a可以抑制GCs中ESR2的表达，进而抑制CDKN1A的表达，促进GC增殖，抑制GC凋亡。同时，GCs中miR-186和miR-135a水平与PCOS患者血清雌二醇水平呈正相关。此外，雌二醇治疗可直接提高人颗粒样肿瘤细胞系（KGN细胞系）和原代GCs中的miR-186

和miR-135a水平，这为理解PCOS的病理生理学提供了新的视角。miR-204可以增强KGN细胞的集落形成能力和细胞增殖能力。在PCOS患者KGN细胞和卵巢皮质组织中，miR-204表达出现下降，细胞周期和凋亡也受到miR-204的影响。研究发现，miR-204可以与TPT1直接相互作用，TPT1过表达会抑制miR-204诱导的KGN细胞凋亡和细胞周期改变。miR-204通过与TPT1直接作用，抑制细胞活力，诱导细胞凋亡和细胞周期阻滞，提示miR-204在PCOS患者中发挥潜在靶点的作用。在PCOS患者的卵巢颗粒细胞中，miR-323-3p水平也出现显著下调。抑制miR-323-3p水平可上调KGN细胞的甾体生成，促进细胞凋亡。胰岛素样生长因子1（IGF-1）基因是miR-323-3p的直接靶点，miR-323-3p模拟物可以抑制IGF-1的表达，从而下调AR、AMHR-Ⅱ、CYP19A1、EGFR和GATA-4的水平。因此，miR-332-3p可以靶向IGF-1调控激素生成和CCs活性，在PCOS的发生发展中发挥重要作用。

3. LncRNA与PCOS 处于月经周期卵泡期的无排卵多囊卵巢综合征（PCOS）与正常女性的lncRNA存在差异。采用微阵列分析分析lncRNA在PCOS和非PCOS女性颗粒细胞中的表达谱，并利用人颗粒细胞KGN进行机制研究。结果显示，PCOS颗粒细胞中被命名为HUPCOS的lncRNA显著升高，与PCOS患者卵泡液睾酮水平呈正相关。下调HUPCOS可增加芳香化酶表达，促进雄激素向雌激素的转化。多剪接RNA结合蛋白（RBPMS）是最有可能与HUPCOS结合的蛋白。lncRNA HUPCOS通过与RBPMS相互作用抑制芳香化酶的表达，介导PCOS患者卵泡液雄激素过量。lncRNA PVT1/miR-17-5p/PTEN轴在PCOS卵巢颗粒细胞中发挥着重要的调控作用。通过检测PCOS卵巢颗粒细胞和卵泡液中PVT1、miR-17-5p和PTEN的表达、胰岛素抵抗稳态模型评估（homeostasis model assessment-insulin resistance，HOMA-IR）、空腹血糖（fasting blood glucose，FBG）、空腹胰岛素（fasting insulin，FINS）和性激素水平；观察卵巢颗粒细胞的增殖、凋亡和集落形成能力；通过生物信息学分析、荧光素酶活性检测、RNA诱导沉默复合物检测和RNA pull down检测，确定PVT1与miR-17-5p的结合关系以及miR-17-5p与PTEN的靶关系，结果发现PCOS血清中性激素结合球蛋白和促卵泡激素水平降低，促黄体生成素、睾酮、FBG和HOMA-IR水平升高；PCOS卵巢颗粒细胞和卵泡液中PVT1和PTEN过表达，miR-17-5p降低。过表达miR-17-5p和抑制PVT1可降低PCOS患者卵巢颗粒细胞的凋亡，加速其集落形成能力和增殖能力。而PVT1过表达和miR-17-5p的降低可能逆转上述结果。PVT1与miR-17-5p、PTEN之间存在靶关系，PVT1可以抑制miR-17-5p，从而使PTEN升高。研究结果表明在PCOS中，抑制PVT1和过表达miR-17-5p可下调PTEN，促进细胞增殖，抑制卵巢颗粒细胞凋亡。lncRNA ZFAS1可结合miR-129促进HMGB1表达，从而影响PCOS卵巢颗粒细胞的内分泌紊乱、增殖和凋亡。对PCOS患者和PCOS患者卵巢颗粒细胞内HMGB1、miR-129和lncRNA锌指反义1（ZFAS1）的表达进行检测，并用si-ZFAS1或miR-129模拟物转染卵巢颗粒细胞，验证其在P$_4$和E$_2$分泌中的作用以及卵巢颗粒细胞的生物学功能。结果显示，PCOS患者卵巢颗粒细胞中lncRNA ZFAS1和HMGB1表达升高，而miR-129表达下调。lncRNA ZFAS1下调或miR-129过表达可降低pmgb1表达，增加P$_4$和E$_2$分泌，促进增殖活性，抑制PCOS卵巢颗粒细胞凋亡。

（二）表观遗传学与卵巢储备功能减退或卵巢早衰

miR-106a在卵巢储备功能减退（diminished ovarian reserve，DOR）女性血清和颗粒细胞中发生下调，其下调可能通过增强ASK1信号通路，降低颗粒细胞存活率，促进细胞凋亡，从而参与DOR的发病机制。经研究发现，miR-106a模拟物增加细胞活力并降低细胞凋亡，而miR-106a抑制剂处理后则出现相反效应。miR-106a通过直接靶向ASK1的3′UTR抑制ASK1的表达。miR-106a抑制剂增加p38 MAPK的磷酸化/激活，而ASK1 siRNA处理后这种作用被消除。尽管ASK1的敲除消除了miR-106a抑制剂对细胞活力/凋亡的影响，但SB203580预处理并没有显著改变miR-106a抑制剂的作用。卵巢早衰患者卵巢组织和血清中lncRNA HOTAIR的表达明显低于健康对照组，提示卵巢及血清lncRNA HOTAIR表达水平可准确预测卵巢早衰的风险。过表达lncRNA HOTAIR可上调仓鼠卵巢细胞中Notch-1蛋白的表达，减少细胞凋亡，而Notch抑制剂L685458可改善这一作用。这提示lncRNA HOTAIR过表达通过上调Notch-1的表达改善卵巢早衰。与正常月经周期女性相比，原发性卵巢功能不全（primary ovarian insufficiency，POI）患者的卵巢皮质组织中有20个差异lncRNAs，其中12个上调，8个下调；并且存在52个差异表达的mRNAs，其中33个上调，19个下调。GO分析显示，这些差异表达的转录本与卵泡发育和颗粒细胞功能相关。在卵巢皮质组织中共调控13个差异表达的lncRNAs及其靶向邻近转录本，包括lnc-ADAMTS1-1:1/ADAMTS1、lnc-PHLDA3-3:2/CSRP1、lnc-COL1A1-5:1/COL1A1、lnc-SAMD14-5:3/COL1A1、lnc-GULP1-2:1/COL3A1。POI患者血清中这些lncRNA水平与正常患者存在显著差异，表达差异与卵巢皮质组织一致。

（三）表观遗传学与卵巢癌

卵巢癌是一种预后较差的疾病，在改善治疗方面进展甚微。目前公认卵巢癌有几种组织类型，每一种都具有独特的流行病学和基因组特征。癌症治疗正在超越传统的化疗，包括表观遗传学方法。表观遗传学通过DNA甲基化和组蛋白翻译后修饰等方式从而对环境因素信号进行动态调节。DNA甲基化研究技术的进步使得一种更不可知的方法成为可能，而且随着样本的增多，表观遗传学在卵巢癌的病因学、化疗反应和预后等方面的作用也开始被揭开。对卵巢癌组蛋白修饰的研究才刚刚起步，要充分认识表观遗传学在卵巢癌临床治疗中的潜力，还有很多工作要做。

1. DNA甲基化与卵巢癌　乳腺癌早期发病基因1（*BRCA1*）是卵巢癌研究最多的基因之一。*BRCA1*在维持基因组稳定性方面很重要，并与许多蛋白质相互作用，形成复合物，参与识别和随后修复DNA。有证据表明，在散发性卵巢癌启动子高甲基化的情况下，非体细胞突变是*BRCA1*失活的原因。基因启动子的异常甲基化也可以作为卵巢癌中与*BRCA1*缺陷相关杂合性缺失的另一种解释。通过启动子的高甲基化，*BRCA1*基因完全或部分失活已被报道在15%的散发性卵巢肿瘤中。高甲基化导致该基因在卵巢肿瘤中沉默，甲基化水平与*BRCA1*表达降低相关。与Ⅰ期和健康受试者相比，Ⅱ期和Ⅲ期卵巢癌的*BRCA1*启动子甲基化频率更高。在一系列比较来自良性卵巢肿瘤、交界性肿瘤和癌的肿瘤样本*BRCA1*的甲基化状态的研究中，31%的癌中检测到启动子甲基化，而良性或交界性肿瘤中未检测到。*BRCA1*高甲基化在浆液性癌中检测的频率明显高于其他组织学类型的肿瘤。值得注意的是，虽然*BRCA1*的甲基化在散发性卵巢癌中很常见，但在遗传性疾病中没有报道，在生殖系*BRCA1*突变的女性样本中也没有报道。*BRCA2*在卵巢癌中没有表现出类似的甲基化特征。以往研究的结果表明，与正常组织相比，*BRCA2*启动子的甲基化CpGs要么在肿瘤DNA中缺失，要么含量非常低。

已在卵巢癌病例中发现许多其他经典的肿瘤抑制基因发生高甲基化。DNA错配修复（mis-match repair，MMR）的抑癌基因在卵巢肿瘤中具有独特的致癌机制。DNA MMR是一种内源性的分子机制，逆转复制错误逃避纠正的复制DNA聚合酶。在MMR缺陷细胞中，碱基对碱基的不匹配和插入/删除循环都没有得到纠正，这导致自发性体细胞突变的增加。这种效应在由多个简单重复（微卫星）组成的非表达序列中尤其明显，而微卫星不稳定性（microsatellite instability，MSI）是诊断MMR缺陷肿瘤的特征。大约10%的卵巢癌与这一分子途径有关。MMR缺陷通常是*hMLH1*、*hMSH2*、*MGMT*、*MSH6*或PMS2基因种系突变的结果。据报道，在10%~30%的卵巢恶性肿瘤中，*MLH1*基因高甲基化伴有基因表达缺失，而在获得性耐铂化疗的病例中，56%的病例发现*hMLH1*启动子甲基化。据报道，在卵巢癌中，*hMSH2*启动子的甲基化频率高达57%。*hMSH2*的甲基化与组织级别和淋巴转移有关。此外，与其他病理类型的疾病相比，子宫内膜样腺癌组织中*hMSH2*的甲基化率明显更高。

*RAS*基因关联域家族蛋白1A（*RAS* association domain family protein1A，RASSF1A）是后期促进复合物的抑制剂，与OPCML一起，是卵巢癌中最常见的甲基化基因。参与细胞周期通路的基因，如p16和p15，也会受到其启动子甲基化改变的影响。钙黏蛋白是一种跨膜糖蛋白，介导邻近上皮细胞间钙依赖的相互作用。研究发现，卵巢癌患者E-钙黏蛋白高甲基化的风险是卵巢良性病变患者的1.347倍。其他参与细胞黏附的基因，如H-钙黏蛋白和CDH1，也有类似的结果。HSulf-1编码一种芳基硫酸酯酶，作用于细胞表面的硫酸肝素蛋白聚糖并抑制生长因子信号传导，在50%的卵巢肿瘤和细胞系中被甲基化。

在卵巢癌病例中，也研究了同源箱（homeobox，HOX）基因家族中几个基因的甲基化情况。同源箱基因构成了一个转录因子家族，在胚胎发育过程中起作用，控制模式的形成、分化和增殖。HOX基因在正常的成人生殖组织中表达，参与调节分化。以往的研究发现，特定HOX基因的异常表达与卵巢癌有关。在95%的高级别浆液性卵巢癌患者中观察到*HOXA9*基因的甲基化。有研究表明，*HOXA9*和*HOXAD11*基因的甲基化状态可能作为潜在的诊断和预后标志物。

大多数评估肿瘤抑制基因（tumor suppressor genes，TSGs）甲基化状态的研究都集中在不同组织中报道频率不同的单个基因上。然而，卵巢癌中的高甲基化已被发现与卵巢癌发展过程中几乎所有通路的失活有关，包括DNA修复、细胞周期调控、凋亡、细胞黏附和解毒途径。

除了启动子相关CpG岛的高甲基化外，蛋白表达基因的全基因组低甲基化和特异性低甲基化随后过度表达也在卵巢癌中发挥重要作用。着丝点和端粒区域的低甲基化参与诱导基因组不稳定（genomic instability，GI），通过转座因子的重新激活导致染色体易位和基因中断。在卵巢癌患者中，LINE-1的甲基化程度降低与高级别、晚期和不良预后相关。卫星DNA低甲基化是不良预后的独立标志，低甲基化在卵巢癌的非肿瘤性组织以及晚期和分期中增加。

除了重复元件和DNA卫星外，许多蛋白质编码基因在卵巢癌中过度表达，与启动子低甲基化有关。已报道通过表观遗传机制可以诱导一些癌基因的表达。癌基因如CLDN4（编码紧密连接的一个完整成分）、T细胞分化蛋白（T-cell differentiation protein，MAL）和印迹位点调控因子（brother of regulator of imprinted sites，BORIS）属于致癌基因，它们有助于耐药性，并与疾病的总体预后相关。在具有药物获得性化疗耐药性的晚期卵巢癌患者中，可以观察到ABCG2多药转运体和TUBB3基因的上调以及低甲基化，这是化疗耐药的一个决定因素。其他癌症相关基因包括MCJ和SNGG（synucelin-γ），编码MAPK和Elk-1信号级联的激活因子，在卵巢癌中上调与DNA低甲基化相关。

2. miRNA与卵巢癌　使用miRNA微阵列和cDNA微阵列分析的几项研究揭示了卵巢癌中广泛的转录变化。在卵巢癌的晚期或高发阶段，各种miRNA都同样下调，表明miRNA可能参与恶性肿瘤和肿瘤发生。

miRNA在卵巢癌组织/细胞系和正常组织之间的表达谱存在差异。在29个miRNA中，有4个（miR-14、miR-200a、miR-200b和miR-200c）在癌症样本中上调，其余25个miRNA包括miR-140、miR-145、miR-199a和miR-125b-1在卵巢癌组织类型中下调，并且所有miRNA的特征都不同。使用miRNA qPCR阵列分析分析原发性浆液性卵巢癌及其网膜转移之间的miRNA表达谱，发现17个表达模式不同的miRNA，其中miR-146a和miR-150对大粒转移、顺铂耐药和增强球状体形成起重要作用。浆液性卵巢癌的miRNA表达谱与正常样本相比，有11个miRNA（包括miR-16、miR-20a、miR-21、miR-23a、miR-23b、miR-27a、miR-93、miR-141、miR-200a、miR-200b和miR-200c）表达上调，12个miRNA（包括miR-10b、miR-226a、miR-29a、miR-99a、miR-100、miR-125a、miR-125b、miR-143、miR-145、miR-199a、miR-214和let-7b）表达下调。

癌症基因组图谱项目分析了489例高级别浆液性卵巢腺癌的mRNA表达、启动子甲基化、miRNA表达和DNA拷贝数，发现在约96%的肿瘤中，除了BRCA1、BRCA2、NF1、RBI和CDK12中反复出现的体细胞突变外，还有TP53发生突变。8个关键miRNA（miR-25、miR-29c、miR-101、miR-128、miR-141、miR-182、miR-200a和miR-506）被鉴定并预测靶向89%的网络调控。

MiRNA表达可能会随着肿瘤相关的基因区域（CAGRs）的接近而改变基因拷贝数。阵列比较基因组杂交技术提供了一份更详细的癌症改变报告，以鉴定卵巢癌、乳腺癌和黑色素瘤miRNA位点的增加/减少。Huang等分析了283个miRNA位点，发现105个（37.1%）拷贝数发生显著变化。在283个样本中，206个样本的拷贝数发生了类似的显著变化。功能、短发夹RNA（short hairpin RNA，shRNA）介导的Dicer1和Ago2的敲除增强了软琼脂中的菌落形成和体内肿瘤形成。Dicer1/Ago2表达的改变导致miRNA表达的巨大变化通常通过多种机制如生殖系缺失、突变或启动子甲基化在癌症中很常见。转录因子p53的突变也是上皮性卵巢癌（epithelial ovarian carcinoma，EOC）中常见的基因改变之一，尤其是在高级别浆液性肿瘤中。

3. **染色体重塑与卵巢癌** 基因表达的调控与染色质状态密切相关。在卵巢癌中已经报道了涉及染色质重塑的基因突变（ARID1A、SPOP和KMT2D），提示该组织型中染色质重塑异常。评估染色质状态通常是通过组蛋白标记来实现的。这些组蛋白翻译后修饰和HDAC表达已通过免疫组织化学（immunohistochemistry，IHC）和下一代测序（next-generation sequencing，NGS）方法在卵巢癌中进行评估，与良性或交界性病例相比，SIRT1在侵袭性浆液性EOC中表达更高，而在浆液性EOC中表达高于黏液性肿瘤。在55%的EOC、33%的交界性OC和囊腺瘤和16%的正常卵巢组织中，H3K27me3的表达降低。H3K27me3表达的降低与分期的增加有关，而与分级、患者、年龄或组织类型无关。

有3项研究使用NGS方法检测组蛋白标记。对来自高级别浆液性卵巢癌（high-grade serous ovarian carcinoma，HGSOC）患者肿瘤腹水中的两株卵巢癌细胞系（分别命名为A4和A4T）进行DNA甲基化、组蛋白标记和基因表达的分析，比较A4与低级别浆液性卵巢癌（low-grade serous ovarian carcinoma，LGSOC）和A4T与TCGA的HGSOC样本，可以发现共享基因有一定的重叠。这可能是由于TCGA中LGSOC病例较少或A4细胞系被定义为预转化卵巢癌所致。Chapman-Rothe等分析了H3K27me3（活性）和H3K4me3（抑制性）标记的单一原发性HGSOC病例，并检测了两个基因表达谱集中的组织学标记基因集、8个良性卵巢病变、8个输卵管样本和499个HGSOC的TCGA数据集。与8个良性浆液性卵巢病变相比，二价（既有活性标记也有抑制标记）和H3K27me3标记基因在HGSOC中的表达显著降低。在HGSOC中的580个二价标记中，有215个在胚胎干细胞中具有类似的二价标记，但有365个似乎具有肿瘤特异性。这些二价基因富集于PI3K和TGF-β通路。H3K27的甲基化由多梳抑制物复合体2（polycomb repressive complex 2，PRC2）介导，而PRC2复合基因（EZH2、SUZ12、EED、RBBP7）的表达与H3K27me3呈负相关，提示H3K27甲基化在介导HGSOC基因沉默中发挥作用。另一项研究检测了H3K27蛋白改变的顺铂耐药卵巢癌细胞株的DNA甲基化和基因表达，其中H3赖氨酸突变为精氨酸，因此不能被甲基化。在该细胞系中观察到DNA甲基化的损失和基因表达的改变以及对顺铂的敏化。肿瘤抑制基因MLH1、ARH1、RASSFIA上调，NKX2下调。致敏的机制可能是由于肿瘤抑制基因表达的增加，DNA的可获得性，或H3K27甲基化在加合物修复中的不明确作用。这些研究表明，染色质状态改变至少在一些卵巢癌和肿瘤特异性二价组蛋白标记的存在可能在肿瘤进展和化疗耐药性发挥作用。由于这些数据是基于有限的样本数，这些发现是否扩展到其他HGSOC病例和其他组织型还需要进一步的工作来确定。

综上所述，卵巢毒作用机制的表观遗传学研究正在不断深入，取得了不少进展，卵巢疾病的表观遗传机制也是当下的研究热点。但由于表观遗传机制的类型较多，且各自在卵巢毒作用和卵巢疾病的发生发展中所起的作用不同，其具体的发生机制仍存在许多未解之谜。随着对卵巢疾病发生机制研究的不断深入，发现其可能不只涉及一种或者几种表观遗传学机制，也可能是几种表观遗传修饰交互作用的结果。此外，在毒物的卵巢毒作用中，表观遗传学机制在具体的毒作用机制中处于什么地位、在什么具体环节起作用，其上下游的分子或信号通路又是什么，毒物又是通过何种机制影响表观遗传学修饰的？这些在目前的研究中较少涉及，都是今后需进一步研究的方向。另外，新的表观遗传学机制不断被发现，如RNA甲基化（m6A等）、环状RNA（circular RNA），这些新的表观遗传学机制在卵巢毒作用的地位将会逐渐被揭开。我们相信，随着表观遗传学机制在卵巢毒作用和卵巢疾病发生发展中的作用被逐渐揭示，将为卵巢毒作用和卵巢疾病的早期筛查和早期诊断提供早期生物标志物，也为个性化治疗和并发症的防治提供重要干预靶点。预计在不久的将来，我们可能会见到多种表观遗传学靶点药物应用于卵巢毒作用和卵巢疾病的治疗。

（王文祥）

参考文献

［1］ HASLBERGER AG. Epigenetics and human health‐linking hereditary, environmental and nutritional aspects. Weinheim：Wiley‐VCH Verlag GmbH & Co. KGaA，2009.

［2］ 庄志雄，曹佳，张文昌.现代毒理学.北京：人民卫生出版社，2018.

［3］ ALLIS CD，JENUWEIN T，REINBERG D. Epigenetics. Texas：Caister Academic Press，2008.

［4］ BAI J，GONG W，WANG C，et al. Dynamic methylation pattern of cyp19a1a core promoter during zebrafish ovarian folliculogenesis. Fish Physiol Biochem，2016，42：947‐954.

［5］ CHAO HH，ZHANG XF，CHEN B，et al. Bisphenol a exposure modifies methylation of imprinted genes in mouse oocytes via the estrogen receptor signaling pathway. Histochemistry Cell Biology，2012，137：249‐259.

［6］ WANG W，SUN Y，GUO Y，et al. Continuous soy isoflavones exposure from weaning to maturity induces downregulation of ovarian steroidogenic factor 1 gene expression and corresponding changes in DNA methylation pattern. Toxicol Lett，2017，281：175‐183.

［7］ GUO Y, WANG W, CHEN Y, et al. Continuous gibberellin A3 exposure from weaning to sexual maturity induces ovarian granulosa cell apoptosis by activating Fas-mediated death receptor signaling pathways and changing methylation patterns on caspase-3 gene promoters. Toxicol Lett, 2019, 319: 175-186.

［8］ LI H, ZHANG C, NI F, et al. Gestational N-hexane inhalation alters the expression of genes related to ovarian hormone production and DNA methylation states in adult female F1 rat offspring. Toxicol Lett, 2015, 239（3）: 141-152.

［9］ LIU J, WANG W, ZHU J, et al. Di (2-ethylhexyl) phthalate (DEHP) influences follicular development in mice between the weaning period and maturity by interfering with ovarian development factors and microRNAs. Environ Toxicol, 2018, 33（5）: 535-544.

［10］ WENG S, WANG W, LI Y, et al. Continuous cadmium exposure from weaning to maturity induces downregulation of ovarian follicle development-related SCF/c-kit gene expression and the corresponding changes of DNA methylation/microRNA pattern. Toxicol Lett, 2014, 225: 367-377.

［11］ BUTLER AE, HAYAT S, DARGHAM SR, et al. Alterations in long noncoding RNAs in women with and without polycystic ovarian syndrome. Clin Endocrinol (Oxf), 2019, 91（6）: 793-797.

［12］ ZHAO W, DONG L. Long non-coding RNA HOTAIR overexpression improves premature ovarian failure by upregulating Notch-1 expression. Exp Ther Med, 2018, 16（6）: 4791-4795.

［13］ FENG X, WANG X, CAO X, et al. Chronic exposure of female mice to an environmental level of perfluorooctane sulfonate suppresses estrogen synthesis through reduced histone H3K14 acetylation of the StAR promoter leading to deficits in follicular development and ovulation. Toxicol Sci, 2015, 148（2）: 368-379.

［14］ LIU Y, WANG L, ZHU L, et al. Bisphenol a disturbs transcription of steroidogenic genes in ovary of rare minnow Gobiocypris rarus via the abnormal DNA and histone methylation. Chemosphere, 2020, 240: 124935.

［15］ WANG S, LIU J, LI X, et al. MiR-125b regulates primordial follicle assembly by targeting activin receptor type 2a in neonatal mouse ovary. Biol Reprod, 2016, 94（4）: 83.

［16］ ABRAMOV R, FU G, ZHANG Y, et al. Expression and regulation of miR-17a and miR-430b in zebrafish ovarian follicles. Gen Comp

Endocrinol，2013，188：309-315.

[17] CHANYSHEV MD，KOSOROTIKOV NI，TITOV SE，et al. Expression of microRNAs, CYP1A1 and CYP2B1 in the livers and ovaries of female rats treated with DDT and PAHs. Life Sci，2014，103（2）：95-100.

[18] KOUKOURA O，SPANDIDOS D A，DAPONTE A，et al. DNA methylation profiles in ovarian cancer: implication in diagnosis and therapy(Review). Mol Med Rep，2014，10（1）：3-9.

[19] DEB B，UDDIN A，CHAKRABORTY S. miRNAs and ovarian cancer: An overview. J Cell Physiol，2017，233（5）：3846-3854.

[20] NATANZON Y，GOODE EL，CUNNINGHAM JM. Epigenetics in ovarian cancer. Semin Cancer Biol，2018，51：160-169.

卵巢在胚胎发育过程中的损伤：毒物对胚胎干细胞定向分化为卵巢颗粒细胞的毒作用及其机制研究

（Ovarian Injury During Embryonic Development: Effects of Toxicants on the Embryonic Stem Cells Differentiated into Ovarian Granulosa Cells and Their Mechanisms）

本章主要在系统介绍胚胎干细胞定向分化为卵巢细胞的原理、方法基础上，阐述环境有害因素对胚胎发育过程中卵巢的毒作用，尤其是对胚胎干细胞定向分化为卵巢细胞过程的毒性及其机制。主要内容包括毒物暴露后卵巢在胚胎发育过程中的损伤，胚胎干细胞定向分化为卵巢细胞的实验原理、方法及其应用，镉对胚胎干细胞定向分化为卵巢颗粒细胞过程的毒作用及其机制中的表观遗传学改变的研究等。

环境有害因素对胚胎发育过程中卵巢的毒性损害作用，严重影响了母体及其子代的健康，包括生殖健康。其中，环境有害因素对胚胎干细胞定向分化为卵巢细胞过程的毒作用及其机制的研究成为该领域的重要研究热点与难点。

一、毒物对胚胎发育过程中卵巢的毒作用

（Toxic Effects of Toxicants on Ovaries During Embryonic Development）

人体胚胎性腺（卵巢/睾丸）的发育过程一般以第7周为分界点，可分为未分化阶段和分化阶段。在机体胚胎生长发育过程的不同阶段，卵巢毒物的暴露对胚胎及生长发育中的卵巢均可能产生毒作用，包括胚胎的死亡、卵巢形态结构异常和/或功能障碍等。

（一）性腺分化障碍与胚胎死亡

着床前期毒物暴露是导致性腺分化障碍与胚胎死亡的主要窗口期。着床前期为受精后卵裂至完成着床之前，此时的胚体细胞仍是全能分化细胞。在此期间暴露于环境有害因素（包括卵巢毒物），根据损害程度的不同，可造成胚胎的大多数或全部胚胎细胞死亡，或少数死亡细胞被具有潜在发育能力的细胞所替代。此期胚体对毒物的反应具有"全或无"的特点，多数因子在此期作用于胚胎一般不会引起畸形，但可干扰胚泡的植入或引起胚泡死亡，称为着床前丢失。这一时期，性腺处于未分化阶段，卵巢毒物的暴露可影响性腺的分化，影响此后卵巢的形成与生长发育，甚至胚胎的死亡。

外源性化学物（包括药物）妊娠早期暴露对胚胎及器官（包括卵巢）组织细胞分化、生长发育的影响早已受到关注。环境内分泌干扰物（endocrine disrupting chemicals，EDCs）是环境中天然存在或污染的、可模拟生物体内激素的生理、生化作用并干扰内分泌系统功能的一大类物质。研究表明，它们中的多数物质在妊娠早期暴露后，对母体或其后代产生毒性影响，可引起卵母细胞染色体畸变，受精卵不发育而导致妊娠失败，可影响受精卵的发育及孕卵着床，出现早孕丢失，可导致胚胎发育不良而致流产，可干扰胚胎发育关键性基因的表达，导致胚胎发育及分化异常。

三氯生（triclosan，TCS）作为抗菌剂和防腐剂现已被广泛应用于肥皂、牙膏、洗发水、化妆品等等日用品中。目前已有一些文献报道TCS对生殖内分泌有干扰作用，且已有充分实验证据表明TCS为EDCs。大量流行病学研究显示，TCS暴露可增加女性发生自然流产的风险，有研究在动物实验中证明TCS染毒组小鼠胚胎丢失率明显高于对照组，随后在体外用小鼠胚胎干细胞（mESC）急性暴露于TCS 24h后发现，TCS可能通过干扰mESC的多能性基因 *Oct4*、*Sox2* 和 *Nanog* 表达而引起胚胎发育阻滞。

二噁英是典型的持久性有机污染物，其中以四氯二苯并对二噁英（TCDD）毒性最强。TCDD的胚胎着床前毒性明显大于着床后，小鼠妊娠早期的 $1 \sim 8d$ 经口灌胃 TCDD 可造成小鼠胚胎着床数量明显减少。TCDD对胚胎的毒性影响可能是多方面的：它可通过调节诱导酶、生长因子、激素和其受体来影响机体生理的自我调节和激素平衡，改变细胞的生长和分化；强烈抑制子宫蜕膜细胞反应，表现出典型的母体毒性；虽然没有影响胚胎转运速度，但可造成着床前分裂卵的丢失或发育的不同步。

邻苯二甲酸酯（PAEs）是一种具有代表性的聚氯乙烯材料增塑剂，广泛应用于食品包装、医疗器械，以及部分化妆、化工制品。其中邻苯二甲酸（2-乙基己基）酯（DEHP）是PAEs中广泛应用的一种。PAEs对雌性生殖系统存在毒性影响，如导致动情周期延长、卵巢组织形态改变、性激素分泌水平改变、卵巢颗粒细胞凋亡等，从而影响卵子的生成。研究发现，PAEs可通过氧化应激抑制受精卵的生长发育：PAEs通过抑制卵泡谷胱甘肽过氧化物酶和超氧化物歧化酶1的活性及其基因表达，使活性氧（ROS）含量升高，而受精卵内ROS升高可促进细胞色素P450的释放，使氧化还原失衡，抑制受精卵发育并引发凋亡。另有研究报道，PAEs可降低子宫内膜容受性、减少其着床位点，影响胚泡着床：PAEs通过上调孕激素受体和子宫内膜雌激素受体的表达水平，降低着床期子宫内膜容受性；并且下调核因子κB和胞外信号调节激酶的表达，增加E-钙黏蛋白表达，使胚泡不易着床，从而降低临床妊娠率。

重金属毒物暴露对胚胎早期生长发育的影响同样受到重视。由于不少重金属类毒物（如镉、铅等）具高蓄积性，故妊娠前或着床前期该类毒物暴露对卵巢发育的影响屡见报道。重金属污染的胚胎毒性主要表现为影响着床前胚胎，尤其是囊胚。镉可通过吸烟在妊娠妇女的卵泡液中蓄积，并具有胚胎毒性，对繁殖、早期胚胎和胎儿发育都具有毒作用。体外实验证明二细胞期的胚胎暴露于 $1 \sim 2.5 \mu mol/L$ 浓度的镉可影响囊胚的形成，培养基中加入的镉超过2.5μmol/L，囊胚的形成率和胚胎的细胞数明显降低。镉可透过胎盘屏障和部分透过血脑屏障，高剂量镉可致受精卵不能发育为胚胎。动物实验结果还显示，妊娠期镉暴露后，还观察到其子代雌鼠卵巢结构与功能受到明显毒性损害。

砷是一类环境雌激素（environmental estrogens，EEs）物质。EEs对生殖功能具有干扰作用，它们通过调节诱导酶、生长因子、激素及其受体来影响机体生理的自我调节和激素平衡，改变细胞的生长和分化。砷主要以二价的化合物形式存在于自然界，与多价砷相比毒性很小。多价砷毒性很强，主要来源于除草剂、杀虫剂、油漆、羊毛保护、染发剂和滋补品等。目前砷的胚胎毒作用机制并不完全清楚，普遍认为砷可以通过胎盘屏障直接攻击胚胎细胞。已发现100μmol/L的砷酸钠可立刻杀死着床前的胚胎；0.1μmol/L砷酸钠几乎完全抑制了胚泡的形成。

有机汞的常见生殖毒害是子宫内胎儿致死，甲基汞对囊胚期胚胎的损害较桑葚期胚胎强。用各种浓度的甲基汞培养基处理后期胚泡24h，然后在无汞的培养基中培养24h。结果表明，随着甲基汞的暴露，胚泡期胚胎细胞的分化和蛋白质合成被明显抑制。

长期低剂量铅接触对动物和人类的早期胚胎毒性与生殖毒性也较为明确。人群流行病学调查显示，铅污染地区妇女自然流产、早产、畸胎和婴幼儿行为异常增多，且高流产率是铅的胚胎毒性的一个重要特征。一般认为，染色体突变是铅引起自然流产、出生儿畸变的一个主要原因。铅导致女性生育能力降低，使其自发流产率增高，这可能与细胞在过量铅的环境中培养后会产生染色体畸变相关。低剂量的铅与自然流产的发生率也存在着明显的剂量反应关系。小鼠胚胎的体外实验表明，用氯化铅处理32h后的二细胞期胚胎可损害胚泡的形成。铅处理组小鼠的胚泡孵化延迟，内细胞团的细胞数量减少。

量子点（quantum dots，QDs）又称半导体纳米晶体。被广泛用于荧光标记及成像、生物大分子标记、疾病诊断或药物靶向治疗等。妇科肿瘤如卵巢癌等常用QDs制作为其标志物的荧光抗体，所以QDs对女性生殖系统和胚胎发育是否会造成影响及其严重程度如何，引起了广泛关注。Chan等在2008年首次发现CdSe QDs对小鼠囊胚发育的毒作用，研究表明当囊胚分别暴露在浓度为250nmol/L和500nmol/L的CdSe QDs溶液中时，细胞死亡率分别增加了4.2倍和6.6倍。当囊胚暴露在浓度为125nmol/L的CdSe QDs溶液中时，并未显示囊胚细胞的发育受到明显的影响。双染色结果显示，CdSe QDs能诱导小鼠囊胚内细胞团数目减少，但滋养细胞无明显变化。经过CdSe QDs处理过的囊胚仍能种植到子宫内膜，但是种植后的囊胚细胞发育较正常对照组缓慢。但也有研究认为QDs无法通过胎盘损害胚胎生长发育，这可能与他们研究所用QDs的不同涂层以及暴露方式有关。

（二）雌性生殖器官畸形

胚胎期（器官形成期）毒物的暴露是导致器官（包括卵巢等雌性生殖器官等）

的重要窗口期。着床后孕体即进入器官形成期，直到硬腭闭合。此期是人胚胎卵巢发育的最重要时期。实际上，几乎所有器官均在此期形成，它们要经历细胞增殖、迁移、分化和细胞生理性死亡等重要过程。在此期间，始基生殖细胞（卵母细胞）已从卵黄囊中以阿米巴样运动移至生殖嵴（假定的卵巢），性腺开始分化。此时期对致畸作用的敏感性最强，易受致畸因子的干扰而发生紊乱，发生各种类型的先天畸形，故称致畸敏感期。器官系统分化的顺序决定了各类器官致畸敏感期有所不同一般认为，人类卵巢的致畸敏感期在第8~12周。但环境有害因素致卵巢畸形的研究报道并不多见。

1. **化学因素暴露**　药物/有机化学物被认为是引起先天畸形的主要非遗传因素，可导致发育异常和多种畸形发生，如沙利度胺（反应停）致"海豹儿"。据不完全统计，1960—1962年，有20多个国家的孕妇服用反应停，大约有12 000名胎儿出现海豹肢畸形，表现为四肢短小、无眼、腭裂、骨骼发育不全、十二指肠和肛门闭锁等。

己烯雌酚（DES）是一种人工合成的非甾体雌激素，它既是致畸物又是致癌物。研究表明，DES可穿过胎盘屏障，致子代生殖器官畸形和癌症，如男性子代可发生尿道下裂、附睾和睾丸异常等，女性子代可发生输卵管畸形、子宫纤维、卵巢异常以及阴道癌。

器官形成期的小鼠胚胎体外甲醛染毒后，除可致神经管闭合不全、体位翻转不全、脑部形态异常、心脏发育迟缓等畸形外，各浓度甲醛染毒组胚胎畸形部位细胞经流式细胞仪检测发现，小鼠胚胎细胞周期发生变化，且出现典型的亚二倍体凋亡峰。孕鼠妊娠期和哺乳期静式吸入染毒甲醛可致F1代雌鼠的受孕率、胎盘总重、窝重、死胎率及F2代高浓度组仔鼠活产率、4d及21d存活率降低。

甲基汞是一种强烈的致畸因子。在胚胎发育过程中，甲基汞可导致细胞DNA损伤和染色体异常而导致胎儿畸形。动物实验证明，用甲基汞对大鼠进行毒性实验，胎鼠有腹裂、肋骨畸形、皮下出血和头部血肿。先天性水俣病（因汞在新生儿体内蓄积引起）表现：两侧性脑性麻痹、头变形、先天性视网膜缺失、步行困难、听力障碍和智力障碍等，但未见卵巢等生殖器官畸形的报道。

2. **生物因素暴露**　某些生物因素如风疹病毒，是最早发现的一种生物性致畸因子，可通过胎盘感染胎儿，根据感染的时间和程度的不同，而表现出不同程度畸形。风疹病毒感染的危害主要在妊娠早期，在受孕后第1个月患风疹，婴儿先天性残疾的机会高达50%，第2个月为22%，第3个月为6%。病毒通过胎盘感染侵犯胎儿，破坏细胞的有丝分裂，干扰组织器官的生长发育，可导致自发流产、死产或胎儿感染，从而引起严重的出生缺陷，包括白内障、耳聋、心脏病或智力低下，即为先天性风疹综合征（congenital rubella syndrome，CRS）。

孕妇通过吃未熟的肉、接触感染动物的排泄物可感染弓形虫，并通过胎盘引起胎儿感染，导致广泛的先天畸形，一般以脑、眼最为多见，有脑积水、脑内钙化灶、小头畸形、无颅骨、智商低、癫痫等多种畸形。单纯疱疹病毒（herpes simplex virus，HSV）是人类最常见的病原体，孕妇由于妊娠期激素增加，抑制细胞介导免疫，而易感染 HSV，可经胎盘传播或经生殖道上行性感染引起胎儿宫内感染，诱发流产、早产、畸形、死胎，发生的畸形与胚胎早期的弓形虫造成畸形相似，如小头、脑钙化等。

3. **物理因素暴露** 极低频电磁场（extremely low frequency electromagnetic fields, ELF EMF）通常是指频率低于300Hz的电磁场。在日常的生产与生活环境中，ELF EMF 主要来源于电力传输系统和各种电器设施，如高压输电线、家用电器等。ELF EMF 对妊娠影响的动物实验研究中，有阴性结果，也有阳性结果。有研究指出，ELF EMF 暴露可致孕鼠妊娠后期平均体重增长率、分娩率、平均每窝胎数均明显低于对照组，并见暴露组有流产、早产、死胎、畸胎情况。但也有报道显示，ELF EMF 暴露对哺乳动物早期胚胎的发育无明显影响或影响较弱。这可能是由于众多的实验研究采用的电磁场频率及强度、辐照时间、辐照方式、动物种属及品系、胚胎发育阶段以及检测指标等的不同，导致研究结果难以相互验证，应建立统一的动物实验过程进行证明。此外，有较多研究报道，母体妊娠期暴露能引起子代不严重的骨骼畸形。虽然轻微骨骼畸形可能没有重大的生物学意义，但有人认为它与"发育稳定性"一样，是一种弱效应的表现。

（三）卵巢功能的毒性损害

实际上，着床前或器官形成期毒物的暴露对此后胚胎卵巢形态与功能发育均可能存在明显的影响，但胎儿期及出生后发育期毒物的暴露对卵巢形成后结构与功能的影响也颇为常见。器官形成结束（以硬腭闭合为标志）直到分娩这段时期，是各器官组织分化和功能发生期，胚体生长迅速。随妊娠月数的增加，器官分化逐渐完成，对致畸的敏感性逐渐下降，受有害因素影响一般不引起畸胎。即便引起畸形，也是器官内的结构异常和功能的缺失。在胎儿期，由原始生殖细胞分化而成的卵原细胞开始减数分裂并停滞于第一次减数分裂的前期，形成初级卵母细胞，次级性索细胞分化的较小的单层扁平细胞成为颗粒细胞，包绕着初级卵母细胞，形成原始卵泡。接触发育异常毒物很可能对生长和功能成熟产生影响，主要可导致免疫系统、中枢神经系统和生殖器官的功能异常，或生长发育迟缓、出生低体重儿、生后行为发育异常等。这些改变出生前表现不明显，需要出生后对子代的仔细观察和检查才能发现。

双酚A（BPA）是一种环境雌激素。广泛用于塑料及橡胶生产，如婴儿奶瓶、食品和饮料罐的内壁表层等。妊娠期 BPA 暴露能干扰能量代谢调节机制，导致子代雌鼠体重增加，成年子代雄鼠糖代谢紊乱。有研究提示，妊娠期 SD 大鼠给予 10mg/kg BPA 灌胃，可致子代雌鼠阴道开口延迟，而250mg/kg BPA 组子代雌鼠则阴道开口日龄提前，BPA 影响了子代的雌孕激素水平，提示母鼠妊娠期暴露 BPA，导致了卵巢激素的合成分泌功能，影响了子代雌性大鼠下丘脑-垂体-卵巢轴的调节功能障碍，对其性发育功能产生毒作用。任何影响基础卵泡池大小及卵泡消耗速率的干扰因素都可影响女性的卵巢储备功能和生殖年龄。研究表明，妊娠期大鼠高剂量BPA暴露会使其后代卵巢总卵泡数显著减少。小鼠宫内低剂量BPA暴露可干扰胚胎期卵母细胞减数分裂的早期阶段，致使成年后非整倍体配子形成，其可能与对ERβ的影响相关。Signorile等在妊娠小鼠第1周予以每天100mg/kg BPA，其雌性子代卵巢原始卵泡、生长卵泡数量明显减少，而闭锁卵泡数显著增加，卵细胞减数分裂进程也受到抑制，且通过体外培养人的胚胎卵细胞进一步验证了上述实验结果。多囊卵巢综合征（PCOS）也是妊娠期外源物暴露所致子代不良影响结局的研究热点之一。大鼠妊娠期暴露BPA后，其雌性子代在青春期前卵巢发生多囊样改变，卵巢组织切片发现囊状扩张卵泡内卵母细胞或放射冠消失，颗粒细胞层数减少，排列疏松，囊状扩张卵泡比例随剂量线性增加。这些结果提示胚胎期接触BPA可能会增加青春期前PCOS的发病率。

低剂量TCDD对子代的影响虽不导致着床前丢失，但亦可致雌性子代生殖毒性，主要表现在子代血清E_2水平下降、卵巢体积减小、黄体数目减少、卵巢功能早衰及生育能力衰退等。研究提示，在子代早期卵泡发育的关键时期进行100ng/kg TCDD染毒可能通过干扰仔鼠内分泌途径而损害仔鼠原始卵泡和初级卵泡的发育，电镜下可见初级卵母细胞不规则，细胞膜不完整，核溶解消失。500ng/kg组子代雌鼠卵母细胞核溶解消失，颗粒细胞亦呈固缩变小等损害。此剂量TCDD宫内暴露虽未影响原始、初级卵泡数目，但已损害其细胞器结构和功能，导致内分泌合成途径障碍，降低卵泡质量，进而影响仔鼠后续的生殖功能。TCDD宫内暴露不仅仅通过内分泌干扰途径，而且通过毒性损害卵泡发育、减少卵巢储备等机制来影响仔鼠生殖功能。既往研究提示，TCDD诱导大鼠卵巢颗粒细胞的氧化损伤和细胞凋亡作用明显，TCDD的生殖毒作用可能与直接对卵巢颗粒细胞的毒作用，并抑制甾体激素的生物合成以及分泌有关。

长期、低剂量、反复镉暴露对育龄妇女月经周期和妊娠结局存在毒性影响，而子代对镉的蓄积性及其毒作用的敏感性远比母体强。动物实验研究表明，妊娠期大鼠镉暴露可致子代大鼠成年后卵巢颗粒细胞发生凋亡，孕酮合成水平降低及激素合成相关基因mRNA和蛋白表达水平发生改变。妊娠期和哺乳期大鼠镉暴露可致子代甾体和卵泡形成发生改变。母鼠围生期镉暴露，即使在低剂量组也可能影响新生小鼠体内的锌和铜的水平，并损害雌性幼鼠的生殖发育功能，延迟雌性幼鼠阴道口打开时间，扰乱雌幼鼠动情周期。

铅同样也是一种重金属环境内分泌干扰物，长期低剂量接触会影响到动物和人类的繁殖与生殖功能。妊娠小鼠腹腔注射醋酸铅，不仅影响F1代雌鼠卵子发生的数量，且各染毒组F1代雌鼠卵母细胞受精率显著下降。此外，这些受精卵中正常发育为囊胚的比例显著减少。提示妊娠母鼠铅暴露，可致铅在F1代雌鼠体内蓄积并分布到生殖器官，从而导致F2代胚胎发育受阻，出现高比例发育延迟或发育过程中退化。

钼是机体必需的微量元素，是黄嘌呤氧化酶、醛氧化酶、亚硫酸氧化酶的组成成分，在机体的生命过程中发挥了重要的生物学作用。但是妊娠期摄入过量的钼不仅使小鼠卵巢超微结构发生明显的病理形态学损伤，而且使卵母细胞及受精卵的发育均受到了不同程度的影响，光镜下可见二细胞期卵裂不均，核质分布不匀，囊胚期细胞发生凝集，细胞排布无明显层次，透明带形状异常或发育不完整，这可能是过量钼降低雌性小鼠妊娠率及产仔数的重要原因。

多溴联苯醚（PBDEs）是一种重要的溴化阻燃剂，在电子电器、纺织、橡胶、塑料等行业中被广泛应用。其中，十溴联苯醚（BDE-209）是PBDEs中含溴原子最多且应用最广泛的一种化合物。相关研究发现，BDE-209妊娠期暴露可以影响子代雌性大鼠发育，出现体重减轻，身长、尾长缩短，肛殖距缩短、卵巢发育异常等变化。

二、毒物对干细胞定向分化为卵巢细胞的影响
（Effects of Toxicants on Directed Differentiation of Stem Cells into Ovarian Cells）

干细胞是一类具有自我更新和无限分化潜能的细胞，包括胚胎干细胞和成体干细胞，是当前国内外医学和生物学领域研究的重点。胚胎干细胞（embryonic stem cells，ESC）是从哺乳动物早期胚胎分离、经体外培养并分离克隆出来的一种原始、高度未分化细胞，具有能自我复制、更新和在体外连续传代并保持未分化状态的性能。它的形态结构与早期胚胎细胞相似，细胞核大，核内可见一个或几个核仁，胞核中多为常染色质，胞质少，结构简单。体外培养时，细胞排列紧密，呈集落状生长。用碱性磷酸酶染色，ESC呈棕红色，而周围的成纤维细胞呈淡黄色。作为滋养层支持培养的ESC，在倒置光学显微镜下可见到其排列致密，形成一个个隆起、边界清晰和折光性强的克隆，立体感强，似鸟巢状，易与滋养层细胞区分开。

由于胚胎干细胞具有自我复制能力以及多分化潜能，它在医学中的应用成为世界范围内的研究热点。干细胞的定向分化，即诱导胚胎干细胞定向分化为某种特殊类型的细胞。自1988年发现了白血病抑制因子（LIF）能在体外抑制ESC分化、维持其多能性之后，人们便开始研究如何在体外进行干细胞的卵巢颗粒细胞定向分化。

（一）胚胎干细胞定向分化为卵巢颗粒细胞

卵巢颗粒细胞在卵母细胞生长中起着重要的营养作用，颗粒细胞的增殖和分化直接影响着卵泡的生长启动、发育排卵和甾体激素分泌等卵巢功能活动。鉴于颗粒细胞是组成卵泡的最大细胞群，对卵母细胞起着重要的作用且还是雌激素和孕激素的主要来源细胞。因此，卵巢颗粒细胞是研究卵巢功能的一个重要切入点。

1. **定向分化的诱导**　根据将外源基因转入ESC及微环境对细胞分化影响的研究，可以认为ESC的分化受内源性因素和外源性因素的共同调节。内源性影响因素主要包括基因的差异表达、基因的不同表达水平、奢侈基因、拯救因子和免疫"豁免"特权以及细胞质中某些物质的作用，外源性因素主要包括细胞间的分化诱导、

细胞间的分化抑制、细胞外物质的介导作用等。根据这些因素对干细胞体外诱导，方法主要包括：外源性生长因子诱导、转基因诱导、将ESC与其他细胞共培养等。

（1）外源性生长因子诱导：主要是应用细胞因子诱导ESC分化，在ESC培养过程中添加或撤除某一种或某些细胞因子指导其增殖或分化。目前在发育学方面研究比较深入的诱导因子主要有维A酸（retinoic acid，RA）、骨形态发生蛋白（bone morphogenetic protein，BMP）、成纤维细胞生长因子（fibroblast growth factor，FGF）等。利用细胞因子诱导ESC朝一定方向分化时，一般采用分阶段的办法，即先得到拟胚体（embryoid bodies，EBs），再进一步诱导使其分化为目的细胞。在各阶段添加的细胞因子不同，具体表现为细胞因子种类、浓度或组合的不同。有研究提出，在拟胚体分化的5个阶段分别加入胰高血糖素样肽1、肝细胞生长因子、神经生长因子、β细胞素、激活素A、碱性成纤维细胞生长因子和烟酰胺7种生长因子的诱导方法，诱导30d可将mESC诱导分化为胰岛素分泌细胞，在葡萄糖作用下该细胞能释放胰岛素到培养液中，胰岛素分泌水平随着葡萄糖浓度的增高而增高。利用此法，国内外学者还得到多种其他目的细胞，如造血细胞、心肌细胞、神经细胞等。

（2）转基因法：利用基因转染技术将某些信号转导成分的基因转入ESC中，使某个促分化基因在ESC中过表达，从而有效调节ESC的分化。但在应用该方法时，必须确定决定细胞定向分化的关键基因，还要保证在适当的时机将基因导入ESC基因组的正确位置上。该方法又分为促分化基因导入诱导ESC分化和特异性转录因子异位表达诱导ESC分化两种途径。促分化基因导入诱导ESC分化指将某个或某些促分化基因导入ESC种诱导其分化。例如，与添加碱性成纤维细胞生长因子（FGF-2）相比较，利用单纯疱疹病毒作为载体将FGF-2基因转入ESC中，诱导产生的神经细胞是前者的3倍。特异性转录因子异位表达诱导ESC分化就是将细胞系特异表达基因导入ESC，并使其表达，产生特异性转录因子。例如，成肌细胞决定基因同源异型基因b4和11（Hox b4和Hox 11）的组成型异位表达可诱导小鼠胚胎干细胞分化为肌肉细胞、造血细胞。

（3）细胞共培养：共培养体系指将其他细胞混合共同培养，从而改变ESC生长的微环境而影响其分化。常用细胞共培养法主要有接触式和非接触式共培养。接触式共培养是在合适的条件下，将两种细胞按照一定比例在同一培养皿中共同培养。例如，在鼠胚胎成纤维细胞制作的饲养层上培养ESC并在培养基中添加LIF因子，可维持ESC不分化状态。非接触式共培养包括：①用某种细胞的培养上清液（含有不同生长因子等）与ESC共培养；②将玻片上（经Ⅰ型胶原凝胶预处理）培养的细胞，以一定的比例放入ESC的培养皿中与其共培养；③Transwell小室是一类有通透性的杯状装置，杯子底层放一张有通透性的膜，一般常用的是聚碳酸酯膜，孔径大小有0.1～12.0μm。将Transwell小室放入培养板中，在下层种植的细胞其培养液中的成分以及其分泌或代谢产生的物质可以通过小孔影响到上室内的ESC，从而诱导干细胞分化。例如，将ESC与鼠骨髓细胞系s17或卵黄囊内皮细胞系c166共培养，可以促进其向造血前体细胞分化；将人的ESC与鼠血管内胚层样细胞共培养，可将其诱导分化为具有正常心肌细胞功能的心肌细胞。

卵巢颗粒细胞不仅能有效修复受损卵巢组织，还能维持卵巢组织生态位，促进卵泡发育成熟。虽然这些方法作用时间和副作用暂不明确，但对发展新的生殖工程学提供了开创性思路，并为不孕不育症的治疗提供一种崭新的思路和方法。

三、镉对胚胎干细胞定向分化为卵巢颗粒细胞的影响及其机制研究

（Cadmium Affected on the Differentiation of Embryonic Stem Cells into Ovarian Granulosa Cells and Its Mechanisms）

（一）镉对胚胎生长发育过程中卵巢的毒性损害

重金属镉被广泛应用于电镀、化工、电子和核工业等领域，工业生产或回收处理过程致使大量含镉的废水及废渣流向河流、土壤、农田，或吸附在空气颗粒中，对环境造成污染。镉能通过呼吸、直接接触或食物链富集在人体中蓄积。近年来，长期、低剂量、反复镉暴露对人群生殖健康的危害，尤其是对妇女和女童卵巢功能的危害引起了高度关注。研究显示，女性肝组织中的镉浓度比男性高70%以上，不吸烟女性血镉水平高于不吸烟的男性，因此女性比男性更容易形成体内镉的蓄积。妊娠期间女性暴露于镉，母体和胎儿卵巢均可能受到影响。镉与胎盘亲和力强，胎盘的血流丰富，以及妊娠期镉代谢的特点，故镉从母体向胎儿体内的转运在胎盘形成之初就已发生。镉易透过胎盘屏障并蓄积，其明显的胚胎毒性及其对子代生长发育的影响令人关注。

子代对镉的蓄积性及其毒作用的敏感性远比母体强，流行病学调查结果提示，妊娠期镉暴露可能影响胎儿的生长发育，增加流产概率和新生儿贫血风险，胎儿体重下降并影响婴儿的神经行为发育。动物实验研究表明，胚胎早期和新生大鼠对镉的作用较敏感，可致孕鼠胚胎细胞的凋亡率增加，能够抑制胚胎的发育。但是镉在母体内通过胎盘是如何影响子代生殖系统的生长发育，其中的机制尚不明确。

卵巢作为镉主要的毒作用靶器官一直以来是生殖毒理学家们研究的热点，国内外有较多相关报道。镉可损害卵巢的结构与功能，引起卵泡闭锁、卵巢积液、出血、萎缩等病理改变，造成激素合成功能异常；研究表明，无论是成年期或青春前期雌性大（小）鼠镉暴露后均能明显影响卵巢的结构与功能，并造成不可逆性损伤，包括卵母细胞的生长发育与成熟、颗粒细胞的生长发育与激素合成功能以及相关基因的表达等的异常；4日龄新生大鼠卵巢镉暴露后，也可出现原始卵泡生长发育障碍、促进卵母细胞凋亡、雌激素分泌异常等。妊娠期和哺乳期大鼠镉暴露可致子代甾体激素合成和卵泡形成发生改变。

卵巢颗粒细胞是组成卵泡的最大细胞群，还是雌激素和孕激素的主要来源细胞，在卵母细胞生长中起着重要的营养作用。颗粒细胞的增殖和分化直接影响着卵泡的生长启动、发育排卵、甾体激素分泌等卵巢功能活动。大量研究发现，镉暴露

可促进卵巢颗粒细胞凋亡、细胞形态改变、雌激素和孕激素分泌异常。说明卵巢颗粒细胞是镉的重要靶细胞，颗粒细胞的早期发育与成熟和雌、孕激素合成功能障碍是女（雌）性生殖危害的核心问题之一，研究镉对其结构和功能的影响是一个重要的热点问题。

为进一步探索妊娠期镉暴露对子代生殖系统的影响，给予妊娠期SD大鼠CdCl₂灌胃染毒，发现F1代大鼠成年后卵巢颗粒细胞发生凋亡，孕酮合成水平降低及激素合成相关基因mRNA和蛋白表达水平发生改变。但不能明确子代的颗粒细胞受损是由于镉的胚胎发育毒性直接引起（宫内暴露）还是由于镉导致母体的各个系统损害而引发的一系列不良后果（如损害肝、肾、卵巢，雌、孕激素分泌异常等），甚至是遗传学的改变所致。故需要体外实验进一步探索低剂量镉暴露导致子代生殖系统损害的具体机制。

（二）镉致小鼠胚胎干细胞定向分化为卵巢颗粒细胞障碍

在胚胎干细胞诱导分化的同时，分别加入0.1μmol/L、0.3μmol/L、1.0μmol/L、3.0μmol/L、10μmol/L CdCl₂后，镜下观察镉染毒对mESC诱导分化成卵巢颗粒细胞的影响。结果显示，正常诱导组细胞（正常诱导第8天细胞，图8-5A）分布均匀，已完全分化，细胞呈梭形，细胞间界限清晰；而镉同时暴露组则观察到，随着剂量的升高，分化逐渐受到抑制的细胞增多，形成折光性高的细胞集落，且集落半径随染毒剂量升高而增大，细胞间界限不清、形态杂乱（图8-5B～F）。

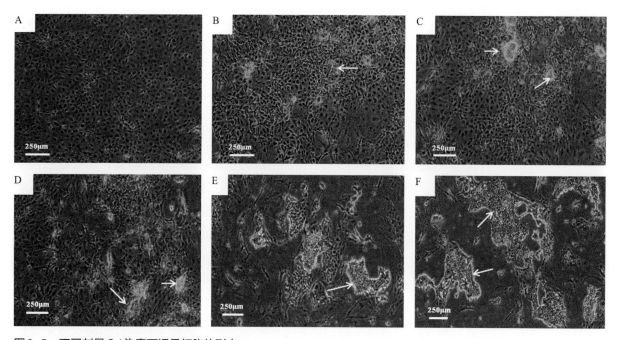

图8-5　不同剂量Cd染毒下诱导细胞的形态

A. IA；B. IA+0.1μmol/L Cd；C. IA+0.3μmol/L Cd；D. IA+1.0μmol/L Cd；E. IA+3.0μmol/L Cd；F. IA+10.0μmol/L Cd。高折光性的细胞集落（白色↑）（引用：李玲芳，2020）。

在透射显微镜下观察经镉染毒8d的诱导卵巢颗粒细胞亚显微结构。结果显示：诱导组细胞核不规则、核周间隙紧密、线粒体丰富、线粒体脊清晰、高尔基体紧密排列；染镉组细胞核周间隙增宽，线粒体稍有肿胀、变圆、线粒体脊模糊、高尔基体扩张（图8-6）。

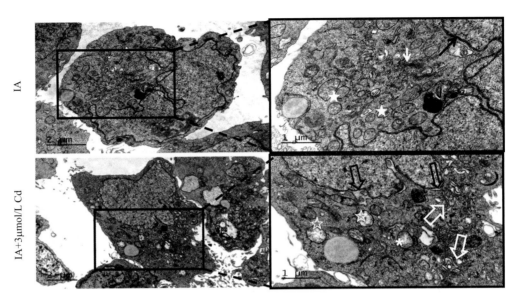

图8-6 诱导细胞在镉染毒8d的亚显微结构

正常核周间隙（黑色实心↑），正常线粒体（★），正常高尔基体（白色实心↑）；核周间隙增宽（黑色空心↑），线粒体肿胀（☆）、线粒体脊模糊（*）、高尔基体扩张（白色空心↑）（引用：李玲芳，2020）。

用荧光定量PCR检测镉染毒8d的诱导细胞多能性基因及Amhr2的mRMA表达的变化，结果，随染镉剂量升高，多能基因Oct4、Sox2和Nanog的mRNA表达量也随之升高，且不同剂量组Amhr2基因的mRNA表达与诱导组相比均下降，这些基因的mRNA表达与形态学结果基本一致（图8-7）。

ESC多能性网络调控主要是通过核心转录因子OCT4、SOX2和NANOG及其信号通路，激活ESC的多能性基因，抑制分化基因的表达，对ESC的细胞周期和表观遗传学进行调控，最终促进ESC维持多能性。它们不仅通过调节一系列下游通路，控制胚胎干细胞的多能性、自我更新、基因组监测，同时也在哺乳动物发育过程中，作为重要的调控分子参与细胞的初始命运决定。多项研究表明，Oct4基因对ESC的多能性和自我更新功能的形成和维持是和Sox2、Nanog共同完成的，Oct4基因表达的升高或降低都能引起干细胞分化，所以这种调节的机制十分精细。此外，有研究提示，SOX2转录因子可通过直接或者间接方式调节Oct4与Nanog的表达，进而影响胚胎干细胞的多潜能性。无论如何，这三者的表达水平和功能状态，将直接对胚胎干细胞的多能性和自我更新乃至早期胚胎发育产生影响。抗苗勒管激素Ⅱ型受体（anti Müllerian hormone receptor Ⅱ，AMHR2）主要表达在卵巢颗粒细胞中，是抗苗勒管激素（AMH）的特异性受体。之前我们在鉴定时检测了FSHR受体，但在之后的实验中发现其mRNA量表达过低，染镉后其表达量几乎无法检测，所以之后的染镉实验我们选用了卵巢颗粒细胞的另一个特异性基因*Amhr2*作为分化为卵巢颗粒细胞的检测指标。

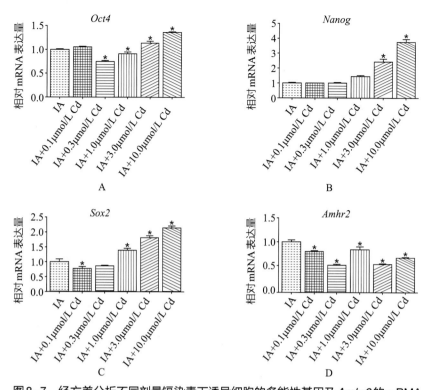

图8-7　经方差分析不同剂量镉染毒下诱导细胞的多能性基因及*Amhr2*的mRMA
表达（*P<0.01）（引用：李玲芳，2020）

用Western Blot检测镉染毒8d的诱导细胞多能性基因及AMHR2的蛋白表达的变化，结果显示，各剂量组SOX2蛋白较诱导组相比上调（P<0.01），与mRNA结果表达一致；但是除了10μmol/L剂量组外，OCT4的蛋白表达与诱导组差异无统计学意义（P>0.05），且除了0.1μmol/L剂量组，其余剂量组的NANOG蛋白较诱导组相比都表达下降（P<0.01），与mRNA的表达不一致（图8-8）。这或许提示：一方面，镉可能通过某种机制影响*Oct4*、*Sox2*、*Nanog*和*Amhr2*基因的转录水平，导致其mRNA表达量发生改变；另一方面，*Oct4*、*Nanog*和*Amhr2*基因的mRNA表达与蛋白表达不一致，可能是镉干扰了其转录后至翻译过程，导致细胞分化障碍。

（三）镉影响胚胎干细胞定向分化的表观遗传机制研究

1. 镉致定向分化相关基因启动子区甲基化状态改变　胚胎干细胞相关的表观遗传修饰的形式有很多，主要包括DNA甲基化、组蛋白修饰、染色质重塑、miRNA以及非编码RNA转录前后的基因调控等。其中，DNA甲基化是ESC表观遗传修饰的主要形式之一，也是基因表达调控的主要机制。DNA启动子区甲基化发生改变在一定程度上决定分化命运的转录谱和甲基化谱，可以抑制或激活关键细胞组织特异性基因的表达，很大程度上参与胚胎干细胞的分化过程。有研究发现，多能性相关基因如*Oct4*和*Nanog*在正常ESC和分化细胞中发生DNA甲基化的程度不同，*Oct4*、

Sox2 和 *Nanog* 作为 ESC 重要的多能基因，其启动子区 DNA 甲基化水平的调控对于干细胞分化过程极其重要。

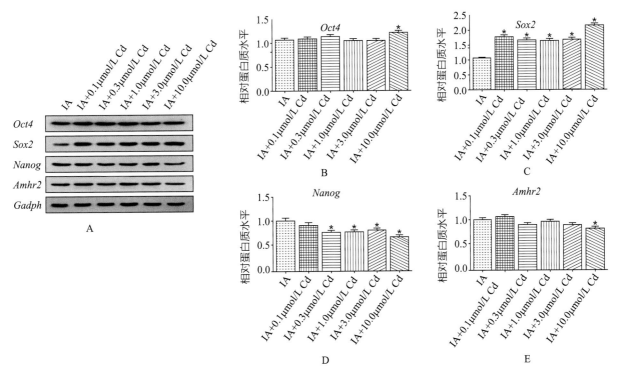

图 8-8　经方差分析不同剂量镉染毒下诱导细胞的多能性基因及 AMHR2 的蛋白表达（*P<0.01）
（引用：李玲芳，2020）

我们对这几个基因的启动子区甲基化进行检测，探索其甲基化改变在镉抑制干细胞分化过程中的作用。结果发现，与 IA 组相比，IA+3.0μmol/L Cd 组的 *Nanog-22* 片段平均甲基化水平降低，该片段多处位点（第 1、5、6 位点）甲基化发生降低；此外，*Nanog-10* 片段第 5 位点和 *Nanog-17* 片段第 10 位点甲基化也发生降低（表 8-1、图 8-9）。

Oct4 基因启动子区所选片段的平均甲基化水平虽无差异，但 *Oct4-10* 片段第 7 位点和 *Oct4-15* 片段第 7 位点甲基化均降低（图 8-10）。

Sox2 基因启动子区所选的 5 个片段中，仅有 1 个位点发生甲基化轻微升高；而 *Amhr2* 基因启动子区所选的 2 个片段中，未发现有差异表达的甲基化位点（图 8-11、图 8-12）。

表 8-1　*Nanog* 不同片段的平均甲基化水平（$\bar{x} \pm s$，%）

组别	*Nanog-2*	*Nanog-7*	*Nanog-10*	*Nanog-17*	*Nanog-22*
IA	63.20±1.39	26.48±8.08	27.61±4.29	18.70±2.29	49.83±2.19
IA+3.0μmol/L Cd	63.33±1.97	31.67±12.24	22.94±0.38	17.22±3.24	45.06±0.82[*]

注：经 *t* 检验分析两组间比较；[*]P<0.05，n=3（引用：李玲芳，2020）。

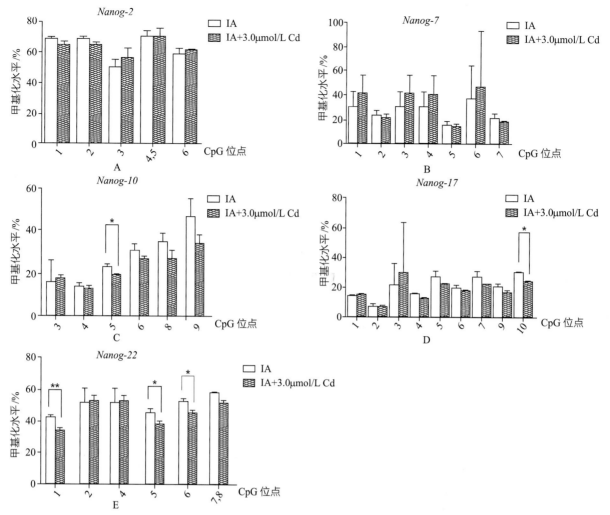

图 8-9　*Nanog* 基因 5 个片段各位点甲基化水平（*P<0.05*，** *P<0.01*）（引用：李玲芳，2020）

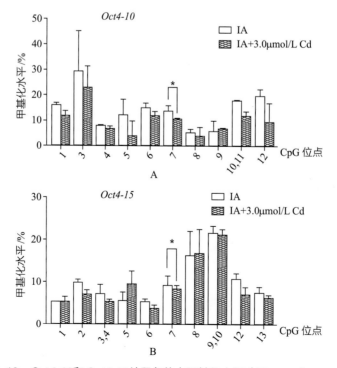

图 8-10　*Oct4-10* 和 *Oct4-15* 片段各位点甲基化水平（*P<0.05*）（引用：李玲芳，2020）

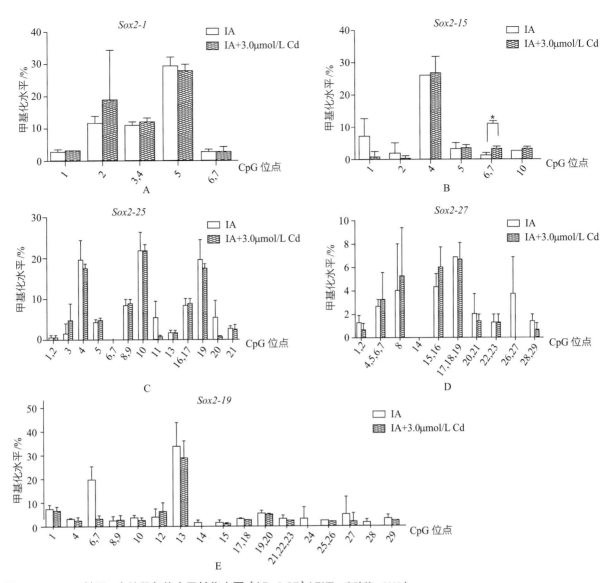

图8-11 *Sox2*基因5个片段各位点甲基化水平（*P<0.05）（引用：李玲芳，2020）

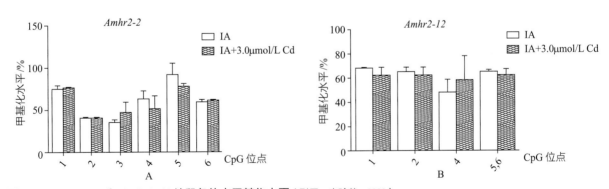

图8-12 *Amhr2-2*和*Amhr2-12*片段各位点甲基化水平（引用：李玲芳，2020）

这些结果提示，镉染毒确实影响了*Oct4*与*Nanog*基因启动子的甲基化水平，这可能是镉致其mRNA表达量升高的机制之一，而甲基化可能未参与调控镉致*Sox2*和*Amhr2*基因mRNA表达量升高。可能还有其他机制影响这些基因的表达，如HIF-2、Tr2、Sall4等均可精细调节干细胞中*Oct4*基因的表达，Zfp143可协同*Oct4*激活*Nanog*表达，AngⅡ可以靶向调控*Sox2*影响细胞增殖，SOX2转录因子也可能与

*Oct4*基因mRNA表达的上升有关，此外多种酶、RNA干扰、RNA修饰等机制也可能参与这些基因表达改变。

2. 靶向定向分化卵巢颗粒细胞的调控基因相关miRNA表达 RNA干扰（RNAi）是通过小干扰RNA（siRNA）将目的mRNA特异性降解从而使基因在转录后被沉默，无法进行表达，miRNA是其中重要的成员之一。miRNA可以与Argonaute蛋白等组装形成RNA诱导沉默复合体（RISC），作用于特异mRNA的3′UTR，从而抑制翻译过程或者直接降解mRNA。近年来，已有大量研究发现miRNA参与调控干细胞自我更新、细胞周期、定向分化、信号转导和代谢凋亡等一系列的生理活动。有研究报道，ESC特异表达的miRNA基因启动子受到转录因子OCT4、SOX2、NANOG和TCF3共同调控，而一些miRNA又可以直接或间接地调控这些转录因子的表达。近年来，已有大量研究发现，miRNA参与调控干细胞自我更新、细胞周期、定向分化、信号转导和代谢凋亡等一系列的生理活动。Collin Melton研究中提到，*Oct4*、*Sox2*和*Nanog*基因的表达与14个miRNA有关，共同调控micro-137和micro-301基因的表达，提示*Oct4*、*Sox2*和*Nanog*可能通过调节miRNA从而调控发育进程中的组织分化。因此，ESC多能性网络调控方式可能是通过核心转录因子与miRNA的相互作用来实现。miRNA可以快速准确地调控基因的表达水平，是完成转录因子对ESC自我更新和分化调控的直接参与者。

我们选取3.0μmol/L剂量组和诱导组进行Small RNA测序，根据差异表达谱中FC ≥ 2.0或 ≤ 0.5且$P<0.05$，挑选出显著差异表达的27个miRNA纳入备选并对其靶基因作了生物信息学分析。其中，生物过程分析提示差异miRNA预测的靶基因富集到的功能确实有与细胞分化相关，提示镉很可能影响了与细胞分化相关的miRNA。此外，我们检索细胞分化相关文献报道，发现目前已明确参与ESC多能性网络调控的miRNA其中研究较多的有miR-200家族、miR-302家族、miR-290家族、Let-7家族等。其中有些miRNA出现在差异miRNA表达谱中，如miR-451a、miR-134-3p、miR-455-3p等已被证实可促进细胞分化，它们在差异miRNA谱中显示下调；而miR-155-5p、miR-3064-3p等抑制细胞分化的miRNA则在差异miRNA谱中显示上调。

结合测序结果、靶基因数据库预测以及文献3个方面来源的miRNA进行交集分析，从中筛选出可能与镉抑制ESC定向诱导分化为卵巢颗粒细胞相关的27个miRNA，并对这些筛选的miRNA再次进行生物信息学分析。GO分析显示，筛选的miRNA的靶基因主要参与细胞核、细胞器组分构建，且其分子功能主要与RNA聚合酶Ⅱ转录因子活性以及特定DNA序列结合相关。OCT4、SOX2和NANOG是ESC多能性网络调控的核心转录因子，主要也是通过与其他基因或miRNA等的启动子区结合，从而调控相关基因及miRNA的转录过程。在Pathway分析富集到的通路中，排名第2的MAPK信号通路和排名第9的PI3K-Akt信号通路引起了我们的注意（图8-13）。丝裂原活化蛋白激酶（MAPK）是信号从细胞表面传导到细胞核内部的重要传递者，可以调节多种细胞过程如细胞增殖、分化、凋亡等。有研究提出，MAPK活化可促进淫羊藿苷诱导的心肌细胞分化，还可通过调控*Nanog*参与ESC的中胚层分化和神经发生；但也有研究表示，抑制MAPK

可加速人胚胎干细胞向心肌细胞分化；不仅如此，MAPK信号通路还参与FSH对卵巢颗粒细胞的调控。因此，MAPK信号通路不论在细胞分化过程还是对于卵巢颗粒细胞的形成都起到至关重要的作用。同样，PI3K-Akt信号通路参与了多种细胞活动，包括细胞分化、增殖、凋亡等。结合上文分析，我们更充分推测这27个筛选的miRNA在镉抑制ESC分化为卵巢颗粒细胞中可能起着重要的作用；并且，MAPK信号通路和PI3K-Akt信号通路可能是这些miRNA调控细胞分化的重要机制。在今后研究中或可进一步探索这两条信号通路在镉抑制ESC分化为卵巢颗粒细胞的作用。

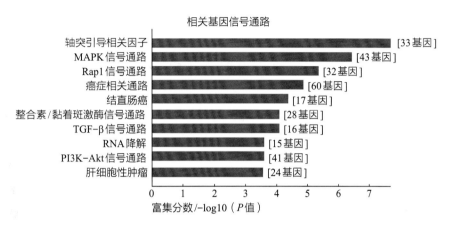

图8-13 筛选miRNA Pathway分析的富集积分（Top10，$P<0.05$）（引用：李玲芳，2020）

3. lncRNA的m^6A甲基化修饰对干细胞分化的影响　长链非编码RNA（lncRNA）是ESC维持多能性必不可少的分子，但鲜有研究指出lncRNA是如何调节ESC自我更新和细胞命运的决定。因此，lncRNA通路及潜在的分子机制研究对了解ESC多能性维持具有重要意义。近年来，关于ESC多能性网络调控的miRNA机制已被广泛研究，但调控miRNA功能的调控网络尚未完全阐明。值得注意的是，有研究提出lncRNA可作为竞争性内源RNA（competing endogenous RNAs，ceRNA），调节miRNA的活性和生物学功能。m^6A甲基化修饰（N6-methyladenosine）是哺乳动物中最常见的RNA内部修饰，发挥重要的生物功能，如在转录后水平上调控RNA的稳定性、定位、选择性剪切、翻译和miRNA的生物发生。m^6A参与了mESC的自我更新和细胞命运决定，Mettl3甲基转移酶的失活或缺失可抑制m^6A甲基化发生，从而阻碍干细胞分化，甚至导致早期胚胎死亡。Yang等的研究中提到，*Linc1281*是干细胞分化的关键调控因子，敲除*Linc1281*后mESC的分化能力显著下降。该研究进一步发现，只有富集m^6A修饰的*Linc1281*可与Let-7miRNA结合并抑制其表达，进而通过调控let-7/Lin28通路，促使mESC正常分化。而抑制METTl3甲基转移酶，阻止*Linc1281*富集m^6A甲基化修饰则无法抑制Let-7 miRNA表达，mESC分化能力也相应降低。我们实验中检测了*Linc1281*富含m^6A甲基化修饰的3个片段，分别为*Linc1281-917*、*Linc1281-1025*和*Linc1281-1056*。结果显示，IA+3.0μmol/L Cd组的*Linc1281-917*和*Linc1281-1056*片段的m^6A甲基化水平较IA组降低，提示镉可能通过抑制*Linc1281*的m⁶A甲基化修饰，进而抑制mESC分化为小鼠卵巢颗粒细胞（表8-2，图8-14）。

表8-2　各*Linc1281*启动子区片段甲基化水平（$\bar{x} \pm s$，%）

组别	*Linc1281*-917	*Linc1281*-1025	*Linc1281*-1056
IA	22.219±3.500	8.422±0.480	25.542±0.981
IA+3.0μmol/L Cd	9.956±0.414[*]	7.660±0.472	12.624±0.611[**]

注：经 *t* 检验分析两组间各 Linc1281 片段甲基化水平差异，[*]*P<0.01*，[**]*P<0.001*，*n=3*（引用：李玲芳，2020）。

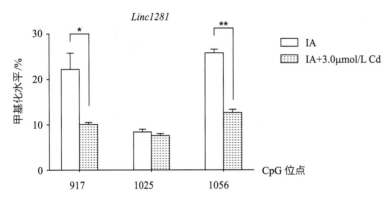

图8-14　两组间各*Linc1281*片段甲基化水平差异（*P<0.01，**P<0.001，n=3）
（引用：李玲芳，2020）

综上所述，本次研究中，我们成功将mESC定向分化为小鼠卵巢颗粒细胞，并且发现镉可以抑制干细胞的分化过程，主要是通过影响*Oct4*、*Sox2*、*Nanog*和*Amhr2*的表达。在这过程中，我们还看到了一系列表观遗传改变：相关基因的DNA甲基化、miRNA以及*Linc1281*的m⁶A甲基化修饰改变，这些机制间可能存在交互作用，并且可能还有其他机制参与镉抑制mESC向小鼠卵巢颗粒细胞分化的过程。

四、胚胎干细胞在毒理学研究中的其他应用
（Ather Applications of Embryonic Stem Cells in Toxicology Research）

（一）胚胎发育毒性安全性评价

目前，判断受试物是否具有发育毒性的实验方法主要是Ⅱ段实验，但其不仅费用较高、耗时长，而且与目前减少实验动物使用的趋势不相吻合，因此发育毒性实验的体外可替代模型逐步为人们重视。胚胎干细胞试验（embryonic stem cell test，EST）方法通过了ECVAM的验证，是胚胎和发育毒性动物实验的三个替代方法之一，也是目前唯一利用细胞系而无须妊娠动物的生殖发育毒性体外替代模型。其对

于胚胎发育毒性体外筛检的结果与体内结论的符合率达到82%，其中强胚胎毒性的符合率更达到100%。

EST采用了两种细胞，其中mESC代表胚胎组织，3T3成纤维细胞代表成体组织，结合这两种细胞毒性试验的结果与ESC分化为心肌细胞过程中受试物对细胞分化影响的结果，判断受试物对胚胎发育的毒性。根据测试结果，可将受试物分为无胚胎毒性、弱胚胎毒性和强胚胎毒性。但是，由于EST的主要检测终点为心肌分化，一些受试物因缺乏损害心肌分化的特殊机制，或者是其对于3T3成纤维细胞的损害作用要强于mESC，其胚胎毒性分级容易出现误判。例如砷、镉等具有发育毒性的重金属，EST检测为无胚胎毒性。因此，基于胚胎干细胞具有多能性，有研究对EST预测模型进行改良，加入其他毒理学终点，以提高传统EST的检验效能和适用范围。例如，有研究采用神经分化抑制终点代替心肌分化抑制终点的改良EST判定BPA具有弱胚胎发育毒性，而CdCl$_2$具有强胚胎发育毒性。这提示我们，在今后应用EST方法判断受试物是否具有发育毒性时，应参考毒物的一般毒性损害靶器官及其机制，选择不同的EST实验终点进行判定。

EST主要的应用领域是环境污染物、研发药品以及农药等化学制剂对人体以及动物胚胎致畸性、细胞毒性等可能存在损伤的研究，作为哺乳动物发育毒性的体外代替方法。目前已经建立了稳定的细胞系，不需要受孕动物，并且根据试验目的的需要，细胞体外分化为特定组织细胞的诱导模型也逐步成熟，通过这些可以对受试物的胚胎毒性进行高通量检测。

（二）药物（毒物）代谢动力学研究

药物（毒物）代谢动力学研究是药物早期筛选的关键环节。人类的肝细胞具有较高水平的药物（毒物）代谢酶，而药物分子引起肝毒性和肝功能的改变是毒理学中最常见的现象，故对于药物代谢毒理学和药物代谢路径的分子遗传学研究而言具有重要意义。问题是基础和临床研究中所需的人肝细胞数量远远超出了所能获得的细胞数量，而且获得的肝细胞系的代谢酶水平均较低，还分布着其他重要的蛋白；此外，人的原代肝细胞在体外培养时会很快失去功能，因此，迫切需要一种能模拟人肝细胞的模型或体系，来预测新药或新毒物的作用。

目前，已经有许多非肝来源的肝样细胞的研究报道，其来源包括ESC、NASCs、造血干细胞和脐血等。初步的研究已证实胎盘含有多潜能的干细胞。在特定的培养条件中加入甾体激素后，此种胎盘来源的干细胞（placenta1 derived stem cells，PDSC）可向肝系分化，表达上皮细胞特异基因*CK8*、*CK18*及*Alb*、*A1AT*，还能表达*CYPs*基因。这些资料表明，这些PDSC源的肝样细胞有望应用于毒理学和药理学的代谢研究。

（三）源于胚胎干细胞的心肌细胞应用

心肌长QT综合征和扭转性室性心动过速发生的标志是Q-T间期的延长，故进行药物研发以及药物投入临床实验之前评价其心脏毒性，必须了解药物是否引起Q–T间期的改变。但目前药物的体内外心脏毒性的模型均不能准确地预测临床结果，且有许多局限性，如动物遥感测量技术可用于药物心脏作用的评价，但是价格昂贵且敏感性低；而以浦肯野纤维或克隆的人离子通道体外构建的模型则不能准确地预测药物在人心肌细胞上的作用；体外培养的人心肌细胞虽是较好的模型，然而有限的健康供体来源极大地限制了原代心肌细胞在高通量评估药物心脏安全性中的应用。因此，需要建立一种新的实验体系来研究药物的安全性问题，而人体干细胞源的心肌细胞可用来评价Q–T间期的长短，故可筛选药物的心脏毒性，成为药物毒性研究的新工具。

人胚胎干细胞（hESCs）经体外培养能分化成心肌细胞，hESC源的心肌细胞能替代原代的心肌细胞，其具有活跃的电生理特性，能对药物刺激做出反应，所以，在新药的发现过程中，可利用这些细胞作为靶目标进行药物性能鉴定和筛选优化，可从多个层面对新药的疗效、机制和安全性进行快速准确的鉴定。

（四）在致突变性方面的研究

ESC技术与基因标靶技术的结合，有助于研究特定基因在发育过程中的作用；采用基因芯片等技术，比较ESC以及不同发育阶段的干细胞和分化细胞的基因转录和表达，有助于了解胚胎发育及细胞分化的分子机制，发现新的人类基因；ESC的体外可操作性，有利于对胚胎发育及组织生长调节事件的研究。利用不同外源基因转染ESC或者在ESC水平进行定向突变，建立转基因细胞和动物，进行基因功能缺失、基因功能获得的研究。严格来讲，不是传统的致突变研究，而是在基因功能改变后，再进行相应的毒理学研究，通过细胞和动物表型和毒性表现差异的研究，可以进一步明确基因的功能、表达与调控。

应用ESC比较外源物对生殖细胞和着床前胚胎细胞以及未分化与已分化体细胞诱变效应的差异。Greber等用ESC来研究三甲基补骨脂素（TMP）的诱变性，发现其诱变谱与在大肠杆菌、线虫上的有着明显不同，表明了诱变效应的种属差异。2011年Hendriks等将mESC暴露于多种具有基因毒性的外源性化合物中，通过绘制其基因表达谱，来确定某基因是否可作为化学物遗传毒性的特异生物标志物。

（五）对于药物或化学产品胚胎发育毒性的检测

当前主要还是应用动物体内实验，评估需要使用大量的妊娠动物。而ESC的体外分化体系可以模拟胚胎发育过程中细胞与组织间复杂的相互作用。因此，它成为毒理学研究的有效工具，减少试验动物的使用数量。

（李玲芳　罗凌凤　张文昌）

参考文献

［1］陈小娇. 三氯生暴露对胚胎发育的影响及机制研究. 南京：南京医科大学，2013.

［2］CHAN WH, SHIAO NH. Cytotoxic effect of CdSe quantum dots on mouse embryonic evelopment. Acta Pharmacol. Sin，2010，29（2）：259-266.

［3］SIGNORILE PG, SPUGNINI EP, CITRO G, et al. Endocrine disruptors in utero cause ovarian damages linked to endometriosis. Front Biosci (Elite Ed)，2012，4：1724-1730.

［4］KYBA M, PERLINGEIRO RC, HOOVER RR, et al. Enhanced hematopoietic differentiation of embryonic stem cells conditionally expressing Stat5. Proc Natl Acad Sci U S A，2003，100（1）：11904-11910.

［5］KANG Y, CHENG MJ, XU CJ. Secretion of oestrogen from murine-induces pluripotent stem cells co-coltures with ovarian granulose cells in vitro. Cell Biol Int，2011，35（9）：871-874.

［6］HüBNER K, FUHRMANN G, CHRISTENSON LK, et al. Derivation of oocytes from mouse embryonic stem cells. Science，2003，300（5623）：1251-1256.

［7］LACHAM-KAPLAN O, CHY H, TROUNSON A. Testicular cell conditioned medium supports differentiation of embryonic stem cells into ovarian structures containing oocytes. Stem Cells，2006，24（2）：266-273.

［8］BAHMANPOUR S, ZAREI FARD N, TALAEI-KHOZANI T, et al. Effect of BMP4 preceded by retinoic acid and co-culturing ovarian somatic cells on differentiation of mouse embryonic stem cells into oocyte-like cells. Dev Growth Differ，2015，57（5）：378-388.

［9］HAYASHI K, OGUSHI S, KURIMOTO K, et al. Offspring from oocytes derived from in vitro primordial germ cell-like cells in mice. Science，2012，338（6109）：971-975.

［10］YOUNG RA. Control of the embryonic stem cell state. Cell，2011，144（6）：940-954.

［11］LIU N, LU M, TIAN X, et al. Molecular mechanisms involved in self-renewal and pluripotency of embryonic stem cells. J Cell Physiol，2007，211（2）：279-286.

［12］LOH YH, WU Q, CHEW JL, et al. The Oct4 and Nanog transcription network regulates pluripotency in mouse embryonic stem cells. Nat Genet，2006，38（4）：431-440.

［13］VELKEY JM, O'SHEA KS. Oct4 RNA interference induces

trophectoderm differentiation in mouse embryonic stem cells. Genesis, 2003, 37（1）: 18–24.

[14] MATIN MM, WALSH JR, GOKHALE PJ, et al. Specific knockdown of Oct4 and beta2-microglobulin expression by RNA interference in human embryonic stem cells and embryonic carcinoma cells. Stem Cells, 2004, 22（5）: 659–668.

[15] AVILION AA, NICOLIS SK, PEVNY LH, et al. Multipotent cell lineages in early mouse development depend on SOX2 function. Genes Dev, 2003, 17（1）: 126–140.

[16] MASUI S, NAKATAKE Y, TOYOOKA Y, et al. Pluripotency governed by Sox2 via regulation of Oct3/4 expression in mouse embryonic stem cells. Nat Cell Biol, 2007, 9（6）: 625–635.

[17] CHEW JL, LOH YH, ZHANG W, et al. Reciprocal transcriptional regulation of Pou5f1 and Sox2 via the Oct4/Sox2 complex in embryonic stem cells. Mol Cell Biol, 2005, 25（14）: 6031–6046.

[18] MELTON C, BLELLOCH R. MicroRNA regulation of embryonic stem cell self-renewal and differentiation. Adv Exp Med Biol, 2010, 695: 105–117.

[19] YANG D, QIAO J, WANG G, et al. N6-Methyladenosine modification of lincRNA 1281 is critically required for mESC differentiation potential. Nucleic Acids Res, 2018, 46（8）: 3906–3920.

第九章

卵巢毒性的多代和跨代影响

（Multiple Generational and Transgenerational of Ovarian Toxicity）

迄今为止，我们的注意力主要集中在环境有害因素对卵巢生长发育、结构和功能的直接危害上，而卵巢毒性损害的多代和跨代效应问题同样应该引起我们高度重视。本章介绍了毒物的卵巢毒作用的多代和跨代效应，并重点讨论了卵巢毒性母婴传递的表观遗传学问题，以期为进一步深入开展环境有害因素卵巢毒性的多代与跨代效应及其调控机制研究奠定基础。

卵巢毒性不仅表现在卵巢本身损害及其对机体健康的直接危害方面，同时，卵巢毒性通过母体影响子代生殖健康，尤其是卵巢毒性可能存在的多代和跨代遗传效应则是当前生殖毒理学领域的研究的热点与难点，也是一个值得我们高度关注的研究新领域。

一、多代与跨代效应

（Toxicity for the Next Generation）

研究结果表明：许多环境有害因素（特别是重金属类环境污染物）可以通过母体引起子代卵巢的毒性损害，甚至造成子代成年后出现生殖损害（如多囊卵巢综合征等），并呈现多代和跨代效应。毒物能透过胎盘屏障影响胎儿卵巢的胚胎发育或毒物蓄积于胎儿（新生儿）体内并影响出生后卵巢的生长发育与功能成熟。

（一）多代和跨代的概念

在20世纪80年代，"跨代"一词第一次出现是用来描述在大屠杀遭受创伤的幸存者将所遭受的创伤传递给未暴露的后代的事件。之后，该术语也应用在由基因印迹介导的暴露信息传递给下一代的推测中。开始时，"跨代"所指的主要传递机制是非遗传的，但后来越来越多的证据表明遗传因素才是这一作用的重要调控者。目前，尽管有些人采用代际（intergenerational）、多代（multigenerational）和跨代（transgenerational）等名词来表示这一特定的传递途径及传递的世代数，但较为通用的仍然是"跨代"——描述母体或父体暴露后在子代中出现的结局。

特别应该指出的是，当孕妇暴露于某些环境因子时，会影响孕妇本身（F0代）和她未出生孩子的健康，因为在胚胎期，妊娠的人/动物（F0代）暴露于有毒物质时，胎儿（F1代）同时直接暴露在子宫内环境毒物中。胎儿出生后，F1代雄性/雌性与不亲或非同居雌性/雄性交配产生F2代。相对于父母暴露（F0代），因为F2代的生殖器官是从直接暴露于有毒物质的F1代的配子中衍生而来的，所以F3代才是第一个未暴露的世代（图9-1）。在目前的研究中观察到，环境因子引起的子代卵巢毒性的某些毒效应会出现在F1、F2及F3代，但实验也观察到某些毒效应在有些情况下仅出现在其中的一代，或者是F1和F3代，而F2代并无此毒性效应。

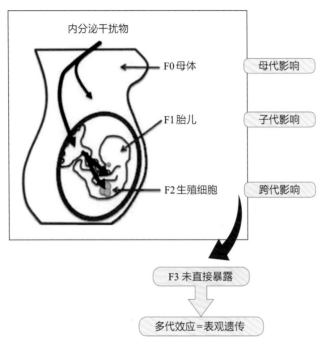

图9-1　毒物的多代和跨代效应（引自：Fowler PA，2012）

由于跨代遗传效应研究的困难较大，目前研究模型集中在动物上。已有动物实验研究结果证实了跨代遗传效应的存在。例如，孕鼠烯菌酮暴露会损害精子发生过程，并引发雄性不育，该影响可持续到F4代；孕鼠暴露于双酚A会影响子代精巢类固醇激素受体及其共调节因子的表达，从而导致精子数量减少及其活性降低，该影响可延续至F3代。

目前也有少量人群跨代毒效应的流行病学研究，其主要是在可测量暴露范围内观察人类跨代影响的结果，即父母、祖父母或远祖祖先生命阶段的某一次暴露与后代的可显现出的表型结果相关。Golding J等报道，儿童的神经发育可能与祖父母的吸烟习惯有关联。研究显示，外祖母吸烟的孩子比外祖母不吸烟的孩子更容易被诊断患有自闭症，但是只有当孩子在子宫内也暴露于母体吸烟的环境时，这种关联才会明显。还有研究发现，女性在妊娠期间使用二乙烯雌酚与其孙子尿道下裂、孙女月经不调的概率增加有关联。有学者认为，这一观察性研究最好在已知的社会模式中完成，从而可以将其与文化传承与世代之间直接的生物传递区别开来。目前，许多国家已建立各自的DNA库，一些国家收集和存储了新生儿血液，这可以为研究新生儿的表观基因组和其他数据提供宝贵资源，也可为生命历程和跨代流行病学研究提供大量机会。

（二）毒物通过胎盘传递

胎盘（placenta）是胎儿的一个临时器官，其通过脐带将发育中的胎儿连接到子宫壁，通过母亲的血液供应来吸收营养、调节体温、清除废物和气体交换、防止内部感染，并产生支持妊娠的激素。

胎盘由胎儿胎盘（chorion frondosum，叶状绒毛膜）和母体胎盘（decidua basalis，基底蜕膜）两部分组成。胎儿胎盘由形成胎儿的同一个胚泡发育而来，母体胎盘由母体子宫组织发育而来。胎盘也代谢物质，并能释放代谢产物进入母体或胎儿的循环。胎儿一出生胎盘就从母体内排出。

在人类和大多数实验室动物模型（大鼠、小鼠、仓鼠和豚鼠）中，胎盘结构是绒毛膜性质。绒毛膜胎盘（hemochorial placentae）是母体血液"沐浴"滋养层最外层的胎盘，其方式是母体血液中的物质通过滋养层、胎儿毛细血管内皮，进入胎儿循环。人类和啮齿类动物胎盘的整体形状呈盘状或圆形。胎盘结构和血液循环会影响胎儿和母体循环之间的转移。经胎盘诱导子代卵巢毒性取决于毒物的使用时间和毒物最终到达胎儿的数量。母体和胎儿的循环是不连续的，胎盘传递主要是由胎盘中不同细胞层中的运输机制控制的。胎盘的厚度增加会引起传递障碍，降低胎盘的转运率，而胎盘表面积的增加对转移量起积极的作用。胎盘血流量受胎盘血管化程度、血容量、心排血量和胎盘血管半径的影响，胎盘血流的增加也会促进物质转移。例如，妊娠动物暴露于血管活性化合物可能会改变胎盘血流和胎盘传递速度。

通过胎盘转移毒物取决于被运输的化学物质的特性，特别是其脂溶性、电荷和分子量。亲脂化合物沿母体和胎儿血液中的浓度梯度通过细胞膜扩散。小的、不带电的亲水化合物通常也通过膜扩散。其他化合物通过特定的转运过程穿过细胞膜，如载体介导转运或内吞作用。在载体介导的转运机制（主动转运或促进扩散）中，转运受到胎盘膜中特定载体蛋白的可用性的限制。

一种物质在胎儿和母体血液之间的转移也依赖于母体血液中该物质的浓度。母体中毒物的浓度取决于吸收、代谢和清除之间的平衡。接触化学物的途径可通过摄入、皮肤吸收和直接进入血液（如药物注射等）。代谢可能使特定化合物活性降低，或者在某些情况下也可能增加化学物质的活性，如4-乙烯基环己酮（VCH）进入胎盘后可增加胎盘毒性，具有诱导卵巢毒作用的化学物质。

此外，在哺乳期，许多化学物质也会进入母乳中，这为母体转移毒物给后代提供了另一条途径。在妊娠期间，几乎所有生理系统都发生了显著变化，如心血管系统、肾脏、消化系统和脂肪组织的改变，这些变化也改变了母体对毒物的吸收和清除。以上问题也使得建立组织分布的药代动力学模型更富有挑战性。

己烯雌酚（DES）作为一种雌性激素在20世纪40—60年代被用于预防流产。Herbst等在1971年第一次报道了产前暴露于DES会增加下一代女性阴道透明细胞腺癌的发病率。这起医疗事故表明，DES等化学物可以提高女性和男性后代各种类型的癌症风险，也会增加后代生殖系统的畸形率和不育率。20世纪70年代末和80年代初报道了产前服用DES对后代卵巢的不良影响。产前暴露于DES的后代卵巢不良后果包括卵巢囊肿和卵巢肿瘤。也有报道显示，产前DES暴露会引起多卵卵泡（polyovular follicles，PF），而多卵卵泡和卵巢囊肿，如伴有少量的黄体，将会致排卵失败。研究还表明，产前接触DES所引起的卵巢不良后果及生殖道发育缺陷，可能是接触DES的妇女不孕的主要原因。

（三）母系暴露和父系暴露模型

在多代跨代效应的实验动物研究中，目前有母系暴露和父系暴露两种模型。母系暴露模型通常是指仅有母体在生命某一阶段暴露于毒物（目前研究最多的为妊娠期暴露），进而影响后代的机体健康。在这种暴露模型中，F1代由F0代暴露的女（雌）性与健康的男（雄）性（即未暴露毒物）交配所产生，F2及以后的代数（如F3或F4代）都是按照这种模式产生。父系暴露模型通常是指仅有父体在生命的某一阶段暴露于毒物（目前研究最多的为受精前），进而影响后代的机体健康。在这种暴露模型中，F1代由F0代暴露的男（雄）性与健康的女（雌）性（即未暴露毒物）交配所产生，F2及以后的代数（如F3或F4代）都按照这种模式产生（图9-2）。也有学者进行交叉暴露研究，如F0代母体暴露，产生的雄性F1代与健康（未暴露毒物）的外来雌性交配产生F2代，接着F2代雄性再与健康（未暴露毒物）的外来雌性交配产生F3代，即母体暴露，但后代均来自胚胎暴露的雄性后代。这种模型更多被用于DNA遗传效应的研究中。

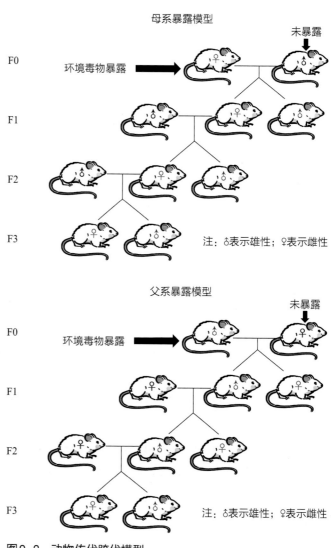

图9-2 动物传代跨代模型

二、卵巢毒性的多代和跨代效应
（Mutigeneration and Transgeneration of Ovarian Toxicity）

妊娠期间的卵巢是多种毒物损伤的靶器官。在胎儿发育的关键时期，许多化合物能造成胎儿特定的卵巢损伤，包括抑制卵泡生长、抑制类固醇生成以及囊肿形成。同时，研究还发现这种卵巢毒性作用不仅影响一代，甚至可以造成多代和跨代效应。为此，我们须进一步探讨这些因素的性质、作用机制以及其对环境健康和人类生殖造成的具体威胁。

（一）环境内分泌干扰物暴露引起的卵巢多代或跨代毒作用

目前关于化学物的多代跨代毒效应的研究已是前沿研究热点，但化学物暴露致卵巢健康损害的跨代遗传效应研究却仍缺乏。在此，我们主要介绍环境内分泌干扰物（EDCs）引起的后代卵巢毒效应。EDCs是指会干扰内分泌（或激素）系统的化学物质。该化学物存在于许多家用和工业产品中，其不仅造成癌性肿瘤、先天缺陷和其他发育障碍，也可能对人类未来的一代卵巢产生不可逆的损伤作用。

1. **双酚A的多代和跨代作用** 双酚A（BPA）是一种用于塑料制造的单体，可从塑料和树脂中滤出（这是人类一种重要的口服暴露途径）。关于这种化合物产前效应的研究大多集中在子宫效应方面，然而也有证据表明其具有子代的卵巢毒作用。有研究已证实，在子宫内（妊娠第6天至足月）和整个哺乳期暴露于BPA，F1代幼鼠会出现异常动情周期和生殖细胞巢（germ cell nest）破裂抑制。在妊娠/哺乳期暴露于BPA也会抑制鼠卵巢切除术后血浆LH浓度，改变垂体前叶功能。妊娠10～18d的小鼠暴露于BPA会引起出生30d后的雌性小鼠卵巢黄体数量减少，这表明其可能抑制排卵或减少窦卵泡数量。总的来说，雌激素化合物往往会抑制排卵，损害垂体功能，降低女性的整体生育能力。此外，有研究于妊娠第5～20天进行BPA灌胃染毒。结果显示F1代LH、FSH、E_2水平明显减少；卵巢中17β-HSD mRNA基因表达降低，芳香化酶mRNA的基因表达也降低。妊娠期暴露BPA对子代雌性大鼠卵巢类固醇激素合成酶的基因表达有影响。

低剂量的BPA主要是为模拟人群的暴露发生情况。动物研究证实，在低剂量暴露下，BPA可增加多卵母细胞卵泡的发生率，改变介导性腺分化和卵泡发生的胎儿卵巢激素样基因和microRNA的表达。在啮齿动物中，低剂量BPA暴露对发育中的卵巢不同阶段产生不利影响，包括影响胎儿卵巢减数分裂的前期事件和围生期卵巢卵泡的形成。其可能主要是通过破坏同源染色体间的突触和重组介导胎儿卵巢减数分裂的异常来干扰卵巢发育。有研究也证实妊娠期暴露于低剂量的BPA会改变胚胎期小鼠控制减数分裂的基因表达（*Stra8*、*Dazl*、*Nobox*），造成CD-1小鼠的减数分裂延迟到妊娠17.5d。除了啮齿类动物,灵长类动物也有同样的表现。有研究进行恒河猴妊娠期低剂量BPA暴露实验,研究BPA是否会对灵长类动物胚胎期卵巢的发育产生干扰作用。该研究采用单日口服和皮下植入持续暴露两种方式进行染毒,结果显示BPA可诱发卵母细胞第一次减数分裂的染色体分离。在卵泡形成期间以口服方式暴露于BPA者,妊娠晚期胎儿多卵卵泡增加;皮下植入连续暴露后会出现髓区持久不封闭的卵母细胞、次级卵泡和窦腔卵泡无法长大。BPA对灵长类动物子代卵巢的毒作用值得进一步的研究。与体内研究结果一致,体外研究表明,BPA破坏人类胚胎卵母细胞减数分裂进程,增加重组水平,并诱导表观遗传学变化导致染色体聚集失败。

目前,BPA的多代或跨代作用研究多集中于其对大脑或神经系统的影响,而关于子代卵巢毒性研究却相对缺乏。有学者报道,妊娠期BPA暴露对子代雌性大鼠卵巢类固醇激素合成具有影响。已发现宫内接触BPA对卵巢凋亡因子(*Bcl-2* 、*Bax* 和 *Caspase*)、卵巢抗氧化因子(*Sod1* 、*Cat* 和 *Gpx*)、*Igf* 、*Esr1* 、*Fshr* 、*Cyp17a1* 的改变具有跨代作用。这为BPA跨代的卵巢毒作用提供了证据。也有学者将妊娠小鼠(F0)从妊娠第11天起至出生暴露于BPA或DES,在3个月、6个月和9个月时进行繁殖,F1代母鼠产生F2代,F2代母鼠产生F3代,以评估繁殖能力。结果证实,BPA可推迟F3代的阴道开放时间;DES和BPA可推迟F3代雌鼠第一次发情的时间;BPA还可降低F1代和F2代的妊娠指数,且随着年龄增长,雌鼠妊娠能力下降。但也有研究表示,BPA并不会影响子代的生殖功能。他们让小鼠从妊娠第11~17天开始暴露于低剂量的BPA或DES,结果显示F1代雌性第一次阴道开放时间和发情时间都提早;暴露于BPA或DES的F1代小鼠的幼崽总数和性别比例及其后代(F2代)没有差异。他们认为,产前暴露于低剂量的BPA或DES会导致子代阴道开放时间提早,但不会影响第一次繁殖时的生殖功能。这些数据表明,BPA暴露对子代的某些影响可能是跨代的。

总体来说,BPA暴露对子代卵巢毒作用有多代或跨代表现。BPA通过抑制卵泡生长或增加卵泡闭锁对出生后的子代卵巢产生不利影响,鉴于BPA对人类卵巢发育影响的研究有限,未来的研究应该设计确定BPA是否会对人类卵巢发育产生多代或跨代不良影响。

2. 芳烃化学物的多代和跨代作用 化学物质多环芳烃(polycyclic aromatic hydrocarbons,PAHs)包括卤化和非卤化化合物,它们结合在细胞内芳基烃受体(aryl hydrocarbon receptors,AhR)上。AhR是含有二噁英反应元件基因的转录因子。在与配体结合前,AhR被定位在细胞质内,与两个热休克蛋白(Hsp90)结合。在与配体结合时,热休克蛋白解离并与另一种蛋白——ARNT(芳基烃核易位)蛋白结合。配体-受体复合体再与目标DNA结合,改变基因转录。众所周知,AhR以许多对雌激素敏感的基因为靶点,通常被认为是一种"抗雌激素"。AhR的激活还会启动P450药物代谢酶的转录,如Cyp1a1。许多与AhR结合的配体对原始卵泡数量有深远的影响,即AhR的遗传缺失会导致出生后不久的子代原始卵泡数量显著增加。

（1）苯并[a]芘：多种多环烃化合物具有卵巢毒性，包括9,10-二甲基-1,2-苯蒽（DMBA）、3-甲基胆蒽和苯并[a]芘（B[a]P）。研究已证实，B[a]P是一种持久性的生物蓄积毒素，可经胎盘转移。它由燃料、煤炭和香烟燃烧产生，也存在于烟熏或烤过的鱼和肉中。无论在分娩后或在子宫里暴露B[a]P，均会破坏原始卵泡，使子代受精率下降。暴露B[a]P后子代可出现发育不全。此外，子宫内B[a]P暴露过程中会耗尽生殖细胞，致使子代出现卵巢肿瘤的概率增加。Luderer等应用突变小鼠转基因啮齿动物模型发现，在产前暴露于B[a]P，雌性后代在10周龄时出现卵巢/输卵管和骨髓突变体频率增加，卵泡细胞和上皮小管结构缺失，同时，卵巢生殖细胞的耗竭与卵巢突变率呈负相关。产前B[a]P暴露会严重消耗卵巢生殖细胞，引起组织病理学改变，增加卵巢/输卵管突变的概率，这些都与上皮性卵巢肿瘤的发病机制有关。研究还显示，与Gclm（+/+）雌性小鼠相比，Gclm（GSH合成的速率限制酶谷氨酸半胱氨酸连接酶）突变小鼠经胎盘暴露B[a]P后，子代卵巢破坏、卵巢早衰和卵巢肿瘤发生增加。F1代在7.5月龄时观察到B[a]P和Gclm基因型对卵泡计数和卵巢肿瘤多样性有显著影响：在产前暴露B[a]P后，Gclm（-/-）雌性比Gclm（+/+）雌性卵泡数量减少，卵巢肿瘤增多。卵巢肿瘤上皮标志物细胞角蛋白呈阳性。产前暴露于B[a]P会导致卵巢早衰和卵巢肿瘤发生，而Gclm缺失导致的胚胎GSH缺乏会增加对B[a]P经胎盘卵巢效应的敏感性。孕鼠（基因敲除动物模型）在妊娠6.5～15.5d期间给予2mg/（kg·d）的B[a]P，结果显示所有Gclm基因型的F1代雌性早熟5d。但Gclm+/-母亲的Gclm+/- F1代雌鼠与野生型母亲的野生型F1代雌鼠在产前暴露于B[a]P后卵泡减少的情况相似，说明母体Gclm基因型没有改变产前B[a]P对卵巢的影响，且无B[a]P暴露或Gclm基因型相关F1子代卵巢*Kras*密码子12突变的差异。但目前关于B[a]P卵巢毒性的多代或传代作用的研究仍缺少。

（2）2,3,7,8-四氯二苯并对二噁英：卤代芳烃（aryl halide，HAHs）包括多氯二苯并对二噁英（polychlorodibenzo-p-dioxins，PCDDs）、多氯二苯并呋喃（polychlorinated dibenzofurans，PCDFs）和多氯联苯（polychlorinated biphenyls，PCBs）。它们由于亲脂性和稳定性而长期存在与环境中，是一类广泛存在的环境污染物。目前，城市生活垃圾焚烧对环境二噁英积累的贡献最大。由于使用杀虫剂和除草剂以及制造纸浆，也使PCDDs和PCDFs进入了环境。PCDDs和PCDFs已经在野生动物种中以及在人体组织和牛奶中发现。

2,3,7,8-四氯二苯并对二噁英（tetrachlorodibenzo-p-dioxin，TCDD）是对AhR亲和力最高、PCDDs内毒性最高的二噁英。已证明，TCDD可影响许多物种发育和生殖系统。研究指出，在母体给药后，TCDD可通过胎盘或乳汁转移到幼仔体内。一项毒动学研究显示，给妊娠期大鼠用放射性标记的TCDD单次口服，对照组与处理组交叉培养的大鼠幼仔中可检测到大量TCDD。早期一项关于TCDD对女性生殖系统经胎盘影响的研究发现，在妊娠第10天或第15天使用TCDD会导致子代外生殖器畸形，如阴茎部分裂陷、以贯穿阴道口连续组织线为特征的阴道开口不完整。由此可见，TCDD具有胎盘诱导的生殖毒性。除造成生殖道畸形外，胎儿接触TCDD还会破坏女性生殖的正常过程。例如，暴露TCDD会破坏后代的动情周期，也会诱发后代年轻时的持续发情。暴露于TCDD的女性生育能力降低，出现过早衰老。与对照组相比，接触TCDD的雌性动物的生育能力明显下降，进行连续繁殖时，只有17%接触TCDD的动物能够连续生产第五窝幼仔。研究也观察到暴露于TCDD后的生殖缺陷可能是由于TCDD对卵巢的直接影响，或者下丘脑或垂体水平的影响。暴露于TCDD会降低青春期前后血清E_2浓度。此外，E_2的减少还伴随着生长卵泡数量减少，特别是成熟卵泡减少。Chaffin等测定了妊娠期/哺乳期接触TCDD动物的血清LH和FSH，发现TCDD对促性腺激素浓度没有影响。然而，在Wistar大鼠中，妊娠期暴露于TCDD会推迟后代卵巢的发育，还会降低卵巢类固醇合成急性调节蛋白（StAR）的表达。总的来说，这些为数不多的研究证明，TCDD对子代动物卵巢发育有不利影响。然而，还需要进一步的研究来确定其他环境污染物是否对发育中的卵巢有类似影响。

此外，已有研究表明TCDD具有多代卵巢毒作用。在SD母鼠（F0）妊娠第8.14天（GD8.14）时，TCDD经口灌胃，F0代大鼠分娩的仔鼠为F1代。从每窝F1代雌鼠中随机选取1只雌性仔鼠与健康雄性大鼠合笼交配传代，F1代母鼠分娩的仔鼠为F2代。F1及F2代仔鼠出生21d后分笼。观察到的各项指标表明，宫内TCDD暴露可明显影响子代仔鼠的性激素分泌以及卵泡的发育，主要表现为抑制F1代E_2分泌，促进高剂量组的F1及F2代大鼠的FSH分泌，扰乱其动情周期，致卵巢原始卵泡数减少、次级卵泡和排卵前卵泡及黄体数量等增加，促进细胞凋亡。此外，宫内TCDD暴露抑制F1代GDF9/BMP15信号途径相关基因mRNA和蛋白表达，但促进F2代GDF9/BMP15信号途径相关基因mRNA和蛋白表达。关于TCDD的跨代卵巢毒作用需有更多的研究。

（3）多氯联苯（PCBs）：已被证明可在雌性啮齿动物中引起跨代毒性效应。在胚胎第16天和第18天给大鼠静脉注射PCBs，会降低F3母系中雌性的生殖器指数，增加F3代雌鼠的E_2水平和孕酮水平。有学者在妊娠和哺乳期给小鼠PCBs暴露，发现在所有研究剂量下，后代的PCBs浓度均高于母鼠，且卵巢重量下降，卵母细胞发育能力下降，卵泡闭锁增加。这些不良反应仅在F1代动物中观察到，而并没有延续到F3代。有研究使用PCBs混合物来研究PCBs的子代卵巢毒作用：在妊娠第7～13天，每天腹膜内注射PCBs 1次，在产后24/25d观察F1代卵巢，发现其可减少窦前卵泡数和窦状卵泡数，增加闭锁卵泡数目。还有一项使用丹麦妊娠队列数据的人群调查发现，生物持久性有机氯污染物（包括p,p′-DDE、HCB和PCB）均可通过胎盘，分析孕妇妊娠第30周血清样品中p,p′-DDE、六氯苯（hexachlorobenzene，HCB）和6种PCB同类物质的浓度，结果显示在非使用激素避孕药人群中，与低水平暴露对照组相比，p,p′-DDE暴露高水平组的卵泡数下降，HCB中、高水平暴露组的卵泡数降低了30%和28%。此外，未使用激素避孕药的孕妇血清HCB浓度与游离雄激素指数呈负相关，表明了在未使用激素避孕药的人群中，产前暴露于生物持久性有机氯后对女性生殖产生长期不利影响。

总体来说，母体多种芳烃类化学物暴露后对子代卵巢毒作用既有多代效应又有跨代作用。其对子代的卵巢产生不利影响需引起足够的重视。

3. 环境重金属多代和跨代作用 在人类中，曾出现过多次环境重金属中毒事件，其对人类神经系统的影响一直是研究的重点和热点，但有些重金属的生殖毒性效应仍不可忽视，尤其是其多代或跨代的卵巢毒作用。孕妇是一类特殊的人群，她们正在经历子宫、乳房、脂肪组织和细胞外液的结构等的改变。在妊娠期间，母亲面临特殊的生理挑战，这需要胎盘和非胎盘来源的激素协调工作以适应复杂的变化，为胎儿发育带来的代谢压力做准备，并确保进行母体到胎儿的准确而充足的营养分流。金属可穿过胎盘胎儿-母体屏障对胎儿生长具有持久影响。这里我们重点介绍两类重金属铅和镉，它们不仅在环境中的暴露具有悠久历史，而且其影响至深。

（1）铅（Pb）：是一种在环境中广泛分布的重金属。铅的高暴露与流产发生率增加和月经周期紊乱的发生率增加有关。小鼠妊娠第8天宫内暴露于铅，其子代原始卵泡减少。此外，大鼠在宫内和哺乳期暴露于铅可明显降低青春期前、青春期和周期大鼠卵巢HCG和FSH的结合。5～8周小鼠铅暴露可降低原始卵泡数量，增加窦状卵泡的闭锁，表明铅可能在产前和产后都引起子代的卵巢毒性。但关于铅的子代卵巢毒作用是否具有多代或跨代效应仍没有明确的证据或研究。此外，也有研究发现雌性大鼠在哺乳期间通过饮用水暴露乙酸铅后，子代在30、60、90和120日龄时卵巢组织初级、次级和窦状卵泡的数量均明显下降，在60日龄时黄体数量也有下降。

（2）镉（Cd）：产前Cd暴露与人群不良的出生结局有关。人群资料显示，母体血Cd水平与胎盘Cd水平密切相关，妊娠期母体Cd暴露与胎儿生长受限密切相关。动物实验也已证实，Cd不仅能损伤雌性大鼠的子宫和卵巢，还能严重破坏胎盘细胞结构，影响胎鼠的生长发育。进一步深入的研究显示，Cd主要是通过金属硫蛋白（metallothioneins，MTs）形式通过胎盘屏障进入胎儿体内。在人类的胎盘结构中，MTs可存在于蜕膜、合体滋养层细胞和羊膜细胞，MT在金属（Zn、Cu和Cd）从母体到胎儿的运输中起着重要作用。例如，MT1和MT2结合Zn（Ⅱ）和形成的Zn-MT复合物参与Zn从母亲到胎儿的运输。在Cd暴露中，已证明滋养层细胞中的MT浓度高于其他胎盘区域中的MT浓度，Cd在滋养细胞中积累而增加胎儿发育的风险。子宫和胎盘组织中的MT1和MT2基因呈剂量依赖关系。同样，几乎所有游离Cd离子被胎盘中的蛋白质螯合，Cd的存在会在金属-MT络合物中取代锌，由于MTs对Cd的亲和力高于对Zn的亲和力，从而降低Cd（Ⅱ）在胎盘中的毒性。但是，这种转运机制的非常复杂，目前仍有许多问题仍没有解决。已有研究人员以斑马鱼为模型研究母体Cd暴露对雌性斑马鱼及其后代（F1幼虫）MT2和smtB的mRNA表达的影响。将斑马鱼妊娠期暴露于不同剂量Cd中72h后收集卵巢和F1幼虫，测定Cd含量及smtB和mt2 mRNA表达，发现F1幼虫体内Cd含量及smtB和mt2 mRNA表达均与母体Cd剂量呈正相关。F1幼虫的mt2是smtB的1.9～3.4倍。母体Cd暴露后，F1幼虫对Cd的耐受性显著增强，母体Cd转移到仔鱼体内，诱导mt2和smtB mRNA表达异常，以保护仔鱼免受Cd的影响。在母体卵巢中，暴露于金属环境后mt2表达明显增加，而smtB没有完全显示相同的效果，smtB除保护金属免受冲击外，可能还具有其他作用。

随着对环境内分泌干扰物越来越重视，Cd的生殖毒性研究也越来越深入。但妊娠期，Cd暴露对女（雌）性子代的卵巢毒作用的研究并不多见。我们实验室为此进行了多年的研究，取得了一定的进展。研究使用无特定病原体（specific pathogen free，SPF）级成年SD大鼠（F0），将其受孕后随机分组，于妊娠第1天至分娩分别连续暴露于不同剂量的Cd溶液（灌胃染毒，每天1次）。待F1代成年后，从每窝F1代雌鼠中随机选取1只仔鼠与健康雄性大鼠合笼交配传代，F1代母鼠分娩的仔鼠为F2代。待F2代成年后，取F1代、F2代雌性大鼠的卵巢和血清，收集动情期的卵巢颗粒细胞培养。结果显示：与对照组相比，F1代各染Cd组出现的颗粒凋亡及凋亡小体数量增加，颗粒细胞线粒体、内质网、细胞核、染色质出现不同程度损伤，且F1代染Cd组细胞凋亡率上升。而F2代虽通过透射电镜观察到实验组卵巢颗粒细胞出现明显的线粒体肿胀，但细胞中并无凋亡小体，实验组细胞凋亡率也没有改变。虽然在F2代观察到的颗粒细胞凋亡发生并没有改变，但在致凋亡分子机制上，F2代与F1代出现类似的分子改变的表现，具体表现为F1代染镉组Bcl-2、Bcl-xl及Bcl-2/Bax mRNA和蛋白表达均出现不同程度的下调，Caspase3基因mRNA差异无统计学意义，但蛋白表达出现不同程度上调。F2代实验组Bcl-2、Bcl-2/Bax mRNA和蛋白表达水平均上调，Bax蛋白表达水平下调，Caspase3 mRNA和蛋白表达水平均发生变化，Caspase8只有mRNA表达水平改变。此外，作为环境内分泌干扰物，Cd除在细胞凋亡上具有卵巢毒作用，且这种作用具有多代效应，其也能干扰子代的颗粒细胞激素分泌作用。我们的研究也观察到，妊娠期Cd暴露后F1代和F2代染Cd组均出现颗粒细胞体外培养液上清中孕酮水平的变化，且均表现为下调。同时，在细胞激素分泌机制方面，我们也观察到F1代和F2代相同的表现，如StAR和CYP11a1蛋白表达下降，但也有不同表现，如F1代卵巢颗粒细胞SF-1 mRNA和蛋白表达均下降，而F2代SF-1基因仅有mRNA表达异常。上述研究证实了Cd的卵巢毒作用具有多代效应，但某些作用并无延续性，F0代Cd暴露后，F1代的卵巢具有直接暴露效应，而F2代并无此作用，当然，这需要进一步的证实，也需要更加深入全面第在动物和人群中做类似研究和观察。此外，我们的课题组更进一步对跨代（F3代）进行了研究。研究显示，妊娠期母鼠（F0代）镉暴露，可改变F3代成年雌鼠雌孕激素分泌和雌孕激素合成相关基因的表达，但这种改变对F2和F3代　的影响不相同。以上研究结果表明，镉确实具有卵巢毒性多代、跨代效应，但对于多代、跨代毒作用表现不一致的原因应进一步深入研究。

4. 邻苯二甲酸二（2-乙基）己酯的多代和跨代作用　邻苯二甲酸二（2-乙基）己酯（DEHP）是一种普遍存在的环境污染物，也是一种已知的内分泌干扰化学物质。人们已证实DEHP暴露对女性生殖具有毒作用，可加速青春期的开始，破坏动情周期，破坏分娩结果，并降低生育能力。对于子代的生殖毒作用研究仍在进一步的探讨中。

伊利诺伊州大学的Jody Flaws实验室开展了多项关于DEHP的多代和跨代作用研究。他们建立不同剂量的DEHP体内暴露的CD-1雌性孕鼠（F0）模型，在整个妊娠期暴露，或从妊娠期至出生后11d暴露，或从妊娠第10.5d至出生暴露。不同模型的母鼠DEHP暴露后产生F1代，F1代雌性与未经处理的雄性交配产生F2代，将F2代雌性与未处理的雄性交配，产生F3代。在每一代分析有关卵巢的各项指标。一般结果显示，DEHP暴露会改变F1代性别比例，增加窦前卵泡数量，并导致繁殖异常，也可改变子代的动情周期，增加卵巢囊肿的发生，使得F1代、F2代及F3代的总卵泡数量均发生改变，此外，E_2水平（F1和F3代）升高，孕酮水平（F2代）和促性腺激素水平改变（F1和F3代）。这些都提示妊娠期或哺乳期DHHP暴露可致多代和跨代卵巢不良效应。在进一步的机制研究探讨中，该实验室采用从妊娠第10.5天到出生的CD-1妊娠母鼠体内暴露DEHP，并于所有后代子代雌鼠出生后的第21天摘除卵巢后进行各种卵巢通路的基因表达分析和5-甲基胞嘧啶（5-mC）定量分析。结果显示：在F1代中，产前DEHP暴露干扰了细胞周期调节因子的表达、过氧异体增殖因子激活受体的表达以及5-mC的比例。与对照组相比，在F2代中，DEHP降低了甾体生成酶、凋亡因子，磷酸肌醇3激酶（PI3K）因子出现异常表达。由此可见，DEHP的卵巢毒作用具有多代和跨代效应。

此外，也有研究观察到从妊娠第6天到哺乳第21天暴露DEHP后，F1雌性后代表现出正常的发情周期模式，并无激素变化（血清E_2和孕酮），但出现闭锁卵泡的增加。也有学者从妊娠第14天到分娩每天给予不同剂量的DEHP，F1代雌性出现发情期雌激素水平降低，促卵泡激素水平显著增加，膜细胞层的厚度减小，F3代出现妊娠率和体重下降。妊娠期DEHP暴露有可能靶向于卵泡膜细胞层并减少发情周期的类固醇激增。还有研究观察到从小鼠妊娠第0.5天到哺乳结束暴露DEHP，成年F1雌性动物出现生殖不良反应，如卵巢的卵泡动力学改变、原始卵泡储备减少、窦状卵泡的数量增加、卵泡募集加速、卵母细胞质量下降等，F2和F3代雌性后代也表现出与F1代相同的生殖形态表型和基因表达谱变化，从而显示了沿着雌性世系所产生的生殖毒性的世代传递。这些研究都显示了DEHP多代或跨代传递的证据，因此应更加重视该物质的潜在生物危害。

5. 邻苯二甲酸二正丁酯的多代和跨代作用　妊娠期和母乳喂养期暴露于邻苯二甲酸二正丁酯（di-butyl phthalate，DBP）对F1代卵巢发育和功能也有影响。有研究将雌性大鼠从妊娠第12天至出生后第21天饲喂DBP，F1代在PND21断奶之后不再接触DBP，结果显示F1子代雌性大鼠阴道开口和发情时间、发情的周期性、卵巢颗粒细胞上的c-kit配体表达以及F1雌性子代的卵巢和子宫的重量均未受到影响，但母体的E_2和孕酮的血清水平增加。在该实验条件下，母体接触DBP可能不会对F1代卵巢功能产生影响。另一组实验研究中也观察到DBP的类似表现。研究中，妊娠大鼠从GD12到GD20暴露于100mg/kg DBP来评估生殖结局和胎儿性腺，从GD12到PND21暴露DBP来评估F1雌性后代的生殖发育和功能。结果发现，DBP暴露后胎儿体重显著增加，但不会干扰雌性大鼠的生殖发育或功能。关于DBP的跨代研究目前仍缺少。

6. 正己烷对子代卵巢毒作用　我们实验室对正己烷子代卵巢毒作用进行了研究。妊娠期正己烷暴露对F1代大鼠卵巢发育和激素分泌功能均具有影响。病理观察发现，妊娠期正己烷静式吸入染毒后，F1代雌鼠PND56的卵巢中次级卵泡比例显著降低，闭锁卵泡增多。激素检测发现，卵巢颗粒细胞培养液中雌二醇分泌水平降低，低剂量暴露组孕酮分泌水平升高，而高剂量暴露组降低。此外，F1代大鼠卵巢颗粒细胞启动子区差异甲基化全基因组检测也发现，正己烷暴露组的去甲基化基因多于高甲基化基因，且基因注释表明正己烷的效应主要与细胞过程、代谢过程、细胞内基因和磷酸转移酶活性基因有关。KEGG信号通路分析结果也发现，凋亡通路中促凋亡基因*Bad*启动子区低甲基化，凋亡促进基因*NFKBIA*、*Bid*、*Casp7*、*Dffb*启动子区高甲基化；在激素合成通路，*Cyp11a1*、*Cyp17a1*、*Hsd3b1*和*Srd5a1*基因启动子区的高甲基化，此外*StAR*基因甲基化程度也有所变化。妊娠期高浓度正己烷暴露可影响F1代雌性大鼠的卵巢发育和激素分泌功能。

7. 大豆异黄酮对子代卵巢毒作用　大豆产品中发现了大豆异黄酮（soy isoflavones，SIFs），它具有干扰雌激素信号的潜力。一些研究显示，其对心血管和骨骼系统具有有益的作用以及潜在的抗肿瘤特性。也有研究为确定SIFs或炔雌醇（etyinyl estradiol，EE）在产前发育期间对大鼠后代卵巢的长期影响：给予妊娠第6～21天的大鼠SIFs 5mg/（kg·d）或60mg/（kg·d）或17-αEE 0.002mg/（kg·d），成年雌性后代的卵巢表面上皮细胞的平均高度明显降低；卵泡发生的改变包括卵泡闭锁增加、次级和成熟卵泡数目减少以及卵巢囊肿形成；子代发情期延长的比例升高。卵巢表面上皮细胞的形态变化与抗增殖作用一致，使得卵巢卵泡生成受到不利影响。目前并无SIFs卵巢毒性的多代或跨代作用研究。

（二）农药引起的卵巢毒性多代与跨代效应

农药是有毒物质，用于杀死杂草（除草剂）、昆虫（杀虫剂）、真菌（杀真菌剂）和啮齿动物（杀鼠剂）。

草脱净（atrazine）是最有效和最常用的除草剂之一。动物研究发现，草脱净暴露可引起雌性大鼠的阴道开放时间延迟；在妊娠第8～14天暴露草脱净可致F3代雌性大鼠的青春期提前。

甲氧氯（MXC）是用于农作物和牲畜的有机氯杀虫剂。研究也证实MXC在雌性和雄性啮齿动物中都有生殖毒性。妊娠第8～14天产前暴露于MXC会增加F3代大鼠的卵巢疾病和多囊卵巢疾病的发生率。但MXC暴露并不影响F3代雌性的青春期开始时间和雌二醇的水平。

滴滴涕（DDT）是一种众所周知的杀虫剂。在亚洲和非洲的某些国家仍在使用它来控制疟疾。DDT的主要代谢产物是p,p'-DDE，可存在于水和沉积物中。关于DDT雌性生殖遗传效应的研究只有少数，这些研究中使用的剂量远高于报告的人群实际暴露剂量。例如，从妊娠第8～14天产前暴露于DDT后会增加F3代和F4代多囊卵巢的发生率。Nilsson等的研究也证实DDT暴露可引起大鼠F3代发生囊性卵巢，且DDT通过引起F3代雌性幼鼠卵巢颗粒细胞中DNA甲基化和非编码RNA表达以及相关因子mRNA表达的改变来增加卵巢疾病易感性。

农利灵（vinclozolin）是一种杀菌剂，用于水果、蔬菜、观赏植物和草皮草，是一种抗雄激素药物。动物研究表明，从胚胎第8～14天静脉注射农利灵会增加大鼠F3代多囊卵巢的发生率。此外，农利灵还可致F3代雌性幼鼠卵巢颗粒细胞中DNA甲基化、非编码RNA表达和相关因子mRNA表达发生变化，促进表观遗传学的跨代遗传，这可能是形成囊性卵巢的原因之一。研究也发现妊娠期农药（农利灵、氯菊酯和DEET），增塑剂（DEHP、DBP和BPA），二噁英或喷气燃料暴露会影响后代雌性大鼠卵巢形态和组织学表现。此外，这些化学物质也会减少后代卵泡数目，增加卵巢小囊肿的数量。

芬那莫尔（fenarimol）是一种广泛用于水果和蔬菜的氯化杀真菌剂，是可疑内分泌干扰物。有研究给妊娠期和哺乳期小鼠口服低剂量（0μg/kg、2μg/kg、20μg/kg、200μg/kg）芬那莫尔，母体芬那莫暴露的小鼠后代（F1代）的体重增加和卵巢重量改变以及生殖器距离（anogenital distance，AGD）缩短，卵巢卵泡的数量增加。微阵列数据显示，暴露于芬那莫尔的后代小鼠卵巢中有82个基因上调和743个基因下调，其中 Cyp17a1、Cyp19a1 和 ERβ 上调。此外，Nobox 是正常卵泡形成所需的关键基因，在F1代小鼠的卵巢中显著增加。母体接触该化学物质可以提高雌性后代卵巢的生殖功能，从而增加卵巢卵泡形成至关重要的基因表达水平。研究将芬那莫尔视为刺激生殖性能的化学物质。

有机锡化合物（organo-tin compounds）是锡元素和碳元素直接结合所形成的金属有机化合物。有机锡化合物被广泛用于催化剂、稳定剂、农用杀虫剂、杀菌剂以及日常用品的涂料和防霉剂等。三丁基锡（tributyltin，TBT）是有机锡化合物中重要的一种。已有研究在妊娠第12～19天以不同浓度TBT灌胃染毒后，F1代仔鼠至PND70测血清 LH、FSH、T、E_2 表达水平，检测卵巢芳香酶基因表达情况。结果显示，LH 和 E_2 表达水平升高，但芳香化酶P450arom的基因表达无改变。也有研究显示妊娠期及哺乳期TBT低剂量暴露可下调F1和F2代雌鼠卵巢中雌激素受体 α（ERα）及雌激素受体 β（ERβ）蛋白的表达及下丘脑中芳香酶蛋白的表达。

氰戊菊酯（fenvalerat）是一种合成的拟除虫菊酯杀虫剂，用于农业和家庭昆虫防治。一些研究表明，它可能是环境雌激素。其他研究表明它可能具有遗传毒性。有学者将雌性大鼠在妊娠（第12天）和哺乳期暴露氰戊菊酯后，F1代在75d后进行卵巢各项指标检测发现，PND75时F1雌鼠卵巢重量、前窦卵泡和黄体减少、吸收数增加。在某些实验条件下，氰戊菊酯可能会损害雌性后代的生殖发育，主要表现为黄体和排卵次数减少、生殖力减弱。

（三）纳米颗粒物暴露的卵巢毒性多代与跨代效应

纳米颗粒物（nanoparticles，NPs）是指直径为1～100nm的颗粒。NPs存在于自然环境中。由于NPs具有小粒径和相对较高的表面积等特性，人在许多情况下很可能会通过吸入、摄入和皮肤吸收等方式进一步接触NPs。不可忽视的是，纳米颗粒物的暴露可能对人体和环境造成危害。NPs对人类健康的负面影响取决于个体因素，如遗传和现有疾病；还取决于NPs的特性，如形状、大小、结构以及无机和有机涂层。近年来，许多研究报道了NPs的毒作用：NPs可以穿透细胞，产生ROS或增加细胞内氧化应激来破坏细胞生物学结构和正常功能。NPs引起的氧化作用包括组织炎症和细胞氧化还原状态的失衡，从而导致细胞凋亡或细胞死亡。而且，一些NPs可穿透血-睾丸屏障、胎盘屏障和血脑屏障并积累在不同的细胞中。

NPs在女性生殖系统中的毒性研究主要针对其对生殖能力的影响，胚胎发育期间的致畸作用以及围生期暴露对后代的影响。最近，研究也表明，吸入、摄入或经皮肤吸收的NPs能够通过循环系统转移，甚至积累在不同的生殖器官和胎儿中。此外，越来越多的研究报道了NPs在体外不同生殖细胞系和体内动物模型中的生殖毒性。例如，体外研究表明，某些NPs可被颗粒细胞吞噬，从而导致激素分泌变化和卵子发育异常。NPs可以进入膜细胞和颗粒细胞，并影响其正常功能，特别是在激素分泌中起关键作用。在排卵前，膜细胞分泌的雄激素和雄烯二酮向颗粒细胞扩散，转化为类固醇激素。在此过程中，NPs通过破坏卵巢内的性激素分泌细胞，直接影响性激素的分泌。体内研究表明，雌性小鼠慢性染毒（连续90d）二氧化钛NPs（TiO_2 NPs）会导致性激素和矿物元素分布失衡、妊娠率降低、氧化应激降低以及卵巢基因表达紊乱。此外，大鼠体内实验也表明$34.9 \pm 14.8nm$的银NPs可以通过胎盘和母乳从母体转移到子代。

氧化锌纳米颗粒（nZnO）作为一种新兴化学物已广泛应用在各领域，也已显示出较高的毒作用，这可能是由于其离子脱落能力和在中性条件下的低溶解度所致。为了研究在胚胎发育过程中接触nZnO是否会影响子代卵巢发育，有学者将妊娠期12.5d的胎儿小鼠卵巢体外暴露nZnO 6d。nZnO以剂量依赖的方式积累在卵母细胞的细胞质内，引起DNA损伤和细胞凋亡，并导致卵母细胞数量减少。在以$ZnSO_4$或ZnO作为对照的条件下孵育卵巢时，未观察到此类影响。此外，研究者还进行了体内暴露模型研究：给妊娠12.5d小鼠静脉内注射nZnO，分析3个重要的卵子发生时期的胎儿或后代的卵巢（17.5dpc，产后3d和21d），结果显示胎儿卵巢中的粗线期卵母细胞的DNA损伤增加，后代卵巢中的原始卵泡组装和卵泡发生动力学受损。这些结果表明，某些NPs在体外和体内都会影响产前和产后卵子的发生。

小鼠扩展的简单串联重复序列（expanded simple tandem repeat，ESTR）位点是环境暴露对生殖细胞产生诱变效应的敏感标记，卵母细胞在活跃的细胞分裂阶段（如胎儿发育阶段）可能是脆弱的。让妊娠期8~18d时肺部暴露于纳米二氧化钛（nanosized titanium dioxide，nanoTiO₂）的雌性F1代在成年后与未暴露的雄性交配，收集F2后代，从F1雌性小鼠（192只F2后代和164只F2对照）的完整家系（母、父、子）中估算这一代的ESTR种系突变率，结果显示F2代暴露组的ESTR突变率为0.029（母系等位基因）和0.047（父系等位基因），对照组的为0.037（母系等位基因）和0.061（父系等位基因），妊娠期暴露于纳米二氧化钛F1代雌性的ESTR突变率并无增加。

（四）其他

给孕鼠做氟他胺染毒，F1代仔鼠出生7周后，观察到原始卵泡数量和成熟卵泡数量减少，卵巢中SOD活性和GSH-Px含量降低，卵巢中Noxo1 mRNA表达水平升高、Gpx1 mRNA表达水平降低。孕鼠氟他胺染毒可致F1代雌鼠卵巢发育异常，并抑制卵巢的抗氧化应激能力。

产前地塞米松暴露使后代中出现多器官发育毒性。孕鼠妊娠第9~20天皮下注射地塞米松后，F1胎鼠表现出卵巢线粒体结构异常，血清E_2水平降低，卵巢甾体生成因子1（SF-1）、甾体合成酶和胰岛素样生长因子1（IGF-1）的表达水平降低。在产后第6周和第12周，F1后代的生殖行为和卵巢形态也发生了改变（血清E_2水平、SF-1、甾体合成酶和IGF-1的卵巢表达降低）。此外，成年F3代的生殖表型和卵巢IGF-1，SF-1和甾体合成酶的表达水平均与F1代相似。产前暴露于地塞米松也会干扰19日龄和21日龄的胎儿卵巢中生殖细胞的增殖与凋亡之间的生理平衡，从而诱发女性生殖发育紊乱。该研究将妊娠的Wistar大鼠分别在妊娠第16、17、18天给予地塞米松。21日龄胎儿的卵巢体积增加30%，卵巢生殖细胞总数增加21%。暴露于地塞米松的胎儿中，PCNA阳性生殖细胞的总数在第19天时降低了27%，在第21天时降低了71%，而胱天蛋白酶3阳性的生殖细胞总数升高。产前暴露于地塞米松会减少细胞增殖、增加生殖细胞凋亡的速率，从而减少总的生殖细胞数量和卵巢体积。有学者在妊娠期第16、17、18天给予孕鼠皮下注射1.0mg地塞米松，随后每天给予0.5mg至分娩。结果观察到5日龄雌性子代幼仔的卵巢体积减小，健康的原始卵泡和闭锁卵泡的数量也减少。胎儿暴露于糖皮质激素可影响子代卵巢。

妊娠雌性大鼠在妊娠和哺乳期间通过饮用水暴露咖啡因。在出生后第7、14、28、60、90、120天取出后代的卵巢发现有以下变化：卵巢重量在产后发育的所有阶段均下降，F1代雌鼠原始卵泡数量明显减少。此外，初级和次级卵泡的数量在出生后第7、14、28天减少，而在出生后第14天和第28天的窦状卵泡数量也减少。在妊娠期和哺乳期摄入咖啡因会影响早期阶段的卵巢卵泡发育，并降低后代的大鼠生殖能力。

高氯酸铵（ammonium perchlorate，AP）是一种功能强大的氧化剂，专门为航空航天工业生产使用。有资料显示，AP已成为美国多个州的饮用水的持久性环境污染物。AP离子破坏了碘化物的捕获，并促进了甲状腺中无组织碘化物的排出。甲状腺激素调节卵泡发育和类固醇生成并影响雌激素代谢和受体，因此在发育的关键时期甲状腺激素浓度的紊乱会引起严重的生殖和发育缺陷。有研究将孕鼠于妊娠期第7~21天暴露AP和左甲状腺素钠（T_4）。AP包括低剂量[0.4mg/（kg·d）]或高剂量[4.0mg/（kg·d）]。产后第24天或第25天收集子代卵巢，组织学检查结果显示高剂量暴露使窦前卵泡数量和窦状卵泡总数减少。低剂量暴露组的卵巢中，仅窦状卵泡减少。此外，补充T_4可减少此作用。

孕鼠口服炔雌醇（EE），雌性后代表现出异常的动情周期，持续发情，并且组织学检查显示卵泡囊肿和黄体异常。也有研究将孕鼠从妊娠第10~18天分别暴露于

EE或DES，对子代30日龄和40日龄进行观察发现，30日龄子代卵巢出现异常卵泡。卵巢切除术后10d，暴露EE者的子宫上皮出现分层和角质化。产前暴露于EE会引起生殖异常及不依赖卵巢的阴道上皮分层和角质形成。

香烟烟雾是一种已知的卵巢毒物，调查发现有13%的澳大利亚妇女和12%的美国妇女在妊娠期仍然吸烟。研究者为研究吸烟在宫内暴露对雌性后代卵巢和卵母细胞质量的影响，建立小鼠妊娠和哺乳期间经鼻暴露于香烟烟雾的动物模型，持续暴露12周，并检查F1代的卵巢和卵母细胞质量。新生儿期卵巢显示异常的膜细胞增殖和细胞凋亡增加，卵泡数目减少。进一步的研究发现，细胞增殖的改变和卵泡数目的减少一直持续到成年。然而，凋亡细胞却没有进一步的增加。卵泡的减少导致卵母细胞数量减少，且这些卵母细胞的氧化应激水平升高，MⅡ的纺锤体改变，精子与卵子的相互作用降低。这些卵巢和卵母细胞的变化最终导致F1代雌性生育力下降，且暴露于吸烟的产妇产仔数减少，受孕时间延长。宫内和哺乳期接触香烟烟雾可影响下一代女性的生育能力。

玉米赤霉烯酮（zearalenone，ZEN）是一种常见于食物和饲料产品中的雌激素型霉菌毒素，可影响人类和动物的繁殖与发育。鼠在妊娠期（GDs）0~21d暴露于ZEN污染的饲料，研究发现暴露于10mg/kg和20mg/kg ZEN组的孕鼠和其F1代雌性后代的进食量和体重均降低。ZEN暴露后可降低F1代新生大鼠的出生体重和生存能力，还可增加促卵泡激素水平，降低E_2水平。在F1代中，在断奶大鼠的卵巢和子宫中未发现病理变化，但在20mg/kg ZEN暴露组的F1代雌性成年大鼠中发现了明显的卵泡闭锁和子宫变薄现象。这些损伤与成年子宫和/或卵巢中ERα（Esr1）和3β-羟类固醇脱氢酶（3β-HSD）的mRNA和蛋白水平受抑制有关。此外，ZEN暴露后的胎盘，胎儿和断奶的F1代雌鼠脑中的Esr1、促性腺激素释放激素受体（gonadotropin-releasing hormone receptor，GnRHR）和ATP结合转运蛋白b1和c1（ABCb1和ABCc1）明显减少，在胎盘中产生的3β-HSD表达水平增加。另外，ZEN暴露也上调了断奶大鼠的胎盘和卵巢中ABCc5的表达。大鼠的产前ZEN暴露会影响母体和胎儿的发育，并可能导致F1代成年雌性动物的长期生殖损伤。也有研究将妊娠和哺乳期的猪暴露于天然被ZEN污染的饲料（200μg/kg、500μg/kg、1 000μg/kg饲料）。检查F1代雌鼠卵巢的卵泡发育，雌激素转化酶和雌激素受体的表达以及卵母细胞的质量后发现：在F1代新生儿期，ZEN虽不会影响卵泡动力学，但随着ZEN浓度的增加，卵泡完整性会下降。ZEN暴露后，F1代的ERβ mRNA的表达水平增加，而编码雌激素转化酶的基因表达却不变。在F1代青春期前小母猪中，卵泡闭锁和卵母细胞成熟以及随后的胚胎发育无改变。妊娠期或哺乳期ZEN暴露可减少健康卵泡的数量，这可导致成年期卵母细胞过早耗尽。

2-羟基-4-甲氧基二苯甲酮（HMB）是一种紫外线（ultraviolet，UV）吸收性化合物，在许多化妆品中用作紫外线防护剂，并在塑料中用于防止紫外线引起的光分解。在95%的成人和早产儿的尿液样本中都检测到HMB。研究认为，该物质可能具有雌激素样作用。妊娠和哺乳期接触HMB对子代发育和生殖器官也有影响。

研究发现，孕鼠从妊娠第7天到产后第23天暴露于HMB，可使雌性和雄性后代的体重和器官重量减少。F1代在产后23d，最高剂量组的卵泡发育延迟。

三、卵巢毒性多代和跨代效应的表观遗传学研究
（Mechanisms of Ovarian Toxicity for the Next Generation）

父母遗传给后代的信息支撑着跨世代的性状遗传。然而，包括DNA序列遗传在内的孟德尔遗传学并不能完全解释不同生物中可遗传的表型变异以及人类临床疾病。卵巢毒效应出现的多代和跨代可遗传的改变，或者是隔代不可遗传的改变（如改变仅出现在F1和F3代）除了DNA序列改变的原因，也有可能是表观遗传机制引起的变化在世代间传递（如跨代表观遗传），且越来越多的证据证实了跨代表观遗传传递在机体适应环境和个人生活方式的重要性，在生殖健康损害（包括卵巢损伤）中也起重要作用。目前，毒物对机体损伤的多代和跨代效应机制，尤其是某一具体的跨代表观遗传传递（如DNA甲基化或miRNAs）与毒物引起的子代卵巢损伤的关系的分子机制规律亟待挖掘探明。

（一）跨代表观遗传的概念及发展历史

跨代表观遗传（transgenerational epigenetic inheritance，TEI）的定义是在无持续性的环境直接暴露导致的表观遗传的表型变异由种系介导在世代之间遗传。多代暴露（multigenerational exposures）是指直接暴露导致的后代影响。

DNA编码细胞生长，细胞分裂和分化所需的信息为组织和器官在多细胞生物中形成发挥重要作用。DNA需要在有丝分裂过程中复制和分布。目前认为，DNA的遗传密码决定了细胞和生物的命运，研究环境和疾病遗传之间的联系主要集中在特定的暴露与DNA之间的突变。人类全基因组学的研究有助于鉴定以疾病风险增加相关的单核苷酸多态性（single nucleotide polymorphism，SNP），并结合小鼠基因敲除模型对于将单个基因的突变与特定的表型可做出遗传性状的解释。啮齿动物的研究更加证实了基因型改变与人类疾病之间的联系。然而，基因研究未能建立表型的潜在机制，即那些不涉及改变的DNA密码，如自交系中环境因素引起的形态变化的小鼠品系、工蜂和蜂后或表型与环境因素之间的联系。遗传信息的继承是有选择的，其中包括部分重建的父母信息，如特定的甲基化模式或在特定发育阶段的染色质构型，它们可永久保留或在后续阶段被删除并重新建立。这种表观遗传标记的流动性相对于固定的DNA序列更适合快速响应对环境的刺激。因此，表观基因组的修饰更易进行基因组中编码信息流的微调。这使得环境刺激下所发生的表观遗传修饰的变化更易在子代间传递。

表观遗传已在所有分类群中发现，其也可能无处不在。表观遗传状态所传递的

保真度是可变的。改变表观遗传状态被称为表位变异。可遗传的表观遗传变异与环境重新编程引起的突变驱动相协调促进进化。虽后代遗传发育通过印迹等方式调控特定基因已被广泛接受，但对于受环境因素影响的表观遗传标记的遗传仍然存在争议。

有学者认为，在分析转基因效应时，必须进行第三代（F3）的研究，因为它是不直接暴露于相关化合物的第一代。Conrad Waddington第一次开展表观遗传的跨代遗传研究是在20世纪40年代，并为表观遗传做了最早的定义。研究发现，热应激引起果蝇的翅膀结构的变化持续出现并超过了7代。实际上，早在1918年就已有学者发现，几内亚猪妊娠期乙醇蒸气暴露可让4代出现生育力下降，死亡率上升，但遗憾的是在当时并没有意识到这与跨代表观遗传有联系。将分子表观遗传学变化与跨代遗传相联系的最早的研究之一是关于孕鼠暴露农用杀菌剂长春新碱的报告。研究发现，F3代出现生殖异常，如睾丸生殖细胞凋亡增加和精子活力降低，而此跨代表型与F3代精子中的DNA甲基化有关。而此后，更多的环境毒物可以增加啮齿动物模型中疾病易感性的跨代遗传的研究相继被报告，包括有滴滴涕（二氯二苯基三氯乙烷，DDT）、甲氧氯、碳氢化合物等。

表观遗传修饰的改变在子代中的传递到底可以维持多久，目前还没有明确答案。在某些情况下，环境诱导的表观遗传变化是暂时的。这种现象可称为"表观遗传伤口"的"愈合"，也就是指生物体在单个世代中恢复损伤的能力可能会受到限制，但最终"伤口"将愈合。另一个需要考虑的方面是在没有连续暴露的情况下，环境的作用可能对改变表型有利，而这种（自然或人工）作用是缓慢的，但可在后代得到维持。然而，最有可能的情况是，如果环境效应并不是连续的，那么每代的表观遗传效应可逐渐恢复。例如，在F3代中组蛋白H3K4me3差异变化不如F1代。

（二）环境因素引起表观遗传修饰改变在子代传递的证据

环境因素可调节许多生物过程，影响表观遗传机制，如DNA甲基化、组蛋白编码、miRNA表达。DNA甲基化是所有表观遗传学中发现最早的一种类型，在大鼠雌性生殖细胞中，DNA甲基化在产后第1～5天开始，并持续到整个卵母细胞成熟，直到窦前卵泡阶段。实际上，配子形成阶段以及胚胎内细胞团（inner cell mass，ICM）早期与胚胎之间的胚胎发生阶段，植入后的胚胎可增强DNA甲基化活性，而DNA甲基化的活跃有助于进行表观重编程，且DNMT以卵母细胞特异的形式存在，即积累在卵母细胞中并参与维护卵泡早期发育过程中印记基因的表达。而关于miRNA研究也表明，其可调控原始卵泡及早期胚胎的形成，并影响两者的发育和功能。对于比较常见的几种女性生殖系统疾病，如卵巢癌、宫颈癌、子宫平滑肌瘤、多囊卵巢综合征等，有相关文献报道miRNA也在其中发挥了重要作用。

1. **饮食** 饮食干预是父本效应模式的经典案例。亲代饮食因素引起的DNA甲基化模式的变化，可能会影响几代人。例如，宫内高脂饮食会引起两代男性肥胖，胰岛素抵抗并伴随有精子micro RNA改变，生殖细胞甲基化的改变。宫内高血糖暴露也会引起F2代代谢的变化，但F3代并无此变化。

2. **农药** 2017年，世界卫生组织（World Health Organization，WHO）的报告表明农药使用的监管不当可能会影响全世界的人类和野生动植物。许多研究已显示，农药在F0代的关键重编程窗口中暴露会导致F3和F4代的跨代效应。十氯酮（chlordecone，CD）具有跨代效应，妊娠小鼠从胚胎第6.5～15.5天暴露于CD，观察到F3中精原细胞数量减少，精子细胞减数分裂缺陷以及第一代和第三代雄性子代精子数量减少。使用整个睾丸进行F1代的RNA表达分析和F3代雄性的转录组学分析显示，与染色体分离，细胞分裂和DNA修复相关的基因表达改变。多能性主调节因子Pou5f1的表达在胎儿中降低，在成年F1代中升高，但在成年F3代睾丸中无变化。组蛋白H3K4me3在F1和F3代基因组中的比例也发生改变。研究认为，F1和F3代之间保留了7.1%的表观遗传标记。F1和F3代共有的重叠变化包括与细胞黏附和转录因子活性功能有关的基因。研究结果证实了CD介导的生殖功能损害有跨代作用。

3. **铅** 铅对子代的毒作用已被证实。研究通过测定35对母婴血液中全血铅（Pb）水平和大约450 000个基因的DNA甲基化水平。发现新生儿血铅水平较高的母亲与孩子新生儿血液中564个位点的DNA甲基化改变有关。妊娠期间铅的暴露通过影响胎儿生殖细胞的DNA甲基化状态，进而使孙辈新生儿期DNA甲基化发生改变。妊娠期母亲环境铅暴露可能会对孙辈的DNA甲基化模式产生表观遗传效应。

（三）环境因素引起卵巢毒性的多代与跨代表观遗传改变

1. **邻苯二甲酸二（2-乙基己基）酯** 目前，表观遗传机制在卵巢毒性的母婴传递、化学物暴露后对卵巢毒性损伤是否与表观遗传机制有关，以及是否具有多代或跨代的研究仍缺少。研究主要集中在环境内分泌干扰物上，已有研究发现妊娠期DEHP暴露后，F3代卵巢出现Esr2、DNA甲基化的表达降低，且5-mC的百分比下调。DEHP在产前暴露过程中抑制子代卵巢卵泡发育和甾体发育所需通路的基因表达可影响DNA甲基化表达水平。也有研究证实，DEHP妊娠期暴露可改变成年子代卵巢的全基因组表观遗传。孕鼠在妊娠后12～17d给予DEHP（1 000mg/kg），F1代雌性大鼠DNA甲基化启动子芯片显示，F1代成年后卵巢的DNA甲基化发生改变。GO分析暴露组和对照组之间有显著不同的基因功能表达变化。暴露组和对照组的甲基化状态在406个基因中有显著差异（71个基因出现高甲基化，335个基因显示低甲基化），细胞通路分析其涉及分子活性、细胞周期、多细胞生物过程、对刺激的反应、生物学调节、生殖过程和节律过程等。DEHP的产前暴露引起的子代卵巢毒作用可能与子代卵巢基因甲基化变化有关，这可为产前暴露于DEHP后的生殖和发育毒性机理提供新的启示。

2. **2,3,7,8-四氯二苯并二噁英** 在表观遗传机制探讨中也发现宫内TCDD暴露并不会影响F1及F2代基因Gdf 9和Bmpl5启动子区域的甲基化模式。研究通过SD大鼠妊娠8～14d给予TCDD（每天1次），结果表现出F1代（500ng/kg剂量）雌鼠卵巢重量、E₂和FSH浓度、动情周期和原始卵泡和次级卵泡数量的改变，同时下调GDF9和BMP15的mRNA和蛋白表达水平，但不影响GDF9和BMP15的甲基化模式。也有学者研究在胚胎性腺性别测定期间暴露于TCDD的影响，发现TCDD对子代卵巢的毒作用与表观遗传调控有关。在孕鼠妊娠第8~14天分别给予TCDD100ng/（kg·d）或500ng/（kg·d），母体TCDD暴露可影响子代动情周期和血清E₂和FSH水平，影响原始卵泡、次级卵泡和黄体的数量。印记基因*Igf2*和*H19*的mRNA表达水平下调，Igf2蛋白表达水平也下调。但TCDD暴露没有改变Igf2 DMR2和H19 ICR的平均甲基化率，只有部分CpG位点在高剂量TCDD暴露后的大鼠中出现高甲基化。在进一步的研究中发现，妊娠期TCDD暴露后（500ng/kg），F3代卵巢系数、血清LH水平和原始卵泡数均下降，颗粒细胞凋亡明显增加，且动情周期异常率和阴道开放时间提前。RT-PCR检测后显示F3代雌性大鼠卵巢中H19 mRNA表达水平升高。以上结果提示TCDD暴露可能损害子代卵巢的发育和功能，这可能与TCDD对卵巢中Igf2/H19通路的抑制有关。

3. 镉　我们实验室也开展了化学物对子代卵巢的毒作用是否具有多代或跨代的表观遗传改变的相关研究。采用SD雌性大鼠妊娠期Cd暴露的模型，染毒结束后，取各代成年（F1代、F2代和F3代）雌性大鼠的卵巢颗粒细胞体外培养，利用微阵列芯片技术检测对照组和染毒组F1代卵巢颗粒细胞miRNA表达谱并进行GO和Pathway分析，通过miRNA芯片、数据库和文献，综合筛选出妊娠期Cd暴露致F1代成年大鼠卵巢颗粒细胞凋亡和激素分泌相关miRNAs。结果显示：在miRNA芯片表达谱中，以Fold Change≥1.5或≤0.67且$P<0.05$为阈值筛选差异表达的miRNAs，得到7个miRNAs；以FC值≥1.7为阈值进行挑选差异表达miRNAs，得到75个miRNAs，最终将82个miRNAs作为miRNA芯片提示的信息纳入备选，并筛选出可能与妊娠期Cd暴露致F1代成年大鼠卵巢颗粒细胞凋亡相关的31个miRNAs。这31个miRNAs的靶基因表达产物主要参与细胞质、细胞核、细胞膜等细胞组分的构建；主要参与蛋白质结合、转录活性、DNA结合等分子功能；生物学过程主要归类于转录调控、细胞增殖、细胞凋亡等方面。其miRNA的靶基因主要富集于癌症信号通路、癌症中的蛋白多糖、磷脂酰肌醇信号通路等117条信号通路。各染毒组miR-92a-2-5p、miR-16-5p表达水平在各代均有变化，但改变并不一致。其具体表现为miR-92a-2-5p表达在F1代上调，但在F2和F3代表达均下调；miR-16-5p表达水平在F1和F2代一致，均为表达上调，但F3代出现表达下调。同样，在卵巢颗粒细胞激素分泌功能方面，GO分析发现富集到3个与雌孕激素相关的生物过程，分别为细胞内雌孕激素受体信号通路，类固醇激素介导的信号通路和胆固醇代谢过程；根据pathway结果富集到4个与雌孕激素作用相关的通路分别为MAPK信号转导通路，孕酮介导卵母细胞成熟，雌孕激素信号通路以及PI3K-Akt信号通路。研究也表明了miR-27a-3p和miR-10b-5p在F1代和F2代卵巢颗粒细胞表达水平均上调，再一次证实了Cd的多代卵巢毒作用与表观遗传机制相关。

同时，我们的研究也表明妊娠期Cd暴露对F1代大鼠成年后卵巢颗粒细胞生长和激素合成功能的影响与DNA甲基化模式改变有关。应用免疫共沉淀法检测模型中F1代大鼠成年后颗粒细胞全基因组DNA启动子区甲基化表现情况。与对照组相比，染毒Cd组基因组DNA发生低甲基化基因的数量高于发生高甲基化的基因数，且主要发生在高密度启动子和中密度启动子区。此外，Cd暴露对F1代大鼠颗粒细胞48条通路产生影响，其中凋亡通路中*Eif2s1*、*Atf4*等14个基因启动子区发生了高甲基化，*Bcl-xl*基因启动子区发生低甲基化；激素合成基因*Cyp1a1*、*Hsd17b1*启动子区发生低甲基化。分析也发现，*Eif2s1*、*Atf4*基因启动子特定区域出现高甲基化峰，此峰落在相应基因CpG岛，并且进一步经过RT-PCR验证显示F1代的染Cd组*Eif2s1*、*Atf4*基因mRNA表达下调，*Eif2s1*基因启动子区平均甲基化率增高。妊娠期Cd暴露会通过改变F1代大鼠成年后颗粒细胞全基因组DNA甲基化状态，引起进一步的子代的卵巢毒作用。

4. **双酚A** 让雌性斑马鱼BPA（20μg/L）暴露后与健康的雄性杂交，发现BPA可影响F2代的成年雌鱼的生育能力，同时，在F0、F1和F2代的卵巢中与生殖有关的基因（包括*esr*、*star*、*lhcgr*、*fshr*）转录水平也发生了改变。进一步研究显示，这些因子的启动子区DNA甲基化水平也有相应的改变。性腺分化相关基因*amh*的转录水平在三代中均下降，且该因子的变化与启动子的超甲基化和H3K4me3、H3K27me3富集的变化相关。这为BPA卵巢毒性表观遗传学改变具有跨代效应提供了有力的证据。

5. **十氯酮** 是一种杀虫剂，可在环境中长时间存留。十氯酮是一种具有生殖和发育毒性的致癌化合物，是一种公认的内分泌干扰化学物质。妊娠期暴露于低剂量的十氯酮对子代小鼠雌性生殖系统具有毒作用，不仅影响胚胎的卵母细胞减数分裂时双链断裂修复，也观察到F1代雌性小鼠青春期延迟、原始卵泡数量减少和闭锁卵泡数量增加。基因表达分析显示，F1代雌性子鼠成年卵巢的雌激素信号和卵母细胞成熟相关基因下调，且*Rcbtb2*和*Rbpms*基因在胚胎性腺中不表达，胚胎卵母细胞中H2Aub升高，H3K27me3升高，H4ac和H3K4me3降低，F1代的子鼠成熟卵母细胞中H3K4me3和H4ac水平也降低。其中，H3K4me3在成年卵巢的ChIP-seq分析显示其可调控多能性和印迹的*ZFP57*和*TRIM28*靶基因在改变的区域显著富集，但此作用是否具有跨代效应，需进一步的研究。

妊娠期尼古丁暴露对子代卵巢毒作用也具有表观遗传效应。妊娠第9天（GD9）至第20天（GD20）给予鼠皮下注射尼古丁[2mg/（kg·d）]。测定F1代雌鼠的血清和收集其卵巢组织。结果发现，妊娠期尼古丁暴露会影响F1代的卵巢发育，并抑制其出生前后雌二醇的产生和细胞色素P450芳香化酶（P450arom）的表达。此外，妊娠期尼古丁暴露组在出生前后，宫内的尼古丁乙酰胆碱受体（nicotinic acetylcholine receptors，nAChRs）表达增加，而P450arom启动子区域的组蛋白3赖氨酸9乙酰化（H3K9ac）和H3K27ac水平持续降低。在体外的研究同时也证实，妊娠期尼古丁暴露可降低人类颗粒细胞KGN中P450arom的表达和雌二醇的产生。此外，妊娠期尼古丁暴露组P450arom启动子区域的nAChRα6和α9表达上调，H3K9ac和H3K27ac水平下调，非特异性抑制nAChRs。这些结果均表明，妊娠期尼古丁暴露可诱导雌性后代卵巢发育异常并抑制雌二醇合成，这与通过nAChRs降低P450arom启动子区域的H3K9ac和H3K27ac水平有关。

甲氧氯（MXC）及其代谢产物具有雌激素、抗雌激素和抗雄激素活性。早期研究发现，胎儿/新生儿接触MXC会导致成年后卵巢功能障碍，这是由于卵巢关键基因，包括被下调的雌激素受体（ERα）的表达发生了变化。也有研究观察妊娠期MCX暴露后子代成年卵巢中总体和部分基因甲基化模式的变化。在胚胎第19天和出生后第7天期间将大鼠暴露于MXC后对出生后第50～60天的子代雌鼠卵巢中ERα和ERβ基因启动子区进行DNA甲基化分析、测序和甲基化特异性PCR检测。结果发现，MXC暴露可致ERβ启动子区域发生明显的甲基化，而ERα启动子区DNA甲基化未受影响。同时，甲基化特异性PCR检测鉴定了10个暴露组F1代雌鼠卵巢中甲基化程度较高的基因，F1代卵巢Dnmt3a表达水平未改变，但Dnmt3b的表达水平发生变化。

长期暴露于低剂量放射性核素（如铀）也具有表观遗传学效应及其世代遗传作用。有研究让成年啮齿动物（雄性和雌性）暴露于铀（40mg/L饮用水）中9个月，分析暴露后三代（F0、F1和F2代）的卵巢和睾丸组织中的DNA甲基化图谱和*DNMT*基因表达，结果显示铀暴露后子代睾丸DNA出现高甲基化改变，而卵巢出现低甲基化改变，并且此DNA甲基化谱的变化在F0、F1和F2代之间是相同的。此外，睾丸和卵巢组织的qPCR结果发现，这三代的DNA甲基转移酶基因（*DNMT1*和*DNMT3a/b*）表达也出现改变。

综上所述，以上研究都证实了化学物对卵巢的影响在本质上是可跨代的。这些研究提供了足够证据表明化学物的多代或跨代毒作用，但其中大部分研究是在啮齿类动物上进行的，而且集中在部分环境化学物质上，研究范围有限，因此未来的研究应该充分进行化学物对卵巢的代际影响研究，同时考虑到不同的化学物以及物种（如人类）差异。

（刘　瑾）

参考文献

［1］HOYER，PATRICIA B. Ovarian toxicology. Florida：CRC Press，2004.

［2］BRINK RC，CASTELEIN RM. Letter to the editor concerning "Imbalanced development of anterior and posterior thorax is a causative factor triggering scoliosis" by Chen et al.Journal of Orthopaedic Translation，2020，22：142.

［3］LEGOFF L，D'CRUZ SC，TEVOSIAN S，et al. Transgenerational inheritance of environmentally induced epigenetic alterations during mammalian development. Cells，2019，8（12）：1559.

［4］WADDINGTON CH. Organisers and Genes. Cambridge: Cambridge University Press，1940.

［5］ NILSSON EE, SADLER-RIGGLEMAN I, SKINNER MK. Environmentally induced epigenetic transgenerational inheritance of disease. Environ Epigenet, 2018, 4（2）: dvy016.

［6］ Santangeli S, Consales C, Pacchierotti F, et al. Transgenerational effects of BPA on female reproduction. Sci Total Environ, 2019, 685: 1294-1305.

［7］ PEMBREY M, SAFFERY R, BYGREN LO, et al. Human transgenerational responses to early-life experience: potential impact on development, health and biomedical research. J Med Genet, 2014, 51（9）: 563-572.

［8］ BREHM E, FLAWS JA. Transgenerational effects of endocrine disrupting chemicals on male and female reproduction. Endocrinology, 2019, 160（6）: 1421-1435.

［9］ GELY-PERNOT A, HAO C, LEGOFF L, et al. Gestational exposure to chlordecone promotes transgenerational changes in the murine reproductive system of males. Sci Rep, 2018, 8（1）: 10274.

［10］ ZHANG XF, ZHANG T, HAN Z, et al. Transgenerational inheritance of ovarian development deficiency induced by maternal diethylhexyl phthalate exposure. Reprod Fertil Dev, 2015, 27（8）: 1213-1221.

［11］ SHI M, WHORTON AE, SEKULOVSKI N, et al. Prenatal Exposure to Bisphenol A, E, and S Induces Transgenerational Effects on Female Reproductive Functions in Mice. Toxicol Sci, 2019, 170（2）: 320-329.

［12］ VILUKSELA M, POHJANVIRTA R. Multigenerational and transgenerational effects of dioxins. Int J Mol Sci, 2019, 20（12）: 2947.

［13］ LUDERER U, MEIER MJ, LAWSON GW, et al. In Utero Exposure to Benzo[a]pyrene induces ovarian mutations at doses that deplete ovarian follicles in mice. Environ Mol Mutagen, 2019, 60（5）: 410-420.

［14］ HUNT PA, LAWSON C, GIESKE M, et al. Bisphenol A alters early oogenesis and follicle formation in the fetal ovary of the rhesus monkey. Proc Natl Acad Sci U S A, 2012, 109（43）: 17525-17530.

［15］ GORE AC, CHAPPELL VA, FENTON SE, et al. EDC-2: The Endocrine Society's Second Scientific statement on endocrine-disrupting chemicals. Endocr Rev, 2015, 36（6）: 1-150.

［16］ FOWLER PA, BELLINGHAM M, SINCLAIR KD, et al. Impact

of endocrine-disrupting compounds (EDCs) on female reproductive health. Mol Cell Endocrinol，2012，355（2）：231-239.

［17］ZHAI QY，GE W，WANG JJ，et al. Exposure to Zinc oxide nanoparticles during pregnancy induces oocyte DNA damage and affects ovarian reserve of mouse offspring. Aging (Albany NY)，2018，10（8）：2170-2189.

第十章

生命周期不同阶段毒物暴露的卵巢毒作用

（Ovarian Toxicity of Toxicants Exposure at Different Stages of the Life Cycle）

从胚胎形成到衰老是一个渐进的生理过程，也伴随着女性卵巢的发育、成熟和衰老。在生命周期的不同阶段相同或不同毒物暴露会引起不同的后果。本章将雌性生命周期分为三个典型时段（妊娠期及前后暴露、青春期前及青春期暴露和成年期毒物暴露），较系统地阐述和探讨了在机体生命周期的不同阶段暴露于相同或不同环境有害因素对卵巢的近期、远期毒作用及其可能机制，以期进一步深化和拓展对卵巢毒作用的理解和认识。卵巢在雌性生殖周期中有两个重要功能：生成卵子及产生雌性荷尔蒙。女性在出生后，卵细胞数目即已固定，不再形成新的初级卵母细胞，而男性在青春期以后还能不断地产生初级精母细胞，即精子的发生伴有数以万计的细胞群复制。因此，有部分专家认为环境因素特别是外源性化学物对女性生殖系统的远期影响大于男性生殖系统。

　　一般而言，人的卵巢发育可分为儿童早期、儿童后期、青春期、性成熟期、绝经过渡期和绝经后6个阶段。在不同阶段，不同毒物暴露会引起不同的后果。因此，女性生命周期可分为3个典型时段，即妊娠期及前后暴露、青春期前及青春期暴露、成年期毒物暴露。在机体生命周期的不同阶段暴露于相同或不同环境有害因素，研究这些因素对卵巢的近期、远期毒作用及其可能机制，对于进一步深入探讨有害因素对卵巢的毒作用具有重要的意义。

一、妊娠期及前后毒物暴露对卵巢的毒作用

（Toxic Effects of Toxicants Exposure on Ovary During and After Pregnancy）

（一）妊娠期及前后的卵巢发育概述

　　1. 妊娠期及前后暴露的时段确定及研究意义　　妊娠期及前后暴露主要是指妊娠开始至离乳这段时间内的暴露。在此阶段，毒物主要通过母体对胎儿与乳儿产生影响。动物模型上，小鼠的妊娠期一般为17～19d，大鼠则为19～21d。大鼠和小鼠一般均在出生后21d断乳。

　　妊娠期及前后主要包括胚胎发育和幼年阶段。此阶段个体处于快速生长发育期，大量与生长发育相关基因表达，对各种卵巢毒物极为敏感，因此往往成为发现毒物潜在毒性的窗口期。对于卵巢而言，此阶段雌性个体的下丘脑-垂体-性腺轴尚未发育完全，体内激素水平较低，因此卵巢的激素分泌功能较弱。

　　2. 妊娠期及前后人类卵巢的发育　　卵巢组织来源于人类生殖细胞。一般在受精

后第3~4周，人类胚胎中位于卵黄囊后壁近尿囊处出现大而圆且能游走的原始生殖细胞（primordial germ cells，PGCs）。受精后第4周，PGCs开始沿后肠以及背侧肠系膜向生殖腺嵴迁移。受精后第5周，PGCs开始迁移到达生殖嵴。第6周后，原始性腺开始分化，若胚胎细胞不含Y染色体，则性腺分化缓慢。至胚胎8~10周时，性腺组织才出现卵巢的结构。胚胎11~12周时，卵母细胞开始进入第一次减数分裂，并静止于前期双线期，此时的卵母细胞称初级卵母细胞。胚胎期16~20周时，两侧卵巢生殖细胞数目达到最大值，共含600万~700万个。胚胎16周至出生后6个月，一层梭形的前颗粒细胞包裹于初级卵母细胞并停滞于减数分裂双线期，两者形成囊状卵泡，称为原始卵泡，是卵细胞储备的唯一形式。原始卵泡一旦形成，其数量不会再发生改变，称原始卵泡库。这种停滞状态一直持续到青春期，也可达40年之久。这个阶段的血清雌性荷尔蒙水平很低，如胎龄4~6个月时血促性腺激素释放激素（GnRH）水平相当于绝经后妇女的水平，胎龄6~9个月时胎儿垂体对来自胎儿性腺及胎盘性激素的负反馈调节日益敏感，血GnRH水平逐渐下降，至出生时几乎测不出。

女婴出生后至青春期前，长而窄的卵巢逐渐生长为扁圆形，表面光滑。最初，卵巢中有（$1 \times 10^5 \sim 2 \times 10^6$）个初级卵母细胞，卵泡能大量自主生长（非促性腺激素依赖性），但许多卵泡仅能发育到窦前卵泡期即萎缩和退化。总体来说，从儿童期到青春期大约有80%的初级卵母细胞死亡。在青春期前，下丘脑-垂体-性腺轴处于未激活状态，GnRH分泌量很少。整个儿童期血液中促黄体生成素（LH）及促卵泡刺激素（FSH）水平也非常低，但随着年龄的增长可小幅增加，FSH略高于LH。整个儿童期血液雌二醇（E_2）水平很低，常小于36.7pmol/L。因无黄体生成，此时血中几乎无孕酮（progesterone，P_4）。

3. 妊娠期及前后小鼠的卵巢发育　小鼠原始卵泡库在出生时就已经形成，原始卵泡的数量决定生育期的长短。小鼠的卵母细胞由PGCs生成。PGCs最早起源于7.5d胚胎（E7.5）的胚外中胚层。胚外中胚层近尿囊基底部处出现一团呈碱性磷酸酶阳性的细胞是最早出现的PGCs。胚胎发育期9~12d的时候，这群PGCs会经有丝分裂不断进行增殖，同时迁移到正在发育中的后肠，并经过肠系膜到达生殖嵴区域，形成卵原细胞。BLIMPI、PRDMI4、OCT4和NANOG是PGCs增殖和迁移过程中的决定性因子，而FIGLα则是PGCs存活的关键因子。胚胎发育期10.5d的时候，生殖嵴区域开始出现明显的性别分化，XX的性腺没有*Sry*基因会形成雌性生殖细胞包囊。胚胎发育期13.5d时，PGCs停止不完全分裂的有丝分裂，其数目达到最大值（约25 000个）后，卵巢中生殖细胞即开始进入逐渐下降的过程。在胚胎发育期15.5d左右，大多数的卵原细胞进入减数分裂。随着有丝分裂的停止和原始卵泡形成前的这段时期，生殖细胞开始启动减数分裂转变成初级卵母细胞。减数分裂的前期按顺序可分为5个时期：细线期、偶线期、粗线期、双线期和终变期。绝大多数卵母细胞到PND5时都停留在第一次减数分裂前期的双线期。在此时，卵母细胞发生大量凋亡，凋亡的原因在于雌性生殖细胞包囊需要解聚。当进入减数分裂后，雌性生殖细胞包囊便开始解聚，单个卵母细胞将被一些前颗粒细胞围绕形成原始卵泡。妊娠

17d 的胎鼠垂体已能产生促性腺激素，这是此期的重要生理特征。但是该期卵巢对促性腺激素反应不敏感。

PND2小鼠卵巢中的卵泡均为原始卵泡。到PND5时，原始卵泡比例出现明显下降，但仍占据主要部分，此时出现较多的初级卵泡，然而次级卵泡非常少，以上过程表明小鼠出生后就开始发生雌性生殖细胞包囊的解聚和原始卵泡的形成。TGF-β超家族成员 GDF9、BMP15、FOXL2和NOBOX 都能促进雌性生殖细胞包囊解聚。在包囊解聚过程中，卵母细胞如果没有被体细胞围绕起来就会发生凋亡，这也是出生后卵母细胞发生大规模凋亡的原因。在此过程中，抗凋亡蛋白Bcl-2和促凋亡蛋白Bax、Caspase-3等家族成员发挥重要作用。原始卵泡库里包含着雌性生殖周期内所有可利用的生殖细胞。小鼠在PND10时，卵巢内原始卵泡开始启动募集，即部分原始卵泡脱离原始卵泡库开始缓慢生长，原始卵泡的比例继续显著减少，而初级卵泡比例上升，且此时出现了较多的次级卵泡，该过程大约持续2周。PTEN/PI3K信号通路是已知的调节原始卵泡激活及该过程中细胞增殖和凋亡的信号通路。该信号通路的激活能促进原始卵泡向初级卵泡的转化及卵母细胞的发育。原始卵泡变成初级卵泡需要扁平的颗粒细胞发育成单层的圆形颗粒细胞。卵母细胞早期表达的两个转录因子 SOHLH1和NOBOX，在原始卵泡变成初级卵泡的过程中有着决定性的作用。小鼠出生后来自母体的类固醇激素在新生鼠体内急剧下降，与原始卵泡的形成和卵泡初始启动密切相关。PND15的卵巢可见大小不等的卵泡，大卵泡的膜增厚，分为内外两层。内层血管和细胞多、纤维少，而外层纤维多、血管和细胞少，且有透明带；外层为粒层，有4～6层细胞。粒层细胞间出现裂隙，为卵泡腔前身。此时，小鼠下丘脑-垂体-性腺轴负反馈作用没有建立，不能合成类固醇激素，来自母体的类固醇激素在其出生后成对数下降（在出生48h后降至不可检测水平），原始卵泡形成和初始启动过程同时发生。早期的窦前卵泡依靠FSH开始发育，血中的FSH水平可以一直增加到青春期开始。

（二）妊娠期及前后毒物暴露对子代卵巢的近期毒效应

1. 妊娠期及前后毒物暴露对卵巢的整体毒性 母鼠在妊娠第6天至PND21期间经口暴露于5mg/kg的双酚A（bisphenol A，BPA），F1代大鼠出生后5周时卵巢脏器系数明显下降，但在3个月的时候恢复正常。另一项研究表明，妊娠期皮下注射0.5～50μg/kg的BPA，PND90仔鼠卵巢的绝对湿重显著减少。

大鼠妊娠期9～21d暴露于50～200ppm的Cd（cadmium，Cd），F1代PND21大鼠卵巢组织结构损伤，血清E_2、P_4和T水平下降，且卵巢过氧化氢与脂质过氧化水平上升，抗氧化酶系如超氧化物歧化酶、过氧化氢酶、谷胱甘肽过氧化物酶、谷胱甘肽还原酶和谷胱甘肽S-转移酶等活力均出现下降，提示氧化应激是Cd损伤卵巢的机制之一。新生大鼠卵巢体外暴露于50μmol/L Cd，卵巢大部分细胞坏死，卵泡轮廓不规则，支持细胞松散等。

邻苯二甲酸酯类对原始卵泡也有明显的毒性，大鼠在妊娠第10、12、14天以单剂量腹腔注射0.375~1.25mL/kg的邻苯二甲酸二异丁酯（diisobutyl phthalate，DIBP）后，胎鼠卵巢中卵母细胞明显退化，空巢原始卵泡的数量明显增加，卵巢基质中的血管出现损伤和阻塞，位于卵巢基质中的血管明显充血，卵泡结构出现紊乱。母鼠在PND1~PND21全程暴露10~100mg/kg的邻苯二甲酸二异辛酯（DEHP），F1代大鼠卵巢脏器系数明显下降。

2. 妊娠期及前后毒物暴露对原始卵泡发育的影响　生命早期毒物暴露可以引起卵泡的发育障碍，主要是原始卵泡的组装抑制，影响原始卵泡向初级卵泡的发育。

小鼠从妊娠期12.5d开始，经口暴露于BPA（0~0.08mg/kg），仔鼠PND3的原始卵泡百分比显著降低，可能是因为卵母细胞的减数分裂被抑制。灵长类动物模型经口暴露BPA后，子代卵巢卵母细胞的卵泡数量明显上升。大鼠从妊娠第6天开始到出生后连续暴露于25~250mg/kg的BPA，F1代PND21大鼠卵巢中的原始卵泡、初级卵泡和窦前卵泡的数量均明显下降。

4日龄大鼠卵巢与10μmol/L Cd体外共同孵育后，卵巢原始卵泡构成比增加，卵母细胞直径变大，卵巢细胞中的SCF/c-kit的mRNA和蛋白水平较对照组明显下调，提示原始卵泡的发育受到抑制。

大鼠在妊娠第10、12、14天以单剂量腹腔注射0.375~1.25mL/kg的DIBP后，胎鼠卵巢空巢卵泡的数量明显增加，卵泡结构紊乱。邻苯二甲酸酯也能促进新生动物生殖细胞包囊的破坏和原始卵泡组装：新生小鼠卵巢与DEHP在10~100μmol/L共孵育72h后，含卵母细胞的生殖细胞包囊被破坏数量增加，原始卵泡数量下降。此外，DEHP妊娠期暴露，F1代动物成年后卵巢闭锁卵泡数目上升，血清性激素水平被抑制。

妊娠17~19d经口给予母鼠1 000mg/kg的邻苯二甲酸单乙基乙酯（MEHP），F1代成年雌鼠的初级卵泡和次级卵泡比例增加，平均生育期减少1个月，并且上述现象存在明显的剂量-效应关系。而妊娠中期到断乳期母鼠暴露于405mg/kg的DEHP会增加F1代成年大鼠卵巢中闭锁卵泡的数量。大鼠围生期暴露于20 000ppm DEHP，其F1代仔鼠成年时卵巢的黄体数量明显减少。出生至断乳期内小鼠皮下注射20~40μg/kg DEHP后，F1代在PND15和PND21时观察到卵巢的原始卵泡比例下降，而初级卵泡和次级卵泡比例上升，卵泡膜细胞核膜改变，线粒体数量减少且线粒体嵴出现退缩。

3. 妊娠期及前后毒物暴露对卵母细胞的影响　主要表现为坏死、凋亡和干扰减数分裂。

在妊娠期11.5~18.5d将小鼠暴露于剂量为20μg/kg的BPA后，胎鼠卵巢卵母细胞的突触异常率明显增加，MLH位点数重组比例和非整倍染色体比例增加。在灵长类动物模型上也观察到类似的结果。小鼠从妊娠期12.5d开始，以0~0.08mg/kg经口暴露于BPA至妊娠期结束。F1代仔鼠在PND3时出现生殖细胞囊中卵母细胞明显增多，而原始卵泡明显减少，并呈现明显剂量-反应关系。在最高剂量组中，F1代仔鼠卵母细胞减数分裂前期Ⅰ的进展被延迟，观察到特定减数分裂基因包括*Stra8*、*Dmc1*、*Rec8*和*Scp3*的mRNA表达下调。

重金属能直接诱发卵母细胞的凋亡。人早期妊娠的胎儿卵巢组织（7～12周）体外暴露于 1μmol/L 的 Cd 后可引起生殖细胞密度大大减少——主要是细胞凋亡增加。新生大鼠卵巢体外暴露于 5～50μmol/L 的 Cd 后，可观察到卵母细胞核皱缩、异染色质增多，成块状且边集，可见凋亡小体，线粒体出现空泡、肿胀，还可见大片的脂肪变性，50μmol/L Cd 暴露组还可见卵母细胞及细胞器肿胀、溶解，卵母细胞凋亡增加，凋亡相关基因 Bax 表达上调，抗凋亡基因 Bcl-2 表达下调。这些毒效应可被干细胞生长因子（SCF）逆转。

在体外小鼠胎儿卵巢培养模型上，250～500mM 的 MEHP（DEHP 的代谢产物）能明显降低卵母细胞的活力。有研究认为，此现象与编码 Cu-Zn 超氧化物歧化酶（SOD1）基因表达的上调和线粒体呼吸链蛋白（Nd1）的基因表达下调有关。Nd1 基因上调会引起活性氧（ROS）氧化应激系统的激活，进而造成卵母细胞的氧化损伤，而 SPD1 的激活则是对这种损伤的机体代偿表现。DEHP 也能使新生鼠卵巢的卵母细胞凋亡增加，伴随促凋亡基因 Bax 的表达上调，卵母细胞存活基因与原始卵泡形成基因如 Lhx8、Figlα、Sohlh2 和 Nobox 的表达下调。

（三）妊娠期及前后暴露对子代卵巢的远期毒效应

1. **妊娠期及前后暴露对子代成年后卵巢结构的影响** 从妊娠期至断乳期母鼠暴露于 0～2 500mg/kg 的 BPA 后，仔鼠卵巢组织出现空泡状改变，颗粒细胞层混乱且卵泡的总体数量减少，伴随抗凋亡基因 Bcl-2 的表达下调及凋亡相关基因 Bax 的表达上升。小鼠在妊娠期每天皮下注射 100mg/kg BPA，F1 代 30 日龄小鼠卵巢中黄体数量明显降低。妊娠期暴露于 0.5～50μg/kg BPA 后，F1 代成年大鼠的生长卵泡数量明显减少，主要是由于卵泡被阻滞于初级卵泡阶段而并非闭锁卵泡增加。母鼠在妊娠 11d 到出生前每天经口给予 20μg/kg 与 50μg/kg 的 BPA，发现在 F2 代 PND21 仔鼠卵巢中，初级卵泡数量比例下降和窦前卵泡数量比例上升。

妊娠期 0.5～8mg/kg Cd 暴露后，F1 代大鼠成年后颗粒细胞中凋亡细胞比例增加，凋亡小体数量增加，颗粒细胞线粒体、内质网、细胞核和染色质出现不同程度损伤，且颗粒细胞抗凋亡基因 Bcl-2、Bcl-xl 及 Bcl-2/Bax mRNA 和蛋白表达均有不同程度的下调，而凋亡相关基因 Caspase-8、Caspase-9 的表达发生上调。大鼠妊娠期第 9～21 天暴露于 50～200ppm 的 Cd 后，F1 代大鼠动情周期整体延长，青春期起始延迟。

大鼠妊娠期至青春期暴露于 8ppm 的亚砷酸钠，成年大鼠卵巢重量明显下降，次级卵泡、窦状卵泡和囊状卵泡的数量明显下降，卵巢的皮质、髓质和黄体体积萎缩，所有类型卵泡中卵母细胞的平均直径和体积下降，透明带变薄。此外，颗粒细胞及其细胞核的平均直径和大小明显减少，黄体出现空泡化和血管充血，闭锁卵泡数量增加。

小鼠妊娠期 11d 至妊娠结束经口暴露于 20μg/kg～750mg/kg 的 DEHP，F1 代 PND21 小鼠卵巢窦前卵泡比例明显上升，3～9 个月时 F1 代仔鼠成功妊娠时间明显推后，最高剂量组 F1 代仔鼠流产率升高。

2. 妊娠期及前后暴露对子代卵巢性成熟、激素分泌功能及动情周期的影响 从妊娠期11d到妊娠期结束经口暴露20μg/kg的BPA，PND4的F1代仔鼠的血中E_2水平明显升高，但在F2和F3代中未观察类似现象。另一组妊娠期暴露于50～2 500mg/kg的BPA，8周龄F1代仔鼠时血中E_2水平明显上升，且伴随FSH水平的上调及睾丸激素水平的下调。妊娠期第9天至PND21暴露于0.5～50μg/kg的BPA，F1代成年大鼠血清P4水平明显上升，但在该模型中未观察到E_2水平的上调。在注射血清促性腺激素后，BPA暴露组血清的雌二醇水平较对照组明显上升。妊娠期暴露于50μg/（kg·d）的BPA（皮下注射）的雌性仔鼠表现出早熟和动情周期紊乱。

妊娠期0.5～8mg/kg Cd经口暴露能损伤F1和F2代雌性大鼠的颗粒细胞并导致激素分泌功能障碍，颗粒细胞分泌P_4能力下降，但E_2水平无明显改变，伴随激素合成相关基因*StAR*、*Cyp11a1*基因mRNA及蛋白表达水平的下调。

妊娠期接触邻苯二甲酸酯可改变雌性子代的性激素水平，并伴随子代动情周期的明显异常，原因可能与性激素合成关键酶与受体基因的表达异常有关。妊娠期17～19d以100～1 000mg/（kg·d）的剂量经口暴露MEHP，F1代雌性小鼠血清FSH和E_2的水平明显上调，可观察到卵巢中*StAR*和*Cyp19a1*的mRNA水平下调，上述暴露模型子代小鼠动情周期启动延迟，周期中的动情期持续时间明显延长。妊娠期至断乳期母体全程摄入0.05～5mg/kg的DEHP会降低F1代小鼠卵巢中关键类固醇生成酶（*Cyp19a1*、*Cyp17a1*）与性激素受体（P4受体、FSH受体和LH受体）的mRNA水平。出生至断乳期内小鼠皮下注射20～40μg/kg DEHP后，小鼠成年后血清P_4、E_2和LH水平下降，伴有激素合成相关基因*Lhcgr*、*Cyp17a1*、*StAR*和*Ldlr*表达下调。妊娠期7～21d经口给予500～600mg/kg DIBP会增加雌性大鼠后代的生殖器肛门距离，主要与青春期前卵巢中*Cyp19a1*的mRNA水平增加有关。在大鼠模型上，母鼠在哺乳期全程暴露10～100mg/kg的DEHP，F1代大鼠血清E_2、睾酮和P_4的水平降低，FSH受体、LH受体、雄激素受体、雌激素受体（ERα和ERβ）、P_4受体、3β-HSD、P450芳香化酶和StAR的mRNA表达下调。

3. 妊娠期及前后毒物暴露对卵巢的其他效应 50ng/kg的二噁英（TCDD）妊娠早期短期暴露即能够严重影响小鼠胚胎的着床数量，其毒性表现为蜕膜反应抑制、孕激素扰乱以及输卵管内胚胎数量等。

BPA增加PND1～7小鼠的原始卵泡募集，随后减少原始卵泡的数量，可能会造成原始卵泡池的减少，进而缩短雌性小鼠的生育期。大鼠在PND1～16暴露于50μg/kg的BPA、100ng/kg的三丁基锡及其混合物，大鼠成年后动情周期紊乱，血清睾丸激素和LH显著升高，窦状卵泡和黄体减少，闭锁卵泡和卵巢囊肿增加，卵巢呈现多囊卵巢状改变，提示上述化学物的新生儿期暴露可能会引起多囊卵巢综合征，雄激素类物质妊娠期暴露也会引起类似的结果。新生小鼠PND1～10的BPA暴露（500μg/kg）能导致4个月大的雌性大鼠排卵障碍和不育。

最早在人群流行病学资料中发现妊娠期妇女接触己烯雌酚（DES）后，其女性后代患阴道透明细胞癌的发病率升高，此结果得到了动物模型的部分支持。小鼠从妊娠第15天开始皮下注射2～2 000μg/d的DES，在PND30切除F1代雌鼠卵巢，

PND120检查小鼠阴道，观察到其阴道上皮成层样和腺样增生病变，提示其具有雌激素样作用。

DEHP暴露影响卵母细胞中*Lhx8*基因的去甲基化过程，该基因的去甲基化与早期卵泡形成密切相关，妊娠期及前后MEHP暴露能加速子代小鼠的原始卵泡募集，而原始卵泡池在出生时即不再增加，因此对原始卵泡募集的影响可能会缩短子代的生育期。

二、青春期前及青春期毒物暴露对卵巢的毒作用
（Toxic Effects of Toxicants Exposure on Ovary During Prepuberty and Adolescence）

（一）青春期前及青春期的卵巢发育概述

1. 青春期前及青春期暴露的时段确定及研究意义　青春期前和青春期暴露主要指离乳后至性成熟这段时间的暴露。啮齿动物模型一般指的是PND21到小鼠和大鼠性成熟阶段。雌性小鼠在PND45～60性发育成熟并具有生殖能力，雌性大鼠在PND70～75性成熟。

青春期前及青春期是雌性动物建立体内正常稳态性激素、规则动情周期以及卵巢建立正常排卵功能的阶段。相对于成年期，该阶段的卵母细胞、颗粒细胞及生殖内分泌等对各种毒物的干扰更为敏感；相对于妊娠期，该阶段脱离了母体的各种影响，混杂干预因素较少。因此，该阶段常作为卵巢毒物快速筛检的暴露期。这个时期卵巢颗粒细胞及卵泡膜细胞开始逐渐发挥激素分泌功能，因此毒物可通过对上述细胞功能的干扰进而放大卵巢毒作用。

2. 青春期前及青春期人类卵巢的发育　青春期指儿童期至成年期的过渡时期，性腺功能初现为青春期启动的重要标志，主要表现为卵巢卵泡成熟与性激素分泌功能的日趋成熟。但这个阶段的下丘脑-垂体-性腺轴反馈功能还未完全确立，卵巢卵泡发育还不完善。相较于幼年期，人类青春期卵巢明显增大，皮质内有不同发育阶段的卵泡，包括窦状卵泡，同时可出现成熟卵泡。初级卵母细胞在此期进行第一次减数分裂，形成次级卵母细胞和第一极体。激素方面：青春期发动时，中枢神经系统对下丘脑存在对GnRH释放的抑制信号解除并促进其分泌，垂体细胞膜GnRH受体增加，从而使得促性腺激素LH和FSH脉冲性释放的频率和数量增加，青春期的LH水平增加4.5倍以上，FSH增加2.5倍以上，青春发育早期FSH反应比LH反应强，青春发育后期LH的反应逐渐增强。青春发育启动后，随着下丘脑GnRH脉冲分泌的激活，24h血液LH、FSH平均水平上调。LH脉冲峰值进行性升高，首先夜间睡眠期升高，LH脉冲频率增多，随后日间LH及FSH的脉冲分泌频率及幅度增高；至青春晚期，24h均呈现有规律的脉冲释放，血液LH和FSH浓度逐渐达到成人水平。

卵泡发育后，卵泡中的颗粒细胞分泌E_2，开始以夜间升高为主，而后昼夜均保持在高水平。P_4由黄体分泌，与卵巢的成熟密切相关，因此其一般在青春晚期出现稳定的分泌水平。

3. **青春期前及青春期小鼠卵巢的发育**　小鼠约在PND40进入青春期，卵巢结构表现为卵泡粒层为4~6层或更多，有的卵泡具有卵泡腔、卵泡液和放射冠，成为次级卵泡。卵母细胞长大，可见2~5个核仁，间质腺增多，结缔组织增多，皮髓质分界明显，并可见闭锁的次级卵泡。PND25的卵巢中，很多卵泡已发育成次级卵泡，可见增大的卵泡腔及明显的卵丘，粒层细胞已达14层以上。PND30的卵巢，可见许多不同发育阶段的卵泡。小鼠青春期时，GnRH分泌明显增加，FSH水平则明显下降，LH出现了脉冲式改变。与之对应的，血清E_2和P_4水平出现周期性改变，提示GnRH-FSH-E_2的负反馈逐步建立。

（二）青春期前及青春期毒物暴露对卵巢近期毒效应

1. **青春期前及青春期毒物暴露对卵巢颗粒细胞的影响**　青春期前及青春期毒物暴露可诱发卵巢颗粒细胞的凋亡与坏死。

PND28雌性大鼠通过腹腔注射BPA（40~160mg/kg），连续染毒1周，40mg/kg BPA组和160mg/kg BPA组超微结构显示：卵巢颗粒细胞内脂肪变性增多，次级溶酶体增多，尤其在160mg/kg BPA组中，大部分细胞胞质中几乎都充斥着脂肪颗粒和次级溶酶体。6周龄的大鼠暴露于苯并[a]芘与DEHP的混合物60d，9周龄大鼠经口给予0.001~0.1mg/kg BPA 3个月后均能引起卵巢颗粒细胞凋亡。

断乳后至性成熟期经口暴露于2.0mg/kg与8.0mg/kg的Cd后，卵泡在电镜下可见数目不等的凋亡小体，TUNEL阳性卵泡在总卵泡中的比例显著升高，中剂量组颗粒细胞排列松散，核膜皱缩，核周池扩张，线粒体和粗面内质网形态发生改变。高剂量组颗粒细胞超微结构除出现与中剂量组类似的表现之外，部分细胞的细胞膜缺失，细胞器散落在外，并可见裸核及红细胞坏死等表现。

2. **青春期前及青春期毒物暴露对卵巢卵泡发育进程的影响**　青春期大鼠腹腔注射100mg/kg的甲氧氯（MXC）后，卵巢窦前和早期窦卵泡的比例增加，黄体比例下降，该现象可能与卵泡中ERβ和LH受体的表达降低有关。9周龄大鼠经口给予0.001~0.1mg/kg BPA暴露3个月后，生长卵泡闭锁和黄体退化明显增加，卵泡中凋亡相关蛋白Caspase-3表达上调。

PND28雌性大鼠腹腔注射40~160mg/（kg·d）的BPA连续1周后，大鼠卵巢原始卵泡、初级卵泡、窦前卵泡、窦状卵泡和黄体构成比下降；而闭锁卵泡构成比升高，窦前卵泡、窦卵泡和黄体凋亡率均上升。

PND21~33大鼠经口暴露于25~75mg/kg的Cd后，卵巢次级卵泡、黄体的数目明显下降，闭锁卵泡的数目明显上升。未成年大鼠经口暴露于0.9mg/（kg·d）Cd连续19d后，卵巢原始卵泡与黄体比例升高，生长卵泡（包括初级卵泡、次级卵泡及成熟卵泡）数量明显降低。

青春期前DEHP暴露可以明显抑制小鼠窦状卵泡的生长。将小鼠暴露于20μg/kg或40μg/kg DEHP时，小鼠卵巢大型窦状卵泡的百分比显著降低。凋亡和细胞增殖抑制相关基因 Apoe、Agt、Glo1 和 Grina 的mRNA水平升高，卵巢内TUNEL和Caspase-3染色阳性的凋亡细胞数量明显增加。DEHP还能引起活性氧的堆积，卵巢细胞抗氧化酶相关基因 Cat、Sod1 和 Gpx 表达明显下调。青春期大鼠以150～500mg/kg DEHP的剂量灌胃28d，其黄体数量也明显减少。青春期前及青春期邻苯二甲酸酯暴露的远期影响主要在于抑制卵泡发育。将新生小鼠离体卵巢与10～100μmol/L的DEHP共培养72h，然后移植到成年小鼠中，供体卵巢在移植21d后几乎没有卵泡生长。大鼠的窦前卵泡与10～80μg/mL的MEHP体外共孵育10d后，卵泡的存活率降低，窦前卵泡发育至成熟卵泡的时间明显延长。用100μg/mLMEHP培养的大鼠次级卵泡也出现卵泡发育障碍，并伴有卵泡活力下降和颗粒细胞凋亡增加的情况，上述现象与邻苯二甲酸酯诱导颗粒细胞凋亡有关。

3. 青春期前及青春期毒物暴露对性成熟、激素稳态及动情周期影响 雌性幼鼠皮下注射1.5μg/kg的DES会对下丘脑-垂体-性腺轴产生干扰，并呈现剂量依赖性，导致性早熟。PND21大鼠经口暴露于185mg/（kg·d）的三氯生（triclosan, TCS）连续30d，血液中E_2、FSH和LH的水平显著升高，伴随体内钙调蛋白-D9k和ERα的mRNA表达水平的明显上调。PND26～30雌性大鼠以10mg/kg的剂量皮下注射全氟辛酸（perfluorooctanoic acid, PFOA）和全氟辛烷磺酸盐（perfluorooctane sulphonate, PFOS），大鼠的阴道开放时间和初次动情周期明显提前，伴随E_2与LH水平的上调以及动情周期紊乱（主要为动情后期及间期的延长）。

9周龄大鼠经口给予0.001～0.1mg/kg BPA，3个月后的血清E_2水平明显下降，且卵巢颗粒和卵泡膜细胞中激素合成相关基因P450arom酶与StAR表达下调，P450scc和3β-HSD水平保持不变，动情期明显延长。28日龄雌性大鼠通过腹腔注射BPA（40～160mg/kg），卵巢脏器系数明显下降，血清E_2水平有下降的趋势，P_4水平较对照组明显下降。

青春期前和青春期Cd暴露对卵巢功能的干扰多体现在对E_2分泌的影响。例如，青春前期大鼠在PND 21～33经口暴露于25～75mg/kg的Cd后，血中E_2和P_4水平下降，阴道开放时间延迟，第一次动情间期和动情期也出现延迟。研究表明，PND21大鼠暴露于0.1mg/kg、0.3mg/kg和0.9mg/kg的Cd连续19d即可引起血清E_2水平的下降。断乳后至性成熟Cd暴露，大鼠卵巢中E_2和P_4合成相关基因 StAR、Cyp11a1、Cyp17a1、3β-HSD 和 CYP19a1 等系列基因也出现了明显下调。

青春期前暴露于邻苯二甲酸酯也会干扰卵巢性激素特别是抑制P_4生成，上调LH和E_2的水平。雌性大鼠在PND 22～41时吸入25mg/m³的DEHP会增加的血清LH和E_2水平；PND 22～84时暴露于DEHP，卵巢Cyp19a1的mRNA水平明显提高，不规则发情周期的数量增加。该现象可能与 Cyp19a1 诱导E_2合成增加有关。青春期前大鼠经口给予500mg/kg的DEHP 10d，血清P_4的水平下调，而LH水平上调。此外，即使在FSH和LH刺激后，暴露于DEHP的青春期前大鼠的颗粒细胞合成P_4减少，可能与内源性胆固醇进入线粒体数量减少有关。但在不同物种效应似乎有所不同。日本青鳉卵暴露于含 1 ~ 50μg/L 的 DEHP 水溶液至出生后 3 个月，成鱼的血清雌激素明显下降。

（三）青春期前及青春期毒物暴露对卵巢远期毒效应

1. **对卵母细胞发育和受孕功能的影响**　PND28 雌性大鼠腹腔注射 40 ~ 160mg/kg 的 BPA，大鼠卵巢中卵母细胞减数分裂成熟关键调节因子 FIGLα 和卵母细胞特异性组蛋白 H1 变体（H1FOO）的表达降低，提示卵母细胞发育障碍。

42 日龄的青春期大鼠经口连续暴露于含 32mg/L Cd 溶液 35d，观察到卵母细胞减数分裂时纺锤体的形态和肌动蛋白丝被破坏，卵母细胞成熟和受精过程中染色体和极体分离偏离，卵母细胞中正常减数分裂纺锤体组装所需的 ATP 含量降低，进而降低排卵的卵母细胞数量与卵母细胞的成熟率。此外，研究中也发现 Cd 暴露升高了卵母细胞中 H3K9me2 和 H4K12ac 的水平，导致晚期 DNA 复制障碍和非整倍体受精，最终导致胚胎发育停止。

将日本青鳉卵暴露于含 1 ~ 50μg/L 的 DEHP 水溶液至出生后 3 个月，成年动物的生殖腺脏器系数明显下降，卵细胞成熟比例明显减少。

2. **对卵巢早衰的影响**　卵巢的生育寿命与卵巢的原始卵泡储存库有关。一般而言，卵巢早衰都伴随着卵巢原始卵泡数目的下降与卵巢重量下降。

大鼠在 PND14 ~ 22 暴露于邻苯二甲酸酯、农药、BPA 和丁基丙泊酚的混合物后，成年后原始卵泡数量明显下降，动情周期紊乱，催乳素水平降低，卵巢重量下降，且卵巢出现早衰。青春期前暴露二甲基苯并蒽能增加卵母细胞凋亡相关基因的表达，促进卵母细胞耗竭，进而诱发卵巢早衰。

断乳后至性成熟期经口暴露于 0.5mg/kg、2.0mg/kg 和 8.0mg/kg 的 Cd，大鼠的卵巢湿重和卵巢脏器系数均显著下降，高剂量组原始卵泡构成比显著下降，中剂量组和高剂量组闭锁卵泡构成比显著升高，提示 Cd 暴露有导致卵巢早衰的潜在毒性。

3. **性成熟前（妊娠期至青春期）暴露毒物的多代毒效应**　出生至断乳期内小鼠皮下注射 20 ~ 40μg/kg DEHP，F1 代雌鼠继续与正常雄鼠交配繁殖，下一代雌鼠成年后原始卵泡数目也有类似的下降现象，提示邻苯二甲酸酯对卵巢发育的干扰能持续到远期。雌性母鼠于妊娠期开始至 PND11 经口暴露于 20μg/kg ~ 750mg/kg 的 DEHP 后，F1 代仔鼠雌/雄比例明显下降，PND21 的窦前卵泡数量明显增加，最低剂量组大鼠受孕能力下降，最高剂量组大鼠子代数目下降。在妊娠后 0.5 ~ 18.5d，以 40μg/kg DEHP 处理妊娠小鼠，雌性胎鼠原始生殖细胞的胰岛素类似生长因子 2（IGF2R）和父系表达基因 3（Peg3）的基因启动子出现甲基化状态的下降，这种效应能遗传到 F1 和 F2 代小鼠的卵母细胞，提示妊娠期 DEHP 暴露能将部分基因表达改变以遗传印记的形式传递到子代。

SD 大鼠于妊娠期 1 ~ 20d 经口给予 0.5 ~ 8mg/kg Cd，F1 代雌鼠与未暴露雄鼠交配，饲养至 F2 代成年，分别取 PND56 的 F1 与 F2 代大鼠卵巢颗粒细胞，发现其孕酮分泌能力下降，StAR 和 Cyp11a1 基因表达降低；miR-10b-5p 和 miR-27a-3p 上调，这两种micro RNA能通过调控*StAR*基因表达影响颗粒细胞分泌孕酮，提示Cd对生殖内分泌的影响具有表观遗传传代效应。

雌性小鼠从妊娠期至F1代成年前连续暴露于1～10mg/kg体重的邻苯二甲酸酯混合物，其中包括DEHP、邻苯二甲酸二丁酯（DBP）和邻苯二甲酸苯基丁酯（BBP），F2代仔鼠青春期延迟，窦前卵泡向窦状卵泡发育减少，闭锁卵泡数目增加，促性腺激素受体数目下降。

三、成年期毒物暴露对卵巢的毒作用
（Toxic Effects of Toxicants Exposure on Ovary During Adulthood）

（一）成年期卵巢的状态概述

1. 成年期暴露时段确定及研究意义　雌性小鼠在PND45～60性发育成熟并具有生殖能力，雌性大鼠在PND70～75性成熟并具有生殖能力。性成熟后暴露在本章中指成年期暴露。

成年期毒物暴露诱发的卵巢毒性属于经典毒理学的范畴，是一般生殖毒性的研究起点。相较于前面两个暴露阶段而言，成年个体接触毒物的种类更加复杂且暴露时间更加长久，在成年期暴露也可以观察到一些远期卵巢毒性如子代发育与生殖系统肿瘤。

2. 成年期人类卵巢的一般状态　成年期卵巢呈现灰红色，质较韧硬，扁平的椭圆形，表面隆凸，由于卵泡的膨大和排卵后形成瘢痕，致使其表面往往凹凸不平，随年龄增长逐渐变硬。人左右卵巢并不一致，一般左侧大于右侧。性成熟期卵巢最大，长2.5～5.0cm，宽1.5～3.0cm，厚0.6～1.5cm。成熟卵巢的组织结构比较完整，其主要功能与卵泡的发育密切相关。卵泡是由位于中央的一个卵母细胞和围绕在其周围的许多卵泡细胞组成。按照不同的发展阶段，可将卵泡分为原始卵泡、初级卵泡、次级卵泡、生长卵泡、成熟卵泡、闭锁卵泡、黄体和白体。初级卵泡由原始卵泡发育而成，是指从卵泡生长到出现卵泡腔之前的卵泡，又称早期生长卵泡。卵泡细胞由单层扁平变为单层立方或柱状，或增殖成为多层（5～6层），此时的卵泡细胞又称颗粒细胞。在卵母细胞和颗粒细胞之间出现一层富含糖蛋白的嗜酸性膜，称为透明带，它是由颗粒细胞和初级卵母细胞共同分泌的产物，内含透明质酸。在初级卵泡的周围，梭形结缔组织细胞逐渐密集，形成一层卵泡膜。次级卵泡是由初级卵泡进一步发育而来。此时的颗粒细胞继续增殖，达6～12层，卵泡体积更大，在颗粒细胞之间逐渐出现一些大小不一的腔隙。随着卵泡的发育增大，这些小腔，逐渐融合成一个较大的卵泡腔，腔内充满由颗粒细胞分泌和从血管渗透而来的卵泡液，卵泡液内含有透明质酸和雌激素等。从这个阶段开始，因为卵泡腔的存在，亦有文献称之为窦状卵泡。生长卵泡介于次级卵泡与成熟卵泡之间。成熟卵泡是卵泡发育的最后阶段，逐渐接近卵巢表面，体积很大，成熟卵泡腔很大，颗粒层变薄，颗粒细胞也不再增殖，处于排卵前期。卵泡的卵泡膜内外两层十分明显。卵泡内膜较厚，有丰富的毛细血管和毛细淋巴管，细胞由梭形变为多角形，胞质内有丰富的类脂颗粒、发达的内质网、线粒体等，类脂颗粒最后被用于合成类固醇激素。黄体是由排卵后卵泡液流出，卵泡腔内压下降，卵泡壁塌陷，形成许多皱襞，卵泡壁的卵泡颗粒细胞和卵泡内膜细胞向内侵入，周围由结缔组织的卵泡外膜包围共同形成。黄体形成后发育很快，如果未受精，黄体就逐渐退化；如果受精就能继续保持一段时间。黄体在完成其功能后即行退化，细胞逐渐变小，胞核固缩，血管减少，逐渐被周围的结缔组织替代，称为白体。卵巢的绝大部分卵泡不能发育成熟，它们在卵泡发育的各阶段逐渐退化，因此形成的闭锁卵泡形态结构颇不一致。卵泡闭锁时形态结构的变化与卵泡的发展阶段相关：原始卵泡退化时，卵泡细胞首先出现核固缩，细胞形态不规则，卵泡细胞变小且分散，随后均自溶消失。初级卵泡和早期次级卵泡的退化与原始卵泡相似，但退化的卵泡内可见残留的透明带，卵泡腔内常见中性粒细胞和巨噬细胞。晚期次级卵泡的闭锁变化较特殊，卵泡塌陷，卵泡膜的血管和结缔组织伸入颗粒层及卵丘，膜细胞一度增大，形成多边形上皮样细胞，胞质中充满脂滴，形似黄体细胞，并被结缔组织和血管分隔成分散的细胞团索，称为间质腺。间质腺具有一定的性激素分泌功能，相较于啮齿类动物，人卵巢的间质腺细胞数量较少。

成年期卵母细胞的发育、排卵过程与性腺激素密切相关。排卵前次级卵母细胞迅速进行第二次减数分裂，但停留在分裂中期直到受精，精子进入卵细胞后第二次减数分裂才完成。初级卵母细胞进一步成熟并发育至次级卵母细胞，需要垂体下叶分泌的FSH和LH的作用，并在卵泡膜内层细胞分泌的雌激素作用下，为受孕做好准备。当卵泡接近成熟时，FSH、LH和雌激素分泌处于高峰，激活卵泡液内蛋白溶酶活性，使卵泡壁隆起尖端部分的胶原消化形成小孔，引起成熟卵泡破裂，排出卵细胞、透明带、放射冠及小部分卵丘内的颗粒细胞，并生成黄体。如果卵子受精成功，黄体在绒毛膜促性腺激素（HCG）的作用下继续发育，体积变大，P_4和E_2分泌持续增高，抑制下丘脑和垂体前叶的分泌活动。如果卵子未受精，黄体萎缩退化，血中E_2和P_4的浓度下降，表现为子宫内膜的脱落。同时，不再抑制下丘脑和垂体前叶的分泌活动，又开始分泌促性腺激素。卵巢中又有卵泡的生成，如此生长反复循环，形成卵子生成的周期性变化。在垂体促性腺激素的作用下，每个月有8~10个卵泡向成熟卵泡发育，但一般只有1个能发育成熟并由卵泡中排出。

进入绝经期后，卵巢萎缩变小，为原来的1/3~1/2。绝经后皮质内基本无卵泡。人类卵巢大约第50年时候无法排卵，绝经期血液GnRH水平相当于胎龄4~6个月，绝经后妇女中血液FSH水平高于LH，卵巢的性激素分泌功能逐渐消退。

3. 成年期小鼠卵巢的一般状态 小鼠于PND45进入卵巢成熟期，可见接近成熟的卵泡突出于卵巢表面，并可见多个黄体。黄体可分辨出色深、色浅两类。色深者可能是刚形成的黄体，色浅者为老的黄体。黄体大小不等，间质腺更多，腺细胞大。颗粒细胞分化为卵丘细胞和膜细胞。排卵前的LH高峰可以使生发期卵母细胞到达MⅡ并且排出第一极体。LH高峰作用下引起的卵丘细胞的扩散，同时卵母细胞恢复减数分裂，可使卵丘细胞对促性腺激素做出响应。卵丘细胞的扩展依靠LH诱导的EGF刺激，激活PKA和提高cAMP的表达从而使颗粒细胞外层分离，最终排出卵子。血清的其他激素随着小鼠动情周期改变而变化。一般而言，E_2水平以动情期最高，动情间期最低，FSH水平以动情后期最高，动情期最低，P_4水平取决于卵子是否受精。

老年小鼠（约16个月）已不具备生育能力。卵泡计数分析发现，老年小鼠卵巢中的生殖细胞数目已非常少，表明卵巢生殖细胞储备基本耗尽。同时，卵巢中处于增殖状态的体细胞也很少，血清激素水平很低。

（二）成年期毒物暴露的卵巢近期毒效应

1. **对卵巢整体及细胞的影响**　卵巢毒物对成年卵巢的毒性主要是引起卵巢重量的下降，降低卵母细胞的活力和卵巢颗粒细胞的活力，诱发其凋亡。

（1）对卵巢整体的影响：卵巢作为生殖毒物的靶器官，其最明显的毒性表现就是卵巢重量的下降，多种毒物均可以造成卵巢重量的下降，如甲氧氯、亚砷酸钠、Cd、TCDD、DES、三氯生均能引起动物卵巢重量的下降。例如，5mg/L的Cd即可引起包括非洲爪蟾的卵巢重量下降；腹腔注射途径给予剂量为6mg/kg Cd连续8d后，小鼠的卵巢脏器系数下降；Cd也能造成家兔卵巢组织萎缩、卵巢积液及出血等病理损伤。对仓鼠的研究则表明，生长卵泡和卵巢间质中的小动脉对Cd的损害比较敏感，而原始卵泡和黄体对Cd的毒性比较耐受。5μg/g给药的DES能造成小鼠卵巢结缔组织增厚和瘢痕形成等毒性表现。

（2）对卵母细胞的毒效应：0.02μg/mL的毒死蜱与0.1μg/mL硫丹即能在体外降低水牛卵母细胞的存活能力。1～10nmol/L的马拉硫磷能诱导山羊卵巢颗粒细胞凋亡。12.5～50mg/kg多氯联苯能抑制小鼠卵母细胞的成熟和孤雌激活，并增加卵丘细胞的凋亡。

Cd对卵母细胞具有较强的毒性。腹腔注射途径给予7～8周的小鼠6mg/kg Cd，连续8d。发现卵母细胞的细胞核受损，颗粒细胞的形态异常；超微结构显示，卵巢颗粒细胞核染色质边缘化，核固缩，高尔基成熟面肿胀，线粒体嵴消失，粗面内质网肿胀。2.5mg/L的Cd可引起非洲爪蟾卵母细胞减少和坏死。2～20mol/L Cd能够显著抑制绵羊卵母细胞的成熟率，主要体现在处于第二次减数分裂中期Ⅱ（MⅡ）的卵母细胞比率明显下降，MⅡ中静止的卵母细胞的比例也降低了。

在多种不同的模型研究中发现邻苯二甲酸酯类可抑制卵母细胞减数分裂的恢复与成熟。例如，暴露于0.02～40μg/L的DEHP可抑制斑马鱼卵母细胞生发小泡的破裂，这种效应伴随着卵巢骨形态发生蛋白15上调以及LHR和膜孕激素受体蛋白下调，而LHR和膜孕激素受体是促进卵母细胞成熟的重要因素。在小鼠和牛卵细胞体外成熟模型上均发现MEHP对卵细胞成熟的抑制作用。卵母细胞和卵丘-卵母细胞复合体中暴露于100～400μmol/L MEHP 22～24h后，恢复减数分裂中期Ⅱ（MⅡ）的卵母细胞数量明显下降，生发泡阶段的卵母细胞数量增加，卵母细胞凋亡比例增加，且细胞周期相关基因Ccna2，抗凋亡基因（Asah1）和多能分化基因 Pou5F1 的mRNA表达降低，这些效应可导致卵母细胞凋亡增加。马的卵母细胞体外成熟试验中，暴露于0.12～1200μmol/L的DEHP后，卵母细胞成熟受到抑制，卵丘颗粒细胞中的ROS水平和凋亡增加。100μmol/L的BBP能抑制FSH诱导下猪卵丘-卵母细胞复合物的扩大和成熟，进而抑制排卵。在成年雌性后代的子宫内和哺乳期接触DEHP时也观察到类似的结果。体外成熟的小鼠卵母细胞在体内暴露于20～40μg/kg的DEHP，减数分裂Ⅱ期中期纺锤体异常增加，表明邻苯二甲酸酯对卵母细胞的减数分裂过程具有干扰作用。

（3）对卵丘细胞与颗粒细胞的毒效应：1～10nmol/L的马拉硫磷能诱导山羊卵巢颗粒细胞凋亡。12.5～50mg/kg多氯联苯能增加卵丘细胞的凋亡数量。Cd对颗粒细胞也有明显的毒性。体外实验研究表明，16μmol/L Cd可以改变人卵巢颗粒细胞的体外生长形态，减少细胞的突触延伸，增加细胞之间的间隙，显示出一定的细胞毒性。大鼠卵巢颗粒细胞暴露于不同浓度（2.5～40μmol/L）的Cd 8、16和24h后，可引起卵巢颗粒细胞活力降低、当Cd浓度达5μmol/L时即可引起卵巢颗粒细胞凋亡。整体动物体内实验发现，成年大鼠腹腔注射0.05mg/kg Cd 2周后卵巢组织结构异常，卵巢颗粒细胞活力降低。家兔腹腔注射5mg/kg Cd，48h后卵巢颗粒细胞出现损伤，包括内质网扩张，线粒体肿胀，线粒体数量减少与线粒体嵴消失。成年大鼠联合暴露于DEHP（600mg/kg）与苯并[a]芘10mg/kg后，可诱导颗粒细胞凋亡，闭锁卵泡数目上升，初级和次级卵泡的数目减少。DBP处理卵泡细胞后，细胞周期相关基因Ccnd2、Ccne1、Ccna2和Ccnb1的mRNA水平下调，细胞周期蛋白依赖性激酶1A（Cdkn1a）的mRNA水平上调，且处于G1期的细胞数量增加，处于S期，G2期的细胞数量减少，提示细胞周期阻滞。

2. 对卵泡的发育的影响　毒物也从多种途径影响成年动物卵泡发育，进而对生殖功能产生影响。

农药，如甲氧滴滴涕（methoxychor，MXC）可以抑制啮齿类动物卵泡的生长，并引起卵泡闭锁。0.02μg/mL的毒死蜱与0.1μg/mL硫丹在体外实验也表现为减少水牛健康卵泡的数量并增加闭锁卵泡的数量。50mg/kg拟除虫菊酯会增加大鼠闭锁卵泡的数量，而氨基甲酸酯类农药2.5mg/kg和1mg/kg会减少小鼠窦前卵泡数量。

大鼠通过饮用水接触0.4ppm亚砷酸钠，卵巢健康卵泡数量明显下降，闭锁卵泡的数量明显上升。Cd对各级卵泡发育有明显的毒性。经腹腔注射途径给予7～8周小鼠6mg/kg Cd，连续8d后，小鼠原始卵泡数目明显减少，闭锁卵泡数目明显增加。10^{-6}M的Cd也能抑制FSH诱导的猪卵母细胞-卵丘复合体的扩大，主要是通过抑制其中的透明质酸，而卵母细胞-卵丘复合体是卵泡生长和成熟的重要标志。小鼠皮下注射$CdCl_2$（0.25mg/kg、0.5mg/kg和1.0 mg/kg）12个月后，卵巢生发上皮增生、化生，白膜增厚并内陷，间质细胞增生，卵泡大量闭锁，部分卵巢被纤维性透明样变团块所充满；即使在停止暴露6个月之后，镜下亦可见间质细胞大量增殖，静脉血管充血，黄体退变，未能恢复正常的卵巢结构。

邻苯二甲酸酯对卵泡的发育过程有明显的抑制作用。成年大鼠联合暴露于DEHP（600mg/kg）与苯并[a]芘10mg/kg后，闭锁卵泡数量增加，初级和次级卵泡数量减少。成年青鳉暴露于0.1~0.5mg/L的DEHP，会使晚期闭锁卵泡数量增加。1 000μg/mL的DBP浓度暴露168h会抑制小鼠窦状卵泡的进一步发育，导致闭锁卵泡数量增加。100μg/mL的DEHP和0.1~100μg/mL的MEHP体外也能抑制能窦状卵泡的生长。小鼠窦状卵泡暴露于1~100μg/mL MEHP会上调促凋亡基因 Bax 和凋亡诱导因子线粒体相关1（Aifm1）的mRNA水平，并降低抗凋亡Bcl-2家族的mRNA水平，导致窦状卵泡闭锁。DEHA（1 000mg/kg和2 000mg/kg）可以增加各个卵泡发育阶段闭锁卵泡的比例。乙酰柠檬酸三丁酯（acetyl tributyl citrate，ATBC）（5mg/kg、10mg/kg）可以同时减少原始卵泡、初级和次级卵泡的数量。

DES暴露后小鼠的初级、次级与成熟卵泡数量均明显下降，闭锁卵泡数量明显增加，黄体数量减少、变性增加。暴露TCDD后的大鼠也出现卵泡成熟障碍和排卵减少，TCDD经口暴露（10ng/kg、40ng/kg和100ng/kg）能抑制斑马鱼的卵泡发育。

3. 对激素水平及动情周期的影响 卵巢毒物对激素的影响机制比较复杂。激素水平与动情周期密切相关，能影响卵巢的功能及卵巢的生育寿命，甚至影响到卵巢的肿瘤的发生。

（1）卵巢毒物大多数会抑制体内性激素的分泌：卵巢毒物可以通过对卵巢颗粒细胞和卵巢内膜细胞的一般细胞毒性，导致其凋亡或功能受损，进而抑制体内的性激素水平。

MXC可以有效抑制离体小鼠卵泡中雌二醇、睾丸激素、雄烯二酮和孕酮的生成。拟除虫菊酯农药氯氰菊酯（50mg/kg）可抑制大鼠卵巢合成孕酮的关键酶3β-HSD的活性，也可以抑制牛黄体分泌孕酮。暴露于TCDD（5~200ng/kg）的大鼠体内雌二醇生成受到抑制。多氯联苯（1~100ng/mL）体外能降低牛黄体细胞中LH刺激的P_4分泌，并改变猪卵巢卵泡细胞中P_4、睾丸激素和E_2的分泌。暴露于高水平的β-六氯环己烷和灭蚁灵的女性平均绝经年龄明显提前。

高剂量Cd对卵巢激素分泌功能具有明显抑制作用：16μmol/L的Cd可以抑制FSH诱导的人卵巢颗粒细胞P_4分泌，并呈现出明显的剂量-效应关系。成年雌性大鼠Cd暴露后，动情周期总长与动情间期明显延长。在动情间期给予5~15mg/kg Cd暴露后，大鼠动情期血清的FSH和LH下降，催乳素水平上调，P_4下降。排卵前给予SD大鼠2.5~5mg/kg Cd暴露其血清E_2、P_4和睾酮也出现下降，在亚慢性Cd暴露的大鼠模型上也观察到类似现象。卵巢组织体外培养提示慢性Cd暴露能降低卵巢E_2与P_4分泌水平，10^{-6}M的Cd即能体外抑制FSH诱导的猪卵母细胞-卵丘复合体分泌P_4，上述现象可能与卵巢中 StAR、P450scc 基因表达受抑制有关。此外，大鼠在注射GnRH后，Cd暴露组血清LH水平显著低于对照组，提示其下丘脑-垂体-性腺轴对超量GnRH的反应能力和代偿功能明显损害。

TCDD也能抑制体内的性激素。雌性大鼠经口一次性给予10μg/kg的TCDD后，其发情间期延长，发情前期和发情期的时间缩短。慢性TCDD暴露（200ng/kg）能降低大鼠体内E_2的合成，并在卵泡未耗竭的情况下就造成动情周期的紊乱。经口暴露TCDD（10ng/kg、40ng/kg和100ng/kg）可以降低斑马鱼体内E_2水平，抑制卵泡发育，并抑制斑马鱼体内激素合成关键基因*Cyp11a1*、*Cyp19a1*和*StAR* mRNA的表达。人黄体的颗粒细胞体外暴露于10nmol/L的TCDD时，E_2的产生受到抑制。

MEHP体外暴露（500μmol/L）能降低人卵巢颗粒细胞-卵泡膜细胞中E_2的生成量，该过程与FSH-cAMP信号传导无关，可能与E_2合成关键基因的mRNA水平下调以及芳香化酶活性的降低有关。从黄体分离的人黄体细胞与$10^{-9} \sim 10^{-6}$mol/L DEHP、DBP和BBP共孵育24h后，黄体细胞分泌P_4能力明显下降，黄体细胞PGE2与PGF2α分泌能力也降低。PGE2与PGF2α均能抑制黄体细胞释放血管内皮生长因子（VEGF）、PGE2和VEGF，抑制黄体存在，而PGF2α促进黄体消亡。至少有两个研究表明，成年大鼠经口饲喂$1 \sim 3$g/kg DEHP后，血清E_2水平降低，E_2的下调会导致机体代偿FSH水平继发性升高，但无法诱发排卵所需的LH水平上调，因此DEHP暴露能导致排卵障碍。类似研究也发现，DEHP暴露后大鼠血清P_4、睾酮和LH不同程度下调。成年小鼠经口饲喂$500 \sim 2\,000$mg/kg的DEHP 16周后，血清P_4水平明显下调，动情周期明显延长。经口给予DEHP 20μg/kg～750mg/kg 10d和30d后，成年小鼠动情期明显延长，而动情周期的紊乱与体内性激素的改变密切相关。暴露于MEHP的大鼠动情周期明显延长，主要表现为动情期的延长。

妊娠大鼠经口暴露于三氯生（$30 \sim 600$mg/kg），FSH、LH、E_2、P_4、睾丸激素和催乳激素水平降低。$50 \sim 100$μM三氯生对体外培养的人绒毛膜癌细胞JEG-3具有明显的细胞毒性，其孕酮和雌二醇分泌能力明显下降。

（2）部分卵巢毒物能刺激体内性激素分泌，影响正常的动情周期：农药莠去津（200mg/kg和300mg/kg）在体内会增加类固醇生成酶和类固醇激素的水平，增加大鼠体内雌激素与雄激素的比率，在体外能刺激原代大鼠颗粒细胞分泌孕酮和雌二醇以及促进性激素芳香化酶（从睾丸激素合成雌二醇的酶）的活性。

MEHP能促进卵巢类固醇特别是孕酮的合成，如$100 \sim 250$μmol/L的MEHP与大鼠颗粒细胞共孵育48h，可见颗粒细胞分泌P_4增加，激素合成关键蛋白StAR蛋白表达水平上调。DEHP在1μmol/L下暴露44h会增加FSH诱导的猪卵丘-卵母细胞复合物中P_4水平。小鼠卵泡培养模型中，可以观察到$10 \sim 100$μg/mL的MEHP中能升高次级卵泡分泌P_4水平，并降低E_2、雄烯二酮和睾酮的水平。卵巢切碎组织体外培养也有类似的结果，$1\,500$mg/kg的DEHP会促进动情间期的卵巢切碎组织分泌睾酮和E_2，但在动情期却抑制E_2分泌，可能与雌性动物所处的不同动情周期，不同动物模型，不同品系的动物，以及P_4向E_2转化过程受到抑制有关。

（3）部分卵巢毒物具有拟性激素样作用：某些卵巢毒物本身具有拟雌激素或者拟孕酮等作用，可以干扰体内自身激素的合成并影响其生物学功能。CD1小鼠经口暴露于30ppm的BPA后，子宫重量明显增加，提示BPA具有雌激素样作用。大鼠卵巢卵泡膜间质细胞和颗粒细胞体外暴露于BPA可增加睾酮、孕烯醇酮和E2的产生。此外，随着BPA的暴露，*Cyp17*、*Cyp19*、*Cyp11a*和*StAR*的mRNA水平增加，P_4水平降低。亚砷酸盐与Cd也能与E_2-α结合，在体外能激活乳腺癌细胞MCF-7的增

2016, 61: 186-194.

[18] IJAZ S, ULLAH A, SHAHEEN G, et al. Exposure of BPA and its alternatives like BPB, BPF, and BPS impair subsequent reproductive potentials in adult female Sprague Dawley rats. Toxicol Mech Methods, 2020, 30 (1): 60-72.

[19] NIERMANN S, RATTAN S, BREHM E, et al. Prenatal exposure to di-(2-ethylhexyl) phthalate (DEHP) affects reproductive outcomes in female mice. Reprod Toxicol, 2015, 53: 23-32.

[20] CHIANG C, MAHALINGAM S, FLAWS JA. Environmental contaminants affecting fertility and somatic health. Semin Reprod Med, 2017, 35 (3): 241-249.

[21] AOYAMA H, HOJO H, TAKAHASHI K L, et al. Two-generation reproduction toxicity study in rats with methoxychlor. Congenit Anom (Kyoto), 2012, 52 (1): 28-41.

第十一章

镉的卵巢毒作用及其机制

（Toxic Effects of Cadmium and Its Mechanisms on the Ovary）

本章基于本研究团队20余年的研究，结合国内外大量的研究资料，较系统、全面地介绍了镉的卵巢毒作用及其毒性机制研究现状与发展水平。主要内容包括镉的介绍、镉的卵巢毒作用、镉的卵巢毒作用机制研究等，并重点介绍了镉的卵巢颗粒细胞毒作用机制的表观遗传学调控问题的研究。

作为重要的重金属类环境污染物，镉对人群健康和环境生态的明显危害和影响广受关注。近20年来，镉的女（雌）性生殖毒作用，包括卵巢毒作用及其机理的研究取得了许多的进展，并正在不断地深入。

一、镉的介绍

（Introduction of Cadmium）

（一）镉的理化特性与应用

镉（cadmium，Cd）是一种金属元素，分子量112.4，呈银白色，略带淡蓝色光泽。Cd的熔点为321℃，沸点为765℃，比重为8.65g/cm³。Cd通常以无机盐（如CdO、CdCl₂或CdSO₄等）形式存在于自然环境中，金属Cd、CdO、Cd（OH）₂难溶于水，CdCl₂、Cd（NO₃）₂、CdSO₄易溶于水。

作为一种重要的工业原料，Cd可广泛应用于镍镉电池（Ni-Cd）、合金、防腐涂料、颜料、聚氯乙烯稳定剂、半导体以及杀虫剂、防腐剂和磷肥缓释剂等工农业产品的生产。Cd作为镍镉电池的活性电极材料（占总Cd使用量的83%），需求不断增加，而涂料和颜料等其他领域的需求由于环境问题和法规完善而逐渐减少。总体上，Cd作为工业原料的重要性正在下降。

（二）环境镉污染途径

Cd虽广泛分布于地壳中，但含量稀少，平均浓度为0.1～5ppm，常与锌矿、锌铅矿或铜锌铅复合矿伴生，大约80%的Cd生产与锌生产有关，而另外20%与铅和铜副产品的生产以及从成品中回收Cd有关。环境中Cd污染来源于自然排放和人为污染，自然排放主要包括：火山爆发、森林火灾、海盐气溶胶的产生或其他可导致Cd排出的自然现象；人为污染途径主要包括空气污染、水体污染和土壤污染，主要来自有色金属开采和精炼排出的废气、废水和废渣、磷肥的施用（有的Cd含量高达1.7mg/g）、化石燃料的燃烧和垃圾焚烧处理等。据估计，2009年美国85家国内生产、加工企业和部门向大气、地表水和土壤中各排放了大约5 200kg、1 100kg和919 000kg Cd化合物。餐饮器具和食品包装也存在Cd污染问题，如上釉的陶器储存酸性液体食品可引起Cd污染。

1. **空气污染**　Cd可以通过金属生产活动、化石燃料燃烧和废物焚烧释放到大气中，这也是空气中Cd污染的主要来源。在空气中发现的主要Cd化合物是氧化镉、氯化物和硫酸盐，在大气中性质较稳定，不受光化学反应的影响；硫化镉可能在水气溶胶中被光解成$CdSO_4$，大气中各种化合物之间的转化主要是通过溶于水或稀酸。Cd可以在大气中长时间、长距离运输，最终沉积到表面土壤和水中，这可能导致偏远地区Cd水平的升高。空气中常见的Cd化合物（氧化物、硫酸盐、氯化物）是稳定的，不受光化学反应的影响。硫化镉可能在水气溶胶中被光解成$CdSO_4$。通过溶于水或稀酸，大气中各种Cd化合物完成相互间的转化。

大气Cd污染暴露最严重的地区是冶炼车间附近，暴露水平可达$0.06\mu g/m^3$以上。据统计，世界每年由冶炼厂和Cd加工厂释放至大气中的Cd约为1 000t，约占排入大气总Cd的45%。

2. **水体污染**　Cd是海水的一种天然成分，在沿海地区和海洋磷酸盐和磷矿中报告的含量更高。多种生产过程，如铅、锌、铜矿的选矿和电镀、碱性电池等工艺产生的废水排入地表水或渗入地下水以及大气Cd尘的沉降均可造成水体污染。水中Cd天然暴露水平为0.01～$10\mu g/L$，平均水平为$0.05\mu g/L$，其中海水为0.005～$0.11\mu g/L$，淡水为0.01～$3\mu g/L$。

Cd可以作为水合离子与其他无机或有机物质以离子配合物存在。在淡水中，Cd化合物（如硫化镉、碳酸镉和氧化镉）基本不溶于水，但可以通过与酸、光和氧的相互作用而变成水溶性盐。在海水中，Cd则几乎全部以氯化物（$CdCl^+$、$CdCl_2$、$CdCl_3^-$）的形式存在，少部分以Cd^{2+}的形式存在。可溶性形态可在水中迁移，而Cd在不溶性复合物中相对不易移动或被吸附到沉积物中，Cd排放行业附近的水源中沉积物和水生生物中的Cd含量均显著性升高。

3. **土壤污染**　土壤中Cd的主要来源包括大气沉降、直接施用和人为污染，如化肥和杀虫剂的使用、工业污泥处理、污水灌溉、固体废物等。大气中Cd的干湿沉积可能为大气排放源周围地区的土壤提供大量的Cd。此外，人类生活（如燃烧灰烬的倾倒）、运输过程中向环境排放的含Cd污染物也会造成一定的土壤污染。一般在冶炼厂周围土壤Cd的暴露水平较高，如日本某炼锌厂附近土壤Cd浓度高达40mg/kg，在3km外的地方Cd浓度为3～8mg/kg。中国约有1.3万公顷耕地受到Cd污染，涉及11个省市的25个地区，污灌区生产的农产品Cd超标率达10.2%。

土壤中Cd的流动性取决于几个因素，包括土壤的pH和有机质的有效性。一般情况下，Cd会与有机物紧密结合，这将在很大程度上限制Cd的迁移。Cd也可以被植物大量吸附，并通过食物链在生物体内蓄积。当土壤pH较低（酸性）时，土壤中的Cd通常更易于保留。

（三）镉的生物暴露途径

1. **呼吸道** 在涉Cd的生产过程中，主要的接触途径是通过吸入粉尘和烟雾摄入。职业接触可通过个人防护设备、良好的工业卫生习惯以及控制和减少Cd的排放来加以控制。随着对职业卫生的重视和环境质量的改善，当前生产场所环境空气中Cd浓度一般低于0.05mg/m^3。此外，大气Cd重度污染地区的人群也可因长期大量吸入污染的空气而发生Cd慢性中毒。

2. **吸烟** 吸烟是非职业接触人群中Cd暴露的另一种重要途径。Cd可蓄积在烟叶中，纸烟点燃后大约有70%的Cd随烟气排入环境。根据对吸烟者和不吸烟者体内Cd负担的比较，从香烟中吸收的Cd似乎比在动物中测量的Cd气溶胶吸收的Cd要多。香烟烟雾中Cd的化学形式可能与其他燃烧过程产生的Cd类似，主要是氧化Cd气溶胶。香烟中大约10%的Cd被吸入，据估计，每天吸20支烟会吸入0.2～4μg的Cd。香烟中Cd的吸收率更大，可能是由于香烟烟雾中的微粒非常小，因此肺泡沉积更多。

3. **消化道** 食物和饮水是非职业接触和非吸烟人群Cd暴露的主要来源。土壤和水中的Cd可被某些农作物和水生生物吸收，并通过食物链富集。食品中的Cd含量可能因食品类型、农业和耕作方式以及大气沉积量和其他人为污染而有很大差异。在以富含Cd的食物喂养的哺乳动物以及某些种类的牡蛎、扇贝、贻贝和甲壳类动物的肾脏和肝脏中发现了较高的Cd含量。虽然蔬菜、谷类和淀粉类植物中的Cd含量较低，但由于这类食品的消费量较大，它们占到每天Cd摄入量的比重也较大。况且，国内部分地区谷类Cd污染现象十分严重。有学者对中国南方地区大米中Cd含量的调查结果进行估算，发现人群Cd的摄入量与日本痛痛病（Itai-Itai病）首次报告地区人群Cd的摄入量相当。

4. **其他** 皮肤接触是人群Cd暴露的一种十分少见的途径。由于Cd的皮肤吸收十分缓慢，经皮肤接触的Cd的吸收率不会超过0.6%。只有在高浓度Cd溶液与皮肤接触数小时或更长时间的情况下才会产生明显的生物学效应。

（四）镉的生物转运

1. **吸收** Cd可通过消化道、呼吸道和皮肤吸收，消化道中Cd的吸收率为

3%~10%，肺对Cd的吸收率为10%~50%，而皮肤吸收量则比较少。人体对Cd的吸收率也会受到包括Cd化合物的种类、摄入量、体质、营养状态和发育阶段等多种因素的影响，钙、铁、蛋白质摄入量低会明显增加Cd的吸收；由于锌与Cd的化学性质十分接近，对Cd吸收会产生竞争性抑制；维生素D也可影响Cd的吸收。其中，铁离子水平对Cd的吸收尤其重要。Cd经消化道的吸收率会随体内铁负荷降低而增加，女性人群中Cd的吸收率要高于男性人群，可能与女性育龄期铁负荷相对较低有关。

人体吸收Cd的主要生物因子是二价金属转运因子-1（divalent metal transporter-1，DMT-1）、铁离子跨膜转运蛋白和其他二价阳离子；同时，金属转运蛋白-1（metal transporter protein 1，MTP-1）对Cd的吸收起着重要作用；铁传递蛋白、低分子量的谷胱甘肽和半胱氨酸等对Cd的传输也有重要影响。一般正常人每天从饮水中摄入Cd 0~20μg，呼吸道吸入0~1.5μg，而吸烟者的Cd吸入量较大，估计每天吸20支烟，可吸收14~16μg，吸烟人群肾组织和血液中Cd浓度显著高于非吸烟人群。

2. 分布　正常人血Cd浓度很低，多低于10μg/L，但在Cd暴露后可迅速升高，停止接触后可逐渐恢复正常。Cd从肠道或肺吸收入血后，大部分存在于红细胞中，一部分与血红蛋白结合，一部分与含硫基的低分子量（约10 000）金属硫蛋白结合，形成稳定的络合物，随血液循环主要贮存在肝和肾，其次为肺、脾、胰、甲状腺、睾丸、卵巢等处。Cd和金属硫蛋白的相互作用在Cd的毒理动力学和毒性中起着关键作用，金属硫蛋白可以结合大量的组织Cd。对金属硫蛋白转基因和金属硫蛋白缺失小鼠的研究表明，金属硫蛋白会影响组织Cd保留，但可能不会影响Cd在肝脏、肾脏、胰脏和脾脏的分布。Cd组织积累的差异还可能与激素或其他内在因素的差异有关，这些因素影响细胞对Cd的吸收、Cd的亚细胞分布或金属硫蛋白代谢。

3. 排泄与蓄积　经胃肠道吸收的Cd仅5%~7%，大部分未吸收Cd通过粪便排出。Cd吸入暴露后，沉积在鼻咽或中央气道的含Cd颗粒物将通过黏液纤毛机制清除，10%~40%的Cd颗粒会被肺吸收。吸收后的Cd主要经肾由尿排出，少量由胆汁、唾液、乳汁排出。职业性接触工人尿液中的Cd含量随身体Cd负荷的增加而成比例增加，正常人尿Cd低于2μg/L。家兔的胆道排泄率约为大鼠的1/6，犬的胆道排泄率约为大鼠的1/300。在大鼠体内，Cd的胆汁/血浆浓度比呈高剂量依赖性，随剂量增加而增加。

蓄积性强是Cd突出的生物学特点。Cd摄入后经代谢排出体外，如停止摄入，其含量减少到最初量的1/2所需时间为生物半减期，一般认为Cd的生物半减期为10~30年。Cd在体内的含量随年龄的增长而增加，新生儿体内Cd为痕量，20岁左右体内出现Cd蓄积的倾向，50岁时蓄积最多，60岁后逐渐减少。成年人体内Cd约1/3贮存在肾脏（肾皮质含量最高）、1/6在肝脏，毛发中Cd的浓度也较高。

Cd能在女性的卵巢中蓄积，卵巢Cd水平在30~65岁呈线性增长。30岁以下无年龄依赖性增长，65岁以上卵巢Cd水平有下降趋势。常规周期卵巢新鲜黄体组织和非黄体组织Cd含量无显著差异。吸烟者的卵巢中Cd的含量比不吸烟者高。经产妇的Cd卵巢水平有下降趋势。体力劳动者和脑力劳动者卵巢Cd含量无明显差异。

动物实验亦证实，Cd吸收后可通过血液循环在卵巢等生殖器官内蓄积。有学者将不同剂量Cd对雌性大鼠行亚慢性皮下注射染毒，染毒20d后测定卵巢、子宫、血清Cd含量，结果表明染毒组大鼠卵巢、子宫Cd含量均高于低剂量组和对照组，且子宫Cd与卵巢Cd、血清Cd含量有明显相关性。

（五）镉的卫生标准、容许摄入量及生物限值

1. **卫生标准**　目前，国内生活饮用水Cd的最高容许浓度为0.01mg/L；农田灌溉水中Cd的最高容许浓度为0.05mg/L，工业废水中Cd的最高容许排放浓度为0.1mg/L；车间空气允许限量为0.1mg/m³；土壤中Cd的卫生标准为1.0mg/kg。

2. **人体容许摄入量**　世界卫生组织制定人类Cd的安全摄入量为500μg/周，联合国粮农组织（Food and Agriculture Organization of the United Nations，FAO）/世界卫生组织（WHO）将Cd的每周容许摄入量（tolerable weekly intake，TWI）定为5.8μg/kg，欧洲食品安全局（European Food Safety Authority，EFSA）则定为2.5μg/kg。尽管绝大多数食物中Cd含量很低（< 0.1mg/kg），但在Cd污染严重地区的主要植物（作物）中Cd含量甚至超过2mg/kg。由于植物性食物是日常消费的主要食物，低剂量Cd长期累积对人体健康造成的影响也不容忽视。

有学者对我国青岛居民食物摄入Cd进行调查，结果表明，尽管食物中Cd含量都低于国家和国际食品法典委员会标准，但Cd的年人均摄入量仍达到了9.25mg；即使通过饮食控制Cd的摄入量未超过TWI，仍会导致肾功能发生损伤。更有学者发现，Cd能激活或者抑制卵巢/颗粒细胞卵巢类固醇激素关键酶的亚临床浓度为0.05mg/kg，说明TWI值对人群很难起到根本的防治作用。这可能是由于Cd在生物体内具有较长的半衰期，从而导致微量Cd在人体内长期累积，对健康产生不利影响。因此，不少学者对Cd在更低剂量、更长时间摄入条件下的健康影响仍表示出了担忧。

3. **人体生物限值**　Cd可以在血液、尿液、头发或指甲中测出。血Cd往往反映近期Cd暴露情况，具有较好的重复性、稳定性。调查显示，苏浙沪皖地区18 ~ 22周岁男性血Cd值呈正偏态分布，参考区间为0 ~ 6.70μg/L。尿Cd主要与体内Cd负荷量及肾Cd浓度有关，反映人体在长期Cd暴露后的负荷情况，常被用作衡量职业性Cd接触和慢性Cd中毒的生物标志物。目前我国使用的Cd暴露致Cd损伤的尿Cd判定标准有两种：一种是适用于职业人群的职业卫生标准（5μg/g肌酐），另一种是适用于普通人群的健康危害判定值（15μg/g肌酐）。WHO则规定尿Cd不应高于10μg/g肌酐。

（六）镉的健康危害

Cd被认定为工业和环境污染物，作为重金属类环境内分泌干扰物的代表，在危及人体健康的环境毒物中位列第六。随着现代工业的发展，Cd污染问题日益严重。

Cd的生物半衰期可长达10～30年，且在环境中不易降解，易被农作物所吸附并通过食物链在生物体体内蓄积，可引发明显的全球健康问题。流行病学调查和动物实验显示，Cd污染与多种疾病、肿瘤和死亡相关。非职业接触人群健康危害表现为低剂量暴露、长期接触和慢性中毒效应，可对身体多个系统产生慢性损伤，引发疾病，如肝脏疾病、肾脏疾病、呼吸系统疾病、心血管疾病、免疫系统疾病、骨质疏松、神经发育疾病、生殖系统疾病等。Cd还具有致突变性，并被国际癌症研究机构认为是1A类致癌物。

1. **肾损伤**　Cd的肾毒性在早期主要是对近曲小管损伤，表现为以尿β_2-微球蛋白（uretic β_2-microglobulin，Uβ_2-MG）、尿N-乙酰-β-D 氨基葡萄糖苷酶（uretic N-acetyl-β-D-glucosaminidase，UNAG）为生物标志物的低分子蛋白含量增加。随着病情进展，也会损伤肾小球，形成蛋白尿甚至肾衰竭。有学者对日本2163例成年女性开展研究，发现持续Cd暴露可以引起肾小球损伤，进一步导致肾小球滤过率（glomerular filtration rate，GFR）下降和蛋白尿的产生，最终引起终末期肾衰竭。杜瑜等对江西某Cd污染地区人群长期动态观察后得出结论：在早期肾小球和肾功能未受损伤时，尿蛋白不会明显升高，这一时期主要表现为尿Cd和尿酶的升高；随着暴露量的增加，尿Cd和尿酶升高的同时，尿蛋白也升高，此时肾已经发生器质性病变；Cd中毒晚期则以尿Cd和尿蛋白升高为主。

2. **骨损伤**　Cd可干扰钙在成骨及正常骨代谢过程中的作用，对骨骼造成直接损伤，表现为骨钙溶出增加，骨密度降低，导致骨软化或骨质疏松。经典的流行病学案例为发生在日本的"痛痛病"。20世纪50年代日本富山县严重环境Cd污染地区的居民出现了以骨软化和骨质疏松为特征的典型骨损伤病例。最新研究发现，绝经后妇女骨密度降低和骨折危险性增加与长期Cd暴露有关，说明低剂量Cd暴露也可能导致骨损伤。

3. **心血管疾病**　环境Cd暴露通过加重或启动与心血管疾病（cardiovascular disease，CVD）相关的病理生理过程（包括血压调节、碳水化合物和脂质代谢、血管功能和动脉粥样硬化），引发疾病和死亡率上升。不仅是居住在高Cd污染地区与高水平的心血管疾病风险有关，而且在接触水平低于当前卫生标准的情况下，Cd也会对心血管健康产生不利影响。研究表明，Cd可通过氧化应激和炎性反应等机制引起心血管系统的损害，并与高血压、缺血性心脏病（ischemic heart disease，IHD）以及外周动脉疾病等心血管疾病的发病和死亡之间存在密切关联。有学者发现，人群血Cd含量与血压升高之间存在相关性，且两者间的关联强度在非吸烟人群中更高。某些国家级流行病学调查则证实Cd暴露可能增加动脉粥样硬化性疾病的发病风险，当血Cd浓度增加1个四分位数间距时，人群IHD发病的OR值为2.10（95% CI 1.29～3.43），提示Cd暴露可增加人群IHD的发病风险。也有证据显示，长期低水平Cd暴露是人群心力衰竭、颈动脉内膜中层厚度增加、心率变异性（heart rate variability，HRV）降低、心脏功能与代谢紊乱等不良心血管状况的重要风险因素之一。

4. **肥胖与糖尿病**　目前，有关Cd暴露对肥胖和糖尿病等代谢综合征的影响尚没有一致性的结论。Cd暴露与肥胖之间相关性研究的流行病学数据十分矛盾，有正相关、负相关和无相关三种结论。已有研究证明，8～15岁女孩的血Cd水平与较高的身高、体重指数（body mass index，BMI）、腰围和臀围相关，而在男性中未能发现此种关联。与此同时，大量人体研究表明，Cd暴露与肥胖的人体测量指数之间存在负相关关系。最近的一项饮食调查表明，饮食中的Cd含量是BMI的负预测因子（$P=0.008$），但在调整总能量摄入、性别、年龄、种族和吸烟因素后则不是；红细胞Cd含量则与瑞典绝经后妇女的BMI值呈负相关。而韩国2010—2013年全国健康和营养调查研究未能发现BMI和尿Cd水平之间的联系。

一些人群研究显示，体内Cd负荷与2型糖尿病有关，但也有研究不支持上述结论。美国一项病例对照研究显示，孕妇的尿Cd负荷增加妊娠期糖尿病的发生风险。中国针对妊娠妇女的一项队列研究显示，妊娠早期体内尿Cd水平为0.59μg/L，在控制可能的混杂因素后，随着尿Cd水平增加，妊娠期糖尿病危险增加。而一项针对非洲裔青年的横断面研究暗示，重金属暴露可能与血糖有关，但结果不太明确，需要长期的大队列观察。上述研究结果之间存在矛盾，可能原因是由于不同研究所涉及的Cd的外暴露水平（参考水平、环境暴露、职业暴露）、内暴露水平（血液、尿液、头发）或暴露效应评价指标（早期肾脏指标、疾病或死亡）的差异所致。

5. Cd与癌症的关系 最早关于Cd暴露与癌症危险性的研究开始于职业接触人群研究，发现职业相关Cd暴露与全死因死亡率、癌症死亡率都相关，包括肺癌、前列腺癌、肾癌、乳腺癌、卵巢癌等，结果显示尿Cd与癌症死亡率之间存在联系，尿Cd浓度每增加2倍，男性患癌的风险增加1.26倍，女性患癌的风险增加1.21倍。

二、镉的卵巢毒性
（Ovarian Toxicity of Cadmium）

在Cd的多器官、多系统毒作用中，环境Cd暴露对生殖系统和胚胎发育的不利影响已成为Cd暴露研究中的一个重要方向。Cd对生殖系统的毒作用很早就受到关注，其中Cd对男（雄）性生殖健康损害的研究已经较为全面和深入。鉴于女（雌）性机体在生殖系统解剖、生理及繁衍后代等方面的特殊性，Cd的雌性生殖毒性需要得到更加重视。Cd可引起女性体内性激素紊乱，影响子宫的发育及卵巢功能。卵巢作为重要的女性生殖器官，也是Cd的主要作用靶点，在Cd的生殖毒性研究中具有十分重要的地位。阐明Cd暴露对卵巢的毒作用影响及毒性机制，不仅为防治Cd暴露对生殖系统及胚胎发育的不利影响提供理论依据，而且对制定Cd的人体健康基准和相关卫生标准也具有重要意义。

（一）镉对卵巢结构与功能的影响

动物实验表明，无论是成年期或青春前期雌性大（小）鼠Cd暴露后均能明显影响卵巢的结构与功能，并造成不可逆性损伤。

1. 对卵巢结构的影响

（1）湿重与脏器系数（性腺指数）：Cd被机体吸收、转运后可在卵巢蓄积。Cd可直接作用于卵巢组织，引起积液、出血、萎缩等改变，首先体现在卵巢湿重和脏器系数的变化。仓鼠单次皮下注射CdCl$_2$后，卵巢重量减少了近50%，尽管2个月内，仓鼠卵巢的形态可完全恢复。Weng等用0mg/kg、0.5mg/kg、2.0mg/kg、8.0mg/kg CdCl$_2$对未成年大鼠进行亚慢性灌胃染毒，结果发现大鼠的卵巢湿重、卵巢脏器系数均明显降低。除哺乳动物外，Cd对禽类和鱼类卵巢重量的影响也十分明显。有学者为研究Cd对雌性畜禽的卵巢毒作用，在日粮中添加不同剂量CdCl$_2$（140mg/kg、210mg/kg），分别在试验20d、40d、60d称量鸡体重及卵巢湿重，发现试验组卵巢脏器系数呈现明显的时间-剂量效应关系。Szczerbik等研究长期Cd暴露对金鱼生长、卵巢发育、促黄体生成素（LH）分泌及对激素刺激的产卵反应的影响，时间跨度从金鱼10周龄到第二次产卵。卵巢的性腺指数（gonadosomatic index，GSI）和组织学分析显示，高剂量Cd组卵巢GSI下降，GSI下降与血浆中持续的LH水平升高有关。

（2）一般结构：Cd对卵巢一般结构的改变主要表现为病理性损伤。对成年期、青春前期或四日龄新生大鼠卵巢Cd暴露后，均可出现卵泡、卵母细胞或卵巢颗粒细胞的损伤表现。小鼠经口暴露CdCl$_2$ 50d后（50ppm、100ppm、150ppm CdCl$_2$），卵巢皮质中闭锁卵泡增多，成熟卵泡及黄体数量减少，在卵泡间区域可见水肿和坏死征象，而卵巢髓质中可见血管扩张及出血征象。

小鼠皮下注射CdCl$_2$（0.25mg/kg、0.5mg/kg、1.0mg/kg）12个月后，卵巢生发上皮增生、化生，白膜增厚并内陷，间质细胞增生，卵泡大量闭锁，部分卵巢被纤维性透明样变团块所充满。即使在停止暴露6个月之后，镜下亦可见间质细胞大量增殖，静脉血管充血，黄体退变，未能恢复正常的卵巢结构。

在体内实验中，发现21日龄Wistar雌性大鼠卵巢滤泡细胞凋亡随着染Cd剂量的增加而增加。在体外实验中，将4日龄SD雌性大鼠的卵巢进行离体培养，观察到50μmol/L染Cd组的卵巢组织结构异常，卵泡轮廓不规则，颗粒细胞松散，卵母细胞变性、萎缩；0.5μmol/L染Cd组原始卵泡和生长卵泡中卵母细胞直径明显增大，5μmol/L染Cd组生长卵泡中卵母细胞直径增大，而原始卵泡卵母细胞直径无明显差异，10μmol/L染Cd组原始卵泡和生长卵泡中卵母细胞直径则显著减小。

（3）超微结构：成年及断乳至性成熟期Cd暴露均可改变卵巢组织细胞的超微结构。成年小鼠腹腔注射6mg/kg CdCl$_2$，每天1次，共计8d。在电镜下观察卵巢切片，可见CdCl$_2$组细胞染色质边缘化、核固缩、高尔基体成熟池肿胀、线粒体嵴消失、粗面内质网肿胀。颗粒细胞排列松散，出现不同程度的皱缩，核膜波动，核周池扩张，表现出大范围的凋亡和坏死征象。

Cd对卵巢生长发育的影响具有亲代和子代间的持续性，并在卵巢超微结构的损伤上有所体现。有研究将F0代雌鼠妊娠期进行Cd暴露，F1代雌鼠于出生后第56天取卵巢颗粒细胞，电镜下观察卵巢颗粒细胞凋亡率增加，凋亡小体内线粒体肿胀，嵴稀疏，提示妊娠期Cd暴露对F1代成年大鼠卵巢颗粒细胞可能具有损伤作用。

2. 对卵巢功能的影响

（1）性成熟：在多个流行病学研究中所观察到的青春期女性乳房发育、阴毛生长和月经初潮的长期趋势表明，Cd这一具有内分泌干扰作用的环境化学污染物可能干扰女孩的青春期发育和性成熟的进程，尽管这种干扰作用还不十分明确。Reynolds等对211名年龄在10～13岁的女孩进行了长达两年的随访，采用累积Logistic回归评估尿Cd与乳房发育和阴毛生长等第二性征间的关系，结果表明较高的机体Cd负担可能会延缓女孩青春期发育某些方面指标的改变。Chen的研究结果却发现，Cd污染严重地区人群月经初潮的中位年龄明显小于对照组（14.0岁 vs 15.0岁），Cd暴露可能导致初潮提前。

（2）月经/动情周期：Cd暴露可导致女（雌）性机体的月经和动情周期的异常。人群流行病学研究表明：接触Cd女工的月经周期明显紊乱，未成年女工尤为突出；Cd还可致原发性闭经或40岁前绝经；Cd引起月经周期异常与接触年限有关，Cd作业5年以上，月经异常率（43.2%）可为5年以下者（20.0%）2倍以上。动物实验也出现类似的结果，有学者将成年雌性大鼠腹腔注射CdCl₂染毒，染Cd组雌鼠动情周期和动情间期异常率均明显升高；初断乳大鼠亚慢性灌胃CdCl₂暴露（0.5mg/kg、2.0mg/kg、8.0mg/kg）5周的结果显示，染毒后大鼠动情间期延长，动情期缩短。

（3）妊娠结局及子代发育：长期Cd暴露除影响女（雌）性生殖系统外，还对妊娠过程乃至新生儿健康产生损害，目前已有不少关于接触Cd对妊娠和结局不利影响的报道，包括引起自然流产、死胎、早产等妊娠不良结局的流行病学调查结果。Tian等评估了孕妇接触Cd对妊娠和后代发育的影响，脐带血Cd水平与胎儿发育指标呈显著负相关。低出生体重（low birth weight，LBW）（<2 500g）在脐带血Cd水平较高的婴儿中比在脐带血Cd水平较低的婴儿中更明显。Nishijo等研究发现，环境Cd暴露会降低孕妇的正常妊娠期，这也导致了胎儿早产和新生儿体重减轻。随后的研究还发现，母体血液中的Cd浓度与婴儿身高也呈明显负相关，将脐带血中Cd含量较高的新生儿与正常组比较，发现其出生身长比后者低2.24cm。此外，脐带血Cd暴露与婴儿智商呈显著负相关。Sun等评估了孕妇和胎儿对Cd、Pb和硒（Se）的暴露，并记录了它们对新生儿结局的潜在后果：孕妇Cd暴露可影响新生儿出生体重，增加硒摄入可降低脐带血Cd浓度，促进胎儿生长发育，这表明硒对降低Cd的胎儿毒性有积极作用。

（二）镉对卵细胞生长发育的影响

1. 卵母细胞 Cd对女（雌）性生殖系统，特别是卵母细胞成熟和生育能力的影响已有相关报道：Cd可影响卵母细胞的生长发育，显著降低卵母细胞成熟率，进而减少受精率和体外胚胎发育率。

（1）对MⅠ的影响：给8日龄雌性小鼠腹腔注射促性腺激素10IU/只，48h后处死，取生发泡期卵母细胞于体外Cd暴露0h、6h和9h，Cd暴露剂量分别为0μmol/L、0.05μmol/L、0.5μmol/L、2.5μmol/L和5μmol/L，结果发现Cd暴露将卵母细胞阻滞于M I，最终使之无法完成减数分裂。Cd通过影响细胞骨架组织、线粒体功能和组蛋白修饰损害了卵母细胞的减数分裂的完成和随后的胚胎发育。此外，Cd暴露可破坏减数分裂纺锤体形态和肌动蛋白的积累和分布，降低ATP含量，改变线粒体分布，影响卵母细胞的减数分裂成熟。

Dong等将雌性小鼠暴露于0.5mg/（kg·d）的$CdCl_2$，连续60d，结果显示$CdCl_2$通过影响卵母细胞减数分裂进程显著降低了雌性小鼠的生育力，表现为纺锤体装配中断、染色体排列异常和动丝微管附着，从而产生非整倍体卵母细胞。进一步研究表明，Cd暴露影响卵母细胞成熟促进因子（MPF）活性和cyclin B1表达的周期性波动可能是通过影响纺锤体装配检查点蛋白Bub3而发挥作用。

Liu等通过观察卵母细胞M I不同剂量Cd暴露不同时间后，MPF活性及其相关基因*Cdk1*、*Ccnb1*、*Cdc25b*表达的变化，探讨Cd是否通过改变MPF相关基因的表达，从而调节MPF的活性，进而影响卵母细胞M I的进程。结果显示，Cd暴露后，卵母细胞M I进程中，MPF维持在高活性状态，MPF活性的周期性变化被破坏，从而使卵母细胞阻滞于M I；Cd暴露可促进MPF的催化亚基CDK1及调节亚基CCNB1的合成，促进MPF激动剂CDC25B的合成，最终导致卵母细胞无法完成减数分裂。

（2）对M II的影响：研究显示，Cd暴露导致雌性小鼠超数排卵后卵母细胞的数量减少，与对照组相比，Cd处理组成熟卵母细胞所占比例下降。免疫荧光显示，Cd处理可导致成熟（M II）卵母细胞染色体、纺锤体和细胞极性异常，同时肌动蛋白帽出现丢失，提示接触Cd可影响M II卵母细胞的质量，从而影响卵母细胞的成熟。

2. 卵泡

（1）原始卵泡：由于原始卵泡池逐渐耗尽，该类型卵泡的不断减少可能会导致永久性不育。新生大鼠体外暴露Cd可阻止卵泡发育，而从断奶到成熟期间持续Cd暴露可减少原始卵泡，增加闭锁卵泡。有学者将新生大鼠卵巢Cd（5～50μmol/L）暴露后，大鼠出现原始卵泡生长发育障碍，原始卵泡和生长卵泡中卵母细胞直径显著减小，各剂量组增殖细胞核抗原（proliferating cell nuclear antigen，PCNA）阳性率显著减少；SCF/c-kit表达受抑制可能在Cd致卵泡发育障碍中起作用。推测Cd暴露可能会减少原始卵泡的储存库，对女（雌）性的生育能力产生损害。

（2）次生卵泡：原始卵泡经过发育成为初级卵泡、次级卵泡，最终成熟为窦性卵泡。青春期前$CdCl_2$暴露增加了大鼠卵巢闭锁卵泡的数量，高剂量Cd组大鼠正常次级卵泡和黄体的数量减少，但会增加次生卵泡的数量，从而导致早衰。有研究对未成年Wistar雌性大鼠给予0mg/kg、0.1mg/kg、0.3mg/kg和0.9mg/kg $CdCl_2·2.5H_2O$，腹腔注射染毒，每天1次，连续19d，取切片观察卵巢各级卵泡数目构成比，结果显示随着染Cd浓度的升高，闭锁卵泡构成比显著升高，呈现明显的剂量效应关系，提示Cd可抑制未成年大鼠卵泡发育，即阻碍原始卵泡向生长卵泡的转化。

研究表明，对初级卵泡的毒性会导致不可逆的不孕症，对次级卵泡的毒性会导致卵巢周期紊乱，而对窦卵泡或排卵前卵泡的毒素暴露会导致瞬时不孕症。Cd可影响卵泡发育的不同阶段，增加闭锁卵泡和早衰次生卵泡（异常卵泡）的数量，而减少正常次生卵泡和黄体的数量。此外，颗粒细胞中积累的Cd可以降低窦性卵泡的存活率，增加异常卵泡的数量，提示Cd暴露可通过延迟阴道张开时间（vagind opening time，VO）、第一次动情间期（FD）和第一次动情前期（FP）导致卵巢周期紊乱，延缓青春期到来，最终导致不孕。

（3）排卵：Saksena等研究了单次皮下注射CdCl$_2$对仓鼠排卵、卵子转运和早孕的影响，CdCl$_2$诱导小鼠的不育期分别为11～69d（5mg/kg）和46～71d（10mg/kg），随后正常妊娠。CdCl$_2$也能诱导排卵抑制，且有剂量和时间依赖性。抑制排卵所需的最小剂量为5mg/kg。在接近发情前期黄体生成素（LH）分泌激增的时间给予CdCl$_2$，对排卵的影响更为显著。排卵失败的发生率与血清孕酮水平下降及卵巢炎症、出血和坏死有关，尽管卵巢病变持续不到4d。上述结果表明，在接近排卵期时单次给予CdCl$_2$可抑制排卵，其对妊娠的影响虽然明显，但是具有暂时性。

有学者在研究吸烟对正常猪卵泡排卵和受精过程的影响时发现，Cd和尼古丁对卵丘-卵母细胞复合体（cumulus- oocyte complex，COC）细胞/基质室透明质酸的合成和积累具有相似的抑制作用；在FSH与COC孵育期间，二者对卵丘扩张的抑制作用伴随着卵丘细胞合成孕酮的减少，卵丘细胞可作为评价环境污染物对生殖功能损害的敏感和有价值的观测对象。

3. **颗粒细胞** Cd对卵巢颗粒细胞可产生多种损伤效应，多项研究表明Cd可促使卵巢颗粒细胞形态和结构异常、凋亡等。有学者以0mg/kg、0.5mg/kg、2.0mg/kg、8.0mg/kg的CdCl$_2$溶液给断乳至性成熟大鼠灌胃，形成体内Cd暴露，再用流式细胞仪检测卵巢颗粒细胞凋亡率，结果发现：低剂量组卵巢颗粒细胞凋亡小体增加，细胞器出现明显损伤，线粒体结构损害，板块嵴稀疏；高剂量组线粒体出现肿胀、空泡、粗面内质网扩张且出现凋亡小体增加，凋亡率升高并具有剂量效应关系。提取刚断乳雌性SD大鼠卵巢颗粒细胞进行体外培养发现，Cd暴露可致颗粒细胞形态结构明显损害，凋亡小体增多，细胞形态不规则，染色质异常，线粒体出现肿胀、空泡，且随着染Cd剂量增加而增多，但未发生颗粒细胞自噬作用的改变。

Cd对颗粒细胞的损伤还具有跨代效应。妊娠期母体Cd暴露后，其子代成年后卵巢颗粒细胞的生长和功能仍会出现异常。有研究使大鼠于妊娠第1～20天分别暴露于0mg/kg、0.5mg/kg、2.0mg/kg、8mg/kg CdCl$_2$，F1代雌鼠于出生后第56天时，取卵巢颗粒细胞贴壁，各染Cd组出现的凋亡细胞及凋亡小体数量增加，颗粒细胞线粒体、内质网、细胞核、染色质出现不同程度损伤。

（三）镉对颗粒细胞功能的影响

1. **激素合成** 卵巢颗粒细胞是卵巢的主要功能细胞，它的增殖和分化直接影响着卵泡的生长启动、发育排卵、甾体激素分泌（E$_2$和P$_4$）等卵巢功能。颗粒细胞是组成卵泡的最大细胞群，且对卵母细胞起着重要的作用，已成为研究卵巢功能的一个重要切入点，Cd对颗粒细胞功能的影响已有不少报道。

Cd可导致颗粒细胞分泌甾体激素异常。在动情前期染Cd可影响卵巢切碎组织体外分泌E$_2$，在不同浓度的Cd和发情周期的不同阶段之间，P$_4$和E$_2$有显著差异。

这些数据表明，Cd可以抑制卵巢中的P_4和E_2的释放，尤其Cd在动情前期对卵巢分泌性激素有较大的影响。有实验将Wistar大鼠卵巢颗粒细胞体外培养染Cd，染Cd剂量分别为0μmol/L、10μmol/L、20μmol/L和40μmol/L，结果显示Cd可抑制卵巢颗粒细胞孕酮的合成，8-Br-cAMP可增加孕酮含量，且可逆转Cd所导致的孕酮降低。

2. 跨代效应　Cd不仅导致亲代个体颗粒细胞激素分泌功能异常，还能影响子代颗粒细胞激素分泌，表现出跨代效应。对亲代大鼠妊娠期Cd暴露可致F1代大鼠成年后颗粒细胞上清孕酮水平显著性下调，而雌二醇水平无明显变化，表明妊娠期Cd暴露对F1代成年大鼠卵巢颗粒细胞的功能也可能产生影响。

（四）镉的雌激素样作用

内分泌干扰物（EDCs）又称环境类激素（environmental hormones），是通过破坏或干扰生物体内天然激素的合成、分泌、运输、代谢、结合和降解的过程，从而影响生物体稳定性和正常生长发育的一类外源性物质。环境雌激素（environmental estrogens，EEs）是最早发现的典型环境内分泌干扰物，可以通过基因组或非基因组信号通路激活或抑制内源性雌激素活性，从而产生抗/类雌激素效应，干扰内源性雌激素正常的生理功能。虽然Cd在结构上与雌激素存在较大差别，但可作为环境内分泌干扰物质，发挥模拟内源性雌激素的作用，成为一种金属雌激素（metalloestrogen）。

1. 雌激素样效应

（1）体外效应：以E-SCREEN作为筛查EEs雌激素活性的体外测试模型，通过检测外源化学物对ER阳性的人乳腺癌MCF-7的细胞增殖来筛查外源性雌激素，反映出EEs通过多种作用方式对细胞整体呈现出的综合雌激素效应。此外，MCF-7细胞作为人体来源的乳腺癌细胞，对外源化学物的增殖效应结果也有利于外推至人。

研究发现，将MCF-7细胞用1μmol/L的Cd暴露24h和1nmol/L的Cd暴露72h对MCF-7细胞的促增殖效应最明显，增殖率（proliferation rate，PR）分别为133%、138%，表明长时间低剂量Cd暴露对MCF-7乳腺癌细胞生长具有促进作用，该作用也受到细胞株特性、培养条件、Cd作用浓度和时间的影响。

（2）体内效应：Johnson等研究认为，Cd在体内也具有较强的类雌激素活性。Cd暴露可增加去卵巢动物子宫湿重，促进乳腺的生长和发育。在乳腺中，Cd促进侧支和肺泡芽形成的增加，并诱导酪蛋白、乳清酸性蛋白、孕酮受体（progesterone receptor，PgR）和C3合成。有学者将未成年雌性SD大鼠分别给予0mg/kg、1mg/kg、2mg/kg和4mg/kg的Cd及30μg/kg β-雌二醇，皮下注射，每天1次，共3d，第4天时剖杀观察子宫湿重、子宫内膜厚度、子宫内膜腔上皮厚度。结果显示较高剂量的Cd增加未成年大鼠子宫重量，子宫脏器系数，子宫内膜厚度，促进乳腺的生长和发育，PgR和补体成分C3被明显诱导，激素调控基因表达增加，提示Cd可能会导致子宫湿重增加，但其作用机制可能与17β-雌二醇不同。Imran Ali给将未成年雌性小鼠皮下注射$CdCl_2$（5μg/kg、50μg/kg或500μg/kg）或17α-炔雌醇（EE$_2$），连续3d，结果显示：CdCl$_2$以剂量依赖的方式增加了子宫腔上皮的高度，改变阴道开放的时间，影响生殖器官的荧光素酶活性；EE$_2$则促进了阴道开放，增加了子宫上皮的高度、子宫的湿重和各组织中荧光素酶的活性。这表明，Cd暴露在体内可诱导有限的雌激素反应，但在某些靶器官，Cd的诱导作用可能不是通过经典的雌激素反应元件（ERE）调控基因介导的。

在成年完体大鼠实验中，成年雌性Wistar大鼠经CdCl$_2$皮下注射染毒，剂量分别为0mg/（kg·d）、1.25mg/（kg·d）、2.5mg/（kg·d）、5.0mg/（kg·d），高剂量组[5.0mg/（kg·d）]使卵巢间质ER表达显著下降，但未见子宫内膜HSP90α的表达改变。子宫内暴露于Cd的雌性动物后代，会经历更早的青春期，乳腺上皮面积和末端芽的数量增加。

2. 生殖系统肿瘤 Cd暴露与生殖系统肿瘤发病率呈正相关。Nagata等对178名确诊为乳腺癌的女性患者和431名健康女性进行病例对照研究，结果发现乳腺癌患者的尿Cd水平高于健康女性，且尿Cd水平越高，患乳腺癌的风险越大。对Cd暴露与绝经后子宫内膜癌发病率之间的关系进行前瞻性研究，结果显示Cd摄入量与子宫内膜癌风险增加有显著相关性。上述结果支持Cd可能发挥雌激素作用从而增加激素相关癌症风险的假设。

3. 雌激素受体途径

（1）雌激素核受体：传统研究认为，雌激素效应主要通过核雌激素受体（nER）介导，重金属可以模拟内源雌激素结合nER形成nER-EEs复合物，随后直接结合靶基因启动子上的雌激素反应元件（EREs）或利用蛋白质间的相互作用间接结合启动子从而调控靶基因的表达。ERα、ERβ是nER的两种亚型，由不同的基因编码。ERα主要表达在子宫内膜、乳腺癌细胞、子宫肌瘤细胞和下丘脑；ERβ则表达于肾、心、肺、肠黏膜、前列腺和内皮细胞。但是有些组织如卵巢、骨骼和脑等，ERα和ERβ是共同表达的。

Cd之所以能与配体结合阈（ligand binding domain，LBD）结合，可能是因为Cd与ERα内某些氨基酸相互作用引起了构象的改变。Stoica通过对ERα突变体的转染和结合分析，发现C381、C447、E523、H524和D538可能是Cd与ERα激素结合区域的相互作用位点。而且Cd与ERα的LBD的亲和力高，并以非竞争性抑制的方式（亲和常数为2.96×10^{-10}mol/L）抑制雌二醇与ERα的结合。

二价Cd离子通过在受体激素结合区域内形成复合物激活ERα，并在ERα介导下调控信号通路。Siewit等证明Cd能促进ERα阳性乳腺癌细胞（MCF-7、T-47D和ZR-75-1）的增殖，但对ERα阴性的细胞无作用；Cd能上调某些ER靶基因（*CycD1*、*cmyc*和*CTD*），同时也能增强c-jun募集CycD1和c-myc的启动子的能力，而ERα正是通过与c-jun相互作用来募集启动子的，说明Cd能通过增强ERα与c-jun的相互作用来促使乳腺癌细胞增殖。此外，Cd通过激活c-fos、c-jun和PDGFA的机制，刺激Akt、ERK1/2和PDGFR-α激酶活性，从而促进MCF-7细胞增殖，这些信号事件可能是通过与细胞膜ERα和GPR30相互作用介导的，而非ERβ。Cd还能上调某些细胞周期调节因子（CycE、cdk2和cdk4），这些因子的过度表达往往往会促发肿瘤的发生。

（2）雌激素膜受体：除了nER经典的雌激素基因组信号通路，多种由结合雌激素膜受体（membrane estrogen receptor，mER）诱发快速雌激素非基因组信号转导途径的作用方式也被不断发现。根据结构可以分为mER-α、mER-β、GPR30、ERα和ERβ的变异体。GPR30在下丘脑、垂体、肾上腺、卵巢等组织中高表达，Cd可诱导nER阴性的人SKBR3乳腺癌细胞增殖，该增殖是通过GPR30介导的信号转导通路激活而发生的，其方式与雌激素的作用类似。

4. **非雌激素受体途径**　近年来的研究发现，Cd可不依赖ER发挥拟雌激素样作用。在缺乏ER的MCF-7细胞中，Cd也能诱导活性氧的产生，激活ERK1/2和p38信号，调节基因表达变化，导致乳腺癌细胞生长。同样，在雌激素受体（ER）、孕激素受体（PR）和原癌基因Her-2均为阴性的三阴性乳腺癌细胞中，Cd可激活EGFR、ERK1/2和Akt转导通路，增加细胞周期蛋白A、B、E和细胞周期蛋白依赖性激酶（CDKs）1和2的表达水平，从而触发增殖效应。由此可见，在缺乏雌激素受体的乳腺癌细胞中，亚微摩尔浓度的Cd可以促进细胞增殖。

三、镉的卵巢毒作用机制
（Mechanisms of Ovarian Toxicity of Cadmium）

Cd对卵巢具有多种毒作用，但目前相关机制尚不十分清楚，存在不少学说，涉及多个方面。主要学说包括氧化应激学说、凋亡和自噬学说、DNA损伤、性激素稳态失调学说、对功能基因的影响、表观遗传调控等。这些毒作用机制并非孤立存在，而是相互协调、相互交联，共同发挥毒性调控作用。

（一）氧化应激

氧化应激是指机体和细胞内的氧化还原平衡状态被打破，积累了过量的活性氧（ROS），从而引起DNA链断裂、脂质过氧化、蛋白功能丧失等非特异性损伤，导致细胞功能障碍、细胞损伤甚至死亡，被认为是多种损伤和疾病的一般机制。Cd与其他重金属不同，它本身不能通过氧化还原反应直接产生ROS，但可通过消耗细胞主要的抗氧化剂，特别是含硫醇的抗氧化剂和酶、损伤抗氧化防御系统以及置换氧化还原类金属并通过Fenton反应等引起ROS的过量积累，如羟自由基（HO⁻）、超氧化物自由基（O_2^-）和过氧化氢（H_2O_2），从而破坏细胞内氧化还原稳态的平衡，诱导氧化应激。

动物实验表明，Cd对雌性动物生殖器官的毒性与氧化应激效应密切关联。有学者研究Cd暴露对大鼠的生殖毒性及相关机制，发现Cd暴露后子宫和卵巢中Cd大量蓄积，抗氧化剂超氧化物歧化酶（SOD）、过氧化氢酶（CAT）、谷胱甘肽过氧化物酶（GPx）和谷胱甘肽（GSH）减少，丙二醛（MDA）和过氧化氢（H_2O_2）浓度升高。另有研究利用单细胞凝胶电泳技术检测以10mg/kg、20mg/kg和40mg/kg的$CdCl_2$染毒48h后小鼠卵巢颗粒细胞DNA的损伤情况，并测定其MDA的含量和SOD的活性。结果发现，Cd对卵巢颗粒细胞DNA产生损伤作用，受损程度随Cd剂量增加而升高，且MDA含量升高，SOD的活性下降，具有明显的剂量效应关系。

有学者以大鼠卵巢作为靶器官，研究Cd毒作用对氧化应激、内质网应激和Nrf2信号通路的影响。结果显示，在一定染Cd剂量条件下，Cd导致大鼠卵巢发生氧化应激和内质网应激，同时激活Nrf2信号因子，上调Ⅱ相解毒酶的表达，启动Nrf2介导的抗氧化机制，ERS相关因子p-ERK的表达与Nrf2信号因子的表达存在正相关关系。Yang等在Cd介导的中国仓鼠卵巢细胞（CHO）死亡机制研究中发现，Cd通过激活钙蛋白酶降低线粒体膜电位，通过增加ROS的水平抑制NF-κB的活性，而NF-κB活性的逆转减少了Cd诱导的坏死。这些结果表明，NF-κB激活可保护细胞免受Cd毒性的损伤。

Laxmipriya的研究显示，Cd暴露导致颗粒细胞还原型谷胱甘肽含量降低，脂质过氧化升高，脂质过氧化物和过氧化氢酶活性增加，谷胱甘肽状态和超氧化物歧化酶活性下降，提示Cd通过诱导活性氧自由基，破坏细胞膜的完整性，改变受体结合、类固醇和激素产生。该效应也是Cd导致生殖功能障碍的主要机制。

抗氧化剂如GSH、锌、硒、蜂蜜、槲皮素等可通过抗氧化和抗凋亡作用，降低大鼠卵巢形态异常、恢复正常促性腺激素水平、稳定脂质过氧化和抗氧化酶平衡水平，对Cd所致的卵巢毒性具有一定的保护作用。抗氧化剂和活性氧清除剂对Cd毒性的抑制作用进一步证实了Cd的作用机制与氧化失衡密切相关，抗氧化剂治疗可能会成为Cd中毒新的防控策略。

（二）DNA损伤

Cd具有一定的基因毒性。大量研究表明，Cd是一种染色体致裂剂，可通过诱导DNA损伤、微核、姐妹染色单体交换（sister-chromatid exchange，SCE）和染色体畸变来评价，包括DNA单链的损伤、DNA-蛋白质交联和DNA修复抑制。其效应可能机制包括：①通过与染色质相互作用而导致直接的基因损伤，DNA链断裂、交联或结构改变。②通过消耗抗氧化水平，间接地增加细胞内过氧化氢。过氧化氢的增加可能催化铁/铜介导的氧化还原反应，产生破坏或交联DNA的自由基；或触发脂质过氧化反应与DNA突变加合物的形成。③Cd可能通过参与转录、DNA复制或DNA修复的蛋白质的金属结合位点相互作用而产生间接的基因毒性效应。

1. DNA单链的损伤　有学者利用集落形成实验，证实了Cd、铬等重金属对中国仓鼠卵巢细胞的细胞毒性和DNA单链断裂的诱导作用：较高剂量的$CdCl_2$可诱导颗粒细胞数量和存活率下降，引起染色质浓缩和DNA断裂。细胞内活性氧的增加在重金属诱导的DNA损伤中具有重要作用。给6～8周龄雌性小鼠每天腹腔注射Cd（0.5mg/kg、1mg/kg、1.5mg/kg、2mg/kg、3mg/kg或5mg/kg），连续7d，结果Cd暴露组活性氧自由基浓度增加，卵母细胞中DNA氧化的主要产物8-oxo-dG的水平升高，推测Cd可通过氧化应激引起DNA损伤，从而影响卵母细胞基因组稳定性，最终影响卵母细胞核成熟。

2. DNA修复的抑制 尽管Cd是一种弱的基因毒性化学物质，但它显示出显著的抑制DNA损伤修复的潜力，这已被确定为致癌的主要机制。细胞的DNA损伤是由内部和外部因素共同作用的，如果不及时修复，可能会导致基因毒性和致癌后果。

有学者对Cd抑制DNA修复进行了报道，Banfalvi等对Cd暴露后中国仓鼠卵巢细胞在细胞周期的不同阶段进行DNA修复和复制合成的测定，随机寡核苷酸引物合成法测定的自发链断裂数量显示出细胞周期依赖的波动，在Cd处理后的整个S期显著增加，DNA损伤的氧化产物8-oxodeoxyguanosine（8-oxo-dG）水平升高，最高水平出现在S期早期，随着受损细胞周期的进展，其水平逐渐下降。

有学者采用单细胞碱性电泳方法研究Cd对甲基磺酸甲酯（methyl methanesulfonate，MMS）损伤鼠卵巢细胞（CHO-K1）DNA修复的影响，结果表明Cd抑制了这些DNA链断裂的重新连接。这种抑制作用可以通过谷胱甘肽、β-巯基乙醇、二硫苏醇和金属硫蛋白等硫醇化合物部分恢复。

Fatur等使用彗星实验跟踪暴露于低浓度Cd的CHO细胞的DNA修复过程，发现Cd影响紫外线（UV）、甲基磺酸甲酯（MMS）和N-甲基-N-亚硝基脲（N-methy-N-nitrosourea，MNU）诱导的DNA损伤修复，支持DNA修复抑制是Cd诱导基因毒性的重要机制的证据，进一步证明抑制DNA修复是Cd致突变性和致癌性的重要机制。

（三）细胞凋亡和自噬

凋亡和自噬是细胞死亡的两种主要方式，两者之间的平衡及相互作用对于调控卵巢生殖细胞的吞噬清除至关重要。

1. 细胞凋亡 女（雌）性生殖细胞，如卵母细胞、颗粒细胞等较易受Cd的影响而诱发凋亡。其方式可能有以下两种：①Cd作用于下丘脑-垂体-性腺轴系统，体内LH、FSH、雌二醇、睾酮等性激素水平发生下降或紊乱，通过相应激素受体和信号转导通路引发生殖细胞凋亡。②Cd可直接作用于生殖细胞，启动凋亡相关信号转导通路，导致生殖细胞凋亡。

体内实验发现21日龄Wistar雌性大鼠随着Cd浓度的增加，滤泡细胞凋亡增加。体外实验发现，4日龄SD雌性大鼠卵巢体外培养，染Cd后可引起卵母细胞的凋亡，卵巢中 *Bax* 基因表达上调，*Bcl-2*、*Bcl-xl* 表达下调是诱导凋亡的可能的分子机制。妊娠期Cd暴露致F1代大鼠成年后颗粒细胞凋亡率升高，Bcl-2、Bcl-xl及Bcl-2/Bax mRNA和蛋白表达均出现不同程度的下调，Caspase 3蛋白表达出现不同程度上调。

Belani等在体外研究Cd对人颗粒细胞的影响，cleaved PARP-F2、活化的Caspase 3蛋白表达增加以及Annexin V和PI染色阳性表明细胞凋亡是细胞死亡增加的模式，最终导致黄体生成减少，最终会导致卵泡的异常发育，从而影响受孕前的生育能力。

有学者对Cd诱导的猪颗粒细胞的凋亡机制进行了深入研究，发现猪颗粒细胞与Cd呈现时间-剂量依赖关系，并伴随着ROS的增加，Bcl-2蛋白表达增加，Bax蛋白表达无变化。$CdCl_2$能够促进p65由细胞质进入细胞核，$10\mu mol/L$欧苷菊（parthenolide，NF-κB抑制剂）可加速细胞凋亡的过程。结果表明NF-κB通路的激活在Cd介导的猪颗粒细胞的凋亡中可能起到至关重要的作用。

Cd可通过内质网应激途径诱导鸡卵巢组织凋亡，而Se具有明显的拮抗作用。有学者研究褪黑素对Cd致卵巢功能损伤的保护作用，观察到Cd暴露可导致排卵障碍，表现为Cd组排卵卵母细胞数减少。而在Cd暴露的卵巢中，内质网（endoplasmic reticulum，ER）通路被激活，GRP78、ATF4、CHOP和p-JNK表达上调，褪黑素处理则逆转了这一变化。

2. **自噬** 在Cd引起的细胞损伤中的作用仍不确定，可能是Cd的剂量和暴露时间的不同造成自噬在损伤中的作用不同。有学者将提取刚断乳雌性SD大鼠卵巢颗粒细胞进行体外培养，分别加入含终浓度为$0\mu mol/L$（对照）、$5\mu mol/L$、$10\mu mol/L$、$20\mu mol/L$ $CdCl_2$的细胞培养液，染毒12h后，经透射电镜观察发现，染Cd组凋亡小体增多，未发生卵巢颗粒细胞自噬作用的改变。

Shuang等研究了Cd对鸡卵巢的自噬损伤及Se对Cd损伤的保护机制。Cd处理后，自噬相关基因的mRNA和蛋白表达显著增强，包括微管相关蛋白轻链3（light chain 3，LC3）、动力蛋白（dynein）、自噬相关基因5（autophagy related gene 5，Atg5）和Beclin 1，而哺乳动物西罗莫司（雷帕霉素）靶蛋白（mammalian target of rapamycin，mTOR）表达下调。然而，除mTOR之外，在同时给予Se处理后，它们的水平呈现下降趋势，表明Cd毒性影响能量代谢，诱导自噬，导致鸡卵巢损伤，而硒对Cd的损伤具有保护作用。

（四）性激素稳态失调

Cd可在下丘脑-垂体-性腺（HPG）轴中积累，干扰其日常活动模式。Cd对下丘脑-垂体-性腺轴的毒作用已被一些学者证实。通过评估Cd暴露后动物不同时间的下丘脑神经递质（去甲肾上腺素、5-羟色胺和5-羟色胺代谢）、垂体和性腺激素的水平，推断Cd可在下丘脑、垂体和性腺三个层面破坏这一生理轴的调节机制，并对该神经内分泌轴产生损害。

1. **下丘脑** 研究表明，下丘脑调节心血管系统、体温调节反应、腹部脏器以及防御攻击行为和摄食行为。下丘脑已被证明是内分泌干扰化学物质（EDCs）的可能靶点，如杀虫剂、多氟化合物和Cd等重金属金属。

有学者检测了Cd暴露后大鼠下丘脑、纹状体和前额叶皮质γ-氨基丁酸（GABA）和牛磺酸含量的变化。结果表明，在下丘脑、正中隆起、纹状体和前额叶皮质中，Cd对GABA和牛磺酸的含量有不同的影响，并与年龄有关。

在下丘脑的功能中，最重要的是它与垂体的密切关系，Cd通过改变下丘脑的神经递质水平，改变促性腺激素（GnRH）的分泌，从而影响垂体的功能和活动。

A Lafuente 等分析亚慢性交替 Cd 暴露对垂体激素分泌的影响是否由年龄依赖性的多巴胺周转改变介导，或与下丘脑-垂体轴的 Cd 积累直接相关。结果显示，青春期前 Cd 暴露降低了所有下丘脑区域的 DA 含量；血浆促肾上腺皮质激素水平下降，而血浆催乳素和生长激素水平没有变化，Cd 可在下丘脑中蓄积。成年期 Cd 暴露降低了中下丘脑和后下丘脑的 DA 含量，以及后下丘脑和中隆起的 DA 含量。它能降低血浆催乳素和促肾上腺皮质激素水平，但不能降低生长激素水平；下丘脑和脑下垂体的 Cd 浓度均升高。这些结果表明，Cd 暴露引起垂体激素分泌机制的年龄依赖性变化，与 Cd 在下丘脑和垂体水平的选择性积累有关，但该作用并非由多巴胺介导。

2. 垂体

（1）FSH 和 LH 分泌：张文昌等用不同剂量 Cd 对雌性大鼠行亚慢性皮下注射染毒。染毒 20d 后连续观察并记录动情周期；于染毒结束时进行促性腺激素释放激素（GnRH）刺激试验。GnRH 试验后，各剂量组血清中 LH、FSH 水平较注射前均明显升高，而注射后染 Cd 组大鼠血清中 LH 水平显著低于对照组，表明染 Cd 大鼠垂体对超量 GnRH 的反应能力和代偿功能明显受损。

（2）催乳素（PRL）分泌：低剂量的 Cd 暴露会作用于大鼠的催乳素基因，增强垂体脂质过氧化的表达，影响 PLR 的合成和释放，使血浆中的 LH、促甲状腺激素和皮质酮的节律性发生紊乱，对垂体功能造成不利影响，进而抑制卵泡发育和排卵。

3. 卵巢

（1）雌激素和孕激素：Cd 对性激素稳态的干扰效应主要表现为对性腺激素合成和分泌的影响，长期暴露于 Cd 环境可扰乱女（雌）性体内性激素稳态。为研究 Cd 对卵巢颗粒细胞激素分泌合成的影响，有实验将 Wistar 大鼠卵巢颗粒细胞体外培养染 Cd，染 Cd 剂量分别为 0μmol/L、10μmol/L、20μmol/L 和 40μmol/L，随机分为 3 组，分别为空白对照组、40μmol/L CdCl₂、1mmol/L 8-Br-cAMP（cAMP 类似物）+40μmol/L CdCl₂，测孕酮含量。结果显示，Cd 可抑制卵巢颗粒细胞孕酮的合成；8-Br-cAMP 可增加孕酮含量，且可逆转 Cd 所导致的孕酮降低。Cd 对 cAMP 的抑制作用可能是其抑制孕酮合成的机制之一。还有研究表明，StAR 可将胆固醇输送到内线粒体膜上，这是 CdCl₂ 在培养的大鼠卵巢颗粒细胞中干扰生成孕酮的一个部位，也是传送胆固醇到孕烯醇酮的 P450scc 另一个位点，其机制主要由 cAMP 依赖性途径控制。亲代大鼠妊娠期 Cd 暴露对 F1 代成年大鼠卵巢颗粒细胞的生长发育产生影响，且实验结果还表明与雌激素合成有关的基因 *StAR*、*CYP11a1* 表达下降，卵巢颗粒细胞上清液中孕酮水平降低。然而，Smida 等的研究表明，不同浓度 CdCl₂ 对孕酮合成产生相反的影响，具有双相剂量反应：低浓度激活，而高浓度抑制 P450scc 基因的表达和孕酮的合成。Cd 的刺激作用可能是通过位于 P450scc 基因转录起始位点上游 100 bp 的顺式作用元件介导的。

（2）FSH 和 LH 受体：有学者从体内卵巢功能和体外受精过程这两个方面评价了硒化 Cd/硫化锌量子点（CdSe/ZnS QDs）的生殖毒性。结果表明：卵巢 QDs 蓄积，但雌性小鼠的行为和动情周期未见变化。当 QDs 剂量大于 1.0pmol/d 时，FSH 受体和 LH 受体 mRNA 表达水平下调，成熟卵母细胞数量明显减少。

雌性大鼠分别用醋酸钠（对照组）和醋酸 Cd(0.05mg/kg) 腹腔注射，每天 1 次，连续 15d。在发情期取卵巢，分离颗粒细胞，测定细胞受体与碘(125)-黄体生成素 [I(125)-LH]、碘(125)-卵泡刺激素 [I(125)-FSH] 的结合度以及 17 - 羟基甾体脱氢酶的活性。结果表明，Cd 能显著降低促性腺激素的结合，从而改变颗粒细胞的类固醇样酶活性，这些变化与颗粒细胞膜的改变呈正相关。

（五）镉对卵巢颗粒细胞功能基因表达的影响

1. *SF-1* 基因   在 Cd 的卵巢细胞毒作用机制研究过程中，对转录因子表达的改变引人关注。类固醇生成因子-1（SF-1）在性腺发育过程中具有重要作用，动物实验研究表明，*SF-1* 基因表达缺失的新生小鼠会出现性腺和肾上腺的发育缺陷，并干扰垂体促性腺激素的分泌。小鼠 *SF-1* 基因失活将导致卵巢功能发育障碍，使小鼠不孕。SF-1 还是类固醇生成细胞中胆固醇代谢的主要调控因子，能够激活胆固醇迁移及类固醇生成所涉及的所有基因的表达。因此，为探讨 Cd 暴露致未成年小鼠卵巢颗粒细胞激素合成障碍中 *SF-1* 基因的表达，实验提取 26 日龄雌性 ICR 小鼠卵巢颗粒细胞进行体外培养，随机分为 4 组，分别加入含终浓度为 0μmol/L、10μmol/L、20μmol/L 和 40μmol/L 的 CdCl$_2$ 的细胞培养液，染毒 2h、4h、6h 和 8h 后进行相关检测，结果显示：体外 Cd（10 ~ 40μmol/L）暴露后，雌二醇和孕酮水平降低，*SF-1* 基因 mRNA 和蛋白表达下调，说明其可能是 Cd 致激素分泌及合成障碍的重要机制之一。

2. SCF/c-kit 系统   由干细胞因子（SCF）及其受体 c-kit 组成，是卵巢发育早期阶段的必要条件。SCF 促进原始生殖细胞的迁移、增殖、分化，启动募集原始卵泡，并影响卵母细胞的生长存活。SCF 通过与 c-kit 结合，激活 PI3K-Akt（PKB）信号通路，促进抗凋亡基因表达，传递抗凋亡信号，阻止卵母细胞凋亡，从而影响卵母细胞的生长存活。研究证实，*SCF/c-kit* 基因能增加猪原始卵泡中卵母细胞的存活率以及大鼠原始卵泡和初级卵泡的存活率。在不依赖 FSH 的生长期间内，SCF/c-kit 信号转导是卵泡生长的必要因素。4 日龄大鼠卵巢进行体外培养，分别为 0.5μmol/L、5μmol/L、10μmol/L 和 50μmol/L 的 Cd，结果显示 *SCF/c-kit* 基因 mRNA 和蛋白表达的下调，Cd 暴露于新生大鼠卵巢可抑制卵泡发育，说明 SCF/c-kit 系统在 Cd 致卵巢发育障碍中发挥了重要作用。

3. *Kitl* 基因   *Kitl*（kit 配体，kit ligand）又称干细胞因子（SCF）、肥大细胞生长因子，是酪氨酸蛋白激酶受体（c-kit）已知的唯一配体。有学者为研究不同浓度和时间的 Cd 暴露对小鼠卵巢颗粒细胞 Kitl pre-mRNA 选择性剪接的影响，对雌性小鼠卵巢颗粒细胞进行体外培养，染 Cd 剂量分别为 0μmol/L、10μmol/L、20μmol/L 和 40μmol/L，染 Cd 时间分别为 0h、2h、4h、6h 和 8h。研究结果发现，Cd 暴露影响了小鼠卵巢颗粒细胞 Kitl pre-mRNA 的选择性剪接，从而影响了 *Kitl* 基因的表达与调控，干扰了颗粒细胞的正常功能。

4. 抗苗勒激素（Anti-Müllerian hormone，AMH）   抗苗勒激素是转化生长因子 TGF-β 超家族的二聚糖蛋白成员，又被称为苗勒管抑制物（MIS）。研究证实，

AMH能降低卵泡对卵泡刺激素（FSH）的敏感性，使得始基卵泡消耗减低，从而使卵泡的生长受到抑制。为探讨Cd是否通过AMH负调控干细胞因子（SCF），从而参与Cd暴露所致的卵巢细胞损伤，取21日龄55～65g雌性SD大鼠卵巢颗粒细胞进行体外培养24h后，分别用0μmol/L、5μmol/L、10μmol/L和20μmol/LCdCl$_2$染毒。实验结果表明，20μmol/L CdCl$_2$染毒的AMH基因敲低组（COV434-AMH-shRNA）组与20μmol/L CdCl$_2$染毒的载体对照组（COV434-AMH-C）相比，AMH mRNA表达水平降低的同时SCF mRNA表达明显水平明显上升；20μmol/L CdCl$_2$染毒AMH基因敲低组（COV434-AMH-shRNA）与20μmol/L CdCl$_2$染毒的COV434细胞对照组相比，AMH蛋白表达水平降低的同时SCF蛋白表达水平升高，Cd可能通过AMH负调控SCF的表达参与大鼠卵巢细胞损伤。

（六）表观遗传调控

近年来，表观遗传学调控成为生命科学研究的一大热点。表观遗传学是研究基因的修饰，并在不改变DNA序列和不涉及结构修饰的情况下控制和调控基因的表达。表观遗传修饰可以改变的过程包括DNA甲基化、组蛋白修饰、RNA调控、DNA修复、转录、RNA稳定性、替代RNA剪接、蛋白质降解、基因拷贝数和转座子激活等。现有研究认为，表观遗传因素在参与Cd诱导疾病发生的过程中发挥了重要作用，表观遗传学修饰在调控Cd卵巢毒效应中的作用已有报道。

1. DNA甲基化 DNA甲基化是在DNA甲基化转移酶（DNA methyltransferase，DNMT）的作用下，CpG二核苷酸5'端的胞嘧啶添加甲基后变成5'甲基胞嘧啶的过程。DNA甲基化主要依靠DNMT的催化和维持，其在调控基因的表达和细胞生长发育过程中发挥重要作用。DNA甲基化是重要的基因修饰方式之一，调节基因的表达；启动子区的超甲基化状态能下调基因的活性，而去甲基化则能诱导基因的再活化过程。已有研究证实，在生殖细胞和胚胎生长发育过程，DNA甲基化模式会经历去甲基化及随后重新甲基化的过程，调控特异基因的活化与失活，进而保证卵子或精子和胚胎的正常生长。Cd暴露后DNMTs的异常表达，直接影响新增殖颗粒细胞内DNA甲基化模式的复制和基因组DNA新甲基化的形成，可能引起颗粒细胞异常增殖和/或卵母细胞非正常生长，甚至造成颗粒细胞恶性生长或卵母细胞凋亡。

（1）基因组总甲基化水平：基因组总甲基化水平的改变会增加基因组的不稳定性，Cd暴露能影响基因组总甲基化的水平。有学者研究了妊娠期Cd暴露对F1代大鼠成年后颗粒细胞全基因组DNA启动子区甲基化的影响：与对照组相比，8.0mg/kg Cd暴露组基因组DNA发生低甲基化基因的数量高于发生高甲基化的基因数，且主要发生在高密度启动子和中密度启动子区。

（2）DNA甲基转移酶（DNMTs）：主要包括DNMTs1和DNMTs3两个家族。DNA甲基化主要依靠DNMTs催化和维持。其中，DNMTs1家族在DNA复制和修复中维持其甲基化；而DNMTs3家族则催化CpG位点的从头甲基化。

动物实验表明，Cd暴露能够通过其表观遗传毒性改变基因表达图谱，其中研究较多的是Cd暴露致DNMTs酶类表达异常，进而导致DNA甲基化模式的改变。卵巢体外染Cd实验结果显示，随着Cd染毒剂量的增加（0～10μmol/L），卵巢细胞DNMT1、DNMT3α和DNMT3β的mRNA表达量呈现递增趋势，高剂量组（50μmol/L）中3种DNMTs的表达量却显著下降，表明较低浓度Cd（0～10μmol/L）能够促进DNMTs的转录，从而改变DNA甲基化状态。

（3）基因表达：Cd暴露会诱导DNA甲基化水平的变化进而调节基因表达。断乳至性成熟Cd暴露干扰了卵泡发育相关基因*Figlα*、*H1foo*、AMH及甾体激素合成相关基因*StAR*、*CYP11A1*、*3β-HSD*、*CYP17A1*和*CYP19A1*的mRNA和蛋白表达水平；*Figlα*基因启动子区CpG岛甲基化在其mRNA表达下调中发挥作用，但*CYP17A1*和*CYP19A1*基因启动子区CpG岛甲基化水平未发生改变；*SCF/c-kit*基因启动子区CpG岛甲基化可能并未参与Cd作用下*SCF/c-kit*基因mRNA表达的调控。

Cd暴露可对F1代大鼠颗粒细胞48条通路产生影响，其中凋亡通路中*Eif2s1*、*Atf4*等14个基因启动子区发生了高甲基化，*Bcl-xl*基因启动子区发生低甲基化；激素合成基因Cyp1a1、Hsd17b1启动子区发生低甲基化；Eif2s1-Atf4通路被抑制，DNA甲基化可能参与其抑制*Eif2s1*基因mRNA表达的调控，但可能未参与其抑制*Atf4*基因mRNA表达的调控。

类固醇生成因子-1（SF-1）是核受体家族的一员，类固醇生成组织是其主要的表达部位，SF-1对生殖系统、性腺的发育有重要作用。有学者发现卵巢颗粒细胞Cd暴露后*Sf-1*基因启动子区DNA呈现低甲基化状态，但Cd可能不是通过*Sf-1*基因启动子区的DNA甲基化来调控Sf-1的表达。

综上所述，Cd通过改变基因组总甲基化水平、甲基转移酶、基因表达影响卵巢细胞DNA甲基化。DNA甲基化通常发生在基因改变之前，是一类早期的效应标志物，因此对生殖细胞DNA甲基化的及早检测有可能提示卵巢的损伤，为进一步预防、控制生殖健康损害提供依据。

2. 组蛋白修饰 组蛋白不仅是一种染色质结构蛋白，而且可作为基因表达的活性调节因子参与翻译后的化学修饰，包括组蛋白乙酰化/去乙酰化、甲基化/去甲基化、泛素化/去泛素化和磷酸化/去磷酸化以及腺苷酸化、ADP核糖基化等修饰的过程。组蛋白修饰可以招募蛋白复合体，影响下游蛋白，从而参与细胞分裂、细胞凋亡和记忆形成，甚至影响免疫系统和炎症反应等。研究发现，Cd暴露可诱导异常的组蛋白甲基化、乙酰化导致机体生殖功能异常以及癌症的发生发展。

有学者评估了急性Cd暴露后小鼠卵母细胞成熟和生育能力的关键指标，并检测卵母细胞组蛋白修饰等表观遗传学的相关改变，发现卵母细胞发育受阻、质量下降，Cd暴露组卵母细胞蛋白赖氨酸甲基化（H3K9me3）乙酰化（H3K9ac）整体水平低于对照组，DNA甲基化（5mC）明显降低，DNA羟甲基化（5hmC）水平无显著差异，提示组蛋白修饰等途径可能影响卵母细胞成熟和受精能力。刘洋发现，雌鼠通过饮水Cd（64mg/L）暴露后，MⅡ卵母细胞组蛋白H3第9位赖氨酸残基（H3K9）甲基化水平和H4第12位赖氨酸残基（H4K12）的乙酰化水平显著增强，说明卵母细胞的去乙酰化水平降低，影响染色体的正常分离，进而影响到受精后受精卵的正常发育，这表明Cd暴露可通过介导雌鼠卵母细胞组蛋白甲基化水平来影响雌鼠的生殖功能。

3. **非编码RNA（Non-coding RNA，ncRNA）** 是Cd毒性研究的前沿，为Cd相关疾病的研究开辟了新的领域。近年来，越来越多的研究报道，微RNA（miRNA）和长链非编码RNA（LncRNA）这两种最常见的非编码RNA，密切参与多个器官损伤过程，包括Cd介导的生殖毒性、癌变和DNA损伤的异常修复。

（1）miRNA：调控机制是基因转录后表达调控的重要方式之一——通过与靶基因转录体序列的互补配对，对靶基因的mRNA分子进行切割或翻译抑制。环境污染物可以诱导miRNA发生异常表达，miRNAs通过调控mRNA表达水平参与细胞分化、增殖、凋亡、衰老等多种重要的生物学过程，从而引发机体损伤。研究表明，miRNA也参与了Cd所致卵巢毒作用的多个生理病理过程，通过对目的基因的靶向效应，调控卵巢细胞凋亡、雌孕激素合成及分泌等，现已成为Cd的卵巢毒性表观遗传机制调控研究的重要组成部分。

$CdCl_2$（0mg/kg、0.5mg/kg、2mg/kg和8mg/kg）暴露8周后，卵巢组织中凋亡细胞明显增加，而miR-193、miR-221和miR-222的水平上调。由于这些miRNA在细胞凋亡中的调控作用已被证实，Cd可能通过这些miRNA在Cd暴露大鼠卵巢组织中诱导细胞凋亡，从而发挥毒作用。同时，该研究发现*SCF/c-kit*基因mRNA和蛋白表达下调，并导致卵巢发育障碍；miR-193、miR-221和miR-222参与了Cd致c-kit蛋白表达的下调。在Cd暴露的未成年SD大鼠卵巢颗粒细胞中，miR-129-5p、miR-486、miR-503-3p、miR-871-3p、mir-450a-3p可能参与调控Cd暴露所致的AMH表达水平的改变。

（2）LncRNA：目前，Cd暴露后对生殖器官和细胞lncRNA表达变化的研究还不多见。Gao等对Cd暴露的C57BL/6J小鼠的研究指出，Cd暴露会导致小鼠睾丸和精子lncRNA的差异表达，这些失调的lncRNA可能是Cd诱导的雄性生殖毒性的潜在生物标记。基因本体和KEGG路径分析表明，差异表达的功能lncRNA的靶标与多种生命活动密切相关，如胞质钙运输、大分子代谢过程、细胞分化和通路包括细胞周期、泛素化介导的蛋白水解、NF-κB信号通路、内质网蛋白处理加工等，而这些生物事件和途径已被证实与精子的产生、活力、形态和运动有关，推测lncRNA也参与了卵母细胞生理功能的调控。

（3）其他ncRNA：ncRNA除miRNA和lncRNA之外，还包括rRNA、tRNA、snRNA、snoRNA、piRNA、circRNA等，它们也在生物调控中发挥着重要作用。但目前关于这些ncRNA对Cd毒性影响的报道很少。因此，在未来的研究中，应进一步研究ncRNA在Cd暴露中的作用及其相应机制。

综上所述，表观遗传学调控在Cd引起卵巢毒性损伤中发挥着至关重要的作用，从表观遗传学的角度揭示Cd的雌性生殖毒性及其机制具有重要意义。下文将从表观遗传学入手，系统阐述miRNA参与Cd致卵巢颗粒细胞的调控机制及最新研究成果，以期为深入探讨miRNA在环境污染物致卵巢及生殖毒性中的调控机制提供新的研究思路和方法。

四、镉的卵巢颗粒细胞毒作用表观遗传调控机制研究

（epigenetic regulation mechanism of CD in ovarian granulosa cytotoxicity）

卵巢颗粒细胞（GC）与卵母细胞的相互作用是卵母细胞协调成熟的关键。研究颗粒细胞增殖、分化和功能转化的分子途径将为了解卵泡发育和生殖机制奠定坚实的基础。许多miRNAs在颗粒细胞中表达，并直接调节卵泡的正常发育和功能，包括闭锁、排卵和卵巢激素生成，通过靶向特定分子和调节各种信号通路，如TGF-β、FSH、激素和凋亡相关通路。此外，miRNAs还通过影响颗粒细胞的功能，在女性生殖疾病如多囊卵巢综合征（PCOS）、卵巢早衰（POF）、卵巢颗粒细胞癌（ovarian GC tumors，GCT）中发挥重要作用。近年来，大量研究表明，miRNA表达及其调控也是外源化学物致颗粒细胞毒作用的重要分子机制之一。氧化锌（ZnO）纳米颗粒处理后，鸡卵巢颗粒细胞参与胚胎发育的miRNAs的表达被特异性调控，及其靶向基因的相关性被进一步证实，提示氧化锌可能通过miRNA调控特定信号通路，并对生殖功能产生负面影响。产前暴露于双酚A（BPA）会影响婴儿出生后的发育标志，初步揭示了早期暴露于BPA对卵巢长期功能的影响，可能是通过基于miRNA调控的颗粒细胞介导的。

Cd暴露不仅可以直接作用于颗粒细胞的DNA产生基因毒性，还可通过介导表观遗传修饰的改变（DNA高/低甲基化、组蛋白修饰的改变、ncRNA表达的改变）来调控基因的表达，发挥其生殖毒性、致癌性等多种毒性效应。其中，非编码RNA（miRNA、LncRNA等）水平的改变及其调控机制是当前Cd对颗粒细胞毒性研究中的前沿和热点。

（一）镉对颗粒细胞microRNA表达的影响

1. microRNA的高通量检测方法 随着生物技术的飞速发展，基因芯片与二代测序等高通量检测技术已成为microRNA（miRNA）研究的重要技术手段。在过去几年里，不同物种卵巢组织中大量的miRNAs已被发现和鉴定，miRNA表达丰度检测的准确性也有了很大提高。

基因芯片是一种高通量、敏感的检测基因表达的方法，它可以在短时间内同时检测所有已知miRNAs的表达谱。该方法通过标记的杂交以及相应的标记检测方法来检测表达信号，其主要缺点是制作和检测需要昂贵的仪器设备，重复性较差，对于高度相似的miRNAs也难以区分。

新一代测序技术不需要像芯片技术一样设计探针，能在全基因组范围内以单碱基分辨率检测和量化转录片段，并可用于基因组图谱尚未完成的物种。基于深度测序技术的RNA-Seq（RNA sequencing）是新一代高通量测序技术的典型代表。已广泛用于转录组的研究，是一种快速挖掘大量新miRNA的有效技术手段，可对miRNAs中的遗传变异进行检测，同时也可精确地确定miRNAs的表达丰度。

2. Cd对颗粒细胞microRNAs表达谱的影响　目前，miRNA的表达模式及其对环境污染物的敏感性是环境表观遗传学研究的热点。建立可靠的miRNA变化谱将有助于有毒金属暴露的风险评估，与毒物暴露相关的miRNA变化谱可作为生物标记来帮助识别相应的毒物。

研究表明，Cd暴露会引起参与颗粒细胞生理功能的多个miRNAs表达的异常上调或下调。颗粒细胞暴露于含10μmol/L CdCl₂的培养液4h后，miRNA表达谱发生明显改变，与对照组相比，有335个miRNA表达失调（Fold Change，FC≥2），其中表达量升高的有191个，降低的有144个，而差异倍数大于10倍的有58个。妊娠期大鼠给予Cd暴露（8.0mg/kg）后，取F1代成年大鼠卵巢颗粒细胞进行微阵列分析。结果发现，miRNA表达谱发生了改变，共有232个miRNA表达失调，其中表达量升高的有111个（FC≥1.5），表达量降低的有121个（FC≤0.67）。

差异表达谱对于miRNA改变的分析只能起到初筛的作用，需要通过实时定量PCR（qRT-PCR）对miRNA表达水平进一步确认和精确定量。尽管少数miRNA的qRT-PCR结果与表达谱有所差异，但总体趋势基本一致。

（二）microRNA与靶基因

由于miRNAs存在的广泛性和多样性，提示miRNAs可能有非常广泛多样的生物功能，miRNA通过与靶基因的结合与作用调控基因的表达，从而参与细胞的多种生理过程。大量研究表明，Cd暴露会导致颗粒细胞增殖与凋亡、生长发育、激素合成等相关靶基因以及信号通路调节细胞因子表达的改变，从而表现为卵巢和生殖毒性。miRNAs与这些基因的靶向关系是我们关心的问题，根据研究需要，寻找Cd暴露后差异表达基因的靶miRNA以及差异表达miRNA的靶基因成为下一步研究的关键。

1. microRNA的筛选方法　miRNA芯片（高通量测序）结果提示差异表达的miRNA少则数十个，多则数百个，针对所研究的靶基因，需要将差异表达谱进一步筛选。目前，主要采取将miRNA差异表达谱、文献资料、数据库相结合的方法。表达谱差异表达miRNA的纳入标准：一般设定FC>1.5或<0.67，且P>0.05，如差异miRNA过多，也可适当提高FC倍数值；文献查找miRNA的纳入标准：根据国内外的报道，选择功能比较确定的miRNA；数据库预测：可选择miRanda、miRDB、miRBase、miRWalk、Targetscan等数据库对靶基因进行miRNA的预测，如某个miRNA的靶基因有3个以上数据库的预测结果相同，则可纳入。

2. 靶基因相关microRNA及生物信息学分析

（1）凋亡相关miRNA：有学者探讨大鼠卵巢颗粒细胞（OGCs）中的Cd细胞毒性是否通过凋亡或自噬介导，并确定miRNAs在Cd细胞毒性中的作用。Cd通过降低和抑制B细胞淋巴瘤2（Bcl-2）的mRNA和蛋白表达水平，促进细胞凋亡；但大鼠OGCs无自噬变化。共鉴定出19个与Cd诱导凋亡相关的miRNA。GO分析显示，与这19个miRNA相关的靶基因主要参与线粒体嵴、核层、阳离子转运ATP酶、轴突起始段、肺泡层状体和钠的相关过程。KEGG通路分析表明，48个信号通路在靶基因中富集；这些信号通路与细胞的代谢、生长和分化密切相关。这些发现为研究Cd的细胞毒作用提供了一个新的方向。miR-204-5p和miR-29a-3p可能在cd诱导的大鼠OGCs毒作用中发挥重要作用。

BIP基因的诱导表达和PERK/eIF2α路径的激活是内质网应激继而发生细胞凋亡的关键，BIP的调控受到多种因素的影响。Cd可通过诱导内质网应激致卵巢颗粒细胞发生损伤。有研究探讨了miRNA调控BIP的可能性，筛选出5个与BIP相关的miRNA：miR-199a-5p、miR-181a-5p、miR-495、miR-30b-3p及miR-150-5p，但经qRT-PCR检测后发现，各剂量染Cd组5个miRNA均无明显变化，它们可能未参与BIP基因表达的调控。

（2）生长发育相关miRNA：Kitl作为一种旁分泌因子，在卵泡早期发育过程中发挥了重要作用。颗粒细胞Cd暴露后，与对照相比，Kitl1、Kitl2表达水平以及Kitl1/Kitl2比值随时间的变化幅度和变化趋势明显不同。有学者研究miRNA对小鼠卵巢颗粒细胞Kitl pre-mRNA选择性剪接的影响，将芯片结果与Kitl以及选择性剪接重要因子hnRNP A1、hnRNP D、SR基因靶miRNA预测结果、文献资料的查阅结果进行比对，取交集，最终得到29个与Kitl基因表达调控相关的miRNA。

AMH由早期发育卵泡中的颗粒细胞分泌，通过自分泌和旁分泌途径发挥作用，使得始基卵泡的起始募集受到抑制，参与优势卵泡的选择，从而调节卵泡的生长发育。Cd能通过上调抗苗勒激素（AMH）负调控干细胞因子（SCF）的表达参与大鼠卵巢细胞损伤；各染毒组miR-129-5p、miR-486、miR-503-3p、miR-871-3p表达水平降低，miR-133a-5p、miR-138-5p、miR-325-3p、miR-615表达水平上升，提示它们可能参与调控Cd暴露所致的AMH表达水平的改变。

（3）甾体激素合成相关miRNA：有研究将Cd暴露后F1代成年大鼠卵巢颗粒细胞激素合成基因的靶miRNA进行筛选。根据miRNA微阵列芯片表达谱，在线预测软件以及文献综述，筛选出10个与雌孕激素合成和作用通路相关的mi RNA：miR-27a-3p、miR-10b-5p、miR-29a-3p、miR-22-3p、miR-148a-3p、miR-25a-3p、miR-30e-5p、miR-16-5p、miR-146a-5p、miR-92a-2-5p，qRT-PCR确认有8个miRNA发生了差异表达。GO分析富集到3个与雌孕激素相关的生物过程，分别为细胞内雌孕激素受体信号通路、类固醇激素介导的信号通路和胆固醇代谢过程；Pathway富集到4个与雌孕激素作用相关的通路，分别为MAPK信号转导通路、孕酮介导卵母细胞成熟、雌孕激素信号通路以及PI3K-Akt信号通路。

（三）microRNA的功能验证

1. 基本策略

（1）qRT-PCR验证：用于miRNA及其靶基因mRNA的检测，主要方法有茎环法和加尾法等。茎环法针对特定miRNA设计引物，特异性好；加尾法采用通用引物，时间短，通量较大。

（2）过表达和沉默：基因功能研究通常采用过表达、干扰、敲除等方法，

miRNA的功能研究也不例外。通过导入化学合成的小分子miRNA mimics，或者构建miRNA过表达载体，实现过表达特定miRNA的目的；通过导入抑制miRNA的inhibitor或者构建miRNA敲除细胞模型，达到沉默特定miRNA功能的目的。

（3）观察miRNA过表达或沉默后，靶基因mRNA和编码蛋白表达情况以及细胞、动物水平的表型变化，并进行相关信号通路研究。

（4）双荧光素酶报告：通过生物信息学分析获得miRNA及靶基因的结合位点，将野生型和结合位点突变的3′UTR序列克隆入双荧光素酶报告载体中，通过检测荧光素酶活性，对miRNA及靶基因结合位点进行体外功能验证。

2. 颗粒细胞microRNA的功能验证

（1）COV434细胞：人卵巢颗粒瘤细胞（COV434）来源于转移性颗粒细胞癌，在一定程度上留有卵巢颗粒细胞的理化特性并且能在体外进行培养和增殖，是功能研究的工具细胞，可应用于激素分泌、细胞凋亡及其他卵巢毒性等机制研究。

（2）凋亡相关miRNA：有学者利用COV434细胞作为工具细胞，通过慢病毒介导分别构建miR-16、miR-181b和miR-92a敲低COV434细胞株，当miR-16、miR-92a敲低的COV434受到Cd暴露后，Bcl-2表达水平上调，阻碍细胞凋亡，在一定程度上减弱了Cd对细胞的损伤；经荧光素酶报告实验证实miR-16和miR-92a均能与 *Bcl-2* 基因靶向结合。

（3）甾体激素合成相关miRNA：有学者使用慢病毒载体在COV434细胞中敲除miR-10b-5p和miR-27a-3p，观察Cd暴露对COV434细胞株雌孕激素合成的影响。结果表明：miR-27a-3p、miR-10b-5p敲除可逆转Cd对COV434细胞激素分泌的影响。与COV434+CdCl2组相比，miRNA敲除COV434+CdCl2组StAR mRNA和蛋白的表达水平升高，雌二醇和孕酮水平升高，双荧光素酶报告基因检测发现miR-27a-3p与StAR具有靶向关系。上述结果证实：miR-27a-3p和miR-10b-5p可能以StAR为靶点介导Cd的颗粒细胞毒作用。

（四）对microRNA的调控

近年来关于miRNA的研究工作主要聚焦于miRNA表达水平的异常影响基因转录后的调控和表达，但对于调控miRNA表达相关机制的研究很少。研究表明，miRNAs的转录和成熟过程中相关表观遗传学的改变可能会影响miRNAs的表达，进而影响miRNA下游的调控过程。

1. microRNA的转录以及成熟过程　起初认为，miRNAs的转录是与宿主基因同时进行的，如miR-33和SREBP、miR-342和EVL，但越来越多的证据指出miRNA的转录与宿主基因是独立完成的，miRNA有独立的启动子。已有研究指出miR-21及其重叠蛋白编码基因 *TMEM49* 由佛波酯（phorbol-12-myristate-13-acetate，PMA）独立调节，表明miR-21可能有独立启动子。另一个例子是位于内含子的miRNA集群miR-17~92簇，该集群受原癌基因 *C-myc* 调节，后者结合于宿主基因的第一内含子，提示有一个独立的启动子位于该内含子中。Ozsolak等结果表明miR-17～92簇有一个与宿主基因不同的转录起始位点（transcriptional start site，TSS），位于下游的2kb处，并受该内含子调节。

在哺乳动物细胞中，有3个主要的RNA聚合酶负责转录核基因组。RNA聚合酶Ⅰ（RNA Pol Ⅰ）负责转录rRNA，但不包括5 S rRNA；RNA Pol Ⅱ负责mRNA、大多数的lncRNA和snRNA，以及部分miRNA；RNA Pol Ⅲ负责分子较小的RNA，如tRNA、5 S rRNA、U6 snRNA以及部分miRNA。越来越多的证据表明，Pol Ⅱ转录大部分miRNA，而非Pol Ⅲ。人类miRNA转录的基因组研究也支持这一假说，Pol Ⅱ驱动miRNA的转录。编码miRNA的基因通过Pol Ⅱ从基因组中转录，折叠成发夹结构，通过Pol Ⅲ处理Drosha-DGCR8复合物加工成60～70 nt的miRNA前体（pre-miRNA）的底物。在初级剪切后，pre-miRNA在转运蛋白exportin-5的作用下由核内转到胞质中，然后在细胞质中由另一种RNase Ⅲ Dicer进一步切割，产生包含成熟miRNA的小RNA双链。

2. 调控microRNA的可能分子机制

（1）RNA聚合酶：在miRNA的转录以及成熟过程中，RNA Pol Ⅱ和RNAPol Ⅲ在转录水平上起着非常重要的作用。研究表明，RNAPol Ⅱ与miRNA的启动子区结合为转录提供了重要的时间和空间测量，RNAPol Ⅱ的抑制剂保留了对miRNA的抑制能力。在血管生成过程中发现*Dicer*和*Drosha*基因沉默显著降低了内皮细胞的毛细血管萌发和成管活性，紧接着用PCR验证与血管生成相关的miRNA，发现沉默后的*Dicer*和*Drosha*显著降低了let-7f和miR-27b的表达，提示Dicer和Drosha与miRNA的表达水平有密切的联系。

（2）转录因子：研究表明，转录因子不仅通过RNA聚合酶Ⅱ依赖性转录调控蛋白编码基因的表达，也在通过组织特异性或发育特异性的方式对miRNA的表达进行积极或消极的调控。在转录水平上，多种转录因子能够与*miR-17～92*、*miR-106a～363*及*miR-106b～25*基因簇的启动子区域结合，调控miR-92a家族成员的表达。Ming等研究发现，转录因子Sp1和Myc可与*miR-17～92*基因簇启动子结合，启动*miR-17～92*基因簇的转录；进一步研究发现，启动子区*SP1*结合位点突变后启动子活性降低，但Myc结合位点突变却使启动子活性增强。

（3）DNA甲基化：表观遗传调控在miRNA表达中起着重要作用，其中DNA甲基化对于miRNA的调控作用是目前miRNA表达调控研究的热点。CpG岛通常位于基因的启动子区域，在正常情况下，CpG岛是以非甲基化形式存在于基因的启动子内，异常的DNA甲基化（高甲基化与过低甲基化）会引起相应的疾病发生。研究发现部分miRNA位于CpG岛中，这些miRNA表达极易受到DNA异常甲基化的调控。Kunej等在前体miRNA的CpG岛分析发现，20%的甲基化调控的miRNA在上游5kb范围内有CpG岛，其中14%的miRNA在CpG岛内，可见miRNA与DNA甲基化和CpG岛有着密切关系。Agustriawan利用meta分析在卵巢癌中发现miRNA的高甲基化可能导致致癌基因激活，并可能导致抑癌基因的抑制。Yang在胶质瘤中发现miR-129-2启动子区高甲基化水平明显影响了miR-129-2的表达，进而影响HMGB1在胶质瘤细胞中发挥的抑癌作用，可能为胶质瘤治疗提供了一种新的治疗策略。

（4）lncRNA：研究发现，lncRNA主要通过3种方式对miRNA进行调节。①lncRNA作为miRNA的前体/宿主：某些lncRNA可通过细胞内的剪切作用形成miRNA的前体，也有部分基因可以在转录产生lncRNA的同时转录产生miRNA，这些都是非成熟的miRNA，还必须通过进一步加工生成特异性的miRNA才能调控靶基因的表达发挥功能。Augoff在三阴性乳腺癌MDA-MB-231细胞株中检测到有一个lncRNA-LOC554202可能是miR-31的宿主。miR-31是乳腺癌转移的抑制因子，它从该基因的第一个内含子转录而来。②lncRNA与miRNA竞争性结合mRNA：通过与miRNA竞争结合靶mRNA的3′ UTR抑制miRNA对靶基因的负向调控。Faghihi等通过体外实验发现有一种miRNA（miR-485-5p）参与BACE1的调节，BACE1 mRNA既能与BACE1-AS的开放阅读框结合，也能与miR-485-5p结合，与miR-485-5p结合后可使其沉默，但BACE1-AS可竞争性地结合BACE1 mRNA以减少miR-485-5p对其的抑制。③海绵效应：lncRNA以诱饵的方式吸附特定的miRNA，从而调控这些miRNA靶基因的表达，这种作用方式称为"海绵效应"（miRNA sponge），具有该作用的lncRNA被称为竞争性内源RNA（competing endogenous RNA，ceRNA）。越来越多的研究发现lncRNA参与调控miR-92a的表达。Zhang G在胃癌中发现lncRNA MT1JP通过竞争性结合miR-92a-3p调控FBXW7表达，以此降低胃癌的生存率。Cheng M在冠心病与正常人病例对照中发现lncRNA CDKN2B-AS可以通过调控miR-92a间接调控GATA2、MAP1B和ARG1基因参与冠心病的过程。

（5）RNA甲基化：随着认识的深入，RNA甲基化修饰越来越多地参与了生命活动的调控过程。其中m^6A甲基化修饰作为转录后重要且普遍的修饰，参与lncRNA、miRNA、circRNA、tRNA等的调控。Zhang J发现在香烟刺激下，m^6A甲基化的miR-25-3p过度表达，促进了胰腺癌的发生发展过程。在小鼠胚胎干细胞中发现m^6A修饰的linc1281影响了下游非编码RNA的ceRNA模型。这些证据都表明，m^6A甲基化修饰在生物生长发育过程中发挥了极其重要的作用。

3. Cd对颗粒细胞microRNA调控的影响　目前，有关Cd对颗粒细胞miRNA调控影响的报道还比较少见。有学者曾深入研究miR-92a在Cd致颗粒细胞凋亡中的调控作用及miR-92a本身可能受到的调控机制。

*miR-92a*家族基因是由miR-25、miR-92a-1、miR-92a-2和miR-363等序列相似、结构相仿、种子区序列相同的微小RNA组成，它们分别来自在进化过程中高度保守并互为旁系同源序列的*miR-106b～25*、*miR-17～92*、*miR-106a～363*基因簇。*miR-92a*家族基因在个体发育，细胞的增殖、凋亡及分化中发挥着至关重要的作用。Liu S等研究发现，miR-92a作为宫颈癌前恶性病变和癌症检测的标志物；Cun J等研究发现，miR-92a-3p可能作为一种潜在的生物标志物，用于早期发现乳腺癌和监测内分泌治疗的有效性。

研究发现，miR-92a-2-5p通过靶向抗凋亡基因*Bcl-2*，参与Cd致卵巢颗粒细胞凋亡的过程。上调的转录因子c-myc促进了miR-92a-2-5p的转录过程；虽然DNA甲基化转移酶水平降低，但是miR-92a-2-5p的DNA甲基化可能未参与其表达的调控；m^6A修饰的lncRNA MT1JP、lncRNA CDKN2B-AS在负调控miR-92a-2-5p的机制中并未起到主要作用。

（五）跨代毒性效应及microRNA跨代遗传

近年来，亲代外源化学物暴露对子代健康的损害引起研究者们的广泛关注。Cd所致表观遗传效应不仅介导了亲代卵巢颗粒细胞的毒性损伤和功能障碍，而且表现出跨代遗传和传递现象。研究表明F0代雌鼠受孕后进行Cd暴露，F1代及F2代大鼠成年后颗粒细胞的miRNA均发生了改变，并介导了颗粒细胞功能障碍，相关机制仍需深入研究。

1. Cd的跨代毒性效应　F0代大鼠妊娠期Cd暴露会对子代卵巢颗粒细胞产生毒作用，包括细胞凋亡和甾体激素合成的障碍。有学者将F0代大鼠妊娠期Cd暴露（0mg/kg、0.5mg/kg、2.0mg/kg、8.0mg/kg $CdCl_2$灌胃），再将第一代母鼠（F1）与未染Cd的雄鼠交配，产生第二代母鼠（F2），分析F1代和F2代大鼠成年后卵巢颗粒细胞凋亡、激素合成及相关基因的表达情况。发现Cd暴露可促使F1代成年大鼠卵巢颗粒细胞的凋亡，但F2代成年大鼠卵巢颗粒细胞未出现凋亡增多，*Bcl-2*表达水平的升高可能发挥重要的抗凋亡作用。细胞功能方面，F1代和F2代大鼠可观察到甾体生成酶——甾体合成急性调节蛋白（StAR）和P450胆固醇侧链裂解酶（CYP11A1）水平显著降低；F1代大鼠和F2代大鼠中甾体样因子1（SF-1）的mRNA和蛋白表达模式不同。

2. microRNA跨代遗传　F0代大鼠妊娠期Cd暴露后，miR-92a-2-5p、miR-16-5p、miR-181b-5p、miR-628和miR-1-3p表达升高，可能促进F1代成年大鼠卵巢颗粒细胞的凋亡，其中miR-16和miR-92a靶向下调*Bcl-2*，从而参与这一凋亡过程；然而，miR-92a的下调可能在F2代成年大鼠卵巢颗粒细胞未出现明显凋亡改变中发挥了重要作用。有学者筛选出10个与妊娠期Cd暴露F1代成年大鼠卵巢颗粒细胞雌孕激素作用通路及合成相关的miRNA，其中miR-27a-3p和miR-10b-5p可调控妊娠期Cd暴露致F1子代成年大鼠卵巢颗粒细胞雌孕激素的合成。Cd对于F2代的雌孕激素合成功能仍具有影响，miR-27a-3p和miR-10b-5p主要通过抑制StAR基因翻译过程来影响雌孕激素合成功能。

3. microRNA跨代遗传的可能机制　Cd不仅能损伤雌性大鼠的子宫和卵巢；还能严重破坏胎盘细胞结构，影响胎鼠的生长发育；孕鼠经口Cd染毒可引起胚胎生长发育迟缓、畸形率升高。研究认为，Cd在妊娠期暴露后可通过胎盘屏障进入胎儿组织，对F1代的卵巢组织产生毒作用，该过程受到多种miRNA的介导和调控。Li等研究表明，妊娠期和哺乳期连续Cd暴露后其F1和F2成年子代血液、子宫和卵巢中Cd的浓度没有显著差异，因此F2代卵巢颗粒细胞凋亡相关基因表达水平改变并不是由残留Cd导致的。miRNA作为表观遗传学的重要调控机制，可能在其中发挥重要作用。例如，miR-92a在F1代与F2代表达水平的不同，可能由于F2代自我稳态调节，使miR-92a的表达水平下调，进而负调控*Bcl-2*，使Cd促进子代卵巢颗粒细胞凋亡的作用减弱，因此在F2代成年大鼠卵巢颗粒细胞中未出现明显凋亡改变。推测在F2代卵巢颗粒细胞中，不仅有miR-92a-2-5p参与调控*Bcl-2*基因的表达水平，还有可能有其他启动转录因素促进*Bcl-2*基因的表达水平。但F2代成年大鼠卵巢颗粒细胞中miR-92a表达水平如何改变，目前尚不清楚。

综上所述，Cd是重要的重金属类环境毒物，卵巢作为重要的女性生殖器官，也是Cd的主要作用靶点。Cd对卵巢结构的影响主要表现为：湿重与脏器系数降低，一般结构的异常，超微结构的破坏等。对卵巢功能的影响主要表现为性成熟、月经/动情周期、妊娠结局及子代发育等方面。Cd通过破坏细胞结构和损伤细胞功能影响和抑制卵母细胞、颗粒细胞和卵泡的发育和成熟，从而导致卵巢功能障碍和生育能力下降等。Cd的卵巢毒性机制主要包括氧化应激、凋亡和自噬、DNA损伤、性激素稳态失调、功能基因表达、表观遗传学调控等，它们在Cd的卵巢毒性调控机制中均可能发挥了重要作用。

（杨劲松　庄思琪　张文昌）

参考文献

［1］ FAROON O，ASHIZAWA A，WRIGHT S，et al. Toxicological profile for cadmium. Atlanta (GA): Agency for Toxic Substances and Disease Registry (US)，2012.

［2］ KUMAR S，SHARMA A. Cadmium toxicity: effects on human reproduction and fertility. Rev Environ Health，2019，34（4）：327-338.

［3］ HOYER. Ovarian toxicology. Boca Raton，Florida：CRC Press，2004.

［4］ RZYMSKI P，TOMCZYK K，RZYMSKI P，et al. Impact of heavy metals on the female reproductive system. Ann Agric Environ Med，2015，22（2）：259-264.

［5］ SATARUG S，GARRETT SH，SENS MA，et al. Cadmium, environmental exposure, and health outcomes. Environ Health Perspect，2010，118（2）：182-190.

［6］ WENG S，WANG W，LI Y，et al. Continuous cadmium exposure from weaning to maturity induces downregulation of ovarian follicle development-related SCF/c-kit gene expression and the corresponding changes of DNA methylation/miRNA pattern. Toxicol Lett，2014，225（3）：367-377.

［7］ ZHANG W，WU T，ZHANG C，et al. Cadmium exposure in newborn rats ovary induces developmental disorders of primordial follicles and the differential expression of SCF/c-kit gene. Toxicol Lett, 2017, 280: 20-28.

[8] ZHANG W, PANG F, HUANG Y, et al. Cadmium exerts toxic effects on ovarian steroid hormone release in rats. Toxicol Lett, 2008, 182 (1-3): 18-23.

[9] LIU J, LU X, WANG W, et al. Activity of MPF and expression of its related genes in mouse MI oocytes exposed to cadmium. Food Chem Toxicol, 2018, 112: 332-341.

[10] WANG W, CHEN J, LUO L, et al. Effect of cadmium on kitl pre-mRNA alternative splicing in murine ovarian granulosa cells and its associated regulation by miRNAs. J Appl Toxicol, 2018, 38 (2): 227-239.

[11] LIU J, ZENG L, ZHUANG S, et al. Cadmium exposure during prenatal development causes progesterone disruptors in multiple generations via steroidogenic enzymes in rat ovarian granulosa cells. Ecotoxicol Environ Saf, 2020, 201: 110765.

[12] WALLACE DR, TAALAB YM, HEINZE S, et al. Toxic-metal-induced alteration in mirna expression profile as a proposed mechanism for disease development. Cells, 2020, 9 (4): 901.

[13] SAFE S. Cadmium's disguise dupes the estrogen receptor. Nat Med, 2003, 9 (8): 1000-1001.

[14] LIU J, LUO LF, WANG DL, et al. Cadmium induces ovarian granulosa cell damage by activating PERK-eIF2α-ATF4 through endoplasmic reticulum stress. Biol Reprod, 2019, 100 (1): 292-299.

[15] WANG C, MA W, SU Y. NF-κB pathway contributes to cadmium-induced apoptosis of porcine granulosa cells. Biol Trace Elem Res, 2013, 153 (1-3): 403-410.

[16] CHEN N, LUO L, ZHANG C, et al. Anti-Müllerian hormone participates in ovarian granulosa cell damage due to cadmium exposure by negatively regulating stem cell factor. Reprod Toxicol, 2020, 93: 54-60.

[17] ZHONG P, LIU J, LI H, et al. MicroRNA-204-5p Regulates Apoptosis by Targeting Bcl2 in Rat Ovarian Granulosa . Biol Reprod, 2020, 103 (3): 608-619.

环境内分泌干扰物的卵巢毒作用与机制
（ Ovarian Toxicity and Mechanism of Environmental Endocrine Disruptors ）

环境内分泌干扰物多数为重要的卵巢毒物。本章基于国内外环境内分泌干扰物研究的基础上，对其卵巢毒作用及其机制研究进行较系统地归纳和总结。首先阐述环境内分泌干扰物的概念、分类、人群暴露途径及对人群健康的影响，然后重点讨论该类物质对卵巢的毒作用及其可能的机制，并介绍了几种较常见的环境内分泌干扰物卵巢毒性及其生物学机制的研究结果。

当前，女性生殖健康问题，如不孕、不育、流产等生育力下降及多种不良生殖结局的发生率呈上升趋势，已成为影响人类繁衍和子代健康的重大公共卫生问题。随着城市化和工业化进程的不断加快，全球的环境污染问题日益突出。大量的人群流行病学和动物实验研究表明，环境污染物暴露可影响女性生殖健康和妊娠结局，由于育龄及妊娠期女性分别存在月经周期和妊娠期，这些特殊阶段对污染物的作用更为敏感，不仅影响自身健康，还可能对子代产生不良影响。在众多的化学污染物中，环境内分泌干扰物是一类具有干扰机体内源性激素合成、释放、转运、结合和代谢等过程的外源性化学物质，其对生殖健康的影响一直备受关注。

一、环境内分泌干扰物
（ Environmental Endocrine Disruptors ）

（一）概念

早在20世纪30年代，英国《自然》杂志上刊发了2篇有关合成雌激素的论文，从此外源性雌激素逐步被人们所认知。随后几十年，大量人工合成的化学品被释放到环境中，越来越多的证据证实其中许多化学物可以干扰正常激素调节的生理过程，可能对野生动物、实验动物和人类的发育和生殖功能产生不良影响。1991年7月，来自生态学、生物学及毒理学等多个领域的科学家在美国威斯康星州召开会议，会议主题为"性发育的化学诱导变化：关系动物和人类"。大会对多种环境污染物对野生动物及人类的生长、发育及内分泌系统的影响进行了讨论，并首次提出

"内分泌干扰物"（endocrine disruptors，EDs）这一术语。随着研究的不断深入，许多存在于人们生产生活环境中的化合物被证实会对动物以及人类的内分泌系统造成干扰，影响机体正常的生殖、免疫和神经等功能。

美国环境保护署（EPA）从生物体危害作用机理方面将该类物质定义："对生物的繁殖、发育、行为及保持动态平衡的体内天然激素合成、分泌、传输、结合和清除起干扰作用的外源物质"。欧盟委员会（EC）从内分泌干扰物的危害影响方面定义："能改变内分泌系统功能，并对完好生物体的后代或其种群产生不良影响的外源物质或混合物"。

目前，虽然学术界尚未有统一的定义，但普遍认为，环境内分泌干扰物（environmental endocrine disruptors，EEDs/endocrine disrupting chemicals，EDCs）是一类外源性化学物质，进入机体后，可通过模拟或抑制内源性激素，影响激素受体家族，进而干扰激素合成、释放、转运、结合和代谢等过程，从而破坏机体内环境稳态，导致性别分化紊乱、器官畸形以及癌变等各种健康损害效应。近年来，被证实为EDCs的环境化学物越来越多，其中包括备受关注的持久性有机污染物（POPs）。EDCs危害已成为继温室效应之后的第二大全球性重大环境问题，治理环境EDCs污染已成为21世纪重大环境和健康议题之一。

（二）分类

EDCs的危害日益受到关注，越来越多具有内分泌干扰性质的化学物质被研究者发现。早在1999年，欧盟拟定的可能具有内分泌干扰作用的污染物名单种类就已达到553种。截至2018年12月，由美国Colborn博士创办的非营利组织内分泌干扰交流（The Endocrine Disruption Exchange，TEDX），已列出了1 482种具有潜在内分泌干扰性质的物质。

EDCs按其来源可分为两大类：一类是自然界中天然存在的激素类化合物，主要包括动物激素（如E_2、雌酮）、植物性雌激素（如异黄酮类）及真菌性雌激素（如玉米赤霉烯酮）；另一类是人工合成的内分泌干扰物，包括人工合成的一些药用雌激素、抗雌激素药物和工农业化学污染物质。合成的雌激素药物中，非甾体雌激素结构较为简单，如己烯雌酚、炔雌醚等；还有一类为类固醇衍生物，如胆甾烷的衍生物。

按生物学效应可分为：①干扰雌激素的环境化学物，主要包括邻苯二甲酸酯、双酚化合物、烷基酚类、多氯联苯化合物、有机氯杀虫和除草剂、植物雌激素和真菌雌激素以及重金属铅、镍、镉等；②干扰睾酮的环境化学物，主要包括氟他胺、利谷隆、苯乙烯、林丹和铅等；③干扰甲状腺素的环境化学物，主要包括多卤芳烃类和二硫代氨基甲酸酯类等；④干扰其他内分泌功能的环境化学物，如某些EDCs可干扰儿茶酚胺、促性腺激素、催乳素等。

按化学物的性质分为：①雌激素类，主要包括植物雌激素、合成雌激素，如己烯雌酚等；②难降解有机卤（素），主要包括多氯联苯类、二噁英及其类似物等；

③有机溶剂，主要包括芳香烃类、脂肪烃类、氯化物类等；④农药，主要包括除草剂、杀虫剂、杀真菌剂和除草剂等；⑤工业化学物，主要包括多环芳烃类、邻苯二甲酸酯类、烷基酚类等；⑥重金属与类金属，主要包括铅、镉、汞和有机砷等；⑦植物生长调节剂，主要包括多效唑、烯效唑与矮壮素等。

目前，EDCs的筛选和检测方法主要有细胞培养检测法、子宫增重检测法、重组酵母系统检测法、免疫检测法和生物传感器检测法等。研究方法可以归为四大类：模型动物筛选法、组织器官筛选法、细胞筛选法和分子筛选法。

（三）人群暴露途径

EDCs来源十分的广泛，不仅存在于医药、农药等药物，也广泛用于食品添加剂、洗涤剂、化妆品、涂料及塑料等。正常情况下环境中此类物质含量较低，一般以PPb浓度甚至PPt浓度存在。但随着生活水平的日益提高，越来越多的内分泌干扰物从人类的生产与生活中不断释放进入自然环境中，如汽车尾气、工业生产中废气的随意排放，生产废水及生活污水的排放，农药的残留挥发及其向土壤、水体迁移，垃圾填埋物的渗漏液污染土壤、水源甚至大气等环境介质。

EDCs可存在于空气、水、土壤和食物等环境介质中，可能通过一定的暴露途径进入机体。

1. **空气** 大气中的EDCs多附着于颗粒物上，浓度水平较土壤及水中低，不易获得监测数据。赵振华等（1982）曾对北京市大气颗粒物中的邻苯二甲酸酯进行分析，发现部分地区邻苯二甲酸二丁酯和邻苯二甲酸二（2-乙基己基）酯分别为$266.0 \sim 980.0 ng/m^3$和$133.0 \sim 223.0 ng/m^3$。20年后，曾凡刚（2003）在北京市不同功能区气溶胶样品中普遍检出含量较高的邻苯二甲酸酯类，其中石景山地区样品中检测出邻苯二甲酸酯类含量为$1.2 \sim 228.0 ng/m^3$。尽管两项研究时间间隔较大，但所得浓度水平差别不大。

2. **水** 日本环保厅曾于1998年对境内107条河流进行污染状况调查，其中包括对22种EDCs在公共水域及地下水中的分布调查。调查地点包括河川下游的环境基准点（100个）、湖泊等的环境基准点（5个）、农业地区、城市地区、工业地区的地下水（8个）、封闭性海域的环境基准点（17个），总计为130个点。在这22种物质中，有11种被检出，检出频率较高的是壬基酚（76%）、双酚A（68%）、4-τ-辛基酚（62%）、邻苯二甲酸乙基己基酯（55%）及来自人畜的雌酮（61%）。

我国主要海域、江河湖泊均可检测到EDCs（表12-1）。

3. **土壤** 持久性有机物、重金属等物质容易吸附于土壤和沉积物上，不易降解，难以消除。一般，近海沉积物中有机EDCs污染水平略低于河流底泥及土壤。受当地工业经济发展的影响，重金属污染具有较强的地域性。以多氯联苯（PCBs）为例，近海沉积物中浓度范围为$0.7 \sim 32.9 ng/g$（dw），而我国东部主要河流城市区段（珠江广州段、北江韶关段、闽江福州段、钱塘江杭州段、长江武汉段和南京段、汉水汉阳段、淮河蚌埠段、黄河郑州段、松花江哈尔滨段、嫩江齐齐哈尔段和黑龙江漠河段）沉积物中PCBs的一般水平为10.5～25.5ng/g（dw），某些地区PCBs可高达639.7ng/g（dw）。

表 12-1 中国水体中 EDCs 的污染状况 *

污染区域		内分泌干扰物污染状况
近海水体（河口、港口）	渤海	铅、汞浓度分别达到32.6mg/L和0.1mg/L
	厦门海域	有机氯农药为0.5～1.8µg/L
	闽江口	DDTs浓度为3.5～27.8ng/L；PCBs为0.1～1.7ng/L
	九龙江口	DDTs浓度为1.0～2.3ng/L；PCBs平均浓度为355.0ng/L
	珠江三角洲	珠江壬基酚一般低于40.0ng/L，白鹅潭、沙湾水道口和虎跳门辛基酚分别为2.9ng/L、2.4ng/L和2.1ng/L，澳门内港处浓度最高为8.5ng/L
内陆水体	西瓦湖	双酚A浓度为13.0～50.4ng/L，壬基酚浓度为17.4～113.4ng/L
	松嫩平原	HCHs为0.3～3.6µg/L，DDTs的残留量较低，普遍低于0.1µg/L
	官厅水库-永定河水系	HCHs、DDTs分别为0.1～53.5ng/L和0～46.8ng/L；阿特拉津残留浓度为0.7～3.9µg/L
	嘉陵江和长江重庆段河流	嘉陵江和长江重庆段河流壬基酚浓度为0～6.9µg/L，烷基酚聚环氧乙烷醚浓度为3.5～100.0µg/L

* 引自：王杉霖等，2005。

4. **食物**　美国食品药品监督管理局（Food and Drug Administration，FDA）为确定杀虫剂和其他化学药品在美国的典型摄入量，每年对影响人类内分泌的杀虫剂和其他潜在食物污染物进行总体饮食研究。基于1965—1984年FDA的研究报告，青少年男性平均每天摄入DDT在1965年到达最高（31µg），之后逐年减少到1984年的2.5µg。而PCB的摄入量在1971年为1.4µg，1984年减少到0.03µg。1986—1991年，对近5 000个食物成品样品中数百种杀虫剂和其他制剂进行分析，根据年龄和体重来估计摄入量，结果大多浓度低于可检出水平，但在16%的样品中检出了DDT，8%的样品被检出狄氏剂，林丹则为4%。

存在于环境中的EDCs正对人类健康构成很大威胁，主要是由于其具有以下生物学特点：

（1）化学性质稳定：特别是POPs，其结构稳定不易降解，在水中的半衰期超过12个月，在土壤中和沉积物中的半衰期超过6个月。

（2）脂溶性：如多氯联苯因含有氯原子而具有低水溶性、高脂溶性的特征，因而能在脂肪组织中发生生物蓄积，并且可通过食物链产生生物放大作用和生物富集作用。

（3）半挥发性：该类物质有半挥发性，能够从水体或土壤中以蒸汽形式进入大气，或者被大气颗粒物所吸附，再通过大气环流进行远距离迁移，当遇到冷空气或者到达高海拔区时又会重新沉降到地表，当温度升高时则再次挥发进入大气进行迁移。这通常称为"全球蒸馏效应"。因此，基于该类物质的性质，EDCs广泛分布于世界各地，在大气、土壤、雨水、海洋、海洋生物甚至是各种食物中都可检测得到其存在。

（四）环境内分泌干扰物对人群健康的影响

人类通过食物、饮水、呼吸空气等途径长期暴露在各种EDCs中，对人类的健康造成了多方面的影响。

1. **影响人体生长及智力发育** EDCs能够干扰甲状腺分泌功能，从而影响人体正常生长和智力发育，尤其对儿童及青少年影响更为明显。在母亲妊娠前期及其胚胎期EDCs暴露，可能是儿童及青少年身体异常发育的重要原因之一。

2. **影响生殖健康** 众多流行病学调查和动物实验结果显示，一方面EDCs的暴露会导致男性的精液量、精子数目和精子活动能力下降，雄性退化；另一方面会导致女性性早熟、月经不调和不孕等，尤其是孕妇流产及畸形胎的概率显著高于非暴露人群。此外，EDCs还可能会影响人群的性别比例。

3. **影响其他组织器官和系统** EDCs不只影响和干扰生殖内分泌系统，也会对神经系统、免疫系统等以及对代谢性疾病的发生发展产生影响。

神经内分泌紊乱是由多种机制引起的，而EDCs对内分泌腺体的直接作用会改变神经系统激素环境，从而导致神经系统损害。EDCs也可先作用于中枢神经系统，然后影响内分泌系统。EDCs可导致暴露人群和实验动物的行为、学习和记忆、注意力、感觉功能、心理发育等出现异常。

近年来，过敏性和自身免疫性疾病大大增加，尽管这类疾病的病因非常复杂，但环境污染与其存在密切关系。现有的研究证据显示，环境污染物可通过干扰内分泌系统，从而影响免疫系统的功能。内分泌系统与免疫系统有双向联系，几乎所有免疫细胞上都有不同的内分泌激素受体，免疫系统也可反馈作用于内分泌系统。

肥胖症和2型糖尿病（type 2 diabetes mellitus，T2DM）已成为当前最常见的代谢性疾病。这些疾病的病因目前尚未完全阐明，遗传和环境因素可能都发挥了非常重要的作用。近年来的研究结果显示，成人期代谢性疾病发生与早期环境影响有关。在胎儿发育的关键期，宫内营养供给异常可影响到肥胖和T2DM的早期编程，进而影响这些疾病的发生。越来越多的研究证据表明，EDCs暴露可以影响肥胖与T2DM的发生与发展。

4. **致畸致癌作用** EDCs可通过与激素受体结合引起内分泌系统和生殖系统紊乱，从而影响生殖腺发育、配子发生、胚胎生长发育以及导致染色体异常、基因突变等改变，导致流产、胎儿生长受限、先天畸形和出生缺陷。1961—1971年，美军喷洒了大约2 000t的除草剂和落叶剂，为农业正常施用量的20～40倍，25年后当地土壤中仍可检出极高浓度的二噁英，食物链中的鱼和鸡体内含量也相当高，导致当地人群的生殖畸形和先天性缺陷的发生率为之的2～3倍。1976年意大利某工厂事故导致PCBs污染，数十年后进行受污染人群流行病学调查发现，PCBs污染与人群消化道癌、淋巴癌、粒细胞白血病等癌症发病率密切相关，相对危险高达6.6倍。

5. 影响后代健康 亲代受到EDCs的影响可通过生产、哺乳等方式将危害转接到胚胎或胎儿体内。当EDCs对亲代毒作用较重时，在胚胎及妊娠时便会表现出流产、畸胎等。当亲代暴露剂量低，毒作用较轻时，后代的生理缺陷在儿时不易发现，但可能对后代的神经、生殖等敏感系统产生危害。

EDCs对健康的危害不仅局限于早期发育阶段或生命过程的某一周期，还可能通过对体细胞以及生殖细胞表观遗传重新编程，引起基因表达的持续变化，进而可能引起代际遗传。

二、环境内分泌干扰物卵巢毒性研究的实验方法

（Experimental Method for the Study of Ovarian Toxicity of Environmental Endocrine Disruptors）

目前已有多种实验方法被用来研究EDCs暴露对卵巢功能的影响。研究使用的经典实验动物是大鼠，也包括其他动物如小鼠、猪、非人灵长类动物或者是水生生物（如鱼类）。EDCs暴露方式主要包括急性暴露和慢性暴露。暴露时间可设计在妊娠期间、产后早期、性发育期前、成年期或整个生命周期。暴露剂量可以是接近基本环境暴露的低剂量、模拟意外暴露剂量或者进行机制研究的相对高剂量等。除整体动物实验外，离体培养的卵巢器官和细胞也常应用于实验研究。

（一）整体动物实验

根据研究目的不同，整体动物实验可以分为急性与亚急性毒性实验、慢性与亚慢性毒性实验。一些动物模型常被利用进行卵巢毒理学研究，如垂体切除大鼠模型、卵巢衰老模型、卵巢早衰模型、多囊卵巢综合征模型、卵巢癌动物模型和卵巢氧化应激模型等。

目前EDCs卵巢毒理学研究较多的是EDCs暴露对卵巢的发育及其生理功能（包括动情周期等）的影响，以下介绍几种相关的动物实验方法。

1. 成年大鼠动情周期分析 急性或慢性EDCs暴露对大鼠阴道动情周期的影响目前研究较多，通过观察大鼠阴道动情周期不同阶段的脱离细胞形态学变化，评估EDCs暴露后对卵巢功能的影响。实验大鼠染毒后，每天上午、下午和夜晚分别做阴道涂片，用微量移液器吸取少量生理盐水轻轻冲洗动物阴道，吸出阴道冲洗物在载玻片上均匀涂片，涂片后用吉姆萨应用液染色，10min后用细水冲掉染色液，晾干，于低倍镜观察阴道脱落细胞的变化，持续14~21d。通常可以观察到4~5d的周期规律性循环，可分为动情前期、动情期、动情后期和动情间期4个阶段。在观

察3个或更多连续周期后，动物通过一定途径暴露于EDCs，并继续监测动情周期。通过分析暴露前后完成的周期数，周期是否中断，以及动情周期各阶段的持续时间等指标，评价EDCs暴露对大鼠动情周期的影响。大鼠动情周期判断标准见表12-2。

表 12-2　大鼠动情周期判断标准

阶段	阴道涂片镜下细胞变化特点
动情前期（proestrus stage，P）	大部分是膨大而略呈圆形的有核上皮细胞，偶有少量角化细胞
动情期（estrus stag，E）	全部是无核角化细胞（集合成块），间有少量上皮细胞
动情后期（metestyus stage，M）	可见有核上皮细胞、较多角化上皮细胞和大量白细胞混合存在
动情间期（ciestrus stage，C）	大量白细胞及少量上皮细胞和黏液

2. **大鼠卵巢发育干预研究**　当前，妊娠期和婴幼儿EDCs暴露对生长发育的影响是政府和学术界最为关注的问题。这些时期最容易受到EDCs的影响，尤其生殖系统更为敏感。例如，青春期前是儿童发育的一个重要时期，可通过多种途径暴露EDCs。这个时期的儿童下丘脑-垂体-性腺轴尚未发育成熟，体内性激素水平比较低，其生殖系统对环境雌激素的敏感性可能比成年人高。可应用未成年大鼠卵巢发育干预的研究方法，通过观察青春期前EDCs暴露后卵巢发育过程中的结构和功能改变，研究EDCs对青春期雌性性发育的干扰作用，也可用于研究EDCs暴露至成年后对卵巢发育和功能的影响。通常采用21日龄断乳大鼠作为实验对象，尽量采用人群实际暴露途径染毒，直至大鼠进入性成熟期。通过观察大鼠阴道开放日龄、第一次动情期出现率，研究动物的青春期是否提前或延迟。分离血清测定血清FSH、LH、E_2和P_4等激素水平，通过卵巢组织连续切片观察各级卵泡的构成情况，可进一步研究其细胞凋亡、基因调控及表观遗传学修饰等毒理学机制。

3. **鱼类雌性生殖毒性实验方法**　环境和生态毒理学研究领域常以鱼类为实验对象。通常实验鱼类的基本标准包括：具有一定的区域代表性；个体相对要小、生命力强、适应性广，且在实验室控制条件下容易饲养；繁殖周期相对要短，在实验室条件下可以控制；能分批产卵或连续产卵，有一定的产卵量。作为EDCs研究的鱼类，要求在无污染自然条件不应有雌雄同体现象，最好能在生长发育阶段尽早区分雌雄。目前使用较多的主要包括斑马鱼（danio rerio）、青鳉（oryzias latipes）、羊头鲷（cyprinodonvariegantus）等。研究指标主要包括性腺指数、性分化与性成熟、产卵率、精卵活力、孵化率和鱼苗发育、卵黄蛋白原（vitellogenin，VTG）、组织类固醇水平以及分子调控机制等。

（二）体外实验

器官组织或细胞体外培养的方法研究及评价EDCs的卵巢毒性，可在短时间内获得初步结果，且具有实验条件易控制、结果稳定和操作简便等优点，特别适用于毒理学机制研究，也可应用于高通量毒性初筛。

目前，应用于体外实验研究的培养体系主要包括大鼠卵巢离体培养、卵巢组织分离体外培养、卵巢皮质体外培养、动物卵泡体外培养[包括一维培养、二维培养（贴壁卵泡培养）和三维结构培养（球状结构培养）]、人卵泡体外培养、动物和人卵巢颗粒细胞分离及体外原代培养、动物卵母细胞分离及原代培养、黄体细胞分离及原代培养等。

（三）卵巢毒性观察指标

动物实验常用的观察指标：体重、动情周期等常规指标；卵巢外观、卵巢湿重、卵巢系数、各级卵泡和黄体的构成及形态、卵巢超微结构等组织学观察；卵巢储备功能（包括性激素水平测定、卵巢超声、卵巢刺激实验等）；血清甾体激素水平（FSH、LH、E_2、P_4等）检测等。

体外实验常用的观察指标包括：卵巢颗粒细胞增殖、分化情况，卵母细胞发育、成熟情况，卵泡发育情况，卵泡的功能[卵泡液中或卵丘–卵母细胞复合体（COC），周围血液中NO含量、E_2与P_4的比]，培养液中激素含量（E_2、P_4等）等。

三、环境内分泌干扰物的卵巢毒作用表现
（Ovarian Toxicity of Environmental Endocrine Disruptors）

机体许多组织器官都可受到EDCs的影响，卵巢是其重要的靶器官之一，对卵巢的发育和功能可造成多方面影响。

（一）对卵巢质量（湿）和脏器系数的影响

动物染毒后，靶脏器质量可能会发生改变，脏器系数也会相应改变。脏器系数是毒理学研究的一个非特异性指标，卵巢脏器系数更是评价其功能的基本指标。脏器系数是某脏器质量（g）（湿）与实验动物体质量（100g）的比。正常情况下，实验动物各脏器与体质量的比值相对恒定。脏器系数增大，往往表示脏器可能出现充血、水肿或增生肥大等。系数减小则意味着脏器可能出现萎缩及其他退行性改变。许多外源化学物（包括EDCs）都可能对动物卵巢质量及脏器系数造成影响。此法简便易行且较为敏感。

（二）引起卵巢病理组织学损伤

卵巢的正常结构与功能对于维系雌性动物的生殖系统功能具有非常重要的意义，病理组织学观察也是评价生殖能力的重要依据。目前研究发现金属及类金属、

有机化合物、农药、药物、放射线等理化因素均可导致卵巢损伤，包括大部分的EDCs。主要表现为卵巢组织结构不完整、卵泡内颗粒细胞排列紊乱、卵母细胞或卵泡变形、卵细胞萎缩、卵细胞膜裂解、卵膜和卵丘细胞脱离、闭锁卵泡数目增多等病理组织学改变。例如，20日龄昆明种雌性小鼠醋酸铅暴露（10mg/kg、20mg/kg和40mg/kg腹腔注射）2d后，肉眼可见卵巢萎缩、出血。镜下可观察到卵巢组织结构不完整，卵巢皮质区变薄，有大量的颗粒细胞和成纤维细胞增生，形成巢状。同时，原始卵泡、闭锁卵泡数目较多，而初级卵泡、次级卵泡和成熟卵泡数目明显减少。中、高剂量组甚至出现卵泡破裂、出血、卵泡内颗粒细胞排列紊乱、卵母细胞缺失、部分卵泡变形等严重病理组织学改变。

（三）干扰卵泡发育及卵母细胞成熟

EDCs对原始卵泡、初级卵泡、次级卵泡和黄体都可能产生影响，引起卵泡闭锁，卵泡数减少，卵泡发育阻滞或加快等卵巢毒性表现。EDCs加速或阻碍原始卵泡的发育会引起卵巢早衰，或绝经，导致永久性不孕。在卵泡后期发育阶段，EDCs可引起窦状卵泡闭锁或抑制窦状卵泡生长，导致雌激素缺乏和无排卵周期，最终导致不孕不育。EDCs可影响卵泡形成黄体的过程或影响黄体的寿命从而影响孕激素的合成，进而影响胚胎植入和妊娠而导致不孕。例如，雌性ICR小鼠正己烷染毒后，各生长阶段卵泡细胞凋亡率增高，导致超级排卵期排卵数呈显著下降，且卵母细胞第一极体释放率降低，抑制其卵母细胞核成熟。DEHP也可影响卵母细胞减数分裂，阻碍卵母细胞发育成熟。

（四）拟雌激素样效应

EDCs有一类非常重要的物质，其进入机体后可模拟内源性雌激素活性，称为环境雌激素（environmental estrogens，EEs）。EEs可与雌激素受体结合，形成配体-受体复合物，再结合DNA反应元件，继而表现出拟雌激素作用，启动一系列的生理生化过程，也可与内源性雌激素竞争靶细胞上的受体，减少受体对内源性雌激素的吸附，从而增强内源性雌激素的作用，或阻碍内源性雌激素与受体的结合，拮抗内源性雌激素，进而影响雌激素信号传递，导致机体生殖内分泌功能失调。

1. **性发育异常**　包括性早熟和性发育延迟，女（雌）性主要以性早熟表现为主。目前，性早熟的发生机制尚不清楚，但相关研究认为可能是遗传、激素和环境因素相互作用的结果。近年来中枢性特发性早熟（真性性早熟）发生率明显升高，除与已知的遗传和营养状况相关外，环境化学物质的广泛暴露也被认为是引起性早熟的一种潜在的危险因素。

哺乳期接触17β-雌二醇可致使雌性大鼠阴道开口时间提前。甲氧氯（MXC）是一种具有潜在危害的雌激素样作用的农药，雌性大鼠妊娠和哺乳期间与其接触，可导致它们的雌性后代阴道开口和青春期启动的时间提前。同样，妊娠期皮下注射

BPA、白黎芦醇（resveratrol，RSD）、玉米赤霉烯酮（zearalenone，ZEA）或DES，都可以使大鼠雌性后代阴道开口时间提前。可见，许多EDCs都具有拟雌激素效应并可导致雌性动物性早熟。

2. 干扰雌性动物动情周期　动情周期，又名发情周期，是有胎盘类雌性哺乳动物拥有的一种周期性生理变化，主要受体内性激素的调节。雌性动物生殖周期可以依据阴道开放时间来进行判断，其规律性变化也可间接反映卵巢功能。在下丘脑－垂体－卵巢（HPO）轴调控下，卵巢内卵泡发育、排卵并形成黄体，同时体内的性激素水平出现规律性变化，动物的动情周期随之出现相应变化。许多EDCs可通过干扰雌性动物HPO轴等各个环节，最终导致动情周期改变。可表现为动情前期、动情期、动情后期、动情间期紊乱和动情周期持续时间延长，甚至出现排卵障碍。例如，DEHP（1 400mg/kg）灌胃染毒26周，可导致雌性大鼠动情间期明显延长。

（五）干扰性激素合成和分泌

性激素（sex hormones）的化学属性是脂质，是由动物体的性腺以及胎盘、肾上腺皮质网状带等组织合成的甾体激素，具有促进性器官成熟、副性征发育及维持性功能等作用。雌性动物卵巢主要分泌雌激素与孕激素两种性激素，雄性动物睾丸主要分泌以睾酮为主的雄激素。性激素主要在性腺和肾上腺中合成，以胆固醇为前体物质经一系列类固醇激素合成相关酶催化反应合成。胆固醇在类固醇合成急性调节蛋白（StAR）作用下从线粒体外进入线粒体内，经胆固醇侧链裂解酶（CYP11A1）催化为孕烯醇酮，再由3β-HSD催化为孕酮，孕酮进一步转化成17-羟孕酮，经17α羟化酶和17,20裂链酶（CYP17）催化形成雄烯二酮，最后由17β-HSD催化形成睾酮。睾酮经芳香化酶（P450arom，CYP19）作用转化为E_2。

EDCs可通过干扰催化胆固醇合成性激素的一系列酶基因、转录因子及信号通路进而影响性激素的合成。其中，StAR是类固醇合成的限速酶，能将胆固醇转运进入线粒体内膜表面，并且还可加速胆固醇向细胞色素P450胆固醇侧链裂解酶（P450scc）的传递。芳香化酶能够催化睾酮和雄烯二酮转化为雌激素，是雌激素生物合成的关键酶和限速酶。这些酶以及相应调控转录因子和信号通路基因调控网络都可能是EDCs的潜在靶点。例如，联苯菊酯（bifenthrin，BF；一种常用杀虫剂）的异构体1S-cis-BF可作用于大鼠颗粒细胞，通过抑制调节P_4和前列腺素E_2（PGE₂）生物合成有关基因*P450*、*StAR*、*PBR*、*DBI*和*COX-2*的表达，同时抑制P_4和PGE2合成信号通路中的一种重要递质－蛋白激酶C（PKC），降低P_4和PGE₂的分泌。

（六）卵巢储备功能下降

卵巢储备功能（ovarian reservation，OR）是指卵巢皮质区卵泡生长、发育和成熟的能力，主要体现在卵巢内存留的卵泡数量和质量，可反映女性的内分泌水平及生育潜能。卵巢内存留的可募集卵泡数量减少，卵母细胞质量下降，生殖内分泌功

卵巢毒理学
Ovarian Toxicology

能紊乱，导致生育能力下降，称为卵巢储备功能下降（DOR）。DOR是常见的妇科内分泌疾病之一，在继发闭经的妇女人群中，此病发病率占10%～20%，通常不能正常妊娠。如果不能进行早期干预治疗，则可能在6年内进一步发展成为卵巢早衰（POF），POF的发病率约为3.8%。

美国马萨诸塞州总医院以2004—2010年内收治的192位妇女为对象，研究对羟苯甲酸酯类物质对妇女卵巢的影响。结果显示，窦卵泡计数（antral folli-clecount，AFC）随对羟基苯甲酸丙酯（propylparaben，PP）剂量升高有下降的趋势，而促卵泡生成素（FSH）呈明显上升趋势。该结果提示，PP可能有降低卵巢储备的作用，促使卵巢早衰。

（七）多囊卵巢综合征

多囊卵巢综合征（PCOS）是生育年龄妇女常见的一种复杂的内分泌及代谢异常所致的疾病，以慢性无排卵（排卵功能紊乱或丧失）和高雄激素血症为特征，主要临床表现为月经周期不规律、不孕、多毛和/或痤疮。北京大学生殖中心的一项病例对照研究中发现，PCOS病例组妇女血清中的PCBs含量明显高于对照组。加利福尼亚洛杉矶的城市学术医疗中心检测分析了52名PCOS患者和50名对照人员血清中PCBs的含量，发现PCOS患者血清中几种PCBs同系物的含量均明显高于对照组。

（八）卵巢肿瘤

卵巢癌是女性生殖系统常见的恶性肿瘤之一。卵巢癌与体内雌激素水平有密切关系，雌激素能够促进卵巢肿瘤的生长，抗雌激素疗法是治疗卵巢肿瘤的方案之一。流行病学调查发现，职业接触杀虫剂的女性，其卵巢癌的发生率较其他人群显著上升。但目前关于EDCs和卵巢癌发生风险的流行病学研究仍然不多，特别是胎儿期和新生儿期EDCs暴露与未来患卵巢癌风险的关系尚未明确。虽然BPA和合成雌激素DES的动物染毒模型均可出现卵巢囊性增生，但卵巢囊性化仅是卵巢癌的早期病变标志。

四、环境内分泌干扰物的卵巢毒作用机制
（Ovarian Toxicity Mechanism of Environmental Endocrine Disruptors）

（一）下丘脑–垂体–卵巢轴

卵巢的发育和功能受机体内外各种因素综合调控，而起主要调控作用的是下丘脑–垂体–卵巢轴（hypothalamic pituitary ovarian axis，HPOA）。HPOA主要通过

下丘脑分泌促性腺激素释放激素（GnRH）到达垂体门脉系统，与垂体的促性腺激素释放激素受体（GnRHR）结合，促进垂体分泌黄体生成激素（LH）与卵泡刺激素（FSH）。LH及FSH作用于性腺，刺激甾体激素T、E_2、P_4的合成和分泌。性激素E_2、P_4和促性腺激素FSH、LH是雌性动物维持正常生殖系统功能的主要激素，HPOA调控维系这些激素的动态平衡。通过调节性激素的产生和释放，从而影响生殖系统的发育、生育能力及第二性征的出现。

EDCs可通过拟雌激素作用刺激下丘脑神经元，促进下丘脑释放kisspeptin并促进下丘脑的发育和成熟，从而导致下丘脑释放GnRH，通过垂体门脉到达腺垂体，刺激促性腺细胞产生促性腺激素FSH和LH，两者通过血液循环到达卵巢，促进卵泡颗粒细胞及膜细胞分泌雌E_2和P_4，促进生殖器官发育，干扰动物性发育进程。例如，多氯联苯（PCBS）可直接作用于下丘脑GnRH神经元或影响中枢神经递质，如抑制脑突触囊泡多巴胺摄取及干扰谷氨酸递质释放过程等间接作用，抑制*GnRH*基因的表达，使GnRH合成减少。双酚A、邻苯二甲酸酯等可影响G蛋白偶联受体基因的表达，G蛋白偶联受体与肽能的神经传递有关，可影响GnRH的合成分泌。

小鼠妊娠期和哺乳期邻苯二甲酸酯暴露会对子代雌性小鼠的HPOA产生影响。子代性成熟后出现体重降低、卵巢重量增加、卵母细胞减少、生殖腺中类固醇的生成和促性腺激素受体基因的表达显著减少、垂体组织促性腺激素基因的表达水平升高。邻苯二甲酸酯可下调脑垂体中与激素合成分泌有关的蛋白，如缬酪肽蛋白（VCR/P97）、尿苷酸-胞苷酸（UMP-CMP）激酶等的表达水平，从而抑制垂体促性腺激素释放能力，导致血清中雌激素含量减少，并改变动情周期。

（二）通过影响磺化作用干扰类固醇激素的平衡

EDCs可作用于类固醇激素合成和代谢相关的酶，通过控制酶的合成或改变酶活性，从而发挥毒作用。生物体内类固醇激素的水平受到稳态反馈回路的控制。磺化作用对于调节类固醇激素的稳态发挥着非常重要的作用。在磺基转移酶的作用下，磺酸基团-SO_3与类固醇激素结合从而使激素的活性被抑制；而在硫酸酯酶的作用下，磺酸基团-SO_3从类固醇激素上面解离从而使激素恢复活性。例如，双酚A可以通过抑制磺基转移酶的活性，使类固醇激素在生物体内的半衰期延长，增加激素的活性，从而引起人体内分泌系统紊乱。卤代芳香烃类物质的羟基化代谢产物（PHAH-OHs）也可以通过抑制磺基转移酶的活性，抑制E_2和特定靶组织的结合，从而延长E_2在体内的作用时间。

（三）通过影响受体介导反应干扰类固醇激素合成和分泌

EDCs对雌性生殖系统的影响可通过与激素相关的受体结合发挥作用。通过作用于芳香烃受体（AhR）、过氧化物酶体增殖活化受体（PPARs）等核受体干扰基因表达，通过影响类固醇生成或代谢过程中的酶而影响激素合成和代谢。例如，二二噁英可通过结合AhR引起生殖相关的基因表达异常而发挥类雌激素作用，极低剂量二噁英宫内暴露就可导致雌性生殖系统异常和性早熟的发生。其他EDCs，包括PCBS、多溴联苯醚和农药烯虫酯，也可通过结合AhR产生相同的毒性效应。EDCs可作用于卵巢颗粒细胞（KGN），可通过上调过氧化物酶增殖活化受体γ（PPARγ）的表达水平，下调芳香化酶和胰岛素样生长因子-1（IGF-1）的表达水平，进而降低FSH诱导的IGF-1、芳香化酶和E_2的分泌。

EDCs也可直接与内源性雌激素受体（ERα和ERβ）结合发挥雌激素样作用，增加芳香化酶的活性和增加雌激素的敏感性，导致内源性雌激素分泌增加，甚至引起性早熟。在一些物种中，ERα和ERβ在卵巢卵泡发育早期就出现细胞和阶段特异性表达，包括灵长类、家畜、大鼠和小鼠。ERα主要在膜细胞表达，ERβ在颗粒细胞中表达。ERβ对于FSH介导颗粒细胞分化和对LH的反应性都是非常重要的。ERα主要作用是介导下丘脑和垂体的雌激素反馈，对于卵巢膜细胞的激素合成具有调节作用。ERβ能够使早期窦状卵泡向前排卵阶段推进，促进卵泡成熟。EDCs可与ER结合，激活cAMP依赖性信号途径，使受体构型发生改变，随之活化配体-受体复合物，移入细胞核调控靶基因表达，影响内分泌系统功能。

（四）诱导氧化应激

氧化应激是一种机体内源性抗氧化系统与活性氧（ROS）之间的不平衡状态。机体在正常的有氧代谢过程中，也会产生活性氧自由基。一般情况下，机体有一套抗氧化防御体系包括抗氧化酶（如SOD、GSH-Px和CAT）、抗氧化物质（如GSH、VE、VC）等，以保证ROS的产生与机体的清除能力之间的平衡状态。当机体内氧化和抗氧化之间失去平衡时，造成的结果或者是机体过量产生ROS，或者是清除ROS的能力下降，均可诱导机体组织细胞氧化应激效应增强。对于卵母细胞，如果ROS过量致使氧化应激发生，可诱导卵母细胞膜脂质过氧化或DNA损伤，进而影响卵母细胞分裂、代谢产物运输及其线粒体功能。黄体也可受到ROS影响，一方面ROS可以通过抑制黄体细胞的类固醇合成酶，抑制孕酮的产生；另一方面ROS诱导脂质过氧化反应增强而导致黄体细胞膜分裂，这也是退化黄体细胞受损的主要表现之一。许多EDCs可诱导卵巢组织发生氧化应激，造成氧化损伤。例如，邻苯二甲酸酯可通过诱导ROS的生成，进而产生一系列的氧化应激，同时干扰SOD及GPX的表达，从而影响卵泡的功能。醋酸铅和醋酸镉单独及联合作用均能导致卵巢颗粒细胞GSH和SOD水平显著降低，MDA水平和CAT活性显著升高。

（五）干扰细胞周期和诱导细胞凋亡

细胞周期是指从一次细胞分裂形成子细胞开始到下一次细胞分裂形成子细胞为止所经历的过程，可分为间期和分裂期（M期）。间期又分为三期，即DNA合成前期（G1期）、DNA合成期（S期）与DNA合成后期（G2期）。细胞周期内有两个阶段最为重要：G1到S和G2到M；这两个阶段正处在复杂活跃的分子水平变化的时期，容易受环境条件的影响。例如，邻苯二甲酸二丁酯（DBP）可以通过抑制细胞周期素E1、E2及B1的表达，抑制细胞周期从而抑制窦性卵泡的生长。

细胞凋亡（apoptosis）指为维持内环境稳定，由基因控制的细胞自主地有序地死亡。凋亡是多基因严格控制的过程，这些基因在种属之间非常保守，如*Bcl-2*家族、*Caspase*家族、癌基因（如*c-myc*、抑癌基因*p53*）等，但是迄今为止凋亡过程确切机制尚不完全清楚。而凋亡过程的紊乱可能与许多疾病的发生有直接或间接的关联，如肿瘤、自身免疫性疾病等。能够诱发细胞凋亡的因素很多，如射线、药物等。例如，正己烷的毒性代谢产物2,5-己二酮可通过上调凋亡基因（*Bax*、*Caspase-3*）表达和下调抗凋亡基因（*Bcl-2*）表达，诱导人卵巢颗粒细胞的凋亡增加。邻苯二甲酸酯暴露可使小鼠卵巢颗粒细胞停止在G0/G1时相，导致卵巢颗粒细胞的凋亡率升高。

（六）影响卵泡细胞代谢

卵泡液由血浆渗出物和卵巢局部分泌物组成，是卵泡细胞的营养液。由于卵巢血管未穿过卵泡基膜，卵泡液直接提供了颗粒细胞和卵母细胞的生存环境，在卵泡发育、成熟、排卵和闭锁过程中起重要的调控作用。卵泡液作为卵母细胞赖以生长成熟的微环境，其含有的成分包括①性激素和促性腺激素：卵泡刺激素（FSH）、雌激素（E_2）、孕酮（P）和睾酮（T）；②细胞因子：白血病抑制因子（LIF）、胰岛素样生长因子（IGF）、白细胞介素（IL）、血管内皮生长因子（VEGF）、转化生长因子（TGF）、抑制素、肿瘤坏死因子（TNF）及瘦素等；③其他体液因子类物质：肾素-血管紧张素系统（renin-angiotensin system，RAS）、一氧化氮（NO）等。卵泡液含有的成分影响着卵母细胞的发育、成熟、排出及受精后胚胎的形成，同时也反映了卵泡细胞的发育状态和潜能。例如，断乳致性成熟期大豆异黄酮暴露，可使卵巢卵泡液的代谢物发生明显变化，涉及性激素代谢、氨基酸代谢、脂肪酸代谢以及能量代谢途径，提示大豆异黄酮可通过诱导卵泡液代谢成分改变影响卵泡发育。

（七）基因表达与信号通路异常

卵泡生长发育是一个复杂而漫长的过程，是在一个极其复杂的内环境控制下完成的，并具有高度的协调性。通常要经历以下几个时期：始基卵泡、腔前卵泡、有腔卵泡、排卵前即格雷夫卵泡。卵泡发育调节的机制非常复杂，不仅包括HPOA调节作用，也包括卵巢本身的旁分泌和自分泌因子的调控机制。在始基卵泡启动到卵泡成熟的过程中，众多因子参与了其生长发育的调控。卵泡发育过程的任何一个环节都有可能被外源物质及环境等因素所干扰，从而影响卵泡正常发育和排卵。有研究表明，青春期前较高浓度短期双酚A暴露可诱导促进卵泡发育的*FIGLα*基因、*H1FOO*基因表达水平下调，抑制卵泡发育的*AMH*基因表达上调，进而对卵泡发育产生干扰作用。胚胎期和新生期大鼠MXC暴露后，卵巢组织PTEN信号通路、IGF-1信号通路、雌激素快速信号通路等信号通路中起关键作用的分子均产生明显的变化，这些信号通路与卵巢功能下降、女性不育有着密切的联系。

（八）表观遗传学修饰

表观遗传学修饰主要包括DNA甲基化、组蛋白修饰、染色体重塑和非编码RNA。

卵巢暴露于MXC、双酚A和邻苯二甲酸酯均可改变甲基转移酶DNMT的表达，可能导致卵巢细胞DNA甲基化模式的改变，使表观基因组发生潜在改变。有机氯农药MXC，是一种典型的EDCs，它的主要代谢产物（HPTE和mono-OH-MXC）可作为ERα激动剂以及ERβ和雄激素受体拮抗剂。在胎儿和新生儿发育期间暴露于MXC会导致成年后卵巢ERβ启动子区域的高甲基化，ERβ蛋白表达降低。ERβ的降低可能导致机体成年后对内源性E_2的反应降低，从而改变卵泡发育。邻苯二甲酸暴露可降低卵母细胞中印记基因*IGF2*和*PEG3*的甲基化模式，导致卵母细胞和胚胎发育异常。双酚A同样也可以改变卵母细胞*IGF2*和*PEG3*基因的甲基化模式。

妊娠期EDCs暴露可以影响胎儿卵巢miRNA的表达谱。例如，绵羊妊娠期双酚A暴露会导致靶向SOX（sry-related high-mobility-group box）家族基因、kit配体和胰岛素相关基因的miRNAs减少，其中*SOX*基因家族与性别决定和胚胎发育有关。另外，未成年大鼠镉暴露至成年后，可上调miR-193、miR-221和miR-222的表达，这些miRNA可能在调控卵泡发育相关c-kit蛋白下调中发挥作用。

五、几种常见环境内分泌干扰物的卵巢毒作用
（Ovarian Toxicity of Several Common Environmental Endocrine Disruptors）

（一）二噁英

二噁英及其类似物（dioxins and dioxin 1ike-cmpounds）包括多氯代二苯并-对-二噁英（PCDDs）、多氯代二苯并呋喃（PCDFs）和多氯联苯（PCBs）。通常PCDDs和PCDFs合称为二噁英（Dioxins，缩写为PCDD/Fs），均属持久性有机污染物（POPs）。PCDD/Fs和PCBs主要来源于城市垃圾和工业固体废物焚烧、含氯化合物的生产过程以及造纸和医疗废物的焚烧。美国、英国、日本、荷兰、瑞士等国家的排放占环境中二噁英及其类似物来源的50%～90%。

PCDD/Fs可通过消化道、呼吸道和皮肤吸收，且90%以上来自食物，其中2,3,7,8-四氯二苯并-对-二噁英（2,3,7,8-tetrachlorodibenzo-p-dioxin，TCDD，2,3,7,8-TCDD，CAS:1746-01-6）与食物混合时吸收率为50%～60%，主要蓄积于肝脏和脂肪组织中，是二噁英类化合物中毒性最强的一种。2010年国际癌症研究所（International

Agency for Research on Cancer，IARC）将2,3,7,8-TCDD归入人类Ⅰ类致癌物。TCDD的环境半衰期和生物半减期都很长，可通过食物链富集，在人体脂肪组织、血清、母乳和卵巢卵泡液中都可被检测到。

美军曾在战争中广泛使用一种含TCDD的高效落叶剂，结果导致当地妇女流产、死胎发生率升高。其中有一个受二噁英污染的村子，从1979年1月到1982年6月，妇女流产、早产率分别达到20%以上，且葡萄胎、先天畸形的发生率显著升高。1978—1979年中国台湾发生二噁英类化合物中毒事件，中毒妇女们的女性后代月经周期紊乱的发生率增高，血清FSH和E_2水平与正常的同龄女孩比较均明显升高。

TCDD是二噁英类化合物的代表性物质，其卵巢毒性主要体现在以下几个方面：

1. 干扰卵泡发育　TCDD作用于卵巢，可导致卵泡发生改变。然而，TCDD对卵泡发生的影响存在物种差异。例如，小鼠TCDD（0.1～100nmol/L）暴露不会影响体外培养的窦状卵泡的生长，这表明它不会影响颗粒细胞的增殖。而猪TCDD（0.1nmol/L和10nmol/L）暴露均可降低卵泡中增殖细胞的百分比。同样，大鼠TCDD暴露会减少窦状卵泡的数量，而闭锁卵泡并不增加，这表明TCDD对大鼠卵巢细胞有抗增殖作用。物种对TCDD反应差异的原因尚不清楚，可能源于对TCDD代谢能力以及TCDD主要受体AhR表达的物种差异。TCDD与AhR结合，可使AhR与热休克蛋白90（HSP90）结合的构象发生变化，结合成为AhR核转位蛋白，形成异型二聚体进入细胞核，作为转录因子结合二噁英反应元件，改变其调节靶基因（主要为细胞色素P450超家族）引起基因转录、酶的活性、氧化应激等一系列反应，对组织细胞产生损害。

2. 干扰卵巢排卵　TCDD暴露可以减少或阻止啮齿类动物体内的排卵。其可能机制是通过减少S期颗粒细胞数量，抑制细胞周期素依赖性蛋白激酶2（CDK2）的表达水平。

3. 干扰卵巢甾体激素的合成　TCDD暴露（0.1～100nmol/L）可降低离体小鼠窦状卵泡中的P_4、雄烯二酮（androstenedione）、睾酮（testosterone）和E_2水平，如果添加孕烯醇酮底物（10μmol/L）可将激素水平恢复到对照水平，这表明TCDD可能作用在孕烯醇酮形成之前，降低小鼠体内的激素水平。TCDD对卵巢甾体激素合成的影响，可能是由于TCDD能够抑制其关键的类固醇合成酶（HSD17B1和CYP19A1），导致窦状卵泡的类固醇合成能力降低。在其他物种研究模型（如大鼠、鸡、猪等）和培养系统（如离体猪卵泡膜和颗粒细胞共培养）都可观察到类似的结果。有趣的是，TCDD抑制卵巢甾体激素的合成，通常以非剂量依赖的方式发挥作用。

Pocar等（2005）总结了TCDD等EDCs通过AhR干扰内分泌和雌性生殖功能的可能途径：①活化的AhR抑制体内激素介导的靶基因转录激活，该机制适用于所有性激素受体。②由于某些未知的机制，外源化学物活化的AhR启动了蛋白体的蛋白降解作用，使胞内的雌激素受体水平迅速下降。这一机制被认为与多种子宫内膜疾病有关，特别是子宫内膜异位症和子宫内膜癌，但在不同的细胞系中观察到的结果并不一致，在各种受试的外源化学物中，TCDD的作用最强。③在没有性激素的情况下，如卵巢切除的动物，活化的AhR可激起性激素信号，这一机制的存在使二噁英类的雌激素干扰作用呈现出正、反两个方向调节的特点，内源性雌激素浓度决定了毒作用的具体表现形式。

（二）双酚A

双酚A（BPA，CAS:80-05-7）学名2,2-二（4-羟基苯基）丙烷，缩写为二酚基丙烷，其分子式为$C_{15}H_{16}O_2$，分子质量为228.28，比重1.195。BPA具有酚气味及苦味，比重1.195，熔点153℃，不溶于水，易溶于醇、醚、丙酮及碱性溶液。BPA用途广泛，是全球生产量最大的化工原料之一。近年来，世界BPA的产能稳步增长。2010年世界BPA的总产量为558万吨，2016年BPA全球生产量是687.4万吨。中国是世界上最大的BPA生产国，约占总量的17.60%，其次是美国，约占15.30%，再次是韩国，约占14.26%。BPA的化学结构与己烯雌酚（DES）类似，进入体内可模拟雌激素活性，是备受关注的EDCs之一（图12-1）。

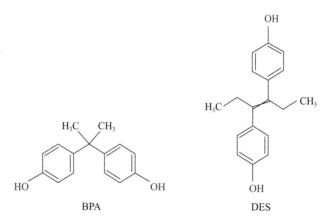

图12-1　BPA和DES的分子结构式示意图

BPA是苯酚和丙酮的重要衍生物，是合成聚碳酸酯塑料和环氧树脂的单体。聚碳酸酯塑料广泛应用于制造人们密切接触的物品，如各种塑料瓶、饭盒及用于微波炉塑料盒等，环氧树脂用作装食物和饮料罐的保护内层。BPA单体可从用于盛装食物或饮料的塑料容器中游离出来，在高温或强酸碱等条件下可加速游离过程。可见，BPA暴露人群非常广泛。流行病学研究表明，超过90%的个体尿中可检测到BPA，浓度最高是儿童，其次是青少年，而成人处于最低水平。

BPA主要经口进入人体，也可以通过呼吸道、皮肤等多种途径。目前在人体的尿液、血清、乳汁以及卵泡液中都可检测BPA成分。人卵泡液中BPA水平为1～2ng/mL。经口进入人体的BPA要经过肝和肠的代谢，主要是与人体胃肠道和肝脏内的I相代谢酶发生反应，生成2,2-双（4-羟苯基）丙醇、O-羟基苯二酚或丙二酚-O-醌，并可进一步在II相结合酶的作用下形成双酚A-O-葡萄糖醛酸结合物，24h内可通过肾脏排出。由于婴幼儿的肝肾功能不成熟，BPA代谢过程比成人更复杂而缓慢，导致体内的BPA水平普遍偏高。目前认为，BPA在体内的代谢途径主要有三条：①BPA被CYP450酶氧化，生成侧链结合有谷胱甘肽（GSH）的4-异丙苯酚等产物；②BPA可通过羟化反应，形成间位羟基化的BPA（m-OH BPA），然后通过氧化反应生成苯醌基BPA，GSH可以共价结合到苯醌基上，也可以结合到羟基化的BPA上；③BPA被CYP450酶催化发生邻位取代反应，使断开的C-C键的烷基链退化转移生成醌类化合物。醌类化合物之间的范德华力较小，很不稳定且带正电荷，可进一步与水分子结合生成羟乙基乙醇，或与GSH结合生成4-异丙苯酚。

美国环境保护署（EPA）公布的BPA安全摄入参考剂量为50mg/（kg·d）。但有研究表明，即使胎儿暴露于此安全剂量以下，出生后仍可能出现多种健康损害，包括体重增加、男性和女性生殖系统的发育改变、青春期提前、乳腺组织的发育改变、前列腺体积增加、生殖功能和性行为改变、乳腺癌和前列腺癌发生率增加以及免疫失调等。

Mok-Lin等（2010）观察了波士顿174名接受试管婴儿治疗的妇女，发现其尿BPA水平的几何均值为2.52ng/mL，与尿BPA≤1.6ng/mL组比较，尿BPA 1.6～2.32ng/mL组、2.33～3.76ng/mL组和≥3.77ng/mL组妇女体内E_2水平分别下降40pg/mL、253pg/mL及471pg/mL。Hossein等（2017）发现，与尿BPA<0.4～0.9ng/mL组相比，尿BPA 0.9～1.6ng/mL组、1.6～2.3ng/mL组和2.4～20.5ng/mL组妇女体内的窦卵泡计数平均下降12%、22%及17%，同时也发现BPA的暴露与卵巢体积大小无关。伊朗的一项病例对照研究，发现51例多囊卵巢综合征（PCOS）患者体内BPA水平明显高于对照组女性（3.34ng/mL vs 1.43ng/mL），且BPA暴露水平是PCOS发生的独立危险因素，OR值为1.53（95%CI：1.14～2.05）。美国一项针对115名育龄妇女的回顾性队列研究发现，育龄女性血清结合BPA浓度为0.101ng/mL，其中正常分娩的妇女血清结合BPA浓度为0.075ng/mL。流产妇女中血清结合BPA浓度处于最高四分位水平组与最低四分位水平相比流产风险升高，RR值为1.83（95%CI：1.14～2.96）。

BPA不同的暴露方式对动物卵巢的发育及功能可能造成不同的影响，其卵巢毒作用及毒理学机制主要体现在以下几个方面。

1. **通过HPOA影响卵巢**　新生期低浓度BPA暴露后，可对下丘脑视前区性别二型神经元（sexually dimorphic nucleus-preoptic area，SDN-POA）和前腹侧室旁核（anteroventral and preoptic periventricular，AVPV）神经元的数量产生影响。并且，BPA暴露通过影响HPOA，可导致下丘脑-垂体诱导的性早熟，出现青春期提前，并对成年后垂体GnRH信号产生严重干扰。另外，新生期小鼠BPA暴露对其成年后生殖功能的影响，主要表现为月经异常、动情周期不规则、性行为异常、卵巢、子宫质量及脏器系数下降，且成年后受孕率显著降低，其后代雌鼠子鼠的畸形率升高。

2. **影响卵泡发育及相关基因的表达**　妊娠期低剂量BPA暴露（环境中存在剂量）就可导致雌性后代青春期提前、动情周期的改变和卵巢形态学破坏。下丘脑神经元分化期（PND 0-3）BPA暴露（50μg/kg和50mg/kg）可导致黄体（corpus luteum，CL）减少、多卵母细胞卵泡（multi oocyte follicles，MOF）数量增加。新生期大鼠BPA暴露（100μg/kg），年老后会造成卵巢血性囊肿增加、窦状卵泡数量异常、CL减少。另外，新生期小鼠BPA暴露（150μg/kg）也可导致MOF数量增加。

新生期大鼠BPA暴露至性发育期，可导致性激素分泌功能和卵巢卵泡的发育产生抑制效应，表现为血清P_4水平下降，卵巢重量及脏器系数下降、卵泡总数下降、生长卵泡构成比下降及闭锁卵泡构成比升高、卵泡凋亡率升高。另外，可观察到促进卵泡发育的FIGLα、H1FOO等因子表达下调以及抑制卵泡发育的AMH因子表达上调。小鼠BPA暴露可导致卵巢组织IGF-1、GDF9和BMP-15等卵巢发育相关因子表达显著上调，产生与E_2暴露相类似的影响。

3. **影响卵母细胞成熟**　BPA对雌性生殖系统生殖器官结构的损伤及功能的影响，可能与抑制卵母细胞的生长、发育、抑制卵泡颗粒细胞的增殖，从而减少雌激素的生成有关。BPA可通过干扰不同发育阶段的卵母细胞的减数分裂，特别是对将要排卵的卵母细胞，对第一次减数分裂染色体的配对、联会和重组等产生干扰，抑制卵泡细胞增殖并增加非整倍体卵泡的畸形率，降低生育率甚至可能造成不育。

4. **影响甾体激素合成**　BPA具有的内分泌干扰特性与其干扰卵泡甾体激素合成有关。合成这类激素的细胞主要有颗粒细胞、卵泡膜细胞和黄体细胞。体外卵泡离体培养模型中，BPA可导致窦状卵泡合成E_2、雌酮、T、雄烯二酮和DHEAS的能力降低。BPA影响甾体激素合成可能是通过作用于卵泡膜细胞，干扰CYP450scc和StAR表达。除对卵泡膜细胞的影响外，BPA也可通过抑制颗粒细胞中HSD3b、CYP450scc和CYP450arom的活性，减少E_2的合成。

5. **表观遗传学修饰**　BPA可通过下调雌激素受体（ESR1、ESR2A）、促黄体生成激素/绒毛膜促性腺激素受体（luteinizing hormone/ choriogonadotropin receptor，LHCGR）和孕酮膜受体1（progestrone membrane receptor component 1，PGRMC1）等关键基因的表达，增加成熟卵泡的凋亡并干扰雌性斑马鱼卵子发生过程。LHCGR的下调伴随着H3K4me3和H3K27me3两个特定位点组蛋白修饰的减少和增加，这两个位点是该基因转录起始位点。此外，蛋白修饰的变化可能与总甲基化状态下调有关，DNMT1（参与维持甲基化）和DNMT3（参与从头甲基化）的mRNA表达上调。该研究证明，BPA可以通过表观遗传机制干扰卵子发生过程，进而影响生殖力。进一步将BPA暴露的雌性与对照雄性杂交，可观察到产卵完全受阻。该研究团队还研究了BPA的跨代表观遗传效应，斑马鱼F0、F1和F2代卵巢中与生殖有关的基因启动子DNA甲基化。在参与性腺分化的基因中，BPA暴露F0代胚胎的AMH转录水平降低，一直可延续到F3代。AMH转录水平的变化与其启动子高甲基化和H3K4me3/H3K27me3组蛋白修饰的变化有关。

（三）正己烷

正己烷（n-hexane，CAS:110-54-3），别名己烷，属于直链饱和脂肪烃类，由原油裂解及分馏获得，有微弱特殊气味的无色液体，化学式为C_6H_{14}。其主要用途是作为工业有机溶剂，广泛用于黏胶配制、油脂萃取、干洗、除污及电子元件制造等行业。

正己烷主要以蒸气的形式存在于作业环境，空气中其半衰期约为2h，正己烷可经呼吸道、消化道和皮肤吸收进入机体，而职业中毒则主要经呼吸道吸收，未见经消化道和皮肤引起的中毒。正己烷经呼吸道吸收后，可迅速分布到机体各个部位，主要包括血液、神经系统以及脂肪含量较高的器官（如脑、肾、肝、脾、睾丸等），并可通过胎盘屏障进入胎儿体内。2,5-己二酮（2,5-hexanedione, 2,5-HD）是正己烷体内代谢的主要活性产物，也被认为是正己烷主要的毒性代谢产物。

按急性毒性分类，正己烷属低毒类物质。其LD_{50}为25g/kg（大鼠经口），LC_{50}为48 000ppm（大鼠吸入，4h）。但因其高挥发性、高脂溶性，且有蓄积作用和神经系统的毒作用，故被认为是高危险性毒物。正己烷的急性毒作用主要表现为对中枢神经系统的抑制，慢性毒作用表现为多系统和多脏器损害，以神经系统和生殖系统损害更为显著。

对正己烷职业性接触女工的研究中，发现长期暴露于正己烷作业环境与女工的生育能力降低存在关联，甚至与生育的不良结局（如自然流产率增加）有相关性。一项针对葡萄牙制鞋厂和食品超市女工回顾性调查研究证明，制鞋所需的正己烷及其异构体等有机溶剂对女工的生殖功能会造成损害，导致生育能力降低。另一项针对墨西哥皮鞋厂女工的调查结果显示，正己烷暴露组女工尿中2,5-HD水平明显高于对照组，暴露组女工月经过少的病例增多，受孕时间延长。

动物实验结果显示，正己烷及2,5-HD具有明显的雌性生殖毒作用，其卵巢毒性主要体现在以下几个方面。

1. **氧化应激**　目前研究认为，氧化应激损伤是正己烷及其代谢产物2,5-HD生殖毒性及内分泌干扰作用的重要毒作用机制之一。卵巢内的卵泡细胞和黄体细胞可出现凋亡、变性和坏死，导致卵巢组织SOD、GSH和GSH-Px活力降低，MDA水平升高。正己烷及其代谢产物2,5-HD对卵巢细胞造成氧化损伤，进而可能影响卵巢的发育和内分泌功能。

2. **影响卵泡发育**　无生育经历的雌性小鼠2,5-HD饮水暴露，连续6周，卵巢中次级卵泡数目较对照组明显减少。研究发现，通过吸入染毒大鼠的卵巢中，生长卵泡数目减少，各期生长卵泡中卵母细胞的核膜、核仁不清晰，透明带模糊甚至溶解，闭锁卵泡增多。颗粒细胞、黄体细胞和间质细胞均出现变性、凋亡和坏死等形态学改变，进而引起卵母细胞发育阻滞和卵巢生理功能异常。

3. **诱导卵巢细胞凋亡**　颗粒细胞是构成卵泡的重要细胞之一。在卵母细胞的生长发育过程中起营养作用，并促进卵母细胞的发育成熟。目前研究认为，正己烷可通过诱导凋亡基因表达上调，抗凋亡基因及凋亡抑制蛋白基因表达下调而引起卵巢颗粒细胞凋亡。雌性大鼠静式吸入染毒后，可导致卵巢颗粒细胞凋亡抑制蛋白Bcl-2表达下调，Bax表达上调。2,5-HD可通过诱导人卵巢颗粒细胞Bax和Caspase-3的表达上升，*Bcl-2*及凋亡抑制蛋白基因的表达下降，引起人卵巢颗粒细胞凋亡增加。卵巢颗粒细胞凋亡可能是正己烷影响卵泡的发育和性激素合成的机制之一。

4. **影响卵母细胞成熟和排卵**　雌性ICR小鼠正己烷静式吸入染毒，连续5周后，可导致卵巢中初级卵泡数量明显减少，各生长阶段卵泡细胞凋亡率增高，超级排卵期排卵数均较对照组下降，且卵母细胞第一极体释放率降低，抑制其卵母细胞核成熟。

5. 抑制卵巢颗粒细胞 E_2、P_4 合成　正己烷具有明显的雌性生殖内分泌干扰作用。大鼠静式吸入染毒后，可出现动情期、动情间期缩短、卵巢颗粒细胞性激素合成功能障碍。性激素合成障碍的机制可能是通过影响卵巢颗粒细胞 StAR 蛋白、CYP450scc 和 CYP450arom 的表达进而干扰 E_2、P_4 的合成。

6. 表观遗传学修饰　正己烷可通过改变胚胎的基因甲基化状态，进而对个体成年后的基因甲基化水平及生物学性状造成影响。妊娠期正己烷暴露可使大鼠卵巢颗粒细胞凋亡基因和激素合成基因的甲基化状态显著改变，并能影响 F1 代大鼠卵巢生长发育，结果提示可能存在传代效应。

（四）大豆异黄酮

大豆异黄酮（soybean isoflavone，SIFs，CAS:574-12-9）又称类黄酮，是由大豆等少数豆科植物生长发育过程中形成的一类次生代谢物，是以 3- 苯丙吡喃酮为母核的一类非营养素化合物，包含染料木素（genistein，GEN；别称染料木黄酮、金雀异黄素、三羟异黄素）、黄豆苷（daidzein；二羟异黄酮、黄豆苷元）、大豆黄素（glycitein）及相应的糖苷结合物，其中 GEN 是最受关注的 EDCs 之一。

SIFs 主要通过两种途径被吸收进入体内：一是以苷原形式存在的脂溶性大豆异黄酮可以被胃肠黏膜直接吸收；二是以糖苷形式存在的多数大豆异黄酮类物质则首先在葡萄糖苷酶的水解作用下生成苷原产物，然后在肠道微生物菌群作用下代谢成加氢还原产物二氢黄豆苷原（dihydrodaidzein，DHD）。代谢产物 DHD 在肠道微生物菌群作用下可被进一步转化为开环代谢产物去氧甲基安哥拉紫檀素（o-desmethylangolensin，O-Dma），或者转化为高活性植物雌激素雌马酚（Equol，EQ）；GEN 则被转化为二氢染料木素（dihydrogenistein，DHG）和 5- 羟基 - 雌马酚（5-hydroxy-equol，5-OH-EQ），代谢产物可被胃肠黏膜吸收。采用放射性核素标记法研究 GEN 经灌胃后在大鼠器官组织的分布情况，结果显示在生殖系统中（卵巢、子宫、阴道、前列腺）GEN 的浓度比其他器官高。与其他植物雌激素一样，GEN 与 ER 结合并发出信号，与 ERβ 的亲和力比 ERα 更大，从而使富含 ER 的卵巢成为 GEN 的主要靶器官之一。

SIFs 具有多种生物活性，如能够降低患癌症和心脑血管疾病的风险，对骨质疏松症、糖尿病和更年期综合征也有潜在的保护作用。GEN 虽属于低毒物质，却可引起实验动物性早熟、假孕、胎盘吸收、死胎、流产及不育等生殖毒作用。新生或青春期前大鼠较低浓度 GEN 暴露，即可促进乳腺、子宫、卵巢的分化，乳腺重量增加。新生期动物对 GEN 较为敏感的实验结果，引起了人们对含大豆成分婴幼儿食品的极大关注和担忧。婴幼儿摄入含 SIFs 的婴幼儿配方食品、保健食品以及饮食中的豆类及其制品的机会较高，如果按单位体重计，其 SIFs 的摄入量甚至高于成人。有研究结果表明，摄入富含大豆的婴儿配方食品的幼儿，其 SIFs 的暴露量为 6～9mg/（kg·d），而摄入同样富含SIFs的豆类膳食的成人其暴露量仅接近1mg/（kg·d）。由于新生儿期是SIFs高暴露期，有关SIFs雌性生殖毒性的研究大多关注新生儿期给药对雌性生殖系统的干扰作用。

尽管植物雌激素活性通常只有雌激素的万分之一至千分之一，但是由于其与雌激素结构的相似性，能够与雌激素受体结合，进而对雌性生殖系统的发育和功能产生干扰作用。SIFs是植物雌激素的代表性物质，具有明显的卵巢毒作用，主要体现在以下几个方面：

1. **干扰雌激素作用**　由于SIFs结构与内源性E_2相似，故可表现出雌激素样活性。目前研究认为，SIFs具有双向作用，即在体内雌激素水平低时表现为雌激素样作用，在体内雌激素水平高时表现为抗雌激素样作用。鉴于未成年女性体内雌激素水平较低，SIFs的雌激素样作用可对其内分泌产生干扰作用。目前已有研究发现，胎儿期、新生儿期及婴儿期SIFs暴露均可引起雌激素效应器官的发育异常，表现为输卵管、子宫、阴道等器官等的发育异常。妊娠15～20d（GD15～20d）小鼠子宫内暴露于低浓度GEN（20μg/d，皮下注射），可导致雌性幼鼠阴道口开张时间提前，乳腺腺上皮的分化受到抑制，芽生（terminal end buds，TEBs）数目增多。然而，高剂量GEN（200mg/kg）暴露可使雌性新生小鼠卵巢重量及卵巢系数、血清E_2水平均明显低于对照组。动物实验结果显示，GEN也可表现出抗内源性雌激素作用，使小鼠体内内源性雌激素不能发挥其促进性器官发育的生理作用，受试动物甚至到6个月后才能出现首次动情周期，且动情周期明显延长。

2. **干扰卵巢分化和卵泡发育**　新生小鼠（出生后1～4d）暴露于生理剂量（5mg/kg）的GEN可干扰卵巢细胞分化和卵泡生成，卵巢中会形成大量多卵母细胞卵泡（MOF）。GEN对细胞分化及卵泡生成的干扰作用可通过ER途径来实现。在*ERα*基因敲除小鼠中，GEN诱导的MOF仍存在，而在*ERβ*基因敲除小鼠中，MOF现象消失，提示GEN诱导的MOF现象可能由ERβ信号介导。

3. **干扰卵母细胞发育和成熟**　GEN染毒动物成年后可出现生育力降低甚至完全丧失，这可能与MOF中卵母细胞质量相对于正常卵泡明显降低有关。GEN可通过干扰小鼠卵巢细胞分化功能，从而抑制卵原细胞巢的破裂，促进MOF的形成。卵泡膜细胞中的ERα表达明显升高，而将*ERβ*基因敲除可防止GEN诱导的MOF形成，提示两种ER对GEN影响卵母细胞发育有重要作用，ER的改变可能对卵母细胞发育和成熟产生影响。GEN也可抑制小鼠卵母细胞的体外成熟启动。另外，小鼠体内GEN染毒后，体外培养的卵母细胞成熟后受精率也明显降低。若在GVBD后进行染毒，GEN可抑制PB1排出和MⅡ细胞的皮质颗粒释放。GEN对卵母细胞成熟抑制作用与卵母细胞成熟的生理抑制剂次黄嘌呤（isobutylmethylxanthine，IBMX）作用相似。

4. **对甾体激素合成和分泌的影响**　新生大鼠GEN暴露，能抑制其成年期GnRH的活性，且ERα在这一过程中起重要作用，这可能是GEN影响动物发情的主要原因。下丘脑KISS/GPR54信号通路是调控GnRH合成和分泌的重要因素。大鼠饲喂10mg/kg的GEN后，伴随着下丘脑AVPV和ARC核中KISS阳性神经纤维数目的减少，成年雌性大鼠下丘脑AVPV核中的KISS-ir细胞消失。用GEN处理新生大鼠，可改变垂体对GnRH的应答能力，可导致GnRH刺激后垂体LH分泌水平降低。

给奶牛喂饲大豆含量高的饲料可能导致发情周期紊乱，且在妊娠早期出现多种卵巢功能障碍，奶牛血清LH的分泌减少，从而引起血清P_4含量减少，导致母牛的流产率升高。GEN可通过降低$3\beta\text{-}HSD$基因的表达，显著降低猪颗粒细胞P_4的合成。另外，体外实验结果发现，黄豆苷元能显著抑制卵丘细胞P_4的分泌。

5. 表观遗传学修饰 新生期小鼠（PND1～5）通过DES（1μg和1 000μg/kg）或GEN（50mg/kg）持续染毒，在6个月和18个月大时接受卵巢切除术。对照组在PND19时核小体结合蛋白1（*Nsbp1*）基因呈低甲基化状态，而青春期后表现为高甲基化状态。在老年动物中，DES和染料木素均能引起去卵巢动物的高甲基化，但非卵巢切除动物仍保持低甲基化。研究表明，*Nsbp1*基因在正常小鼠中随着年龄的增长而出现高甲基化，DES和GEN分别对完整和去卵巢衰老动物的甲基化模式（低甲基化和高甲基化）有相反的影响。该研究结果提示，表观遗传重编程存在年龄依赖性以及与类固醇激素相互作用的调控。

（五）邻苯二甲酸酯

邻苯二甲酸酯类（phthalate esters，PAEs）又称钛酸酯，是1,2-苯二甲酸的酯类复合物质的统称，主要作为增塑剂以增加材料的柔韧性，应用在塑料、建筑材料、服装、化妆品、医药、儿童玩具等行业。根据分子量大小，PAEs可分为以下两种：①低分子量PAEs的邻苯二甲酸二丁酯（DBP）和邻苯二甲酸丁基苄基（BBP）多用于个人护理产品，如香水、护理液及化妆品；②高分子量PAEs的邻苯二甲酸二（2-乙基己）酯[di-(2-ethylhexyl)phthalate，DEHP]、邻苯二甲酸二异壬酯（di-iso-nonylphthalate，DINP）和邻苯二甲酸二丁酯（DBP）则通常添加于墙漆、地板胶和医疗器械等消费品中。人体主要通过经口、皮肤接触及呼吸道暴露PAEs。低分子量的PAEs可通过呼吸和皮肤进入人体，而高分子量物质以经口和呼吸道作为主要暴露途径。

PAEs中DEHP（CAS：117-81-7）的用量最大，约占总量的40%。DEHP呈无色油状液体，分子式为$C_{24}H_{38}O_4$，分子量为390.56，不溶于水，可溶于脂肪烃和芳香烃等大多数有机溶剂，室温下难挥发。DEHP由于具有良好的塑化效率、融合率和黏度被广泛应用于塑料制品。DEHP在聚氯乙烯（polyvinyl chloride，PVC）产品中使用已超过60年，其含量可达到30%～50%。DEHP在日常生活用品中应用广泛，包括食品包装、保鲜膜、皮革类纺织品等；在女性护理用品及化妆品中的应用，包括口红、指甲油、香水；在医疗活动中的应用，包括药品、注射针筒、医疗用塑胶软管等医疗设备；在房屋中的应用，包括地板瓷砖、浴室窗帘等；在儿童用品中的应用，包括玩具、奶嘴、奶瓶等。

经口摄入是DEHP人体暴露的主要途径，超过90%来自DEHP污染的食物摄入。欧洲食品安全局建议（2005），DEHP经口的每天可容许摄入量（tolerable daily intake，TDI）为0.05mg/（kg·d）。大鼠和小鼠DEHP经口的半数致死量LD_{50}为

25g/kg。DEHP的主要代谢产物邻苯二甲酸单（2-乙基己基）酯[mono (2-ethylhexyl) phthalate，MEHP]的急性毒性约比DEHP高5倍。

有研究发现，居住在塑料工厂附近的妇女尿中DEHP呈高水平，而且与妊娠并发症，如贫血、妊娠期高血压及子痫前期等疾病相关。从事生产和处理塑料制品工作的妇女雌激素水平降低、不排卵及流产率高于其他人群。妇女在日常生活中也常常暴露于DEHP。例如，使用含有DEHP的美容化妆品，可导致妇女的暴露机会增加；在妊娠和分娩过程中，母亲和胎儿也可能通过医疗器械接触DEHP。2001年美国FDA报告称，含PVC的医疗器械的使用可能和一些严重的婴幼儿疾病相关。乳腺过早发育的女孩血中DEHP含量高于正常女孩，表明DEHP暴露与生殖发育异常相关。采用高效液相色谱法检测妇女体内DEHP含量，发现子宫内膜异位症的患者血浆中DEHP（0.57μg/mL）高于对照组（0.18μg/mL），表明DEHP与子宫内膜异位症具有相关性，结果提示，PAEs类物质可能是子宫内膜异位症的发病危险因素之一。令人担忧的是，一项通过对成年妇女尿液样本检测7种常见PAEs的单酯代谢物的研究发现，育龄期（20~40岁）妇女体内PAEs类物质含量明显高于其他年龄段的妇女。尽管现有的流行病学资料显示，DEHP暴露可能会对女性生殖功能造成影响，但仍缺乏DEHP卵巢毒性的流行病学直接证据。

目前的动物实验研究结果显示，PAEs的卵巢毒性主要体现在影响卵泡发育、影响雌性激素水平、影响激素合成酶和激素受体表达水平、诱导卵巢颗粒细胞凋亡、诱导氧化应激等几个方面。

1. **拟雌激素样作用**　DBP具有拟雌激素活性，虽然和天然雌激素的结构存在较大差异，但其对机体内的ER具有亲和力，能发生结合并产生雌激素效应，干扰体内性激素的正常生理功能。人乳腺癌MCF-7细胞富含ER，是检测雌激素样活性最常用的细胞株，可在雌激素作用下增殖，对拟雌激素活性的检测具有灵敏性高、快速、简单等特点。DBP可促进雌激素依赖性乳腺癌MCF-7细胞的增殖，提示DBP具有拟雌激素作用。DBP可刺激ER阳性的卵巢癌细胞株BG-1增殖，上调ER下游靶基因*Cyclin D*和*Cdk-4*等细胞周期调控基因的表达水平，进一步显示其具有明显的雌激素活性。

2. **干扰卵泡发育**　DEHP能通过影响卵泡发育的各个阶段而干扰卵泡发育。原始卵泡阶段，DEHP暴露可减少原始卵泡数量，引起卵母细胞凋亡。体外培养小鼠卵巢10~100μmol/L DEHP染毒72h，卵巢中卵母细胞数增多，原始卵泡数量减少，*Bax*表达水平升高。初级卵泡阶段，DEHP可减少初级卵泡数量，引起卵泡闭锁。DEHP[600mg/（kg·d）]染毒引起大鼠卵巢颗粒细胞凋亡，导致闭锁卵泡数量的增加。窦前卵泡阶段，DEHP可增加或减少卵泡的数量，但卵泡闭锁增加。妊娠期17~19d小鼠MEHP暴露[100~1 000mg/（kg·d）]，其F1代窦前卵泡和窦卵泡的数量增加，在出生后1个月时出现不成熟的生殖衰老，可能是卵泡形成速度加快。DEHP加快原始卵泡的募集速率从而减少原始卵泡的数量，由于原始卵泡的数量不可再生，DEHP对原始卵泡募集速率的影响会降低卵巢的储备功能，引起卵巢早衰。窦状卵泡阶段，DEHP可增加卵泡数量，抑制卵泡生长。另外，MEHP染毒后也可抑制体外培养小鼠卵泡的生长。黄体阶段，DEHP可减少黄体数量，改变黄体的体积。窦状卵泡形成黄体阶段，DEHP和MEHP可抑制胚泡破裂和减数分裂，引起卵母细胞和卵丘-卵母细胞复合体凋亡，DEHP还能抑制卵巢排卵。

3. 影响甾体性激素合成和分泌　DEHP暴露可改变血清甾体性激素水平，主要包括FSH、LH、E_2、P_4。

宫内DEHP暴露可导致雌性后代动情期前雌激素水平降低，卵泡膜细胞层变薄，血清FSH含量显著升高。青春期前的大鼠DEHP灌胃[500 mg/（kg·d）]染毒10d后，血清中P_4和E_2含量降低，LH含量升高。成年大鼠DEHP灌胃[1 000～3 000 mg/（kg·d）]染毒，血清中E_2、A、P_4、LH和FSH的含量均降低。有趣的是，青春期大鼠DEHP吸入染毒可使血清胆固醇含量增加，血清LH和E_2含量升高。DEHP是否是染毒途径不同而造成血清E_2含量的不同变化，有待进一步证实。

PAEs可影响甾体激素合成酶相关基因的表达。妊娠期小鼠MEHP灌胃（1 000 mg/kg）染毒后，F1代雌鼠动情周期延长，甾体激素合成基因LHCGR、芳香化酶、StAR表达水平均降低。E_2和P_4合成的关键酶是P450scc和P450arom，这两种酶的活性直接影响E_2和P_4在体内的水平。DBP染毒后可降低卵巢颗粒细胞P450scc和P450arom mRNA的表达，导致颗粒细胞分泌E_2及P_4水平下降，引起雌性大鼠生殖系统的功能紊乱。另外，DBP能激活卵巢内PPARγ，对P450scc和P450arom的表达进行调节，影响E_2和P_4的合成和分泌，从而影响卵巢的功能。

4. 影响性激素受体的表达　DEHP暴露后可导致雌性后代卵巢中孕酮受体（PGR）mRNA表达水平显著降低，且FSHR和LHR mRNA表达水平均显著下降。其雌性后代垂体促性腺激素LHβ mRNA表达水平显著升高，FSHβ mRNA表达水平无明显变化。另外，DEHP作用于MVLN细胞后，可拮抗17β-HSD诱导的ER转录活性。

5. 诱导卵巢颗粒细胞凋亡　小鼠DEHP暴露16周后，可出现动情周期延长，血清中P_4分泌减少，卵巢颗粒细胞的细胞周期被阻滞在G0/G1期。另外，大鼠卵巢颗粒细胞DEHP体外染毒，可导致细胞活力下降，引起颗粒细胞凋亡，Caspase3活力增强，Bax/Bcl-2比例升高，提示MEHP可通过Caspase凋亡通路诱导卵巢颗粒细胞凋亡。DBP能使小鼠卵巢组织中Bax蛋白表达增加，Bcl-2蛋白表达降低，使卵泡发育时期的颗粒细胞发生凋亡，导致卵泡闭锁。

6. 诱导氧化应激　DBP染毒可使雌性大鼠卵巢脏器系数、血清SOD活力、GSH、E_2、P_4水平下降，闭锁卵泡构成比升高。SOD和GSH是机体内清除超氧自由基的重要抗氧化酶，对脂质过氧化作用具有间接抑制作用，使细胞免受氧化应激的伤害。DBP染毒后可诱导SOD活力降低，GSH含量下降，导致卵巢脂质过氧化产物和自由基蓄积，造成脂质过氧化损伤。

7. 表观遗传学修饰　大鼠宫内（GD12～17d）DEHP暴露可导致雌性子代卵巢基因甲基化状态发生改变。通过DNA甲基化启动子+CpG岛阵列芯片，检测其子代PND70时卵巢DNA甲基化变化，结果显示DEHP暴露引起406个基因（71个基因为高甲基化，335个基因为低甲基化）的甲基化状态发生显著性改变。这些基因涉及分子传感器活性、细胞成分、细胞、细胞过程、多细胞生物过程、刺激反应、生物学调节、生物过程调节、生殖、生殖过程和节律过程，共11个分类。

（李昱辰）

参考文献

［1］ 李芝兰，李建祥，曹毅.内分泌毒理学.北京：北京大学医学出版社，2016.

［2］ 王杉霖，张剑波.中国环境内分泌干扰物的污染现状分析.环境污染与防治，2005，27（3）：228-231，160.

［3］ LI Y, ZHANG W, LIU J, et al. Prepubertal bisphenol A exposure interferes with ovarian follicle development and its relevant gene expression. Reprod Toxicol, 2014, 44: 33-40.

［4］ SMITH KW, SOUTER I, DIMITRIADIS I, et al. Urinary paraben concentrations and ovarian aging among women from a fertility center. Environ Health Perspect, 2013, 121（11-12）: 1299-305.

［5］ WENG S, WANG W, LI Y, et al. Continuous cadmium exposure from weaning to maturity induces downregulation of ovarian follicle development-related SCF/c-kit gene expression and the corresponding changes of DNA methylation/microRNA pattern. Toxicol Lett, 2014, 225（3）: 367-377.

［6］ ZAMA AM, UZUMCU M. Epigenetic effects of endocrine-disrupting chemicals on female reproduction: an ovarian perspective. Front Neuroendocrinol, 2010, 31（4）: 420-439.

［7］ PATEL S, ZHOU C, RATTAN S, et al. Effects of endocrine-disrupting chemicals on the ovary. Biol Reprod, 2015, 93（1）: 20.

［8］ 李昱辰.青春期前双酚A暴露对大鼠卵泡发育的影响及其相关基因的表达与调控.福州：福建医科大学，2013.

［9］ RUIZ-GARCíA L, FIGUEROA-VEGA N, MALACARA JM, et al. Possible role of n-hexane as an endocrine disruptor in occupationally exposed women at reproductive age. Toxicol Lett, 2020, 330: 73-79.

［10］刘瑾.正己烷对卵母细胞成熟和颗粒细胞凋亡的影响及其机制研究.福州：福建医科大学，2011.

［11］王文祥.断乳至性成熟期持续暴露大豆异黄酮对卵泡发育的影响及其代谢组学研究.福州：福建医科大学，2013.

［12］丁浩，邓近平，范觉鑫，等.大豆异黄酮对雌性动物生殖系统的

影响. 国外畜牧学（猪与禽），2014，34（5）：58-60.

［13］谭琴. 邻苯二甲酸二（2-乙基己）酯的卵巢毒性及其分子机制研究. 深圳：深圳大学，2015.

［14］GORE AC，CHAPPELL VA，FENTON SE，et al. EDC-2: the endocrine society's second scientific statement on endocrine-disrupting chemicals. Endocr Rev，2015，36（6）：E1-E150.

［15］SANTANGELI S，MARADONNA F，OLIVOTTO I，et al. Effects of BPA on female reproductive function: the involvement of epigenetic mechanism. Gen Comp Endocrinol，2017，245：122-126.

［16］SANTANGELI S，CONSALES C，PACCHIEROTTI F，et al. Transgenerational effects of BPA on female reproduction. Sci Total Environ，2019，685：1294-1305.

［17］TANG WY，NEWBOLD R，MARDILOVICH K，et al. Persistent hypomethylation in the promoter of nucleosomal binding protein 1 (Nsbp1) correlates with overexpression of Nsbp1 in mouse uteri neonatally exposed to diethylstilbestrol or genistein. Endocrinology，2008，149（12）：5922-5931.

第十三章

卵巢疾病流行病学

（Epidemiology of Ovarian Diseases）

流行病学在研究人群中疾病流行过程及其规律、病因以及影响因素中扮演了重要角色，流行病学在卵巢毒理学中的研究与应用越来越受到高度重视。但迄今这一方面的研究还较少且有待深入。本章主要介绍卵巢癌、卵巢早衰、多囊卵巢综合征以及卵巢炎、卵巢子宫内膜异位症、卵巢储备功能降低等卵巢疾病流行病学，包括发病情况、流行特征、病因与影响/危险因素等，以期系统了解卵巢疾病流行病学的研究现状及其发展趋势，进一步理解和推进流行病学的卵巢毒理学研究与应用。

环境有害因素对卵巢的损害作用可表现为不同程度卵巢形态异常和/或功能的障碍，如成熟卵母细胞的形成异常和类固醇激素合成障碍，并可能导致多种临床疾病或亚临床改变。卵巢疾病（ovarian diseases）是妇产科临床上常见的一大类疾病，病因复杂，种类较多。近十多年来，卵巢疾病在不同国家和地区间的发病率整体上呈逐年上升的趋势，死亡率则趋于平稳或略有下降，但不同国家和地区间存在明显差异。卵巢疾病对人类（尤其是妇女）健康和生命质量的影响日趋严重，并引起广泛关注。目前，流行病学在卵巢毒理学中的研究与应用颇受关注，但仍然缺少系统和深入研究。本章主要介绍临床上常见的几种卵巢疾病的流行病学研究，主要包括卵巢癌（ovarian cancer）、多囊卵巢综合征（PCOS）、卵巢早衰（POF）、卵巢炎（oophoritis）、卵巢子宫内膜异位症（endometriosis of the ovary）、经前期综合征（premenstrual syndrome，PMS）、卵巢过度刺激综合征（ovarian hyperstimulation syndrome，OHSS）、卵巢储备功能降低（DOR）等。

一、卵巢癌流行病学

（Epidemiology of Ovarian Cancer）

卵巢癌（ovarian cancer）是发生在卵巢的恶性肿瘤。它可以细分为不同的组织学亚型。卵巢癌主要的组织学类型有：①上皮性卵巢癌，来自卵巢表面的生发上皮。卵巢生发上皮具有多极化的特点，因此相对应的组织病理学分类可包括浆液性卵巢癌、黏液性卵巢癌、子宫内膜样癌、透明细胞癌、移行细胞癌（非勃勒纳型）和恶性勃勒纳瘤、混合性上皮癌、未分类的上皮性癌、鳞状细胞癌和未分化癌。该类型占卵巢恶性肿瘤的80%～90%。②卵巢恶性生殖细胞肿瘤的主要组织病理分类包括无性细胞瘤（30%～40%）、未成熟畸胎瘤（20%）、胚胎癌、多胚瘤、卵黄囊瘤、非妊娠绒毛膜癌、混合型恶性生殖细胞肿瘤；③性索间质瘤占卵巢恶性肿瘤的5%～10%，大部分为颗粒细胞瘤。除了以上3种常见的组织学类型外，尚有其他类型，如卵巢转移性肿瘤、卵巢纤维肉瘤、卵巢原发恶性淋巴瘤等。

卵巢癌具有不同的可识别风险因素、不同的起源细胞和分子组成，具有不同的临床特征和治疗方法等。卵巢癌在女性生殖道恶性肿瘤中位居第三位，仅次于宫颈癌和子宫内膜癌。卵巢癌被喻为无声的杀手，其发生率在女性常见的恶性肿瘤中占2.4%～5.6%。据统计，2010年美国预计约有21 900例新诊断的卵巢癌患者以及大约13 900例的死亡病例。在中国，2010年针对全国145个肿瘤登记地区统计发现卵巢癌发病率为6.47/10万（中标率为5.22/10万，世标率为4.97/10万）。近10年来，发病率有增加的趋势。由于症状的非特异性，卵巢癌早期识别较为困难，70%～80%的患者就诊时已属晚期。晚期卵巢癌的5年生存率在20%左右，其病死率在妇科肿瘤中居于首位。2018年，女性中与癌症相关的死亡中有4.4%归因于卵巢癌。

（一）流行特征

1. **地区分布**　卵巢癌的发病率和死亡率在不同国家、地区之间有较大差异。从发病率上看，2012年卵巢癌的年龄标准化率（age-standardized rate，ASR）约为6.1/100 000妇女。经济发达国家和地区一般比经济不发达国家和地区高（ASR：9.2/100 000 vs 5.0/100 000）；高纬度地区一般高于低纬度地区（北美ASR vs 南美ASR：8.1/100 000 vs 5.8/100 000）。卵巢癌发病率在北欧、西欧和北美地区最高；而在非洲多数国家和东亚地区的卵巢癌发病率则较低，仅为以上地区的1/10。从死亡率上看，各地区卵巢癌死亡率已经趋于稳定或有所下降。据统计，2002—2012年，欧盟的卵巢癌年龄调整死亡率下降约10%，由5.8/100 000降至5.2/100 000。不同国家间降幅存在差异，美国和日本的死亡率分别为4.9/100 000和3.2/100 000，分别下降16%和2.1%。尽管多数地区死亡率有下降趋势，但仍然存在不少高风险地区，如欧洲地区的卵巢癌死亡率大致在（3.07～7.10）/100 000。地区间的死亡率差异可高达2倍之多。

我国各地区卵巢癌的发病率及死亡率亦存在差异，一般中部地区高于东西部地区，城市地区[2010年针对中国145个肿瘤登记地区统计发现卵巢癌城市地区发病率为7.73/100 000（中国标化率为6.01/100 000，世界标化率为5.73/100 000）]高于农村地区[发病率为5.19/100 000（中国标化率为4.32/100 000，世界标化率为4.09/100 000）]。这些差异与我国社会经济的快速发展、环境污染的加剧、生活节奏的加快、精神压力的增加、饮食结构不合理、体力活动及运动锻炼逐渐减少有关。

2. **时间分布**　在全球范围内，卵巢癌发病率在1973—2007年保持相对稳定。不同地区之间的发病率变化则稍有不同。自1997年以来，北欧妇女的发病率略有下降，在北美也发现了类似的下降趋势。相比之下，在亚洲、中南美洲、中欧和东欧，卵巢癌发病率则逐渐上升。ASR的显著增加主要见于巴西[ASR的年平均变化百分比（average annual percent change，AAPC）=4.4%]、大韩民国（AAPC=2.1%）和日本（AAPC=1.7%），ASR下降则可见于奥地利（AAPC=−3.7%）。不同地区间卵巢癌发病率时间趋势可以部分地由生殖和遗传因素解释。例如，20世纪60年代英格兰口服避孕药的使用与卵巢癌发病率的大幅下降相吻合；2002年美国各地区绝经期激素治疗的使用大幅减少之后卵巢癌的发病率显著下降。

3. 人群分布

（1）年龄：国内外的研究表明，卵巢癌的发病与年龄有关。通常，卵巢癌在年轻女性中很少见，尤其是30岁以下的女性。其发病率随着年龄的增长而增加，约80%以上的卵巢上皮性癌发生于绝经后妇女。平均诊断年龄在50~70岁，约45%的患者诊断年龄在65岁以上。相较年轻患者，老年患者往往生存期更短，生活质量更差。主要原因：①老年妇女治疗积极性较弱；②老年人基础疾病多、身体功能下降、对治疗的耐受性下降；③老年人卵巢癌往往发现的期别更晚、肿瘤级别更高，具有更强的侵袭性等。不同年龄段卵巢癌的类型亦存在明显区别，20岁之前，生殖细胞起源的卵巢肿瘤约占70%，其中约1/3为恶性。恶性生殖细胞肿瘤也可发生于20~30岁，之后则较为罕见。绝经后，上皮性卵巢肿瘤占比上升至80%左右。

（2）种族、民族：不同种族或民族的卵巢癌流行特点存在明显差异。美国癌症中心研究数据显示，非西班牙裔白人妇女的卵巢癌发生率最高（约为12.4/100 000），其次是西班牙裔白人妇女（约为10.6/100 000），亚裔/太平洋岛民、美洲印第安人/阿拉斯加土著人和黑人妇女的发生率最低（9.4/100 000~9.5/100 000）。随着时间的推移，不同种族/民族的发病率变化也有显著差异。总体上看来，白人妇女降幅最大（2005—2014年年度百分比变化（annual percent change，APC）=−1.9%；2010—2014年APC=−3.1%），其他种族的降幅则较低（2005—2014年APC=−0.5%）。不同种族/民族卵巢癌组织学类型也存在差异，其中，透明细胞癌和浆液性癌所占比例的差异最为显著。有报告指出，与其他地区相比，亚洲妇女更有可能被诊断为透明细胞癌且最不可能被诊断为浆液性癌；与非西班牙裔白人妇女相比，非西班牙裔黑人妇女被诊断为晚期高级别浆液细胞癌、透明细胞癌和黏液性癌的可能性更高。

（二）影响因素

国内外大量的流行病学和临床研究证明，遗传因素与环境因素是卵巢癌发生发展的两大重要影响因素。此外，机体生理状态、疾病状况、用药情况、心理因素、生活习惯与行为方式等诸多因素的综合影响也不容忽视。

1. 遗传因素

是卵巢癌重要的危险因素之一。有卵巢癌、乳腺癌、子宫内膜癌、结直肠癌家族史者，卵巢癌发病率显著上升。据统计，约10%卵巢恶性肿瘤患者具有遗传倾向。遗传因素相关的卵巢癌可分为遗传性卵巢癌和家族性卵巢癌。遗传性卵巢癌是指家族成员至少有两个一级亲属患有卵巢癌，后者则指家族中有卵巢癌的患者。目前认为卵巢癌的发生与相关基因的改变和遗传性疾病有关。

（1）*BRCA* 及其他基因突变：高达17%的患者中发现 *BRCA1* 和 *BRCA2* 突变。65%~85%的遗传性卵巢癌是由 *BRCA* 基因突变引起的。虽然 *BRCA1* 和 *BRCA2* 突变携带者在40岁之前患卵巢癌的风险不到3%，但这种风险在50岁时增加到10%。*BRCA2* 突变携带者至80岁的卵巢癌累积风险为21%，而 *BRCA1* 突变携带者为49%。此外，*BRCA* 突变的位置和突变类型也可能影响卵巢癌的发生风险，*BRCA* 阳性患者行输卵管-卵巢切除术可使卵巢癌的风险降低75%。除了 *BRCA1* 和 *BRCA2* 外，*CHEK2*、*MRE11A*、*RAD50*、*ATM* 和 *TP53* 等DNA修复相关基因的突变也会增加卵巢癌的发生风险，但具体机制有待进一步探索。

（2）遗传性疾病：目前比较公认的与卵巢癌有关的遗传性疾病主要有三类，即遗传性非息肉性结直肠癌（Lynch综合征）、遗传性乳腺癌/卵巢癌综合征和遗传性位点特异性卵巢综合征。Lynch综合征占所有遗传性卵巢癌病例的10%~15%，大多数与Lynch综合征相关的卵巢癌是非黏液性的，子宫内膜样癌和透明细胞癌在Lynch综合征患者中更常见。这些家族中的妇女卵巢癌的发生取决于其一代和二代直系亲属的发病频率，相对危险性至少是普通人群的3倍，且伴有Lynch综合征的卵巢癌患者更年轻，多为早发性卵巢癌。遗传性乳腺癌/卵巢癌综合征占遗传性病例的85%~90%。有研究表明，如果两个一代直系亲属患有该疾病，那么患卵巢癌的风险可增加2~4倍。遗传性位点特异性卵巢综合征也可增加卵巢癌的发病风险，但相对较少见。

2. 环境因素　环境有害因素（包括化学的、物理的、生物的）在卵巢癌发生发展中的重要作用受到了广泛的关注。

（1）化学物：环境内分泌干扰物（EEDs）可定义为一种外源性物质，干扰细胞因子的合成、分泌、运输、结合、作用以及激素的消除。常见的EEDs包括多氯联苯、多溴二乙基醚、二噁英、增塑剂、农药、杀菌剂和除草剂等。EEDs暴露与肥胖、糖尿病、甲状腺疾病等多种疾病有关，包括卵巢癌。既往研究表明，卵巢癌的发生风险升高与芳香烃、有机粉尘、人造玻璃纤维、石棉、柴油、汽油、杀虫剂和除草剂暴露有关联，如接触过三嗪类除草剂的妇女上皮性卵巢癌的发生风险增加了2~3倍。可能的机制为接触杀虫剂和除草剂可干扰卵巢生理功能，如破坏下丘脑-垂体-性腺轴，导致卵巢功能紊乱，引起激素合成、卵泡成熟、排卵过程和卵巢周期的改变，从而导致卵巢功能障碍。

女性生殖道允许微粒物质从阴道外通过子宫和输卵管到达卵巢表面，为外部污染物损伤卵巢提供了一个途径。滑石粉即可通过该方式入侵卵巢。日常生活中，滑石粉可应用于内衣、卫生巾、隔膜或直接在会阴部使用，是一种与卵巢癌风险增加相关的暴露。滑石粉沉积在女性生殖道不仅可以达到卵巢，引起类似排卵时的反应，诱发炎症反应。而且滑石颗粒沉积在卵巢，可能诱发恶性转化。最近的一项研究发现，将人卵巢基质细胞和上皮细胞暴露于滑石粉可导致细胞增殖增加和恶性转化，从而引发卵巢癌。有人曾质疑滑石粉在某种程度上可能受到石棉的污染，因此有关滑石粉与卵巢癌的早期研究可能被石棉混淆了。但是，最近的研究表明，在控制石棉对滑石粉污染之后，滑石粉与卵巢癌之间的关联性仍然很强。

卵巢毒理学
Ovarian Toxicology

重金属如铁、铅、汞等暴露与卵巢癌关系的研究被广泛进行。有研究表明，铁超载介导的持续氧化应激引起卵巢癌的发生。活性氧可导致多种类型的DNA损伤，如链断裂、碱基修饰等，活性氧不仅会破坏DNA，还会破坏蛋白质和脂质。此外，盆腔微生物的变化可能与包括卵巢癌在内的妇科癌症的发生有关，而已有报告提示肠道的微生物群会随着饮食中铁元素的增加而改变，且铁金属对于促进病原菌的毒力、生长和定植至关重要。其他金属，如汽油中的铅，是一种公认的致癌物，已被列为可能的人类致癌物（2B组）。铅通过汽车尾气以细颗粒的形式排放到环境，造成空气、灰尘和土壤的广泛性污染。女性群体铅暴露可增大卵巢癌的发生风险。此外，汞亦可引起卵巢损伤而影响女性的生育能力。

（2）物理因素：辐射可引起细胞结构改变、功能异常甚或伤害活细胞。辐射源有很多，如核电厂和武器测试、医疗X射线等。辐射带来的健康问题一直受到人们的广泛关注，辐射与卵巢癌的关系亦被学者探究。Tokuoka等在研究日本广岛、长崎原子弹爆炸后产生的影响时发现，随着辐射暴露剂量的增加，卵巢癌的发病率增加。辐射诱发的卵巢癌最短潜伏期为15~20年，且在较小的年龄组中，辐射效应更高。然而，也有学者表示未发现辐射（如腹部射线照射）与卵巢癌间的联系。因此，需要更多的研究进一步确证辐射与卵巢癌的关联。

（3）生物因素：微生物群落在机体免疫、代谢、内分泌等方面起着至关重要的作用，其在卵巢癌等妇科疾病中的作用亦被广泛研究。Banerjee等运用微阵列的方法在超过60%的卵巢癌样本中检测到布鲁氏菌、衣原体和霉菌。此外，生殖器支原体、人乳头状瘤病毒（human papillomavirus，HPV）、淋病奈瑟菌等均被发现可能与卵巢癌发展有关。

卵巢癌和HPV之间关系的研究广受重视。研究发现，HPV18在7.76%的恶性卵巢癌患者中呈阳性，而在健康人中仅为1.01%。HPV33在恶性上皮性卵巢癌样本中阳性率为12.11%，而在健康人中仅为1.51%。这些结果表明HPV18和HPV33与卵巢癌的发生高度相关。另一项研究得出了类似的结果，10%的上皮性卵巢癌病例中检测到HPV，最常见的基因型是HPV16和HPV18，其次是HPV33。上述结果提示HPV与卵巢癌的发生发展密切相关，这之中的确切作用机制需要进一步研究确定。

盆腔炎性疾病（pelvic inflammatory disease，PID）也被认为是卵巢癌的危险因素之一。在导致PID发作的微生物中，衣原体是最常见的，其次是淋病奈瑟菌。衣原体的抗体（Pgp3蛋白）与卵巢癌风险的升高相关。此外，大量的研究已将PID归因于阴道有机体的混合感染，包括引起细菌性阴道炎的病原微生物。这些微生物组与PID的病因相关，因此极有可能参与卵巢癌的发展。

研究卵巢癌独特的微生物群特征不仅为卵巢癌的生物标志物研究奠定了基础，而且为卵巢癌的预防和治疗提供了新的见解。目前，微生物和卵巢癌等妇科癌症方面仍然存在重大的知识空白，还需要更多的、进一步深入的研究。

3. 机体因素

（1）生理状况

1）妊娠：妊娠可降低卵巢癌发生风险。Adami等指出，首次生育年龄每增加5

岁，卵巢癌的风险就会降低10%，上皮癌 *OR*=0.89（95%*CI*：0.84~0.94），间质癌 *OR*=0.92（95%*CI*：0.77~1.10），生殖细胞癌 *OR*=0.92（95%*CI*：0.65~1.32），交界性肿瘤 *OR*=0.93（95%*CI*：0.80~1.09）。此外，妊娠次数与卵巢癌呈负相关关系，这种保护作用可持续1~20年，但随时间的延长而减弱。与妊娠相关的其他特征与卵巢癌的关联也被广泛研究，如早产会增加卵巢癌的风险，活产或人工流产、多胞胎的妇女患卵巢癌的风险降低。此外，亦有研究探究胎儿体重及妊娠期疾病与卵巢癌的关联，但是结论各异。

2）哺乳：母乳喂养的持续时间与卵巢癌风险之间存在反比关系。与不进行母乳喂养相比，少于6个月、6~12个月和大于13个月的母乳喂养组，卵巢癌发生风险分别为0.79（95%*CI*：0.72~0.87）、0.72（95%*CI*：0.64~0.81）和0.67（95%*CI*：0.56~0.79）。活产且进行母乳喂养的妇女与没有母乳喂养的未产妇相比，患卵巢癌的风险降低了50%。研究证实，因母乳喂养而降低发病风险最大的是子宫内膜样癌和透明细胞癌，没发现对黏液性肿瘤的这种保护作用。在南欧和东欧观察到的卵巢癌发病率的上升被认为与妇女生育减少及母乳喂养减少有关。

3）孕育史："持续排卵理论"认为，不间断排卵会使卵巢上皮细胞不断损伤及修复，在修复过程中，卵巢表面上皮细胞在增殖过程中发生恶性转化的可能性增大，从而导致卵巢癌的发生。按照这一学说，不孕、未产等因素由于持续排卵而增加卵巢癌的风险。与未产妇相比，经产妇卵巢癌发病风险下降，每妊娠1次卵巢癌发病风险降低约10%。妊娠困难的女性患卵巢癌的风险增加，试图妊娠5年以上未产妇与试图妊娠不到1年的未产妇相比，罹患卵巢癌的风险增加了2.67倍。

4）月经史：月经史（初潮年龄、排卵周期、绝经年龄）与卵巢癌关联密切。其中，初潮提前与卵巢癌的风险增加有关，排卵周期和卵巢癌风险呈负相关关系。研究表明，在已经8.7年没有排卵的女性中，卵巢癌的风险降低了4倍。Moorman等认为，与妊娠或使用口服避孕药导致的排卵减少相反，月经紊乱导致的排卵减少与卵巢癌风险增加有关。此外，研究发现，月经期≤4d的患者发生卵巢癌的危险性是月经期>4d患者的3.235倍。自然绝经每提前1年卵巢癌风险降低2%~5%。更晚进入绝经期的妇女患卵巢癌的风险更高。

5）激素水平：卵巢是一种受激素强烈影响的器官。其生物学特性受局部激素环境的强烈影响。正常的卵巢上皮含有类固醇受体超家族大多数成员的受体，包括雌激素、孕酮、类视黄醇、维生素D和雄激素等。孕激素可抑制细胞凋亡，故口服避孕药和妊娠（高孕激素状态）可降低卵巢癌发生的风险。类视黄醇、维生素D和非甾体抗炎药则具有预防卵巢上皮细胞恶变的生物学效应，而雌激素和雄激素可能对卵巢上皮细胞有刺激作用，增加卵巢癌发生的风险。

6）节育史：女性常采用的避孕方式有口服避孕药、宫内放置节育器、绝育术（输卵管结扎术）等。口服避孕药（*OR*=0.75，95%*CI*：0.61~0.93）、输卵管结扎术（*OR*=0.63，95%*CI*：0.51~0.77）、放置宫内节育器（*OR*=0.75，95%*CI*：0.59~0.95）等避孕方式均可降低卵巢癌的患病风险。其中，口服避孕药的使用与降低所有组织学类型卵巢癌的风险相关，使用3年或3年以上的口服避孕药可将上皮性卵巢癌的发病风险降低30%～50%，且使用避孕药的时间、使用的年龄与卵巢癌的风险呈反比关系。考虑口服避孕药可引起不良血管事件以及其他癌症（如乳腺癌）的发生，故与可能的降低卵巢癌风险相比，没有足够的证据建议使用口服避孕药来预防卵巢癌。放置宫内节育器可以阻止污染物及致癌剂经阴道逆行至卵巢，从而减少卵巢受损害机会。放置宫内节育器时间越长，保护作用越弱，甚至没有保护作用。有报告表明，短时间使用节育器可以降低卵巢癌风险（≤4年，$OR=0.53$），但长时间使用反而会增加卵巢癌风险（使用5～9年，$OR=1.11$；使用≥10年，$OR=1.40$）。输卵管结扎术后，对致癌物的机械屏障可以降低患卵巢癌的风险。输卵管结扎年龄越小，保护作用越小。输卵管结扎术与口服避孕药联合使用可进一步降低风险。关于子宫切除术对卵巢癌风险的影响，存在相互矛盾的证据。

（2）疾病史：卵巢癌的发生与多种疾病存在关联。肥胖可能会增加卵巢癌发生风险，体重指数（BMI）>30kg/m^{2}和卵巢癌发生密切相关。在一组从未使用过激素替代疗法的女性中，肥胖女性患卵巢癌的概率是正常女性的1.83倍，可能原因为肥胖会增加肾上腺分泌雄激素，且与内源性雌激素的增加有关。此外，盆腔炎、多囊卵巢综合征、子宫内膜异位症、卵巢囊肿等疾病亦可能增加卵巢癌的发生风险。患有PID的女性卵巢癌发生的调整危险比为1.92，而有5次或5次以上PID发作的女性卵巢癌的调整危险比为2.46。多囊卵巢综合征患者排卵功能障碍，排卵能力下降或不排卵，表现出异常的下丘脑-垂体-促性腺激素分泌，如促黄体生成素（LH）、雄烯二酮和雌酮显著增高，卵泡刺激素（FSH）显著降低。导致LH持久性刺激卵巢、雄激素分泌增加及卵泡成熟障碍，从而导致卵巢癌的发生。患子宫内膜异位症可增加患卵巢癌的风险，这种风险在子宫内膜样癌和透明细胞癌中更高。

（3）药物使用：激素替代疗法（hormone replacement therapy，HRT）已被证明会增加妇女患卵巢癌的风险，不管使用的持续时间、剂量、方案和使用方法。单纯使用雌激素治疗增加了22%的卵巢癌发病风险，联合激素治疗中的孕酮成分可以降低卵巢癌的风险。英国某研究针对近百万绝经后女性（n=948 576）开展，其中30%女性正接受HRT，20%女性既往曾接受HRT。该研究结果表明，与从未接受HRT者比较，正接受HRT的女性卵巢癌发病风险升高（$RR=1.20$，95%CI：1.09～1.32），死亡风险亦升高（$RR=1.23$，95%CI：1.09～1.38），且随着HRT时间延长，风险增加。不同组织亚型的卵巢癌发病风险也不一致。然而，也有研究表明，绝经后联合使用雌激素-孕激素治疗不会增加卵巢癌的风险，HRT与卵巢癌无关，即使是长期使用。阿司匹林是最常用的非甾体抗炎药，它能抑制环氧化酶（COX）的活性。COX是一种主要的促炎因子，负责前列腺素（PG）的合成。服用阿司匹林可以降低患卵巢癌的风险，尤其是浆液性癌。低剂量阿司匹林对人卵巢腺癌细胞系的生长影响很小，但5mmol/L的剂量会使卵巢癌细胞的生长降低68%。阿司匹林可以阻断 HER 2/neu 原癌基因，该基因在卵巢癌中过度表达。然而，尚缺乏阿司匹林的使用和卵巢癌风险之间的潜在剂量反应关系的研究。此外，解热镇痛治疗如对乙酰氨基酚（扑热息痛）的使用亦可降低卵巢癌患病风险，这可能与对乙酰氨基酚的促性腺激素作用有关。

4. 生活习惯与行为方式

（1）吸烟：是多种癌症的高危因素，也可增加卵巢癌风险。吸烟致卵巢癌的可能机制为尼古丁及其代谢产物可能存在卵巢组织中，这些有害毒物可以在卵巢表面上皮细胞中直接导致DNA损伤，此外，香烟烟雾中的成分[多环芳烃类化合物（polycyclic aromatic hydrocarbons，PAHs）等]不仅对卵母细胞有毒作用，破坏大卵泡和小卵泡，而且还促进促性腺激素过早升高，引起卵巢刺激，这两者都可以对卵巢产生不利影响。尽管吸烟的妇女比不吸烟的妇女更早进入更年期1~5年，看似可降低患病风险，但与不吸烟的妇女相比，吸烟妇女的生育能力降低了57%~75%，而不孕则会增加卵巢癌的风险。此外，部分研究得出了癌症和吸烟之间的无效联系。考虑原因为，吸烟虽有致癌作用但其抗雌激素作用可能降低癌症的风险。因此，最终的效果可能是中性的。

（2）饮酒：饮酒作为可改变的因素，其在卵巢癌中的作用亦为人们所关注。一项病例对照研究发现，与非饮酒者相比，葡萄酒的饮用与可降低卵巢癌风险（$OR=0.67$，95%CI：$0.50 \sim 0.88$），风险随葡萄酒累积消费量的增加而降低。红酒饮用者（$OR=0.44$，95%CI：$0.19 \sim 0.92$）降低的风险比白酒饮用者（$OR=0.79$，95%CI：$0.46 \sim 1.34$）更强。而风险的降低与啤酒（$OR=1.06$，95%CI：$0.71 \sim 1.58$）或烈酒（$OR=0.98$，95%CI：$0.69 \sim 1.39$）的饮用无关。此外，饮酒的年龄与卵巢癌亦存在关联，在50岁之前开始饮用葡萄酒可降低卵巢癌的患病风险，但在50岁以后饮用，则未发现两者关联。关于饮酒与卵巢癌风险关联的研究有很多，部分研究得到了不一致的结果，如Schouten等研究发现，葡萄酒、啤酒或烈性酒的饮用与卵巢癌风险增加无关。因此，需要进一步探究饮酒类型、饮酒量、饮酒频率等与卵巢癌的关联。

（3）饮食习惯：许多研究试图确定饮食因素与卵巢癌风险的关联。总的来说，结果是不一致或相互矛盾的。与卵巢癌风险增加有关的饮食包括每周食用肉类>7份、碳水化合物、奶制品、黄油与脂肪的摄入。降低风险的饮食包括全麦面包和意大利面、绿叶蔬菜、植物油、鱼类、豆类的摄入等。但也有研究未发现蔬菜、水果、奶制品对卵巢癌的影响。就饮食中的营养素而言，富含膳食纤维、维生素、叶酸、胡萝卜素的饮食具有保护作用，这可能是通过抑制活性氧自由基对细胞DNA的损伤，阻断亚硝酸胺的合成，从而降低卵巢癌发病风险。

（4）运动：多数研究认为适度体力活动可降低卵巢癌发病风险，久坐则可增加卵巢癌的危险。荷兰某队列研究对62 573名女性进行体育活动调查，在11.3年的随访后，发现了252例卵巢癌。与不运动的妇女相比，每周花2h骑自行车和步行的女性可适度降低卵巢癌的发病风险（$OR=0.65$，95%CI：$0.41 \sim 1.01$），每周至少进行2h的中等体力活动，或者每天<3h的静坐对卵巢癌起到预防作用。此外，美国某项研究对63 972名绝经后妇女的随访中（1992—2011年），共发现651例卵巢癌病例，每天静坐时间≥6h与卵巢癌风险较高相关（$RR=1.44$，95%CI：$1.12 \sim 1.85$），尤其是浆液性癌（$RR=1.52$，95%CI：$1.06 \sim 2.16$）。然而，该研究不支持体育锻炼与卵巢癌的关联。更多的多中心、大样本的队列研究需要被开展，探究卵巢癌（不同组

织学亚型）与体育锻炼及静坐时间的关联。

5. 其他因素 随着生物医学的发展，社会心理因素与癌症的关系逐渐引起人们的关注。有研究表明，A型性格者易患癌症。此类人格者遇到强烈刺激或处于心理应激状态时，个体会产生持久、强烈的情绪反应，为癌症的发生、发展提供了条件。此外，不幸的生活事件、情绪压抑或者愤怒也是卵巢癌发生的危险因素。心理因素在卵巢癌的发生过程中起着重要作用。

二、多囊卵巢综合征流行病学
（Epidemiology of Polycystic Ovary Syndrome）

多囊卵巢综合征（PCOS）是妇科常见内分泌疾病，是因月经调节机制失常所致的一种综合征。1935年由Stein和Leventhal首先报道，故又称为Stein-Leventhal综合征。典型的临床表现有月经稀发或者闭经、多毛、肥胖及多囊。PCOS不但严重影响患者的生殖系统，而且与雌激素依赖性肿瘤如子宫内膜癌等发病率增加有关。PCOS占生育年龄妇女12%～21%，占无排卵性不孕症患者的30%～60%，月经稀发者中占80%～91%，继发性闭经者中占26%～38%，女性多毛症者中占70%～92%。广泛遵循的PCOS的三大诊断标准是美国国立卫生研究院（National Institutes of Health，NIH）提出的标准，欧洲人类生殖与胚胎学学会（European Society of Human Reproduction and Embryology，ESHRE）和美国生殖医学学会（American society of Reproductive Medicine，ASRM）提出的2003年《鹿特丹共识》和雄激素过多协会（Androgen Excess Society，AES）提出的标准。采用的诊断标准不同，患病率有一定的出入。世界范围内，不同地区的患病率稍有不同，且有逐年上升的趋势。几十年来，一直是危害女性生殖健康的主要疾病之一。PCOS不仅是育龄期的疾病，而是从胎儿期就开始发生发展的，严重影响女性健康。PCOS受遗传和环境因素（饮食、生活方式、激素暴露、外源化学物暴露等）综合影响。了解PCOS的危险因素、加强高危人群初筛和长期规范化管理，对预防和控制疾病发生及其带来的远期并发症至关重要。

（一）流行特征

全世界PCOS的患病率为2%～20%，其中，约70%的PCOS妇女未得到诊断。

PCOS的流行情况在不同国家和地区之间存在较大差别，患病率总体表现为高海拔地区高于低海拔地区，城市高于农村，发达国家高于发展中国家。据报道，PCOS在以西方为主的发达国家人群中的患病率高达15%，而亚洲人群中则相对较低。PCOS患病率在中国女性中为5.6%，在泰国女性中为5.7%，在斯里兰卡女性中为6.3%，在伊朗女性中为14.3%。同一国家不同地区的患病率亦存在差异，如美国

PCOS患病率中北部（23.0%）、西部（18.7%）、东北地区（10.3%）。在中国，PCOS的患病率较低，不同地区PCOS患者患病率亦存在差异，如济南、天津、辽宁、深圳的患病率约为6.46%、7.05%、9.35%、7.92%。

值得一提的是，不同地区PCOS患者的临床表现亦不全相同，以中国PCOS患者为例，相对于欧美国家，患者月经紊乱和卵巢多囊形态的构成比普遍偏高，高雄激素征象和肥胖的构成比则偏低，LH、LH/FSH升高比例较高，患者中肥胖率和糖耐量异常发生率均低于白人和黑人。

目前认为，自然地理因素包括气候、地形、海拔、纬度和经度等。不同地区地理因素的差异，可能与卵巢癌流行的地区分布差异有关：①不同地区经济发展水平、饮食模式、生活行为方式和政策法规的差异。例如，饮食模式的差异，与肥胖的发生率高低有关，而肥胖的发生与PCOS的疾病进展密切相关。②考虑到维生素D与多囊症流行的密切关系，而维生素D的水平与日照亦紧密相关。因此，多囊症分布有可能存在纬度梯度，这需要更多的研究来评估。③不同地理区域间存在种族/民族差异，PCOS可能因不同地区文化和遗传决定因素的不同而受到不同程度的影响。对PCOS的地理流行病学分析有助于我们对PCOS的深度理解。

PCOS在不同年龄段的发生发展亦有所不同。PCOS的好发对象为35岁以下的育龄妇女，该年龄段妇女卵巢储备功能正常，有生育要求，生理状况易受社会、心理因素的影响。因此，做好该年龄段妇女PCOS的预防和筛查工作尤为重要。此外，PCOS的临床特征在不同年龄段亦有所不同。报道称，21～25岁年龄段女性月经周期最长，且随着年龄的增长，月经周期有缩短的趋势；年龄大且月经规律的PCOS妇女卵泡群较小，血FSH水平较高、雄激素水平较低。

许多证据已经表明，PCOS的流行趋势在不同种族和民族之间存在差异。这种差异主要体现在：①不同地区、不同种族之间的差异，如中国、高加索、中东、非裔美国人的研究发现，中国女性PCOS的患病率最低，为5.6%。此外，另一项研究发现，希腊PCOS妇女患病率为6.8%、英国妇女为8%、西班牙白人为6.5%，美国东南部妇女为6.5%（黑人8.0%、白人4.8%）。②不同种族/民族间PCOS临床特征的差异，如与非西班牙裔白人妇女相比，西班牙裔妇女的多毛症（93.8% vs. 86.8%）、游离雄激素指数异常（75.8% vs. 56.5%）、高血糖症（14.8% vs. 6.5%）的比重明显较高。亚洲国家妇女的睾酮水平与其他国家妇女相似，但比其他国家妇女的多毛现象要少。

（二）影响因素

大量流行病学和临床研究证明，PCOS是由遗传和环境因素相互作用产生的复杂疾病。PCOS的发生发展除受遗传因素影响外，还受机体因素、生理和心理状况等诸多因素的综合影响。另外，还存在一些可能或者不确定的危险因素。

1. **遗传因素**　PCOS的发生具有家族聚集性。PCOS患者的家族成员PCOS的发病率明显高于正常人群，在同胞姐妹中可达50%以上，临床表现具有很大的异质性。有研究调查了PCOS患者的一级、二级亲属及正常志愿者，结果表明，PCOS的父母、兄弟姐妹更可能出现PCOS阳性表现。Govind等研究了29个PCOS家系及10个正常对照组家系后发现，在PCOS家系中52%（15/29）的母亲、21%（6/28）的父亲、66%（35/53）的姐妹以及11%（2/18）的兄弟被确认为PCOS，提示家系遗传在PCOS发病中起相当关键的作用。对PCOS的细胞遗传学研究显示，该病可能为X连锁隐性遗传、常染色体显性遗传或多基因遗传。PCOS家系中高雄激素、高胰岛素/胰岛素抵抗、血脂代谢紊乱等，可能是PCOS家族患病的遗传特征。已知与PCOS易感性相关的基因有以下三类：①影响雄激素生成及作用的基因，如细胞色素450羟化酶（CYP21）基因、雄激素受体（AR）基因、芳香化酶（CYP19）基因等；②胰岛素敏感性有关的基因，如胰岛素受体（INSR）基因等；③慢性炎症相关基因等。这些基因在免疫反应、氧化应激、炎症和代谢通路中，均有所体现，而这些基因的改变，均有可能导致PCOS发生。

当然，PCOS是一种复杂的遗传性疾病。遗传因素在疾病中的作用与单基因疾病不同，其遗传学基础仍不明确。但可以肯定的是，PCOS是环境因素与遗传因素综合作用的结果，是易感人群加之保护性基因变异，并在环境因素作用下产生的多基因遗传性疾病。

2. **环境因素**　可以通过呼吸道被吸入或通过皮肤和黏膜吸收，或通过饮食被摄入。已有的科学证据表明，环境毒物对人类生殖健康有重大且持久的影响。人类生存环境的恶化，尤其是EEDs对女性PCOS的影响较为明显。EEDs（如双酚A和二恶英等）可以通过影响卵巢类固醇生成、雄激素代谢、触发炎症反应、诱发排卵障碍等，从而引起PCOS的发生发展。有研究发现，PCOS患者的血清中全氟化合物（特别是全氟辛酸盐和全氟辛酸磺酸盐）、多氯联苯、杀虫剂和PAHs的水平显著升高，这之中的确切关联及具体作用机制有待进一步探究。

双酚A是一次性塑料杯及装修材料中采用的化学原料。近年来，已成为致生殖毒性物质的研究热点。研究发现，使用一次性塑料杯喝水、居住地或工作地有装修史，是PCOS的发病高危因素。PCOS患者血清双酚A处于高水平，因此，双酚A与PCOS的发生相关联。目前提出，双酚A致生殖毒性的机制：①作用于下丘脑-垂体-性腺轴各环节；②引起睾酮羟基化代谢失衡；③打破机体雌激素和雄激素的平衡；④胰岛素抵抗。目前，尚有部分EEDs在PCOS的发展中可能发挥的作用未得到证实，包括多氯联苯、氯十酮、二溴氯丙烷、甲基汞等。这些EEDs对PCOS及其相关症状的影响尚不清楚，有待进一步研究。

3. **饮食因素**　饮食结构的不同与PCOS发病具有一定相关性。高脂低纤维饮食、高碳水化合物的摄入及营养失衡与女性发生PCOS及其症状加重有关。合理的膳食营养摄入，则可预防PCOS的发生。肌醇是6碳化合物，存在于许多食物中，包括水果和豆类，被归类为胰岛素增敏剂。肌醇可促进葡萄糖摄取和FSH信号转导，从而降低血浆胰岛素水平，预防高雄激素血症和血脂异常发生，发挥预防PCOS发生的作用。缺乏维生素D的PCOS患者更有可能出现空腹血糖升高和胰岛素抵抗，补充维生素D_3也被报道可改善痤疮和多毛症。然而，关于维生素D_3与PCOS

的关系尚存在争议，具体的作用机制有待进一步探讨。

4. 机体因素

（1）雄激素水平：不同生长发育阶段的激素暴露可影响PCOS的发生发展。在PCOS的动物模型中，症状往往发生在产前暴露于雄性激素的雌性动物个体。例如，产前雄激素暴露的雌性恒河猴排卵的频率是正常雌性的50%～60%，这些动物出现比正常大两倍的多卵泡卵巢。其他生长发育阶段的激素暴露与PCOS的关联亦被广泛研究，早至胚胎期暴露即可影响到胎儿PCOS的发展。主要证据：①疾病因素，如21-羟化酶缺陷导致的肾上腺增生或先天性雄性化的肾上腺肿瘤患者，在宫内即可暴露于高水平雄激素，即使经过积极治疗，成年后的女性患儿仍可能表现出一系列的PCOS症状；②动物实验表明，恒河猴胎儿期暴露于高雄激素环境后，出生后更可能患有PCOS；③胎儿暴露于高雄激素后，易导致男性化，从而引起内分泌紊乱和生殖功能发生改变，如LH的分泌模式发生改变、胰岛素抵抗等，从而易发展为PCOS。幼儿期的激素暴露，可见于宫内发育迟缓和低出生体重儿的生长赶超阶段。生长赶超阶段易发生胰岛素抵抗状态，与PCOS密切相关。儿童期性早熟，包括阴毛初现提前和肾上腺皮质功能出现提前，与体内雄激素水平升高及内分泌功能改变有关，从而与PCOS发生存在关联。青春期常见改变，如生长激素分泌增多，可降低外周组织对胰岛素的敏感性，刺激胰岛素水平提升以及青春期雄激素分泌增多，与PCOS亦关联紧密。综上所述，不同时期激素的暴露引起的内分泌和生殖功能等一系列改变是PCOS发生发展的危险因素。

（2）肥胖：是PCOS发生的危险因素。随着肥胖发生率的增高，PCOS的发生率也有所提高。正常体重女性PCOS的发生率仅为5%，而约30%的PCOS患者合并肥胖，并且超重肥胖会加剧PCOS患者的代谢和生殖异常。有研究表明，肥胖PCOS患者存在更严重的内分泌和代谢紊乱。当机体长期处于肥胖状态时，脂肪细胞中甘油三酯过度储存，血清基础胰岛素水平升高，加之胰岛素受体功能障碍，对胰岛素敏感性下降，引起机体代偿性分泌更多胰岛素来维持机体正常功能。因此，肥胖导致胰岛素抵抗，胰岛素抵抗引发肥胖，形成恶性循环，影响PCOS的发生发展。超重肥胖者通过合理的体育锻炼、改善饮食结构等措施减肥，则可改善PCOS相关症状，包括改善胰岛素抵抗和高雄激素血症等。也有研究者指出，肥胖虽可能会加剧PCOS表型，但不太可能是PCOS的发生原因。尽管研究发现，PCOS女性的皮下脂肪细胞更大，会增加女性代谢异常的风险，但与BMI配对的对照组女性相比，PCOS患者的发病风险并没有更高。体重不足、正常体重、超重和肥胖妇女PCOS的患病率分别为8.2%、9.8%、9.9%和9.0%。因此，需要更加全面、多中心、大样本的研究，进一步确定肥胖与PCOS的关联。肥胖是PCOS的常见症状，可能会加剧该综合征存在的临床症状、激素和代谢方面的问题，促进PCOS的发生发展。但不是该疾病发生发展的唯一原因。

5. 药物因素

某些药物（如抗癫痫药物）的使用可能导致PCOS发生。有研究表明，下丘脑-垂体-卵巢轴受癫痫放电或抗癫痫药物的影响，其功能紊乱可影响CYP酶（细胞色素氧化酶P450）系统功能，进而影响激素的合成代谢，最终导致各类生殖内分泌疾病。随着抗癫痫药物使用（如丙戊酸）时间的延长，女性癫痫患者更有可能发生PCOS。因此，针对癫痫妇女生殖内分泌失调的筛查是必要的。

6. 其他因素　许多研究均有提示，社会经济状况与PCOS的关联。社会经济水平低已被证明与吸烟饮酒、不规律饮食等不良健康行为、医疗卫生保健访问和利用低、更加频繁的环境有害化学物暴露有关（如BPA暴露水平增加）。不良健康行为、医疗卫生保健访问和利用低及环境有害化学物暴露均可引起机体代谢紊乱及激素水平的改变，与PCOS症状发生密切相关。此外，亦有研究表明，不同生长发育阶段，社会经济地位对疾病的影响也不尽相同，在肥胖患者中，低社会经济地位者与PCOS发生的关联比较高社会经济地位者更加密切，发生代谢功能障碍和胰岛素抵抗等相关表型的机会增加。

除了环境因素影响外，工作和生活压力导致的心理问题与PCOS发生的关系，亦受到广泛关注。下丘脑是调控人体内分泌和情感的中枢，人们情绪发生巨大起伏时，会影响内分泌系统的正常运作。研究表明，PCOS患者的心理健康问题、情绪问题（焦虑、抑郁等）等发生率均高于正常女性。长期焦虑、抑郁等负面情绪可引起肾上腺皮质激素分泌增加，引起血糖升高，出现高胰岛素血症或胰岛素抵抗，这是PCOS的重要发生基础；此外，长期的精神紧张、抑郁等可抑制性腺轴，导致卵巢功能紊乱；另外，不良的社会心理因素与不良的生活行为习惯有关，如暴饮暴食、抽烟酗酒等，易引起肥胖、内分泌系统功能紊乱等一系列改变，从而促进PCOS的发生发展。另有研究发现，妊娠期不良情绪也可对PCOS的发病产生影响，PCOS不孕的患者比非PCOS不孕的患者情绪起伏较大，主要表现为长时间抑郁或者焦躁。

生长发育异常与PCOS的发生发展密切相关。例如，青春期过早阴部发育者的月经初潮常伴有PCOS的一些特征，包括胰岛素抵抗、血脂异常和雄激素升高等。据报道，青春期过早的阴部发育者比一般人群更容易发生高雄激素血症（45% vs. 3%～6%）。此外，某些妊娠阶段发生的损伤可以永久性地改变损伤部位的组织结构和功能，或可增加PCOS的发生风险。胎儿宫内生长受限者，可能会影响PCOS的宫内编程，这类女性更有可能发生性早熟，从而增加PCOS发生风险。此外，子宫内环境的改变也可能与PCOS发生发展存在关联，确切的作用机制有待进一步研究证实。

三、卵巢早衰流行病学
（Epidemiology of Premature Ovarian Failure）

卵巢早衰（POF）是指妇女40岁前发生卵巢功能衰竭，多由于卵巢内卵泡耗竭或被破坏或卵巢切除而引起，表现为持续性闭经和卵巢萎缩，伴有促性腺激素水平高、雌激素水平低，是妇科内分泌领域的常见病，发病率约为1%。POF在原发性闭经中占10%～28%，继发性闭经中占4%～18%。由于部分POF患者未积极就医，因此，POF的实际发生率可能更高。POF诊断标准一般为年龄<40岁、闭经时间≥6个月、2次（间隔1个月）血FSH>40mIU/mL，雌二醇（E_2）<73.2pmol/L。

POF的演变可以追溯到20世纪30年代，有人注意到过早绝经患者的促性腺激素水平异常升高。1950年，Atria详细讨论了POF的临床特征、与病毒性疾病的关系和激素治疗的效果。de Moraes-Ruehsen和Jones在1967年将POF定义为40岁前但青春期后的非生理性闭经，伴有潮热、原发或继发不孕、全身和生殖器萎缩。早期的研究认为，POF是不可逆的，因为当血清FSH水平≥40IU/L时，未在卵巢内发现始基卵泡，因而伴有永久的不孕。随后，进一步的研究对该观点提出了疑问。1982年Rebar测定26例POF的激素水平，9例有卵巢功能、5例有排卵、1例妊娠。因此提出，单次血FSH>40IU/L作为判断卵巢衰竭的标准是不准确的。随后的一系列研究陆续证实，POF患者有自然妊娠和治疗后妊娠的可能性。即使卵巢活检未发现卵泡，也不能完全排除卵巢存在卵泡、排卵和妊娠的可能。

（一）流行特征

数十年来，全世界POF的发病率呈逐年上升，在不同年龄段发病率明显不同，且呈现年轻化趋势。据统计，每年轻10岁，POF发生率约降低10倍，如40岁之前约为1/100，30岁之前约为1/1 000，20岁之前约为1/10 000。20岁之前发生POF定义为早期POF。在这些年轻女性中，先天性卵巢发育不全和性腺发育不全是早期POF的最常见原因。此外，有学者研究POF在双胞胎中的发病趋势，发现双胞胎中POF的发病率显著高于普通人群，且单卵双胎（monozygotic twins，MZ）者的发病率更高，MZ在40岁之前绝经的发生率与普通人群相比高出约3倍，双卵双胎（dizygotic twins，DZ）中40岁前绝经的发生率与普通人群相比高2.7倍。不同种族或民族POF的发生也存在明显差异。美国一项横断面调查结果表明，POF患病率存在种族差异，患病率从非裔和西班牙裔妇女的1.4%到白人妇女的1.0%、中国妇女的0.5%和日本妇女的0.1%。不同民族间POF的患病率差异，可能与生活习惯、环境因素暴露、机体遗传等因素存在差异有关，确切机制有待进一步探索。

（二）影响因素

多年来大量临床与流行病学研究显示，目前多认为POF与遗传因素、免疫、代谢、医源性、感染等因素有关。此外，卵巢功能的维持还受生活方式、行为习惯、精神状态和环境因素等多种因素的调控。探究POF的危险因素，在该疾病诊断和预测中尤其重要。

1. **遗传因素**　研究表明，约10%的POF患者伴有家族史，并且可以垂直传播。正常卵巢功能的维持，必须有2条结构正常的X染色体存在，X染色体的数目和结构异常，如染色体重组、易位或单体性变化，均可导致卵子发生障碍，引起POF。X染色体畸变最常见的是特纳（Tunner）综合征，正常女性的染色体核型为

45，XX，而Tunner综合征的核型为45，XO或45，XO/46，XX或45，XO/47，XXX，可引起卵子发生障碍，导致POF的发生。此外，X-脆性染色体前突变携带者发生POF的概率比正常人群高约3倍。部分常染色体的基因突变也与POF有关。

决定卵巢功能的基因位点已被众多基因工程和临床研究证实，包括Xq21.3～27、Xq26.1～27和Xq13.3～21.1。这些区域的缺失或者发生基因突变，与POF密切相关。可能的机制是这些位点的突变与血LH及FSH水平升高，卵泡生成停滞有关，从而促进POF。目前发现与POF可能有关的基因突变有20余种，比较明确的是X染色体上的*FMR1*基因和位于2p的*FSII-R*基因。此外，还包括*GDF-9*、*FOXO3*、*FOXL2*等基因。

2. **免疫因素**　免疫系统功能失衡是POF的常见原因。大约20%的POF患者伴有自身免疫性疾病，如自身免疫性甲状腺炎、自身免疫性肾上腺功能不全、1型糖尿病、白化病、类风湿关节炎、系统性红斑狼疮和重症肌无力等。引起POF可能为自身免疫性疾病导致的异常激素水平影响到女性内分泌，也可能是由于卵巢自身免疫功能亢进产生抗体并作用于卵巢产生损害。有研究表明，POF患者外周血中有T细胞亚群的改变以及T细胞介导的免疫损伤，如CD4$^+$细胞数量减少、CD8$^+$T细胞数量增加、POF患者血清中IL-1B水平降低等。上述研究结果均提示，免疫功能紊乱与POF有关联。此外，POF患者外周血可以检测到多种抗卵巢抗体，如抗透明带抗体、抗黄体细胞抗体等。透明带是POF的重要决定因素之一，抗透明带抗体可影响卵泡发育，从而引起POF的发生发展。

3. **代谢因素**　代谢功能的改变可以影响POF的发生发展。例如，POF的患者常伴有半乳糖血症，多由于半乳糖代谢的调节基因发生突变，使半乳糖-1-磷酸尿嘧啶转移酶缺乏所致。高水平的半乳糖及体内代谢产物的异常可直接损伤卵母细胞。究其原因，主要是与血液当中异常的FSH水平有关。除此之外，17α-羟化酶及17,20碳链裂解酶等甾体激素合成关键酶的缺失可引起性激素水平降低，促性腺激素水平升高等代谢功能异常。患者表现为原发性闭经，即使少数患者具有正常月经，但卵巢内卵泡闭锁速度加快，导致患者发生POF。因此，代谢功能的改变与POF的发生发展密切相关。

4. **治疗因素**　研究表明，子宫动脉切除、输卵管结扎、子宫动脉栓塞等手术治疗以及放化疗等均可能引起POF。

因工作、疾病或意外事故等需要接受大剂量或者长期的放疗时，可引起卵巢功能受损，造成卵泡丧失、血管硬化等一系列改变。损伤的大小与直接照射剂量和照射部位有关。直接照射剂量0.6Gy以下时，几乎不影响卵巢功能；照射剂量为0.6～1.5Gy时，对卵巢功能有一定影响（主要为40岁以上女性）；照射剂量为1.5～8.0Gy时，可引起卵巢功能衰竭（影响50%～70%的15～40岁年龄段女性）；当照射剂量超过8.0Gy时，几乎对所有年龄段的女性卵巢都可产生不可逆转的损害。上述损伤发生于盆腔照射情况，当照射部位为其他时，影响相对较小。化疗对卵巢功能也可产生损害，尤其是烷化剂的使用。卵巢内有大量原始卵泡处于停止发育的状态，因此停止化疗后，卵巢功能可有一定程度的恢复。手术因素导致的POF主要与手术引起的卵巢血液供应损伤、区域性炎症发生有关，造成卵巢功能的不可逆损伤（如子宫动脉栓塞），引起POF。卵巢切除亦与POF有关，尽管过去认为一侧卵巢的切除之后，对侧卵巢仍能满足正常的内分泌功能需要，但最近的研究提示，一侧卵巢切除后，卵巢激素的分泌量将下降，引起垂体分泌的FSH的升高，进而使对侧卵巢发生POF的机会增加。

5. **环境因素**　POF发生发展受多种环境因素的影响，吸烟、有毒有害物接触等是POF发生的危险因素。吸烟引起的卵巢功能改变的研究最为广泛。流行病学研究表明，不同人群的自然绝经年龄均受吸烟的影响。较非吸烟女性，吸烟者的绝经年龄可提前1~2年。吸烟对卵巢功能影响主要是由于：烟草烟雾中含有PAHs等有毒有害化学物，可对生殖细胞产生毒作用，从而引起POF。例如，吸烟可引起颗粒细胞芳香化酶及雌激素合成关键酶的生成减少，引发雌激素生物活性下降甚至产生特异性抗雌激素活性的作用，对下丘脑-垂体功能也可产生影响。环境中其他毒物如杀虫剂、镉、砷、汞等的暴露均可损伤卵巢组织，破坏卵泡；来源于橡胶、塑料制品的4-乙烯环己烯亦可引起卵巢损伤，造成POF。

6. **感染因素**　与POF发生有关的感染因素包括细菌性、病毒性和特异性感染等。卵巢受到感染后，造成功能损伤，并可发展为POF。流行病学研究表明，约35%的POF患者有腮腺炎、风疹的感染病史，既往有腮腺炎的女性患POF的危险提升约10倍。此外，在艾滋病患者、淋巴瘤患者、接受免疫抑制剂的器官移植者中有巨细胞病毒性卵巢炎的报道，但具体因病毒感染导致的POF发生率目前仍不清楚。此外，严重的盆腔结核、化脓性及淋菌性感染也可损伤卵巢功能，引起POF。

7. **饮食和生活习惯**　个人的饮食和生活习惯与POF亦关系密切。蔬菜、水果、豆制品的摄入，具有抗POF的作用；过度减重或过量脂肪摄入、饮酒、失眠等则可促进POF的发生。豆制品富含蛋白质和大豆异黄酮等植物源性雌激素，具有抗卵巢衰老的作用；新鲜蔬菜水果是维生素、矿物质、纤维素的重要来源之一，富含的木质素（植物源性雌激素），具有抗POF的作用。暴饮暴食或者过度减重，亦可引发POF。暴饮暴食带来的大量脂肪摄入会干扰正常激素水平，过度减重则可造成机体能量摄入不足、维持卵巢功能所必需的脂肪和蛋白质供应不足，引起雌激素合成障碍、内分泌功能失调等一系列改变，引起POF。此外，染发剂中含有的抗氧化剂代谢后产生的4-乙烯环己烯可引起卵巢衰竭，也是POF的危险因素之一。

8. **心理因素**　不良的情绪可使体内的免疫活性物质分泌减少，情绪剧烈波动和精神刺激可使中枢神经系统改变，引起月经失调等一系列症状，导致POF。长期的焦虑、抑郁、悲伤、恐惧等负性情绪可引起下丘脑-垂体-卵巢轴功能失调，引起FSH、LH和E_2等分泌异常，甚至直接影响卵巢功能，造成排卵障碍、闭经、POF等。此外，也有研究表明A型性格与POF相关，A型性格者具有情绪波动较大、易激动、缺乏耐心、时间紧迫感较强等一系列特征。亦可刺激下丘脑-垂体-卵巢轴，引起FSH、LH、E_2分泌异常，导致内分泌功能紊乱、卵巢功能改变等。

此外，月经史及婚育史、文化程度、人工流产等也有报告为POF的影响因素，更多的影响因素需要被进一步的分析研究。

四、其他卵巢疾病流行病学
（Epidemiology of Other Ovarian Diseases）

（一）卵巢子宫内膜异位症

子宫内膜在子宫腔外部位生长，出现反复周期性出血，并形成疾病，即可诊断为子宫内膜异位症（endometriosis）。子宫内膜异位症可发生于人体的任何部位，如骨盆的卵巢、子宫和子宫骶韧带。当异位内膜侵犯卵巢皮质并反复周期性出血，形成含暗褐色、似巧克力样糊状的陈旧性血液囊肿时，称为卵巢子宫内膜异位症（endometriosis of the ovary）。约80%的子宫内膜异位症为卵巢子宫内膜异位症，俗称卵巢巧克力囊肿。虽然子宫内膜异位症属良性病变，却具有浸润、远处转移、种植甚至恶变可能，严重危害健康。目前提出的解释其发病机制的学说主要包括种植学说、血源-淋巴性散播学说、体腔上皮化生学说、免疫调节学说等。尽管子宫内膜异位症的病因尚不清楚，但遗传和环境因素被认为是子宫内膜异位症发生发展的危险因素。

近年来，子宫内膜异位症的发病率不断提高，确切的发病率目前仍不清楚，大体为10%～15%。据2017年某项针对1.9亿妇女的调查研究报道，估计该疾病会影响10%左右的育龄妇女。不同人群中，发病率略有差异，如痛经妇女的发病率高达40%～60%、不孕症患者中占20%～40%、妇科解剖手术患者中占15%～50%、腹腔镜绝育手术中占2%～43%、因盆腔疼痛住院的妇女中占5%～21%。子宫内膜异位症可发生于任何年龄段的育龄期妇女，好发年龄为30～45岁，初潮前及绝经后未发现发病者。目前关于子宫内膜异位症发病率的确切时间模式仍然是未知的，需要进一步探索。此外，不同国家患病率存在差异，如总体上看，西方国家子宫内膜异位症发病率（约10%）低于亚洲国家（约15%）。例如，与美国女性相比，来自日本和东南亚的女性子宫内膜异位症的患病率更高。另外，不同种族间发病率也存在区别，有报告提出，子宫内膜异位症是一种常见于白人妇女上层社会的"文明病"，黑人发病率最低，这或许与黑人妇女更多的存在早婚、多育及服避孕药现象有关。此外，非洲裔美国人或西班牙人患该病的风险比白人低约40%。

国内外大量研究表明，卵巢子宫内膜异位症受遗传和环境因素长期相互作用影响。目前比较公认的主要的影响因素有家族史、生殖因素、口服避孕药、行为因素（吸烟、酗酒等）、饮食因素等。

卵巢子宫内膜异位症具有家族聚集性。研究表明，患者一级亲属的发病风险是无家族史者的7倍，单卵双胎孪生姐妹发病率高达75%。英国的一项研究表明，在100个家族当中，有230名妇女确诊为子宫内膜异位症。挪威和意大利的研究也报道了患病妇女的一级亲属子宫内膜异位症的发病率更高，上述结果均提示该病的家族倾向，符合多基因遗传性疾病特征，其发病的主要特点：①家族聚集性；②患者一级亲属发病率显著高于人群发病率；③家族史阳性患者痛经严重程度高于阴性患者；④家族中有多个患者时，疼痛症状的发作年龄趋于一致。此外，月经史（初潮年龄、月经情况、痛经、经期运动等）和生育史（足月妊娠、不孕、口服避孕药等）亦与卵巢子宫内膜异位症密切相关。月经史与疾病关系表现在痛经、月经初潮过早、月经量多且月经期长、周期短与子宫内膜异位症的发生呈正相关，这与上述因素导致的经血逆流的频率增加有关。生育史与疾病的关系，主要表现在妊娠期间，无月经血形成，无经血逆流，同时由于大量孕激素的作用，子宫内膜发生蜕膜样变，使子宫内膜萎缩；再者，分娩导致的宫颈松弛可减少经血潴留和逆流的机会，因此减少了子宫内膜异位症的形成。有研究发现，多次妊娠可减低子宫内膜异位症的发生风险，足月分娩1次可使相对危险度下降为0.34；2次或者以上者可降低为0.02。此外，亦有研究发现，有多次人流史、宫腔操作史、不孕史的妇女更易发生该疾病。口服避孕药对内膜异位症的发病有何影响，各家观点不一致，有待深入研究。口服避孕药可抑制排卵，减少经血流动，降低子宫内膜异位症的风险，但是，可能会增加种植风险及异位病灶持续存在的可能性，从而增加子宫内膜异位症风险。

环境因素的暴露也与子宫内膜异位症关系密切。二噁英是常见的一类EEDs，在垃圾燃烧后的灰烬中含量很高。二噁英暴露与子宫内膜异位症发病风险增加有关，且暴露剂量越大，风险越高。可能机制为二噁英可促进CYPIAl高表达，通过激活癌基因或诱导雌激素合成，从而参与子宫内膜异位症的发生和发展。

吸烟、酗酒、咖啡及奶制品摄入被发现与子宫内膜异位症风险增加有关，而规律体育锻炼则可降低内膜异位症的风险。规律饮食可能通过影响类固醇激素水平在子宫内膜异位症发病中起作用，但是饮食与子宫内膜异位症风险间关系的研究仍较为局限，两者确切关联需要进一步进行探究。

（二）经前期综合征

经前期综合征（PMS）是指反复在月经后半期出现周期性的情感、行为和躯体障碍等的一种综合表现。月经来潮后，症状自然消失。严重的PMS被称为经前焦虑症（premenstrual anxiety disorder，PMDD）。PMS由于没有明确的生理诊断依据，且研究的评价方法不一、研究设计和对象不同，导致发病率差异较大。一般认为，月经初潮的女性中该发病率约75%，20%～30%的女性可能伴有中度至重度该疾病临床症状，3%～8%的女性符合PMDD的诊断标准。症状可以出现于初潮之后的相应年龄段，与个体差异有关，大致介于青春期至20来岁之间。PMS/PMDD没有明显地域限制，全世界范围内的流行率相似，并且症状的类型和严重程度不受国家或文化的影响。近10%的女性发现经前症状严重到足以寻求医生护理和治疗的程度。

经前期综合征的病因目前尚不明确。有研究提示，PMS的发生与黄体分泌的甾体激素有关，影响因素主要涉及遗传、环境因素暴露、生活习惯与行为方式以及心理因素等。

PMS有30%～80%的遗传度，双胞胎测量模型的遗传度预计为56%，说明PMS

具有较高的遗传度。研究发现，苦味受体基因 *TAS2R38*、5-羟色胺转运体基因多态性与PMS发病有关。此外，下丘脑-垂体-卵巢轴功能异常、某些神经递质（如5-羟色胺、γ-氨基丁酸、阿片肽、单胺类）的改变、维生素和矿物质（维生素B_6、铁、锌、钾等）的缺乏、催乳素水平过高或者胰岛素抵抗、电解质失衡等均与PMS发生有关。行为生活方式和机体因素在PMS患病中亦扮演着重要角色，如吸烟、饮酒、睡眠质量、肥胖等。有研究表明，吸烟者发生PMS的风险为不吸烟者的2.1倍，既往吸烟、每天吸烟量大、总吸烟年数多和持续吸烟时间较长也增加PMS的风险，表现出剂量-反应关系。肥胖是PMS的危险因素，且具有较强的线性关系。研究提示，BMI每增加1，PMS的风险就增加3%，且随着BMI的增加，PMS也随之严重。睡眠质量差被许多研究证实与PMS有关。可能的原因为差的睡眠质量容易使女性产生焦虑抑郁等不良情绪，以及更高的精神疾病发生有关，从而导致PMS相关症状出现。社会心理因素同样在PMS中扮演着重要角色。有报道指出，PMS患者更多伴有焦虑、抑郁等消极情绪。另外，与无症状妇女相比，严重PMS患者更可能伴有不同程度人格障碍，如焦虑恐惧、强迫性人格障碍等。此外，社会经济地位、婚姻状况、生活压力事件也与PMS有关联。未婚、离婚或者分居妇女、收入较低、伴有负性生活事件如家庭暴力、父母离异、遭受性骚扰、学习困难等是PMS发生的危险因素。

（三）卵巢炎

病原体感染或自身免疫异常引起的卵巢炎性改变，统称为卵巢炎（oophoritis），是女性盆腔炎症的一种。由于感染导致的卵巢发炎，可带来卵巢粘连、输卵管包裹、脓肿和梗阻等严重后遗症，与不孕症的发生密切相关。一般来说，非特异性卵巢炎分为急性和慢性两种。尚有卵巢炎类型还包括特异性卵巢炎（结核性卵巢炎、卵巢放线菌病、日本血吸虫卵巢炎、异物肉芽肿卵巢炎、结节病卵巢炎等）、自身免疫性卵巢炎以及其他类型的卵巢炎（巨细胞病毒性卵巢炎、卵巢克罗恩病性肉芽肿等）。通常情况下，输卵管炎、卵巢炎、盆腔腹膜炎同时存在且相互影响。卵巢炎常见的感染病原体包括链球菌、葡萄球菌、淋病奈瑟菌、大肠埃希菌等。单纯的急慢性卵巢炎较为少见，常由输卵管炎所波及，称为输卵管卵巢炎，也称为附件炎，是PID发展的一个阶段，在病因、临床表现、诊断和治疗都有很多相似之处。因此，卵巢炎的危险因素也同样是PID的危险因素。研究表明，卵巢炎主要发生于15~29岁女性，鉴于轻症患者和无症状者不易被发现，因此，真实发病率难以估计。

卵巢炎危险因素主要包括较小年龄、有新的或多个伴侣、性传播疾病或PID的既往史等。年龄与PID呈负相关，在美国，青春期女孩是20世纪90年代罹患急性输卵管卵巢炎的主要群体。这与当时的青春期女孩较少避孕套使用、性活动频繁，乃至多个性伴侣有关。在我国，PID的发生也有年轻化的趋势，但流行病学资料仍较为缺乏。阴道炎、宫颈炎等下生殖道炎症可增加病原微生物感染卵巢的概率，增加罹患卵巢炎的可能。此外，阴道冲洗导致阴道菌群变化、上皮损伤和宫颈黏液屏障破坏等，也是PID/卵巢炎的危险因素。

卵巢炎发生的另一影响因素是采用的避孕方法。研究表明，宫内节育器的放置可使PID发生风险增加2~4倍，这与节育器放置带来的细菌更易上行进入宫腔、上生殖道有关。口服避孕药或者避孕套的使用可以有效阻止PID进展，降低卵巢炎的发生风险。不过，使用不同避孕方法对卵巢炎的影响尚无定论。

（四）卵巢过度刺激综合征

卵巢过度刺激综合征（ovarian hyperstimulation syndrome，OHSS）是一种医源性并发症，发生于控制性卵巢刺激治疗之后，严重者可危及生命。常见于施行辅助生殖技术（assisted reproductive technology，ART）进行的控制性超排卵（controlled ovarian hyperovulation，COH）过程中。病理特征表现为卵巢体积显著增大、血管通透性增加、第三间隙水肿。严重者可见腹水、胸腔积液、电解质紊乱、血栓栓塞以及多器官功能衰竭等。不孕症影响着全球0.49亿~1.86亿人群，ART的运用则于1996—2010年翻了1倍。ART尽管被认为是安全的，却易并发OHSS。据报道，OHSS的总体发病率约20%，在体外受精（in vitro fertilization，IVF）周期中，轻、中、重度OHSS的发生率分别为20%~33%、3%~6%、0.1%~0.2%。IVF妊娠周期较非妊娠周期OHSS增加4倍，严重影响女性生殖健康和生存质量。因此，有效低预防和管理OHSS具有重要意义。

OHSS的高危因素分为原发性和继发性。在大多数研究中，年轻女性更容易患OHSS。可能的原因为年轻女性促性腺激素受体密度更高、能够对促性腺激素做出反应的卵泡数量更多，因此年轻妇女的卵巢对促性腺激素的反应更强，更易导致OHSS。此外，有过敏体质者更易发生OHSS，报道指出50%的重度OHSS患者存在过敏史。动物实验研究发现，组胺阻滞剂可以阻止家兔模型中OHSS的出现，抗组胺药治疗可导致OHSS更快的消退，但是，应该在更大的队列中通过生物学评估确定两者确切的关联。此外，有OHSS史者，OHSS的发生率亦明显提高。除了上述的原发性危险因素，继发性因素亦在OHSS发生发展过程中扮演着重要角色，血清抗苗勒管激素（anti-müllerian homone，AMH）、窦状卵泡数（antral folli-clecount，AFC）、人绒毛膜促性腺激素（HCG）注射日E$_2$及获卵数是OHSS的预测指标。促排卵药物与OHSS发生风险呈正相关，就其种类而言，HMG作用最强、FSH次之、氯米芬的作用最弱。2016年美国生殖医学协会（American Society for Reproductive Medicine，ASRM）OHSS防治指南指出，OHSS高风险预测指标为：AMH>3.4ng/ml，AFC>24个，HCG注射日E$_2$>3 500pg/mL或获卵数≥24个。PCOS患者在采用相同的促排卵方案下，卵泡数及获卵数为非PCOS的3倍以上。此外，卵巢多囊样改变，至少一侧有10个直径4~8mm小卵泡的患者，这些小卵泡对性腺激素高度敏感，因此，发生OHSS的危险增大。有报道指出BMI指数低的人更易患OHSS，但亦有其他诸多报道中未得到BMI与OHSS的确切关联，故需要进一步探究来确定。

（五）卵巢储备功能降低

卵巢储备功能即卵巢内存留卵泡的数量和质量，反映女性的生育力，是指卵巢皮质区卵泡生长发育形成可受精卵母细胞的能力。卵巢储备功能降低（DOR）表现为 E_2 水平下降，FSH 水平升高，AFC 减少，出现月经失调、月经稀发、闭经、不孕等症状。DOR 是由于卵巢内存留的卵母细胞质量下降、可募集卵泡数量减少，引起生育能力降低及性激素缺乏造成的卵巢疾病状态。本病好发于 18～40 岁的女性。近年来，发病有年轻化的趋势，这使得越来越多的中青年女性提前进入绝经后期。DOR 发病率为 10%～20%，是 POF 的"未病"阶段，若未积极干预，1～6 年后可进展为 POF。DOR 的主要机制包括较正常女性更快的卵泡闭锁、因手术等因素引起的卵巢间质组织破坏、某些遗传和先天因素等。疾病的发生发展受环境因素和遗传因素的综合影响。

约 10% 的 DOR 患者具有本病的家族史，某些染色体异常或者基因位点的改变与卵巢生成障碍有关，可引起 DOR。例如，位于 X 染色体的 FMR1 基因和位于染色体 2p 的 FSH-R 基因的突变，已被证实与 DOR 和卵巢早衰有关。

除了遗传因素，环境因素暴露亦对 DOR 存在重要影响。例如 PAHs 暴露，可损伤卵泡，降低女性生育力，促进 DOR 发生。此外，与卵泡毒性有关的物质还有4-乙烯基环己烯（VCHs）、双酚 A（BPA）等。这些化学物多产生于塑料制品、杀虫剂、除草剂的使用等。除了化学物暴露，某些物理因素暴露也会引起 DOR，如辐射、噪声、高温环境等。放射线对卵巢的直接破坏作用已被大量研究证实，噪声可使女性大脑皮质及中枢神经系统经常处于紧张状态，易造成人体内分泌功能紊乱，体内雌激素比例失衡，从而影响生殖健康；高温环境对卵母细胞的发育和成熟亦产生影响。此外，某些行为生活方式（如吸烟等）对于 DOR 的影响亦不能忽视。

心理因素在 DOR 发生发展过程的作用亦被广泛关注。现代社会生活节奏快、工作压力大、妇女长期处于紧张、焦虑等不良情绪状态，可影响下丘脑-垂体-性腺轴分泌水平，进而直接影响卵巢功能，导致 DOR 和 POF 的发生。焦虑抑郁等心理因素对 DOR 的影响在动物实验中也得到了证实，如通过慢性、温和的不可预知应激法模拟慢性精神应激，可引起性成熟雌性大鼠动情次数减少，伴有 E_2 水平的降低以及 FSH 水平的升高、各级卵泡数、黄体数、颗粒细胞层数明显减少，该结果提示 DOR 发生与慢性精神应激密切相关。

DOR 的危险因素有很多，除了上述的影响因素，与 DOR 的发生发展有关的因素还包括自身免疫因素、手术因素（卵巢切除、输卵管结扎等）、放化疗、感染等。作为卵巢早衰的早期阶段，做好该疾病的预防至关重要。建立良好的行为生活方式、创造良好的生活环境，可有效预防该疾病。

卵巢疾病严重影响着女性健康。当然，除本章所介绍的卵巢疾病外，还有些卵巢疾病虽然发病较少，如卵巢纤维瘤病、卵泡囊肿、黄体囊肿、卵巢发育异常、卵巢不敏感综合征等，但仍然应当引起重视。

流行病学在研究人群中疾病流行过程及其规律、病因及其影响因素中扮演了重要角色，但流行病学在卵巢毒理学中的研究与应用还较少，且有待深入。卵巢作为机体的重要器官，不管是其产生卵子并排卵的生殖功能还是产生性激素的内分泌功能，都对妇女健康以及人类繁衍后代具有特殊意义。卵巢疾病流行病学研究结果表明，在卵巢疾病发生发展过程中，遗传因素与环境因素的作用及其交互影响具有最重要意义。除此之外，机体因素（如生理状况、自身免疫、营养状况、疾病状况、节育史等）以及生活习惯与行为方式、药物、心理、社会、经济因素等因素的综合影响也不能忽视。目前，卵巢疾病的病因和发病机制尚不清楚。因此，需要进一步深入开展卵巢疾病流行病学研究，尤其是加强流行病学在卵巢毒理学的研究与应用。

（孙　义　林　皞　张文昌）

参考文献

[1] WOLF WM, WATTICK RA, KINKADE ON, et al. Geographical prevalence of polycystic ovary syndrome as determined by region and race/ethnicity. Int J Environ Res Public Health, 2018, 15（11）: 2589.

[2] ZHANG Y, LUO G, LI M, et al. Global patterns and trends in ovarian cancer incidence: age, period and birth cohort analysis. BMC Cancer, 2019, 19（1）: 984.

[3] MATULONIS UA, SOOD AK, FALLOWFIELD L, et al. Ovarian Cancer. Am Fam Physician, 2016, 93: 1-22.

[4] 张爽爽, 夏庆民, 郑荣寿, 等. 中国2010年卵巢癌发病与死亡分析. 中国肿瘤, 2016, 25（3）: 169-173.

[5] MERKIN SS, PHY JL, SITES CK, et al. Environmental determinants of polycystic ovary syndrome. Fertil Steril, 2016, 106（1）: 16-24.

[6] 陈子江, 刘嘉茵. 多囊卵巢综合征——基础与临床. 2版. 北京: 人民卫生出版社, 2018.

[7] 石一复, 郝敏. 卵巢疾病. 北京: 人民军医出版社, 2014.

[8] ZONDERVAN KT, BECKER CM, MISSMER SA. Endometriosis. N Engl J Med, 2020, 382（13）: 1244-1256.

[9] VIGANÒ P, PARAZZINI F, SOMIGLIANA E, et al. Endometriosis: epidemiology and aetiological factors. Best Pract Res Clin Obstet Gynaecol, 2004, 18（2）: 177-200.

[10] KOKCU A. Premature ovarian failure from current perspective.

卵巢毒理学
Ovarian Toxicology

Gynecol Endocrinol，2010，26（8）：555-562.

［11］JANKOWSKA K. Premature ovarian failure. Prz Menopauzalny，2017，16（2）：51-56.

［12］吴结英，胡卫华. 卵巢早衰的病因学研究进展. 国际生殖健康/计划生育杂志，2019，38（4）：332-336+344.

［13］RYU A，KIM TH. Premenstrual syndrome: a mini review. Maturitas，2015，82（4）：436-440.

［14］丁岩，华克勤. 环境因素对卵巢储备功能的影响.现代妇产科进展，2015，24（08）：636-639.

［15］BLUMENFELD Z. The ovarian hyperstimulation syndrome. Vitam Horm，2018，107：423-451.

［16］FORD GW，DECKER CF. Pelvic inflammatory disease. Dis Mon，2016，62（8）：301-305.

卵巢功能损伤
与精神性疾病

（Ovarian Dysfunction
and Psychiatric
Disorders）

卵巢的主要功能之一是合成、分泌多种激素，其中卵巢类固醇激素通过相应的受体介导调节包括大脑、生殖系统、消化系统、心血管系统等在内的机体多种器官/系统功能。本章关注并阐述了卵巢受损与精神/心身病关系研究的相关问题，以期为卵巢毒理学研究思路和研究领域的拓展提供参考。主要内容包括卵巢损伤与精神/心身疾病、多囊卵巢综合征（PCOS）与精神性疾病关系的研究、PCOS患者后代精神性疾病高发风险和精神性疾病治疗药物的卵巢（生殖）不良反应研究等。

　　环境有害因素及其他各种因素导致的卵巢毒性损害或卵巢疾病是一个亟待解决的、严重危害女性人体健康的重要医学问题。我们在关注卵巢损害本身的同时，还应该关注卵巢损害所导致的或与卵巢损害有关的机体其他多器官/系统的功能变化或障碍，如精神性疾病、心脑血管疾病、肿瘤或免疫性问题等。精神性疾病指各种因素影响下出现不同程度的大脑功能失调，导致认知、情感、意志或行为等异常精神活动。近年来，卵巢功能损伤，比如PCOS与神经精神性疾病的共发性问题引起了学界越来越多的关注。

一、概述

（Introduction）

　　除产生卵子外，卵巢的另一主要功能是分泌多种激素。其中的卵巢类固醇激素可通过相应的受体介导调节包括大脑中枢神经系统、生殖系统、消化系统和心血管系统在内的机体多种器官/系统功能。因此，卵巢受损可导致多器官/系统的功能变化甚至出现功能障碍或疾病，如心脑血管疾病、肿瘤、免疫性疾病和精神/心身疾病等。

（一）卵巢损伤与其他系统/器官疾病

　　1. 卵巢类固醇激素　卵巢作为女性成对存在的性腺，存在于盆腔两侧，上端通过卵巢悬韧带与盆腔壁相连，下端通过卵巢固有韧带连于子宫。卵巢组织由外层皮质和内层髓质构成；内层髓质含有血管成分（血液和淋巴管），外层皮质含有卵泡。卵泡是卵巢的功能单位，卵泡的结构随卵泡分化的阶段而变化。

卵巢在调节女性生殖功能上发挥重要作用。首先卵巢负责卵子的生成。卵泡从开始发育到成熟经历4个阶段：始基卵泡、窦前卵泡、窦状卵泡和排卵前卵泡。卵泡每个月发育一批，但只有一个卵泡完全成熟并排出卵子，剩下卵泡自行退化。妇女一生中一般只有400～500个卵泡发育成卵子。激素指机体内分泌细胞合成的一类具有高效能信息传递作用的化学物质。卵巢组织中具备合成多种激素相关的酶，因此，卵巢也是这些激素合成与分泌的场所。已知不同的卵巢激素合成相关酶位于卵巢组织的特定位置。卵巢黄体和间质室含有卵巢组织雄激素和孕酮合成所需相关的酶，而雌激素合成相关酶则主要分布于卵巢颗粒细胞。卵巢所分泌的具有激素活性的生化化合物可分为两大类：一类是多肽激素，主要是松弛素；另一类是具有甾体结构的类固醇化合物，包括雄激素、雌激素和孕激素。其中，雌激素和孕激素是卵巢合成的两种主要类固醇激素。

2. 各种卵巢类固醇激素受体结构与分布

（1）雌激素受体（ER）：指位于细胞表面或细胞内，能够与雌激素特异性结合并引发细胞生理生化反应的蛋白质。ER可位于细胞膜、细胞质或细胞核，但经典的ER位于细胞核，是一种核转录受体。ER包含2个不同亚型，雌激素受体α（estrogen receptor alpha，ERα）和雌激素受体β（estrogen receptor beta，ERβ）。这2种受体亚型结构相似，均包含非配体依赖的转录激活区、DNA结合域和配体结合域。雌激素与其核受体结合后可引发靶基因的转录调控机制，从而调节下游靶基因的转录。

ER分布于机体多种组织或器官内，主要是包括子宫、卵巢在内的生殖系统以及乳房、骨组织的成骨细胞和破骨细胞等其他组织和器官中。ER的表达量和生物功能随性别及年龄的不同有所区别，不同组织或器官的所表达的ER亚型也存在明显差异。位于子宫中的ER以ERβ为主，在刺激子宫生长上发挥重要作用；在卵巢、卵囊泡膜细胞和某些基质细胞主要表达ERα，生长卵泡的颗粒细胞或基质细胞主要表达ERβ；乳腺的上皮细胞和基质细胞主要表达ERβ和ERα，而乳腺小叶上皮细胞则不表达ER，乳腺的发育和泌乳主要与ERα有关；ER两种亚型都可在骨组织表达，但生物学功能有所区别。其中，ERα可调节成骨细胞的生长，而ERβ参与了骨的形成与重吸收。另外，ER还存在于大脑的不同区域，调节相应神经系统功能。其中ERα主要位于下丘脑、垂体等部位，与生殖功能调控密切关联；ERβ主要位于大脑皮质、海马和基底前脑等部位，影响个体的空间记忆和突触可塑性。

（2）孕激素受体（progesterone receptor，PR）：是孕激素的核受体，有2种亚型，PR-A和PR-B。它们均包含配体结合域和DNA结合域2个功能结构域。和ER类似，PR也是一种配体依赖的转录因子。孕激素是PR的顺式反应元件。孕激素与PR结合后，通过顺式作用与特定靶基因结合或与其他DNA结合转录因子结合发挥作用。

除生殖器官外，PR广泛分布于下丘脑、前皮质区和海马等不同脑区。下丘脑的PR调控生殖功能，而位于海马和前额叶皮质的PR可介导孕酮及其代谢产物影响神经系统功能。有研究发现孕激素和其代谢产物可通过与其相应受体结合，共同影响哺乳动物的认知能力。

（3）雄激素受体：与前述ER和PR一样，雄激素受体（AR）也属于核受体。AR由3个主要的功能域组成：N端结构域、DNA结合域和C端配体结合结构域。这3个结构域对受体功能的正常发挥都很重要。AR广泛分布于大脑、肾脏和肌肉等全身多种器官或组织，其中位于肌肉组织的AR表达具有肌肉组织特异性。另外，AR在卵母细胞、颗粒细胞和膜细胞中也均有表达。

雄激素须与AR结合后才能发挥其正常功能。因此，AR是雄激素作用的中介物质。这种结合主要在细胞核内，一方面可介导细胞内传递类固醇信号；另一方面，也可利用复杂的遗传机制控制靶组织的发育和生理功能。另外，AR还可以通过与特定DNA元素和/或蛋白质的关联，从而激活或抑制特定靶基因的转录。

3. 卵巢类固醇激素功能　一般而言，激素通过与其特异性受体相结合而发挥作用。卵巢激素受体分布于包括卵巢在内的机体多个器官/组织中，因此卵巢类固醇激素首先作用于卵巢，调节卵巢性激素分泌和排卵功能。其次在维持身体其他多种器官或系统（包括生殖系统、循环系统、免疫系统和神经系统等）正常的结构/功能方面发挥着重要作用。

（1）对生殖系统的影响：雌激素可刺激卵泡内的颗粒细胞，从而促进卵泡的生长与发育。因此，雌激素基因敲除小鼠的卵巢虽存在所有发育阶段的卵泡，但没有黄体；而外源性雌激素治疗可以部分改善卵巢的排卵功能。雌激素在卵巢的另一个作用是增强促性腺激素的作用。这种增强的确切机制尚不清楚。同时，近年来，随着乳腺癌的发病率增加，而乳腺作为雌激素的靶组织，人们对雌激素在乳腺癌发病机制中的作用的兴趣也不断升温。已知乳腺的正常生长需要雌激素。雌激素与其乳腺上的受体结合具有刺激乳腺上皮细胞和组织导管生长的特殊作用。另外，大量研究资料表明，子宫和乳房的某些病理变化与雌激素水平相关，包括子宫内膜癌、子宫内膜异位症、子宫肌瘤和乳腺癌。

孕激素，即孕酮，是卵巢周期性变化调节的关键类固醇激素，在黄体期最高。孕激素可以抑制卵巢癌细胞增殖、诱导肿瘤细胞凋亡和预防卵巢癌。孕激素与雌激素一起调节促性腺激素的分泌，调节子宫内膜生长。雌激素促进子宫内膜的生长，而孕激素起着拮抗作用，抑制雌激素驱动的子宫内膜生长。因此，机体孕激素作用不足则显著增加了子宫内膜癌的风险。在子宫内膜异位症中，正是由于异位细胞和异位组织对孕激素的反应不足，即孕激素抵抗，导致了这些细胞和组织得以生存并增殖。在子宫肌瘤中，孕激素通过促进细胞增殖、细胞肥大和细胞外基质的沉积等方式来导致肌瘤的生长。另外，在乳腺组织中，孕激素也可通过与雌激素相互作用来控制乳腺组织的分化过程。PR主要存在于乳腺上皮细胞和和乳腺平滑肌瘤细胞，因此这两类细胞成为孕激素的主要靶细胞。孕激素可促进正常的乳腺组织增殖，但过高的孕激素也会加剧乳腺平滑肌瘤细胞的恶性增生，导致乳腺癌的发生。

雄激素被认为是雄性类固醇，但无论是在健康状态还是病理状态，雄激素均在女性生殖过程中起着重要的作用。另外，雄激素和AR介导的机制也在调节卵巢、子宫和乳腺功能中起着重要作用。例如，AR参与调节子宫生长和子宫内膜基因的表达；雄激素是影响乳腺癌亚型的重要因素；绝经后妇女乳腺癌的危险性与外周血循环中雄激素的浓度存在着明显的相关性。

（2）对大脑中枢神经系统的调节：过高雄激素可对人体精神健康造成严重危害。长期高雄激素水平可能导致过度自信、鲁莽冲动和强攻击性等亢奋性精神病症状；反之，雄性合成激素戒断可能伴有情绪低落、兴趣缺乏、性欲减退和睡眠障碍等抑郁样症状，甚至出现自杀倾向。

孕激素及其代谢产物共同影响着哺乳动物的认知能力。绝经期妇女的记忆功能减退与孕激素水平的下降密切关联。有人认为，大脑中孕酮的增加可能是神经细胞对损伤的一种反应，孕酮及其代谢产物与机体对精神压力适应调整过程有关。

最近在多种动物或疾病模型的研究中发现，雌激素可通过多种细胞信号传导通路来快速、持续激活海马和皮质区雌激素膜受体，发挥对相应神经元的保护作用。这些神经元与空间记忆和突触可塑性密切相关。

（3）对代谢系统的影响：雌激素可促进瘦素在大脑中的分解作用。较高水平的雌激素与瘦素敏感性增加有关。雌激素也影响胃饥饿素的活性。卵巢内源性雌激素产生的下降（如绝经期妇女）往往导致包括血脂异常、糖耐量受损和2型糖尿病等代谢性问题。外源性的雌激素治疗可以改善这些代谢症状。另外，大多数肝脏的内分泌调控数据表明雌二醇可以增加肝脏中特定的蛋白质合成，包括血浆β球蛋白、组氨酸酶和血清胆碱酯酶等。这些蛋白的共同特点是含有类固醇激素结合蛋白，如皮质类固醇结合球蛋白和睾丸激素-雌二醇结合球蛋白。口服避孕药与肝病之间的联系是肝脏受卵巢类固醇激素调节作用的有力证据。有研究发现，口服避孕药的雌激素成分可能与肝排泄功能异常有关。尽管还不确定雌激素是如何影响肝功能，但是目前的研究表明，ER机制在肝细胞发挥重要的作用。另外，也有研究认为雄激素和雌激素的相对量是决定大脑对胰岛素分解作用敏感性的关键因素。当雌激素比例较低时，中枢神经系统对胰岛素的敏感性增加。

脂肪组织是雄激素合成、代谢的一个重要场所。雄激素是影响脂肪代谢的重要因素。雄激素对脂肪细胞的作用随性别、年龄和脂肪组织部位的不同而变化。在绝经后女性，体内硫酸脱氢表雄酮与高密度脂蛋白胆固醇呈正相关，与载脂蛋白a呈负相关。外源性雄激素可上调高密度脂蛋白、降低载脂蛋白a及低密度脂蛋白胆固醇，但超生理剂量则可导致高密度脂蛋白降低同时伴有低密度脂蛋白增加。目前雄激素对脂肪代谢影响的作用机制尚不清楚。但普遍认为雄激素与AR结合，通过影响脂肪细胞的增殖分化、脂解和胰岛素敏感度等方式引起机体脂肪组织分布发生改变。

（4）对循环系统的影响：雌/孕激素对心血管系统具有保护效应。雌激素可通过与血管壁上的特异ER结合，调节血管内皮细胞功能发挥其特有的生物效应。其机制是多方面的：扩张血管，增加冠脉血流量；降低纤维蛋白原含量，降低血脂，改善血流动力学；抑制炎症，保护内皮细胞等。

在女性，雌激素和孕激素的保护作用似乎与患者年龄、绝经时间有关。另外，雌激素的作用还与自身血管情况有关。已有明显病变的血管，雌激素表达显著减少，ER依赖的血管效应也将减小或消失。

AR存在于心血管循环系统，异常雄激素/AR与心血管疾病密切关联。雄激素与动脉粥样硬化和冠心病呈负相关。过高雄激素/AR信号可使高血压加重，抗雄激素治疗可抑制高血压。雄激素缺乏导致脂质积累升高，从而加剧动脉粥样硬化。另外，雄激素在腹主动脉瘤的发生发展中起着至关重要的作用，靶向雄激素治疗可抑制腹主动脉瘤的发展。

（5）对免疫系统的影响：目前关于免疫细胞是否存在PR尚存在争论。但已经明确雌激素可以通过孕激素诱导阻断因子影响免疫系统。有研究发现，孕激素诱导阻断因子可以抑制活化的外周血自然杀伤细胞（NK细胞）中的穿孔素释放。雌激素可以促进白细胞介素（interleukin，IL）-4、IL-1、IL-6表达以及干扰素γ产生。孕激素是一种天然免疫抑制剂。孕激素和孕激素诱导阻断因子相互作用可调节机体细胞因子平衡状态。

无论在免疫细胞的发育形成阶段还是免疫功能发挥阶段，雄激素既参与了影响先天免疫系统，也在后天适应性免疫系统中发挥重要作用。但总体来说，雄激素通常抑制免疫细胞发育与分化，起着一定的抑制免疫功能的作用。当然，也有研究认为这种抑制作用可能与抗苗勒管激素有关。

（6）对其他器官/系统功能影响：卵巢激素还可以改变和影响包括肺脏在内的呼吸系统。与男性相比，女性往往表现出肺体积较小，最大呼气流量率较低，气道直径以及弥散面较小。另外，雄激素具有增加基础代谢、促进红细胞生成和提高运动能力的功能，合成雄激素可使竞技体育和健美运动员在短时间内获得超于正常的爆发力和持久力。雄激素还与细胞分化、增殖和癌变密切相关。雄激素通过AR刺激青春期骨骼生长发育。

4. 卵巢损伤对女性健康的远期影响

（1）卵巢损伤原因及病理表现：普遍认为遗传因素、环境因素或者遗传易感性和环境因素对机体的交互作用是卵巢损害/疾病的最主要影响因素。另外，机体其他因素如营养不良、营养过剩和精神压力等的影响也不能忽视。临床上与卵巢病理变化有关的疾病包括原发性卵巢功能障碍（premature ovarian insufficiency，POI）、特纳综合征（Turner syndrome）、PCOS、黄体瘤（luteomas）、黄体过度反应（hyperreactio luteinalis）、卵巢囊肿（ovarian cysts）、卵巢癌（ovarian cancers）、卵巢早衰（POF）等。

（2）卵巢损伤与其他系统疾病关联的研究

1）与心血管疾病的关联：无论是先天性卵巢发育不全，如特纳综合征、POI，还是病理性卵巢功能损伤，如POF、PCOS，由于卵巢功能损伤导致卵巢激素合成数量或构成比例发生变化，都将影响卵巢激素对心血管系统的保护作用。

特纳综合征即先天性卵巢发育不全，患儿卵巢发育不全导致的功能不足与心血管疾病风险密切相关，增加心血管疾病发病率和死亡率。心血管并发症是特纳综合征青春期最常见的死因，主要表现为左心功能障碍，如主动脉缩窄、二尖瓣狭窄和主动脉夹层等。超过半数患者有高血压，高血压又加重左心功能不全，同时也会增加脂代谢紊乱、糖尿病等风险。POI是指40岁前卵巢分泌功能丧失。闭经、促性腺激素升高和雌激素缺乏是其主要的3种表现。心血管疾病增加是长期卵巢功能不全所带来的不良后果。

PCOS患者除表现为卵巢功能异常外，还会导致一系列代谢功能紊乱。其特征是胰岛素敏感性降低，从而导致终生罹患2型糖尿病和心血管疾病的风险增加。而POF患者由于雌激素分泌的减少，常表现为肱动脉血流介导性舒展功能受损、循环内皮祖细胞减少、颈动脉中膜厚度显著增加、心脏舒张功能受限、脂代谢异常等，这些都是心血管性疾病的高危因素。

2）与肿瘤发生的关联：瑞士的一项调查表明，特纳综合征患者罹患实体肿瘤和血液恶性肿瘤的风险增加，特别是黑色素瘤和中枢神经系统肿瘤的风险显著增加。而英国类似的另一项研究发现，除了黑色素瘤、脑膜瘤和儿童脑瘤外，患有特纳综合征的妇女也容易患性腺母细胞瘤、膀胱癌和子宫癌的风险增加，但患乳腺癌的风险降低。这些风险的原因可能与基因突变的遗传因素有关，也可能与激素水平异常有关（患有特纳综合征的女性常接受激素治疗）。

有调查数据发现，PCOS患者患子宫内膜癌的风险要比正常女性高出2.7倍。正常女性卵巢癌发病率为17.4/10万，而PCOS患者的卵巢癌发病率高达44/10万。口服避孕药可以降低卵巢癌的发病风险。当然，也有人认为多囊卵巢综合征与阴道、外阴、宫颈癌或子宫平滑肌肉瘤之间存在相关性，但目前还没有足够的证据来证实。

3）与免疫性疾病的关联：POF患者患其他自身免疫性疾病的风险增加。流行病学研究以及临床研究都表明至少20%的特发性POF患者会出现另一种自身免疫性疾病，如自身免疫性甲状腺炎、甲状腺功能减退、糖尿病、艾迪生病、系统性红斑狼疮、类风湿关节炎和重症肌无力等。其中甲状腺疾病最为常见，12%～33%的POF患者能被检测出患有甲状腺疾病。18%的POF患者中，家族中存在遗传性甲状腺疾病。其次是自身免疫性多腺体综合征（autoimmune polyglandular syndrome，APS），在APSⅠ型中，POF发生率为17%～50%；APSⅡ型中，POF的发生率为3.6%～7.0%。

PCOS不仅与器官特异性自身免疫性疾病相关，且与非器官特异性自身免疫性疾病存在关联。PCOS人群血清抗DNA双链抗体、抗组蛋白抗体和甲状腺特异抗体阳性率明显增加。因此，甚至有人认为PCOS可能是一种涉及多器官、多系统的自身免疫性疾病。导致一系列自身免疫性疾病发生的原因可能是PCOS患者无排卵或稀发排卵，孕激素分泌减少或消失，机体长期处于雌激素相对较高状态，免疫系统过度激活。也可能PCOS患者大部分伴随高雄激素血症以及体内相对高雌激素环境，雌激素对于免疫系统的激活作用强于雄激素的抑制作用，从而PCOS患者患自身免疫病的风险高于一般人群。另外，有报道胎儿期暴露于母体高雌激素环境可能破坏胎儿胸腺成熟，调节性T细胞减少，子代自身免疫耐受无法建立，从而导致发生自身免疫性疾病的风险增加。

4）与神经系统疾病的关联：近年来，有关卵巢受损带来的心理影响和精神问题报道越来越多。已经有人提出，POI和POF与神经功能障碍和痴呆等神经退行性疾病增加有关。这可能是由于雌激素水平降低所致。梅奥诊所关于卵巢切除和衰老的队列研究调查也证明了这一点。他们发现，绝经前行单侧或双侧卵巢切除的女性与对照组相比，卵巢切除可导致女性的认知障碍或痴呆的风险增加，而其增加程度随着卵巢切除的年限的增长而增加。他们的结果还显示雌激素替代疗法具有保护作用。另外，也有报道称POI妇女存在心理困扰问题。POF患者存有增加焦虑、抑郁、躯体化，敌意、敏感性和心理抗压能力降低，整体幸福感、自尊和生活满意度下降等心理和精神问题已被证实。PCOS妇女抑郁和焦虑等精神症状的风险明显增加。

还有，多项调查发现，由于疾病本身的作用，再加上父母的情绪影响和过分关注，特纳综合征患儿存在不同程度的心理和精神问题。特纳综合征患儿在学校和社会活动中存在许多问题：①特纳综合征患儿的ADHD发病率较对照组高；②特纳综合征患儿社会适应能力差，社交困难明显；③特纳综合征患儿活动过度、注意力不集中和学习困难；④特纳综合征患儿中普遍存在自卑、社交困难、多动、注意力缺陷、学习困难、焦虑和退缩等行为表现。

5）对其他疾病的影响：雌激素的减少也会导致泌尿生殖器官萎缩。POI患者常面临骨密度下降的威胁。特纳综合征患儿普遍存在矮身材、甲状腺功能紊乱和骨质疏松等问题。也有大型队列研究发现POF患者的平均寿命低于正常人群。当然，这种死亡率的增加仅限于45岁前没有接受雌激素替代治疗的POF患者。由此看来，雌激素可能对身体多项功能具有保护作用。

（二）精神性疾病

1. 一般概况

（1）定义：精神性疾病又称精神病（psychiatric disorders，PDs），是指在各种生物学、心理学以及社会环境因素影响下，大脑功能失调，导致认知、情感、意志和行为等精神活动出现不同程度障碍为临床表现的疾病统称，包括抑郁和焦虑等情绪障碍，人格障碍、社交障碍恐惧症、强迫症、自闭症（autism spectrum disorders，ASD）、注意力缺陷多动症（attention deficit hyperactivity disorder，ADHD）、厌食症、双向情感障碍和性别认同障碍等。

（2）病因和病理变化：尽管尚未确定精神性疾病的具体遗传标记和遗传方式，流行病学研究强烈暗示遗传因素在特发性精神性疾病的发病机制中发挥重要作用。目前已知控制突触神经传递的基因，特别是涉及多巴胺和谷氨酸介导的信号通路有关的基因，与某些特定精神性疾病存在密切关联。另外，根据多次文献报道，与精神性疾病相关的最常见遗传异常是染色体22q11.2微缺失，基因拷贝数变化也与精神性疾病存在联系。

值得注意的是，产前特定不利环境的暴露（如母亲感染、药物毒性和营养缺陷）、出生并发症、产后创伤和脑发育关键阶段的恶性干扰均是个体后期发生精神性障碍的环境危险因素。这些环境因素被认为可与遗传因素相互作用，从而增加了精神病性疾病的易感性；亦可能独立发挥作用，使个体产生与精神性疾病相关的症状。

通常精神性疾病患者一系列精神病症状的出现是由于海马、中脑、纹状体和前额叶皮质等多个脑区的多巴胺和谷氨酸神经传导通路发生改变导致的。过量的多巴胺和谷氨酸突触水平导致突触后刺激增加，精神病症状为这些变化的下游效应。某些特定类型精神障碍是由5-羟色胺受体主要亚型2A（serotonin 5-HT2A receptor，5-HT2AR）刺激引起的。因此，这类型精神性问题的病理生理学变化与5-羟色胺和/或5-HT2AR有关。

另外，还有一些特定精神症状与自身免疫性疾病或免疫炎症有关。对于这些与自身免疫或炎症性疾病共发的精神性疾病，自身抗体刺激或阻断大脑中的神经递质功能，尤其是阻断谷氨酸系统是其主要的发病原因。例如，大约30%的系统性红斑狼疮患者存在抗双链DNA抗体，这些抗体与谷氨酸受体-N-甲基-D-天冬胺酸受体（N-methyl-D-aspartate receptors，NMDAR）的NR2亚基存在交叉表位，导致了这些系统性红斑狼疮患者出现精神症状。对于这类精神性疾病，临床医生可以通过对患者监测特定抗体浓度或者根据特定临床表现加以诊治。生物学基础研究人员可从这类疾病的疾病模型上揭示精神性疾病的潜在机制。因此，神经免疫炎性反应近年来已成为精神性疾病相关研究的重要切入点。

正常情况下，大脑的免疫是处于免疫豁免状态，抗体无法进入大脑并与中枢神经元细胞上的受体结合。但在某种特定的病理情况下，机体产生了与神经元细胞交叉的抗原则另当别论。例如，在卵巢畸胎瘤患者中，由于肿瘤的真皮组织表位与神经元标记物存在交叉表位，使真皮组织内的异位细胞上也表达抗NMDAR抗体，这些抗体则能够跨越血脑屏障与神经元受体相结合，从而产生精神异常症状的下游效应。这也解释了某些形式的免疫性脑炎患者（针对NMDAR的NR1亚基）临床所表现出的主要免疫炎性反应与精神分裂症的精神症状非常相似。

（3）诊断与治疗：尽管有各种病因和生理假设，但目前精神性疾病的临床诊断主要基于患者的病史、所观察到的行为、主观报告，以及精神状态检查结果。精神状态检测结果包括神经影像和脑电图、基因型、毒理学和血清学评估等诊断测试。通常，这些检测仅限于精神性疾病初次发作的患者、先前存在神经退行性疾病的患者或怀疑本次所出现的精神病症状与其他医疗条件或药物滥用有关的患者。值得指出的是，虽然上述的诊断测试在精神性疾病患者与没有精神障碍的正常人之间确实存在差异，但目前没有一个检测手段被证明具有足够敏感或特异性，使其可以在临床诊治过程中作为个体精神性疾病诊断的可靠依据。

目前精神性疾病治疗主要包括药物治疗、物理性神经调节、心理和社会治疗方法三大类。市面上大约有20种抗精神病药物，包括一代和二代抗精神病药物。但无论一代还是二代药物，它们的主要药理机制都是阻断或减轻多巴胺D_2受体的活性。而且这些药物在治疗精神性疾病症状方面的治疗效果与其使用的安全性是相反的，即治疗效果越明显，安全性相对越低。反之，治疗效果弱的反而安全性较高。通常典型的或第一代，药物有引起锥体外系神经不良反应的倾向；而非典型的或第二代，药物更有可能导致体重增加、葡萄糖和脂质代谢紊乱的不良反应。

通过脑刺激技术进行神经调节在控制特定疾病的精神病症状方面效果明显，目前已用于临床治疗。常用的有电惊厥治疗、经颅磁刺激、经颅直流电刺激和深脑刺激。电惊厥治疗是药物治疗无效，而且存在紧张和情绪障碍的精神分裂症患者的首选替代方案。经颅磁刺激和经颅直流电刺激主要通过刺激覆盖听觉皮质的左颞叶区域来缓解精神分裂症的幻觉和持续负面症状（如冷漠和社交畏缩）。深脑刺激是神经调节技术中最具侵入性的一种，须经手术方法将电极植入靶脑区并刺激产生高频电脉冲。在所有其他治疗都失败的情况下，它成为最后的选择。

心理和社会治疗对缓解精神症状也有一定效果，因此目前也已被用于治疗特发性精神性疾病（特别是精神分裂症），包括社交技能培训、家庭心理教育和认知行为疗法等。其中关于社交技能培训的运用研究最广泛。数据资料表明，通过对患者进行适当模式的行为指导、与他人的沟通技巧练习，以及进行可能因精神病障碍而受损的实际生活技能恢复训练，可以有效地改善了他们的急性精神性疾病症状。另一个强有力心理社会治疗方法是家庭心理教育。有资料表明通过家庭成员帮助和支持明显有利于患者的康复。最后，认知行为疗法是一种最初开发用于情绪和焦虑症的治疗方法，目前认为对精神性疾病症状也可能有一定的效果。

2. 精神性疾病与躯体疾病的关联

（1）心身医学与心身疾病：心身医学（psychosomatic medicine，PM）是医学分支学科，是研究心理因素同人体健康和疾病之间关系的科学。它主要关注心身疾病的发病机制，也包括心理生理疾病的病因、病理、诊断、治疗和预防等问题。心身医学实际也是一种对健康和疾病的认识方法。心身疾病（psychosomatic diseases，PDs）是一组与心理社会因素密切相关，但以躯体症状表现为主的疾病。其主要特点：①心理社会因素在疾病的发生与发展过程中起重要作用；②表现为躯体症状，有器质性病理改变或已知的病理生理过程；③不属于躯体形式障碍。非精神科医生很少关注这些患者的心理因素，也很少把这些他们认为是器质性疾病而看成与精神科相关，因此患者往往接受的是躯体治疗，心理社会因素方面很少得到关注。

事实上，心身疾病是由多种因素引起的，各种因素之间又互有联系和影响。目前对其发病的理论主要有心理动力学理论和心理生理学理论两派。前者认为，未解决的潜意识冲突是导致心身疾病的主要原因；后者认为，情绪对一些躯体疾病的影响很大，尤其对自主神经系统支配的某一器官和某一系统的影响更为明显。它强调心理社会的紧张刺激对人体的影响以及机体对疾病的易感性、适应性和对抗性等在疾病过程中的作用。目前心身疾病的微观机制仍不清楚。但在宏观方面，心理应激因素主要通过中枢神经系统影响自主神经系统、内分泌系统和免疫系统等中介机制，继而影响内脏器官而导致心身疾病。

（2）躯体疾病与精神心理疾病共病现象

1）共病的概念及对个体影响：共病（comorbidity）又称同病、合病。1970年首次被提出，指的是国际索引病例出现另外一种不同的疾病。强调的是共生，即具有相同/相近病因的一簇疾病的共存状态。概括来说，共病强调"共因"。共病有3种主要形式：①躯体疾病与躯体疾病共病，如糖尿病与缺血性心脏病共病；②躯体疾病与精神心理疾病共病，如尿失禁与抑郁障碍共病；③精神心理疾病与精神心理疾病共病，如焦虑症与抑郁障碍共病。共病指数是评估共病的常用工具。目前采用的共病指数计算方法有Charlson共病指数、Elixhauser共病指数、Kaplan-Feinstein共病指数和老年共病指数等。这些共同的特点是针对躯体疾病开发的。

2）躯体疾病与精神心理疾病共病的研究现状：由于目前精神性疾病诊断使用的是《诊断与统计手册：精神障碍》（diagnostic and statistical manual，DSM），而躯体疾病所使用的分类系统即国际疾病分类（international classification of disease，ICD），两者在疾病分类规则上明显差别。前者在确定分类时不允许在多个情绪障碍中出现同一症状，而后者却允许同一或相近症状出现在多个疾病诊断中。正如前述，共病评估工具均是针对躯体疾病开发的。因此，尽管精神性疾病和躯体疾病的共病、精神性疾病与精神性疾病共病现象是客观存在的，但目前这两类共病的可索引疾病非常有限。随着人们对躯体疾病与精神问题之间以及不同精神问题之间相互影响的认识越来越深刻，今后与精神性疾病有关的共病问题将会得以更加重视。毕竟，有关疾病共病性问题的原因和机制研究深入探讨将有助于临床上制定出有效、安全的诊疗决策。

（3）与精神性疾病相关的常见躯体问题

1）代谢综合征：精神性疾病人群中肥胖、高脂血症、胰岛素抵抗和2型糖尿病等代谢性问题的发病率明显高于正常人群。同时，代谢综合征人群，尤其是肥胖和脂代谢紊乱患者，患有精神病问题，特别是抑郁症的比例明显高于正常人群。目前认为，精神问题与代谢综合征的共病原因如下：①遗传因素。有家族连锁分析显示精神分裂症发病与某些基因位点有关，如2p22.1～p13.2和6q21～q24.1等，而这几个位点也与2型糖尿病的发病有关，提示糖尿病与精神分裂症存在内在的联系。②不正常的生活方式，会导致下丘脑-垂体轴异常、内分泌紊乱和交感神经失调。③抗精神病药物治疗。有数据表明，同时应用情绪镇静药和非典型抗精神病药物可致患者腰围增加，高血糖、高甘油三酯血症及代谢综合征的发生。④炎症反应。心境障碍与MS共病患者的血清C反应蛋白和白细胞介素-6等炎性标志物水平明显升高。

2）心血管疾病：流行病学研究发现，精神分裂症患者的死因中有很大一部分都是来自致命性心血管病变。心律失常引起的心脏性猝死也是其中的原因之一。精神性疾病患者冠状动脉病变的风险明显高于正常人群。女性患者心血管疾病与双相障碍关系密切，双向情感障碍患者合并高血压概率最高；而男性患者心血管疾病则与重度抑郁关系更密切。另外，精神性疾病患者年龄越大，情感症状和复发次数越多，则共发心血管疾病的概率就越高。

3）生殖相关疾病：精神分裂症患者与继发乳腺癌疾病存在一定程度的关联性，有数据表明女性精神性疾病患者继发乳腺癌的概率明显升高。进一步相关风险因素系统分析发现，相关风险因素主要为肥胖、糖尿病、乳房钼靶X线检查的次数、高催乳素血症、分娩和哺乳等。另外也与吸烟、饮酒、缺乏锻炼、经济状况差和抗抑郁药物等因素存在一定的关联性。

目前精神性疾病与卵巢功能损伤的共发性问题研究还比较少。暂无具体某种与卵巢功能相关的疾病被界定为心身疾病。但是已有研究发现，PCOS患者对重大生活事件的压力反应明显增加。心理精神问题会导致PCOS的发生或者临床症状加重。已知心理因素可以通过下丘脑-垂体轴变化导致心身性闭经。心身性闭经与压力有关，通常还伴有体重变化等代谢改变。

二、多囊卵巢综合征与精神/心身损害（疾病）
（Polycystic Ovary Syndrome and Psychotic/Psychosomatic Disorders）

（一）多囊卵巢综合征

1. **对多囊卵巢综合征一般认识**　多囊卵巢综合征（PCOS）是最常见的不孕不育症。多囊卵泡是PCOS的卵巢表型。其原因主要是卵泡发育阻滞而无法选择优势卵泡以进一步分化。PCOS是育龄妇女较常见的内分泌症候群。一般发病于青春期，影响着世界上5.6%～21.3%的育龄妇女。随着对该疾病的深入认识，人们发现PCOS并非一种独特的疾病，而是一种多病因、表现极不均一的临床综合征。基于临床表现的高度异质性，PCOS统一的诊断标准在避免过度诊断方面具有很强的必要性，特别是针对青少年人群。最新的国际诊断标准强调PCOS关键特征：①高雄激素血症、排卵功能障碍和多囊卵巢；②可能特征，如月经不调，月经不调、不孕、肥胖、多毛、痤疮；③生化指标变化，包括血清睾酮、雄烯二酮、黄体生成素和胰岛素异常升高。这一诊疗共识说明PCOS影响育龄妇女的生殖能力，同时预示着高血压、血脂异常、胰岛素抵抗、葡萄糖不耐受、2型糖尿病以及心血管发病率和死亡率的风险增加。

2. **对多囊卵巢综合征患者精神问题的基本认识**　近年来，研究发现PCOS不仅可导致上述的已知生育和代谢异常，还会导致患者神经精神系统的损害。一方面，焦虑和抑郁等精神症状是PCOS患者的其他常见特征；另一方面，PCOS增加了患者精神问题的发生风险，进一步影响PCOS患者的生活质量。

目前，已有相当数量关于PCOS患者共发精神性问题的大样本人口调查、临床病例对照研究以及动物模型研究。在发病原因、病理生理机制探讨上也有一些突破性进展。但是遗憾的是在临床诊治方面还存在一定不足。

（二）多囊卵巢综合征与精神性疾病共发的流行病学调查

大量的大样本人口调查和临床病例对照分析研究表明，与正常人群比较，PCOS患者更容易共发出现下列精神性疾病：ASD、ADHD、抑郁和焦虑等情绪障碍、厌食症、双向情感障碍、性别认同障碍和精神分裂症等。

1. **多囊卵巢综合征患者高发精神性问题**　在英国，有研究发现患有PCOS的女性共发ASD的风险增加了2倍。PCOS患者比非PCOS患者人群ASD的患病率明显增加，PCOS患者自闭性特征量化评估得分明显升高。患有PCOS的女性在ADHD自我评估量化表的总得分比非PCOS女性更高，其中多动和冲动选项上得分增加更加突出。而且，这些妇女儿童期出现行为问题及冲动程度明显高于正常人群。患ADHD的比率显著升高。最近的一项meta分析显示与年龄匹配的对照组相比，患有PCOS的妇女抑郁和焦虑症状的患病率增加了4倍。该meta分析包括来自几个国家的10项研究，对5项BMI匹配的研究进行分项分析。多囊卵巢综合征妇女患抑郁症的风险是一般人群的2倍。目前关于精神分裂症与PCOS之间关系的报道比较少。但2020年我国台湾的一项研究发现，PCOS患者发生精神分裂症的风险增加。PCOS患者本身患精神分裂症的风险甚至明显高于其兄弟。有研究发现，PCOS患者出现人格障碍的风险明显高于正常人群。其中A类风险最高，其次是C类，最后是B类。另外，PCOS患者自杀倾向的比例增加。患有PCOS的女性被诊断为饮食障碍，特别是暴食症的风险显著增加。患有PCOS的女性在心理上存在性别认同问题，通常认为自己在性别上没有差异，不太可能认同女性性别模式，更可能认为自己雌雄同体。这种心理问题与PCOS患者的年龄及疾病的严重程度有关。

2. 精神性疾病增加多囊卵巢综合征发病风险　　反过来，关于精神性疾病继发PCOS的报道比较少。目前已证实癫痫、双相情感障碍和偏头痛等精神性问题与女性月经功能紊乱有关。女性癫痫比非癫痫患者更有可能具有PCOS的特征。约1/3的双向情感障碍女性患者出现月经周期紊乱，双相情感障碍患者PCOS的易感性明显增加。女性ASD患者继发PCOS的风险增加了大约2倍。有多项报道指出女性精神性疾病患者发病期间，特别是急性期往往处于紧张、焦虑、躁狂或者情绪低落、抑郁等应激状态，可出现功能性下丘脑抑制性腺激素的分泌，而发生闭经、性欲降低和生育力低。

（三）多囊卵巢综合征与精神性疾病共发的影响因素

1. 激素内分泌系统紊乱

（1）多囊卵巢综合征的类固醇激素分泌特点：在健康女性中，下丘脑促性腺激素释放激素（GnRH）脉冲的频率调节垂体前叶黄体生成素（LH）和卵泡刺激素（FSH）的脉冲释放。频率升高促进LH的分泌，频率减缓抑制FSH的释放。反之，LH和FSH分泌调节卵巢卵泡和性腺类固醇激素的产生。而卵巢产生的类固醇激素（雌激素、孕激素和雄激素）的水平对下丘脑和脑垂体提供重要反馈，从而调节GnRH、LH和FSH的分泌程度。

卵巢功能障碍被认为是由下丘脑产生的GnRH反馈回路的损害引起的。高雄性激素症状或者高雄性激素血症是多囊卵巢综合征患者的重要临床特点。在PCOS中，这种生理反馈回路受到损害，导致下丘脑-垂体-性腺轴过度活动，LH/FSH比值异常升高。过多的LH一方面损害卵巢中卵泡的产生；另一方面，作用于卵巢的卵泡膜细胞，刺激雄激素的产生。而雄激素通常会通过FSH诱导的芳香化酶合成物转化为雌二醇，从而干扰类固醇激素的合成。总之，可以确定的是PCOS的一系列卵巢类固醇激素的变化，包括高雄激素血症，是由于 LH/FSH 比例异常引起的。但是目前尚不清楚 LH/FSH 比例异常及下游系列改变是由于下丘脑 GnRH 神经元的功能障碍导致的呢？抑或这些上游神经元系统的病理变化是由于下游改变的二次反馈？有研究观察到脑区 AR 敲除后的小鼠出现 PCOS 的部分生殖和代谢特征，而卵巢颗粒细胞 AR 敲除后的大鼠却完全表现出 PCOS 的生殖和代谢异常。据此推断脑区的雄激素变化在先。

（2）类固醇激素对精神问题的影响

1）雄激素：多巴胺系统在 ADHD 的发展中发挥作用，而雄激素能调节中脑系统的多巴胺活动，并影响前额叶皮质多巴胺神经元的发育。在早期发育中暴露于高雄激素水平可导致额叶皮质多巴胺神经支配减少。也有观察发现，PCOS 患者服用抗抑郁药的时间段往往是与患者处于高雄激素血症时期高度重合。PCOS 合并抑郁的妇女与单纯 PCOS 的妇女在总睾酮或游离睾酮水平或肾上腺雄激素方面存在显著差异。

另外，已知先天性肾上腺皮质增生症（congenital adrenal hyperplasia，CAH）是皮质激素合成过程中所需酶的先天缺陷所致。由于皮质醇合成不足致使血中浓度降低，通过负反馈作用刺激脑垂体分泌促肾上腺皮质激素（adrenocorticotropic hormone，ACTH）增多，导致肾上腺皮质增生并分泌过多的雄激素。CAH 患者往往也表现出更加好动和具有攻击性。这种 ADHD 样表现同样似乎具有性别差异，CAH 女童在儿童行为检查表上外向化评分往往较高。这从侧面验证了高雄激素对儿童精神问题存在影响。

2）雌激素：由于雌激素及其 ER 同样广泛分布于大脑，除促进和维持女性生殖器官及第二性征外，对大脑的发育和功能维持也存在明显影响。雌激素具有抗精神病作用，当雌激素水平明显下降时，就容易出现精神性疾病症状。慢性精神性疾病患者的症状在月经前、分娩后和绝经期往往会加重。由于 PCOS 患者排卵相对不频繁，患者长期处于高水平的雌激素环境中。而发生排卵时，雌激素会急剧减少，这种情况类似于分娩后状态，易受精神病症状的影响。因此，PCOS 患者容易患精神性疾病。

（3）精神压力影响类固醇激素分泌：精神压力与类固醇激素级联系统异常密切相关。精神压力越大，精神异常程度越严重。有实验发现，当身体健康的男性和女性在 3～5d 内适度地承受身体压力时，如业余马拉松运动员，类固醇激素只发生少量的改变。血液和唾液中检测到睾丸激素、胆固醇和甘油三酯的轻度下降，但雌二醇没有下降。相反，糖皮质激素、醛固酮和皮质醇增加。非特异性细胞免疫短时间内降低。但当身体和精神承受极端压力时，如脑力劳动行业精英或者受训士兵，上述类固醇激素变化程度更加明显，特别是醛固酮增加了 3 倍。而在患严重精神性疾病人群中却发现，整个甾体激素级联发生了不可逆改变。处于级联最顶端的激素，如胆固醇、脱氢表雄酮、醛固酮和其他糖皮质激素水平升高；而睾酮和雌二醇及其代谢物，以及处于级联反应低端的其他激素却减少了。由于这种雄激素代谢物的急剧下降会导致机体非特异性免疫和特异性免疫能力均下降，伴随而来的将是更易受病原体感染和免疫性疾病侵袭。

在患有ASD的妇女中，雄激素相关疾病的患病率也有所增加。ASD患者的雄烯二酮和LH水平，以及游离雄激素指数（free androgen index，FAI）明显升高。研究发现与ASD类似，与ADHD有关的大脑区域，如海马体、前额叶皮质、纹状体和杏仁核在发育过程中易受到性激素信号的影响，改变大脑的正常发育过程。这也侧面解释了ASD和ADHD这类神经发育障碍性疾病性别偏好现象，即男性易患风险，通常男性比女性发病率高2~3倍。在抑郁期和躁狂期，BD患者同样也表现出下丘脑–垂体–性腺轴紊乱和皮质醇分泌亢进。

2. 代谢系统功能紊乱

（1）多囊卵巢综合征对代谢功能的影响：无论体重处于正常范围与否，腹部/内脏脂肪的堆积是PCOS患者的一个常见临床表现。而由于腹部脂肪引起的脂代谢异常与胰岛素抵抗、血脂异常和高血压密切关联，PCOS患者导致糖尿病和高血压等心血管疾病的长期风险明显增加。有资料表明：在患有PCOS的妇女中，40%糖耐量受损，10%在患病40年后出现2型糖尿病。又有文献报道，患有PCOS的妇女肥胖流行率因人口和种族而异，为50%~74%。另外，PCOS症状严重程度也与体重指数相联系。通常，PCOS症状的加重前往往先表现出体重的增加；相反，体重减轻有利于PCOS症状的缓解。这可能是由于体重增加可导致内分泌/代谢异常的恶性循环，从而加重与其相关的系列临床症状有关。已知体重增加可导致胰岛素抵抗和代偿性高胰岛素血症；而一方面，胰岛素可直接作用于卵巢，刺激睾酮的生物合成；另一方面，胰岛素通过抑制肝脏产生性激素结合球蛋白，导致游离睾酮的水平增加。而反过来，高水平的游离睾酮可能导致腹部脂肪积累和胰岛素抵抗。即产生了体重增加引起PCOS的生殖和代谢症状持续恶化的恶性循环。

另外，PCOS的代谢异常也可能与调节食欲大小相关的特征性内分泌激素紊乱有关联，包括胃肠"饱腹肽"胆囊收缩素和胃饥饿素的增减导致平衡失调。有研究发现：与正常人群比较，许多患有多囊卵巢综合征的妇女偏好甜食，饱腹感降低，并有暴饮暴食的倾向。这与PCOS患者体内食欲调节紊乱，胆囊收缩素的分泌减少，以及胃饥饿素的分泌增加有关。

（2）代谢紊乱对精神问题的影响：关于代谢紊乱共发精神问题这方面的研究不多。但比较明确的是抑郁症患者的腰围增加在其发病中起到了重要的推动作用。有研究认为，肥胖是导致代谢综合征患者出现抑郁症等精神性疾病的主要因素，特别是内脏性肥胖对精神病理学的影响更加明显，如近年来由于儿童肥胖的发病呈逐年上升的趋势。肥胖除造成儿童机体的一些器官、系统功能性损伤，活动能力和体质水平下降外；越来越多的研究注意到肥胖还会导致儿童的心理损伤或行为偏离，严重影响心理健康。多项调查结果表明超重、肥胖学龄儿童普遍存在以下心理健康问题：①肥胖外形影响儿童自我意识的形成；②躯体自信较低，存在社会适应障碍、行为障碍；③头脑协调性、学习习惯、学习维度和人际自我评价等均差于正常儿童；④自信度不足，焦虑、抑郁，自律性差，社会交往退缩，攻击性变强。

另外，有研究发现糖代谢异常个体的共发精神问题的风险明显高于正常人群。

成年期糖尿病患者的心理反应性质、强度和持久性与其病情的严重程度、既往的健康状况、生活经历、社会支持、对疾病的认识和对预后的评估以及应对能力密切关联；青少年糖代谢异常患者的血糖升高可伴随出现激动、愤怒、抑郁与失望等情绪反应，也可有孤僻和不成熟等行为特点；糖尿病患者自杀意念的发生与抑郁的严重程度和治疗依从性相关；焦虑和抑郁等不良情绪对糖尿病的代谢控制和病情转归又会产生消极的影响。

（3）精神性疾病的代谢问题：与代谢紊乱导致的精神问题，有关精神问题患者伴发肥胖、糖尿病、脂代谢紊乱和高血压等问题的流行病学研究很多。大量研究数据表明，情绪性问题最常伴发的代谢异常是腹围增加。美国抗精神病药物的临床干预试验发现有40.9%的精神分裂症患者达到了代谢综合征的诊断标准，其中女性为51.6%，男性为36%。在抑郁期和躁狂期的双向情感障碍患者常表现为高胰岛素抵抗。与正常人群比较，精神分裂症患者代谢异常易感性增加，主要表现为糖耐量降低的概率升高，血清空腹血糖和胰岛素的浓度上升。另外，值得注意的是，近年来的研究证实炎性细胞因子可以干扰胰岛素信号传导通路，减弱胰岛素的生理作用，导致胰岛素抵抗。因此，炎性过程与腰围或体重指数增加、胰岛素抵抗和高血糖密切相关。同样，有观察发现精神性疾病患者，特别是发作期患者的炎性反应物质明显升高。

另外，由于多巴胺的奖赏机制，许多抗精神病治疗药物也会引起体质量增加和代谢紊乱不良反应，包括糖代谢紊乱和脂肪代谢紊乱。当然，不同抗精神病药物导致的体重上升程度以及血糖水平的影响程度也不尽相同。而且，不同药物引起血清脂质水平和脂质成分的改变程度也存在很大的差异。同种药物导致的血糖变化程度存在性别差异，其中女性药物治疗患者糖调节异常更易发生。

3. **遗传因素的影响**　病因学证据表明，PCOS和精神性疾病这两类疾病存在明显的共同遗传特性。PCOS患者同时患社交恐惧症和强迫症的概率明显高于其非PCOS女性亲属，而非PCOS女性亲属患焦虑相关疾病的比例又明显高于普通人群；与其他两类人群比较，PCOS患者在焦虑症状评分量表上得分最高。一项双胞胎调查研究发现，患有PCOS的女性双胞胎比无PCOS的女性的神经递质水平明显更高，并且终生罹患情绪障碍性疾病的概率增加2倍；进一步相关性分析发现这两类疾病存在共同遗传因素。另一项来自瑞典的关于PCOS和精神性疾病的共发病率和遗传性队列研究也发现，PCOS患者共发精神性疾病的比例明显高于其非PCOS兄妹，而这些非PCOS兄妹中罹患ASD和自杀倾向的比例又明显高于正常人群。可见，除前述的激素内分泌及代谢水平紊乱的影响外，遗传因素也可能是PCOS人群高发焦虑性问题的重要原因。

4. **微生物菌群失调**　肠道的万亿种微生物被称为肠道微生物。最近发现，在青春期期间，不同性别宿主的肠道微生物组成发生了明显分化，从而导致性激素水平的差异。因此，性激素水平变化与微生物群分布密切相关，肠道微生物群在决定宿主的性别差异中起重要作用。PCOS患者的高雄激素血症可能与肠道微生物群改变的直接作用有关。动物实验研究发现粪便移植能够降低PCOS大鼠模型血液的雄激素水平，同时增加雌激素水平，进一步改善动情周期问题。由此看来，肠道微生物群异常导致的功能失调可能是PCOS发生的又一个重要原因。

此外，越来越多的基础和临床研究表明，肠道菌群可以通过肠-脑轴调节肠道和大脑之间的沟通，主要包括神经系统、免疫系统和内分泌系统在内。肠道微生物可以在生理上诱导动物的抑郁和焦虑行为。精神分裂症和双向情感障碍患者血清抗真菌病原体的抗体水平较高。当肠道菌群受到影响时，身体和/或精神症状会发生一系列变化。例如，肠道微生物组成与精神分裂症和双向情感障碍的抑郁、睡眠等具体精神症状的严重程度有关；微生物群可能作为某一个体精神性疾病进展的早期监测指标；调整肠道微生物组成来进行精神性疾病的治疗或者控制治疗反应。

总之，肠道微生物菌群不仅影响了生理健康如性激素水平的调整，而且与精神和认知方面的健康发展密切关联。这些提示着肠道微生物菌群的异常可能是导致PCOS的生理异常及精神问题伴发的原因之一。

5. 体态外观因素的不良影响 PCOS对外观形象存在负面影响，如体重增加、多毛、痤疮、牙齿问题、口臭、脱发、皮疹、震颤、僵硬的步态、难看的嘴运动、声音变化或失禁等。这些形象变化本身使患者自尊心受到伤害，产生羞愧消极情绪，甚至导致高度焦虑和抑郁。

（四）多囊卵巢综合征与精神性疾病共发的可能机制

1. 与激素功能紊乱有关机制 性腺激素分泌受脑垂体促性腺激素的调节，而垂体促性腺激素是由下丘脑视上核和室旁核的神经元分泌的。各原因导致下丘脑γ-氨基丁酸（GABA）或雄激素神经受体等神经或内分泌系统功能障碍后，一方面将使下丘脑敏感性降低，雌二醇和孕酮反馈轴功能受损，进一步外周雄激素水平增加，卵巢功能受损，形成PCOS，影响生育功能；另一方面，也可导致大脑区域化形成和神经功能成熟过程的受阻，从而影响多种与大脑密切相关的功能，如奖赏系统、运动功能和空间记忆。因此，神经或内分泌功能紊乱不仅影响了女性卵巢和生殖能力，也会导致一系列精神症状产生；PCOS和精神性异常均是神经或内分泌系统紊乱后产生的两种临床表现。

有研究临床发现，PCOS妇女脑脊液中GABA浓度升高。由于与在其他脑回路中的GABA功能不同，脑脊液中GABA的氯化物含量高，对GnRH神经元产生兴奋性效应明显。动物实验发现高雄激素环境下突触后GABA神经能向GnRH神经元放电的频率和程度增加；下丘脑GABA神经元及弓状核中KNDy（kisspeptin/neurokinin B/ dynorphin）神经元发生了改变；垂体LH的分泌增加。这些神经元均具有孕酮（PR）、雌二醇受体（ER）α和雄激素（AR）的受体，负责控制GnRH神经元及其反馈。ERα受体是雌激素活性中最重要的受体，而GnRH神经元本身只有ERβ受体，没有ERα受体。因此，GABA及KNDy神经元是调节GnRH神经元负反馈的必要条件。抑制KNDy神经元可通过降低LH脉冲频率、LH和睾酮血清水平来改善PCOS患者的体征和症状。同样，GnRH拮抗剂也起着这种作用。

2. 与代谢紊乱有关机制 自杀者大脑的尸检结果、人和动物体内实验均确定5-羟色胺系统与自杀倾向有关；血清胆固醇和脑脊液5-羟色胺水平的降低与更暴力和攻击性行为有关联；流行病学调查发现在自杀倾向人群中血清总胆固醇与5-羟色胺浓度均处于较低水平，二者呈正比关系；较低血清低密度脂蛋白是晚期抑郁症的危险因素。又已知细胞膜的胆固醇含量会改变细胞膜的流动性，进而导致5-羟色胺受体数量减少。因此，有人认为大脑神经细胞中5-羟色胺能活性的改变是由于细胞膜上胆固醇变化导致膜流动性的改变所致。当然，也有人认为，虽然胆固醇确实可通过上述方式影响5-羟色胺能活性，但不容忽视的是脑神经细胞内的胆固醇同时是神经元突触发生的重要因素，它能够影响诱发递质释放的稳定性，并直接影响5-HT1A受体的配体结合。因此，血管5-羟色胺能敏感性与血清胆固醇水平之间似乎也与胆固醇的突触调节功能有联系。

另外，值得注意的是，有研究发现在血清低密度脂蛋白异常增高女性中，其低密度脂蛋白编码基因与5-羟色胺转运蛋白编码基因的长等位基因编码之间存在关联。因此，提示着重度抑郁患者的5-羟色胺活性变化也可能与5-羟色胺转运基因的改变有关联。但是，已知大脑中枢神经中的大多数胆固醇是原位合成的，胆固醇穿过血-脑屏障进入中枢神经的浓度非常低。目前血清胆固醇又是如何影响中枢5-羟色胺能活性的呢？尚存在疑问。另外，其他脂代谢产物如高密度脂蛋白、甘油三酯等是否也对神经功能存在影响呢？目前也尚不得而知。

3. 与肠道微生物异常有关机制 越来越多的研究证据支持肠道-脑轴的调节与微生物群在性激素分泌和精神问题的调节密切关联。肠道微生物群可能对下丘脑-垂体-肾上腺轴的功能产生影响，从而导致大脑功能的变化。与正常肠道菌群的对照小鼠相比，暴露于轻度应激的无菌小鼠显示出较高的促肾上腺皮质激素和皮质酮释放；这种应激反应可以通过婴儿双歧杆菌重组来完全逆转，或者通过移植对照组粪便物质来部分逆转。当然，关于外周肠道微生物与大脑的情绪和认知功能相关的机制尚不完全清楚，但它们被认为包括迷走神经、肠道激素信号、免疫系统、色氨酸代谢和微生物代谢物（如短链脂肪酸）有关。肠壁的Toll样受体（Toll-like receptors，TLR），特别是TLR4，能特异性识别病原微生物中的脂多糖（lipopolysaccharide，LPS）分子。NF-κB通路调节许多炎症介质和细胞因子。肠道微生物的LPS激活TLR后，促使NF-κB通路上调，免疫系统被激活。这种免疫激活的长期存在会使大脑功能发生变化，最终导致焦虑症等精神障碍发生。

（五）总结与展望

综上所述，卵巢损伤，特别是PCOS是育龄妇女中最常见的内分泌问题，由于情绪或精神性疾病与PCOS之间存在共同的病理变化，PCOS增加了精神性疾病患病风险。反之，存在精神病或情绪问题妇女同时患有PCOS的概率大大提高。关于卵巢损伤，特别是PCOS患者及其后代高发精神性问题的病理生理学尚不完全清楚，病因有多种争论。一般认为，卵巢内分泌激素与代谢紊乱、遗传等及其交互作用值得重视。

目前育龄妇女的精神性疾病及其治疗对其生殖能力的影响问题，精神科临床医生已有相当的认识并对这类人群的患者采取针对性的治疗方案。然而，遗憾的是临床上诊治PCOS的内分泌科或妇科医生常常忽视PCOS伴随的精神症状以及PCOS与精神性疾病的共发性问题。

未来，观察和探讨精神性疾病对PCOS病程和预后的影响，制订精神性疾病与PCOS共病患者的合理临床治疗方案，将成为今后这方面研究的发展方向。

三、多囊卵巢综合征患者后代的神经精神性疾病风险
（Risk of Neuropsychiatric Disorders in the Offspring of Patients with Polycystic Ovary Syndrome）

PCOS除了更容易出现焦虑和抑郁等情绪问题或其他神经精神性疾病外，其后代精神性症状或疾病高发风险问题尤其引人关注，这也是卵巢毒作用遗传效应的又一个新问题。

（一）多囊卵巢综合征患者后代的常见神经精神问题

1. **自闭症**　多项大样本调查发现PCOS孕妇子代患自闭症（ASD）的概率增加42%～59%。在英国，患有PCOS女性的第一个孩子患有ASD的概率增加了35%。类似，在瑞典的人群调查中发现，PCOS妇女的孩子患有ASD的概率增加了56%。值得注意的是，PCOS妇女后代ASD的患病风险似乎呈现出性别偏好。Palomba等研究发现，PCOS患者的女性后代存在自闭性特质的比例明显增加，而男性后代却没有差别。

2. **注意力缺陷多动症**　已有大量的临床调查研究发现，患有PCOS的母亲可能会影响后代的神经发育，导致ADHD的发生。瑞典相关研究人员开展过一项关于PCOS孕妇与ADHD后代关联性的病例对照研究。该研究的对象来自瑞典儿童健康和人口数据记录系统中1984—2008年在瑞典出生的所有儿童，其中病例组ADHD儿童58 912例（男性68.8%），对照组正常儿童499 998例。研究发现，PCOS母亲的子女患ADHD概率增加42%，如果合并ASD患者，则比例更高。进一步分析发现与单纯患PCOS的比较，肥胖的PCOS母亲生出ADHD后代的风险更高；而除了肥胖，还合并其他代谢综合征的PCOS母亲又比单纯肥胖的PCOS母亲生出ADHD后代的比例更高。

3. **Tourette综合征和慢性抽动症**（Tourette's disorder and chronic tic disorders，TD/CTD）　是一种慢性多发性运动性抽动和神经行为病变。发病年龄多在3岁后学龄前期至10岁以及少年期发病。最常见的为累及面部肌肉与喉部肌肉的抽动。除上述的ADHD、ASD两种常见的儿童精神性疾病外，目前关于PCOS母亲的儿童

患TD/CTD风险的研究仅有一项。该研究发现，患有PCOS的母亲所生的儿童被诊断为TD/CTD的风险高于没有PCOS的普通人群母亲所生的儿童。虽然与男性后代比较，PCOS的女性后代与ADHD和ASD有更强的关联；但PCOS母亲所生的TD/CTD后代在男女性别比例中没有明显差别。

（二）影响因素及其相关作用机制的研究

1. 类固醇激素 类固醇激素及其受体在大脑早期发育中起着重要作用。胎儿类固醇激素的异常与神经发育性疾病的形成密切关联，参与了神经发育性疾病早期的病理生理变化的形成。有研究认为，胎儿类固醇会影响脊椎神经密度和突触可塑性；人群多态性研究发现母亲类固醇激素生成途径相关基因的多态性与男性后代的注意力不集中及破坏行为等ADHD特质有关。因此，PCOS后代高发的上述精神性疾病可能与类固醇激素的异常有关。

（1）雄激素对胎儿神经发育的影响：正常情况下，通过雄激素、抗苗勒管激素（anti-müllerian hormone，AMH）和FSH三者之间的调节，卵巢中生长卵泡和休眠卵泡之间处于动态平衡状态。在PCOS中，AMH水平高于正常血清水平，这种平衡被打破，导致卵泡发育停止。另外，即便在妊娠期间，PCOS患者的AMH水平仍然维持在高水平。

近年来的越来越多研究发现雄激素对早期胎儿脑发育的影响重大。例如，孕妇产前睾丸激素水平的升高可能会增加患ASD的风险；羊水中包括雄激素、孕酮、17α-羟基孕酮和皮质醇水平升高与后代ASD有关；甚至某些精神性疾病（如ASD和ADHD）在发病率上存在明显性别差异（男性多于女性）的原因也可能与雄性激素水平有关。有研究证，实睾丸雄性激素水平与异常的大脑偏侧化和右半球体积减少有关；动物模型甚至观察到产前雄性激素暴露导致了大脑多巴胺系统活性的异常。因此，雄性激素可能是评估胎儿早期脑部发育风险的重要生物学指标。

另外，值得注意的是，高雄激素常导致肥胖和胰岛素抵抗等代谢性问题。母亲孕期肥胖等代谢功能紊乱，会影响胎儿的神经发育。关于这部分内容我们将在后面加以详述。

（2）雌激素对胎儿神经发育的影响：与雄激素类似，雌激素在胎儿大脑发育关键阶段发挥重要作用。雌激素不仅与胎儿的性别分化有关，也影响大脑的发育及许多神经功能的完善过程，包括突触发生、细胞凋亡和神经元分化。已有多方研究证据表明产前异常高水平的雌激素可能会扰乱产前内分泌的许多方面，并影响产前大脑的发育。例如，在大脑发育早期或大脑皮质突触可塑性形成的关键时期，雌二醇可抑制GABA神经递质信号，并介导其出生后由兴奋转为抑制。雌激素增加了胚胎原代皮质神经元上脊髓数量，并促进兴奋性突触形成所需蛋白募集到脊髓，如神经胶质素-1、NMDA亚基GluN1和突触后密度蛋白95（PSD-95）。产前高水平的雌激素（如雌二醇）可能通过增强GABA神经元兴奋性来促进大脑皮质突触的形成及兴奋性突触数量。

（3）多囊卵巢综合征患者妊娠期特殊类固醇激素特点

1）雄激素：正常妊娠9周时，胎盘开始分泌雄激素；雄激素随孕周的增加而逐渐升高，其增加程度与妊娠前BMI指数、年龄等因素相关。PCOS孕妇由于其本身存在雄激素代谢异常：其雄激素水平高于非PCOS孕妇；总睾酮和游离睾酮水平明显比非PCOS孕妇高；而参与雄激素的代谢的性激素结合球蛋白低于非PCOS孕妇。

2）抗苗勒管激素：如前所述，正常情况下，雄激素、AMH和FSH之间处于动态平衡，这种平衡有助于卵巢中生长卵泡与休眠卵泡之间有序转化。在PCOS中，高水平AMH使得这种平衡被打破，卵泡生长停止。另外，甚至在妊娠阶段，PCOS孕妇与正常孕妇的AMH水平也存在差异。即妊娠前、妊娠早期、妊娠中期和妊娠晚期AMH中位数分别是正常孕妇各期数值的1.89、1.61、1.68和1.45倍。

（4）胎盘对类固醇激素的调节作用：胎盘是上述两种类固醇激素的重要来源场所。丘脑下部GABA神经元中雌激素介导信号传递是甾体轴调节的重要机制。在精神性疾病，特别是ASD中，突触的形成、神经元分化以及GABA神经传导系统均存在不同程度的异常。可能正是由于各种原因导致丘脑区的雄激素芳香化过程受阻，雄激素无法有效芳香转化成雌激素，造成雌激素介导的信号传递通路和GABA神经元功能发生障碍。可以作为上述病理生理过程中的各个节点的原因有芳香化途径关键物质如芳香化酶或芳香化酶激活因子基因突变等遗传因素、PCOS等产妇妊娠危险因素或妊娠并发症导致的胎盘体积变化。

（5）母体类固醇激素紊乱导致胎儿神经发育异常的有关机制：表观遗传调控是子宫类固醇激素紊乱导致精神性问题的可能机制。类固醇可以通过其核激素受体，直接或间接影响组蛋白乙酰化、DNA甲基化等多个表观遗传过程，改变基因表达，并对microRNAs等非编码RNA产生转录和转录后效应。目前认为，在脑神经发育的关键时期，这种早期类固醇介导表观遗传修饰对神经发育过程的异常影响，可能是ASD的潜在机制之一。例如，非典型的细胞间黏附可能是ASD患者中微小病变和其他突触异常的潜在基础。β-连环蛋白（β-catenin）作为Wnt信号通路中的关键分子，也是一种多功能蛋白分子，在细胞间黏附中起着至关重要的作用。类固醇受体通过对β-连环蛋白作用来上调Wnt信号。GABA神经能信号在ASD患者中兴奋性/抑制性平衡的存在异常，而类固醇激素可影响GABA神经能信号的早期发育变化。另外，ASD存在免疫系统各种各样的不典型变化，如羊水趋化因子和细胞因子明显积聚等。

2. 代谢紊乱因素

（1）代谢紊乱引起的胎儿脑部结构和基因表达变化：动物实验表明，妊娠期肥胖导致胎儿和后代的脑部结构和基因表达发生明显差异，包括胚胎期大脑第三脑室、下丘脑区和大脑皮质内干细胞样细胞的增殖和神经元成熟减弱；子代海马祖细胞分裂和神经元产生受损；海马凋亡减少，神经元分化减少；海马脂质过氧化增加，海马脑源性神经营养因子（brain-derived neurotrophic factor，BDNF）产生和神经元乔木化受损。

（2）代谢紊乱后引脑神经损伤相关变化：在啮齿类动物研究中，母体肥胖导致海马区学习功能受损，甚至成年后代也表现出明显的认知行为异常。这些学习和认知障碍可能通过神经炎症和氧化应激介导，因为伴随着认知障碍的发生，出生后子代海马脂质过氧化和小胶质细胞活化的增加，断奶后和成年海马促炎细胞因子表达增加。

与人类中观察到的现象（ASD）类似，啮齿动物和非人类灵长类动物模型在神经行为评估测试中发现了肥胖母亲产生的雌性后代表现出明显的社交能力降低，而雄性却表现为活动性亢进（类似人类ADHD）。进一步对哺乳期母亲进行饮食干预，再用母乳喂养这些雌性后代，发现原来异常社会行为变为正常了。此外，利用野外试验对后代的焦虑进行了评估，肥胖母亲的雄性和雌性后代在妊娠和哺乳期间的高脂饮食中引起了焦虑行为表现增加。有意思的是，控制饮食的哺乳改善了雌性后代的神经炎症和焦虑行为。这些变化伴随着BDNF、GABA（A）α_2受体亚基和5-羟色胺1A在海马表达的增加，表明肥胖导致的焦虑行为变化与早期GABA神经能和神经系统的改变有关。有意思的是上述的这些现象在雄性后代中并不明显，个中缘由目前尚不得而知。

（3）多囊卵巢综合征患者妊娠期特殊类固醇激素特点

1）糖代谢：PCOS患者虽然存在胰岛素抵抗，但大多数葡萄糖代谢尚未出现明显异常，其基础胰岛素的分泌尚能维持基础血糖水平，而葡萄糖负荷后胰岛素需要量较普通孕妇增加，使得胰岛B细胞代偿性分泌亢进，而肝脏对胰岛素清除率下降，呈现出峰值后延。

2）脂代谢：正常情况下，妊娠可抑制游离脂肪酸从脂肪组织中释放。但对于伴有胰岛素抵抗的PCOS孕妇，这种抑制作用将会被解除，表现为血中游离脂肪酸浓度增加。增加的游离脂肪酸会进一步加重胰岛素抵抗，形成恶性循环。

（4）母体代谢紊乱导致后代神经发育异常的有关机制

1）氧化应激和炎症引起的程序错误机制：肥胖妇女外周游离脂肪酸（free fatty acids，FFAs）明显增加，这些FFAs会穿过胎盘进入胎儿体内增加氧化应激负担和炎症，慢性全身炎症是妇女妊娠本身及孕妇肥胖的一个重要特质。有研究认为，孕妇的促炎胎盘途径的激活程度及外周促炎症因子浓度水平与孕妇的体重指数BMI密切相关；而妊娠期母体全身促炎细胞因子水平升高与后代ASD有关；胎盘和宫内炎症与胎儿细胞因子表达改变与胎儿神经元损伤和新生儿脑基因表达变化有关。动物研究证实，母体肥胖、母体和胎盘炎症、胎儿脑部炎症不仅导致5-羟色胺和多巴胺神经信号传导异常等神经病理变化，同时也出现了神经发育异常、神经行为缺陷，包括社交能力下降、学习障碍和多动行为等。在大鼠模型中，母体高脂饮食与幼年后代胰岛素受体（insulin receptor，INSR）和葡萄糖转运蛋白1（glucose transporter 1，SLC2A1）海马基因表达降低有关，直到成年期INSR表达降低。母体高胰岛素血症与ASD和神经发育延迟的后代风险增加有关。

2）发育中大脑胰岛素、葡萄糖和瘦素信号的失调机制：即使没有明显的妊娠或妊娠前糖尿病，肥胖妇女的胎儿也可能长期暴露于胰岛素抵抗和富含葡萄糖的环境中。胎儿脂肪组织和骨骼肌炎症改变增加外周胎儿胰岛素抵抗，使胎儿胰腺过度产生胰岛素。大约40%的肥胖PCOS患者出现葡萄糖不耐受。外周胰岛素抵抗可能对中枢神经系统有显著影响。胰岛素受体在海马和皮质高度表达，越来越多的证据表明突触胰岛素信号在学习和记忆中起着关键作用。

瘦素抵抗和瘦素水平升高在肥胖母亲中也很突出。瘦素受体在海马和其他参与行为调控的脑区高度表达（皮质、杏仁核、丘脑、下丘脑）。海马区的瘦素信号传递途径通过调节突触可塑性和神经递质受体的转运在海马依赖学习中起着至关重要的作用。另外，瘦素还是一个关键的神经营养因子，在胎儿发育过程中，营养因子和瘦素信号异常与神经元干细胞分化和生长减少有关。因此，胎儿神经发育关键期瘦素信号紊乱是肥胖产妇分娩出神经发育异常胎儿的另一个潜在机制。

3）多巴胺能和5-羟色胺能信号的失调和奖赏回路受损机制：在胎儿脑发育过程中，5-羟色胺能信号释放在神经元迁移、皮质神经发生和突触发生中起着重要作用。5-羟色胺能和多巴胺信号通路受损可能导致后代各种神经发育和神经精神性疾病的风险增加，包括焦虑、抑郁、精神分裂症、饮食障碍、食物成瘾、ASD 和ADHD。而多项研究发现母体肥胖与5-羟色胺能异常发育有关。母亲妊娠期肥胖的后代5-羟色胺合成减少。5-羟色胺合成减少可能与肥胖导致的炎症反应或5-羟色胺前体胰蛋白酶分解的增加有关。在啮齿动物模型中，高水平的促炎细胞因子与5-羟色胺轴突密度和行为调控相关脑区的胚胎神经元存活性降低密切相关。

多巴胺信号系统介导饮食和成瘾行为、神经奖励回路等功能。已知人类多巴胺能信号受损与精神分裂症、饮食紊乱、ASD 和 ADHD 有关。母体肥胖影响发育中的多巴胺能系统。在子宫内暴露于高脂饮食的小鼠表现出表观遗传变化，导致多巴胺再摄取转运体失调，并增加了对高糖、高脂肪食物的偏好。与5-羟色胺相似，肥胖雌性后代中异常的多巴胺信号可能是通过增加母体炎症来介导的。

4）BDNF介导的突触可塑性改变机制：BDNF作为神经营养因子家族的成员，可促进神经元的存活。BDNF是突触传递、可塑性、生长和修复的关键调节因子。肥胖与皮质和海马BDNF表达减少有关。在母体肥胖和高脂饮食环境中，海马BDNF的产生受损与青少年和成年后代的空间学习和记忆缺陷有关。因此，母体肥胖对后代学习和记忆的有害影响可能是通过改变BDNF介导的突触可塑性来介导的。已经被证明卡路里摄入限制和运动等改善肥胖的行为干预可以部分通过BDNF的上调，并降低对突触可塑性和认知功能的有害影响。

5）脂肪相关基因的表观遗传调控机制：另外，机体脂肪量和脂肪相关基因FTO在脑神经发育过程以及脑神经活动中发挥重要作用。例如，FTO不仅在成人神经干细胞和神经元中表达，而且其在出生后神经发育过程中表现出动态表达。FTO作为N6-甲基腺嘌呤（N6-methyladenosine，m6A）的去甲基化酶，m6A标记的脑源性神经营养因子通路的关键成分表达调节，FTO的丢失除导致体重的下降外，也会导致大脑体积和重量减小，神经干细胞在体内的增殖和神经元分化能力降低。

（三）研究展望

综上所述，PCOS可能会影响后代的神经发育，导致后代的神经发育障碍的风险增加。患者表现出自闭、多动样或者其他行为异常。目前研究资料表明，PCOS患者后代患ASD和ADHD的风险存在性别差异，通常女性高于男性。其原因可能是妊娠期的特殊生理特点使PCOS症状进一步恶化。胎儿处于高雄激素和肥胖等代谢功能紊乱的不良宫内环境，从而影响了后代的脑神经发育过程。

因此，考虑到当前儿童神经发育性疾病对全球儿童的实际影响，有必要告知PCOS育龄妇女疾病本身与神经精神性疾病之间的潜在关系，特别是告知产前雄激素和代谢紊乱在神经发育障碍病因学中的作用。另外，应该鼓励PCOS妇女通过调整健康饮食和多运动的生活习惯控制体重，特别在备妊娠期即开始有意识地保持健康的体重，并严格遵守妊娠期体重增长指南，可以潜在地降低她们后代患ADHD等神经精神性疾病的风险。

四、精神性疾病治疗药物的卵巢（生殖）毒性
（Reproductive Toxicity Induced by Antipsychotic Treatment）

（一）已知存在生殖毒性的精神性疾病治疗药物

1. **一代抗精神病药物**　如前所述，抗精神病药物可分为一代抗精神病药物和二代型抗精神病药两大类。抗精神病药物在治疗疾病的急性表现和降低复发风险方面是有效的。但众所周知抗，精神病药物存在广泛的不良反应，可引起身体多系统的损害。除锥体外症状、体重增加这些常见的不良反应外，生殖功能损害也是一个不容忽视的问题。

典型抗精神病药物，也称传统抗精神病药物，主要有氯丙嗪（chlorpromazine，CPZ）、氟哌啶醇（haloperidol，HAL）等。临床数据表明，CPZ可以导致育龄妇女月经周期紊乱、排卵推迟、甚至闭经和不排卵。动物实验数据表明，CPZ会降低大鼠卵巢颗粒细胞活性、诱导颗粒细胞凋亡并影响卵巢组织分泌雌激素和孕激素。*StAR* 基因的调控可能是CPZ影响卵巢颗粒细胞激素分泌功能的关键因素；CPZ已被证明通过抑制LH激增来抑制大鼠排卵。HAL可以导致女性精神性疾病患者出现高催乳素血症和月经紊乱现象。动物实验发现，HAL可以降低大鼠卵巢和子宫的重量，导致卵巢组织存在大的黄体和多个闭锁卵泡，没有卵泡生长。

2. **二代抗精神病药物**　也称非传统抗精神病药物（atypical antipsychotics，AAs），包括氯氮平（clozapine）、奥氮平（olanzapine）、利培酮（risperidone）、喹硫平（quetiapine）、阿立哌唑（aripiprazole）、齐拉西酮（ziprasidone）等药物。与传统抗精神病药物相比，不仅能够有效改善精神分裂症的症状，还可以降低锥体外系不良反应和迟发性运动障碍的发生率。因此被认为是精神分裂症治疗的首先药物。但是，代谢功能受损和生殖毒性是非典型抗精神病药物两大明显不良反应，特别是生殖毒性，与典型性抗精神病药物比较并没有明显的改善。近年来，诸多报道

表明非典型抗精神病药物如氯氮平、奥氮平和利培酮等非典型抗精神病药物同样容易导致女性生殖功能障碍，包括无排卵、月经不规则、低生育率和性激素（雌二醇和睾酮）水平降低。据报道22%～50%的二代抗精神病药物治疗时，女性发生闭经且月经不规则或月经量增加高达78%。

3. 丙戊酸钠 被广泛用于躁狂的急性治疗和双相情感障碍的维持治疗，也可用于其他精神性疾病的控制，包括精神分裂症和边缘性人格障碍，是另一种重要的精神病治疗药物。丙戊酸钠主要通过中枢神经系统来发挥其药理作用。通常单独使用，也有认为合并其他抗精神病药物可显著提高疗效。丙戊酸对多巴胺、γ-氨基丁酸和谷氨酸介导的神经传递和细胞内信号传导均有调节作用。其中，多巴胺是一种神经传导物质，用来帮助细胞传送脉冲的化学物质。谷氨酸是人脑中主要的兴奋性氨基酸神经递质，GABA是主要的抑制性神经递质。一方面，丙戊酸降低谷氨酸的释放，同时作用于NMDAR；另一方面，丙戊酸增加GABA的合成并抑制其分解，增强了氨基酸神经递质GABA的作用。另外，丙戊酸可减少多巴胺合成。然而，近期研究发现丙戊酸存在生殖系统的不良反应。长期服用可导致育龄妇女出现PCOS症状，或者使PCOS患者的临床症状加重。Joffe等的一项针对230名双相情感障碍女性的回顾性研究发现，与其他药物相比，长期服用（12个月以上）丙戊酸钠治疗增加了PCOS发病风险。其中，10.5%丙戊酸钠治疗患者出现月经量减少合并高雄激素血症，而服用抗惊厥药或锂盐等非丙戊酸钠患者中只有1.4%出现高雄激素血症。甚至，该研究甚至还发现不仅仅是长期治疗患者，治疗期12个月以内的妇女也出现了闭经的现象。该团队的进一步纵向随访调查研究发现一些PCOS病例在停用丙戊酸钠后PCOS症状得到缓解。另外，Akdeniz等在癫痫和双向情感障碍女性患者的观察中发现丙戊酸钠治疗与这两类患者月经周期紊乱及总睾酮水平增高有关，特别是癫痫患者。类似的研究结果出现在另一项对38例双相情感障碍女性患者治疗跟踪上，丙戊酸比其他治疗明显提高患者雄激素水平，出现月经异常的概率也明显增加。

（二）可能的原因与机制

1. 高催乳素的影响

（1）催乳素的作用：人催乳素（prolactin，PRL）是一种由脑垂体前叶腺嗜酸细胞分泌的一种多肽激素。分子量为22 000，由199个氨基酸多肽组成，其结构与生长激素相似。除促进乳腺发育生长，刺激并维持泌乳外，还影响女性的卵巢黄体功能。PRL与其受体的结合促进LH的合成，LH与其受体结合，进一步促进排卵、黄体生成及孕激素与雌激素的分泌。小量PRL对卵巢激素与孕激素的合成起促进作用，而大量PRL则有抑制作用。

（2）催乳素的分泌调节：促甲状腺素释放激素（thyrotropin releasing hormone，TRH）、血管活性肠肽（vasoactive intestinal polypeptide，VIP）和催乳素释放肽对催乳素分泌有促进作用。而多巴胺是下丘脑调节催乳素分泌的主要抑制因子，它通过与D2受体结合，抑制催乳细胞催乳素基因的表达和分泌。因此，任何可能干扰多巴胺的传递或作用的机制都会增加血清催乳素的水平。多巴胺D2受体拮抗剂可阻断这种反馈机制，从而导致血浆催乳素水平升高。动物模型也证实人为中断下丘脑与垂体联接可导致原发性高催乳素血症。临床病例发现下丘脑病变或无功能垂体腺瘤阻碍多巴胺沿垂体柄向下传递，导致高催乳素血症。手术成功切除非功能性垂体腺瘤，多巴胺释放恢复，可导致快速正常化的催乳素水平。

（3）抗精神病药物对催乳素分泌的影响：如前所述，无论是典型还是非典型抗精神病药物，由于大部分的抗精神病药物都是多巴胺D2受体拮抗剂，可阻断多巴胺与D2受体的结合，造成催乳素的下丘脑多巴胺抑制作用被解除，催乳素的合成和分泌不再受限制，从而血清催乳素水平上升。据临床统计，大约65%女性精神分裂症患者存在抗精神病药物诱导的高催乳素血症。当然，不同种类的药物或剂量导致的催乳素增高的程度、比例及其诱导的卵巢功能减退程度有差别。另外，有报道催乳素水平的升高程度也与年龄存在密切关联。年龄越大，催乳素水平越低，仅有45%的绝经期精神病患者表现抗精神药物诱导性高催乳素血症。典型抗精神病药引起催乳素水平升高程度与其药物的治疗作用大小一致，如HAL治疗效果最强，高催乳素血症也最明显。通常典型抗精神病药口服给药大约1周后，催乳素水平在达到峰值并保持高位，停药后4d恢复正常。当然，由于非典型性抗精神病药物的D2受体结合活性和持续时间的不同，它们在引起高催乳素血症的倾向上有所不同。其中利培酮和非米舒利最高（70%～100%），其奥氮平和喹硫平次之（10%～40%），而氯氮平由于对D2受体的亲和性非常弱，几乎不引起催乳素升高（5%）。部分非典型性抗精神病药物具有部分D2激动剂活性，如阿立哌唑，它虽然对D2受体有很高的亲和力，同时也是D2受体的部分激动剂，因此，服用该药的高催乳素血症的发生率也很低（5%）。

有数据认为当超过75%的多巴胺受体被抗精神病药物结合后，患者则出现高催乳素血症。抗精神病药物首次治疗后的数小时内就可以导致精神患者血清催乳素水平显著提高，特别是女性患者。当然，部分抗精神病药物如阿立哌唑与多巴胺受体具有较高的亲和力，起着部分多巴胺D2/3受体激动剂作用，刺激垂体多巴胺D2受体，从而抑制催乳素分泌的效果。如果把阿立哌唑与多巴胺拮抗剂类抗精神病药物合并使用的话，可减少高催乳素血症发生。

总之，许多抗精神病药物治疗往往会引起患者催乳素异常升高，而高血清催乳素水平可通过抑制卵泡刺激素（FSH）和卵泡雌二醇分泌而导致排卵功能障碍。例如，利培酮和氟哌啶醇治疗后的大鼠血清催乳素浓度明显上升，雌激素水平下降；利培酮治疗后雌鼠子宫萎缩，动情周期受影响；卵巢组织HE染色观察到氟哌啶醇治疗后的大鼠卵巢显示没有卵泡增长，增加了大量黄体，增加闭锁的毛囊。因此，高催乳素血症是另一类导致女性卵巢功能异常和生育障碍的内分泌性疾病。

遗憾的是，高催乳素血症是一种常见但经常被忽视的典型不良反应。在理想情况下，应该告知育龄女性患者高催乳素血症可能带来的生育能力受损的风险，在开始给患者服用新的抗精神病药之前、服用期间以及服药后均应通过测量血清催乳素浓度来监测其变化。由于大部分抗精神病药物都是多巴胺受体阻滞剂，容易引起高泌乳素血症，导致治疗期间的精神病妇女常表现月经不规律或闭经，从而影响其生育能力。

2. 卵巢线粒体功能障碍和氧化应激的影响 近来又有研究发现，一些非经典性抗精神病药物引起催乳素升高程度与女性生殖功能损害严重程度不相符合，甚至在抗精神病药物治疗后催乳素水平异常的患者与正常患者之间，生殖功能异常程度和卵巢激素水平变化均没有显著性的差别。因此，单独高催乳素血症可能不能充分解释观察到的抗精神病药物诱导的卵巢功能障碍，需要进一步研究其他可能的机制。例如，氯氮平由于对D2受体的亲和性非常弱，几乎不引起催乳素升高，但卵巢组织HE染色观察到氯氮平治疗后出现多个囊性闭锁卵泡和退化的卵子，部分细胞空泡化；有腔卵泡以凋亡细胞增多为特征，部分细胞在腔内脱落此外，卵巢髓质的血管扩张充血。

（1）氧化应激与活性氧化中介物质：氧化应激（oxidative stress，OS）是指机体氧化与抗氧化的失衡。当氧化作用过强的时候，产生大量的氧化产物，如自由基和过氧化物等，可对机体造成伤害。抗氧化酶系统在机体抵抗氧化应激的过程起着重要的作用。

活性氧（ROS）是许多毒物引起中毒和基因突变的活性小分子，也是机体氧化应激的主要因素。已有充分研究证实，ROS和氧化应激对女性生殖和排卵有重要影响。当ROS的形成破坏了细胞通过足够水平的抗氧化酶来保护自己免受ROS增加的伤害时，氧化应激就发生了。

（2）抗精神病药物氧化应激反应：近年来研究发现氯氮平等抗精神病药物可抑制外周血单核细胞线粒体呼吸链复合体，抑制后的复合物可导致电子释放NADH和FADH与氧分子结合形成超氧自由基，导致ROS产物形成增加和氧化应激的产生，氧化应激进一步通过凋亡程序启动促使卵巢膜间质细胞受损、活性降低等卵巢毒性的发生。

3. 体重增加与肥胖

（1）抗精神病药物代谢的不良反应表现：多巴胺D2/3受体阻断可能破坏食物奖赏和饱腹感信号反馈通路。这方面的临床证据来自一项研究：阿米苏利（amisulpride）是一种相对选择性的多巴胺D3受体拮抗剂，显示阿米舒利的体重增加与右侧壳核的脑活动变化密切关联，而该区域与精神分裂症患者奖励刺激有关。总之，尽管与其他神经递质途径相比，多巴胺对体重增加的影响程度尚不清楚，但有一点可以肯定，在接受抗精神病药物治疗的患者中，多巴胺相关的奖励途径被破坏，这种破坏可能导致食物消费的变化和体重增加。有意思的是，奥氮平改变纹状体奖励激活，该区域负责对食物刺激响应，因此，这似乎与食物消费和饮食抑制有关。相反，与对照组相比，无精神病患者对食物刺激的大脑反应没有改变，这表明这种改变是与抗精神病相关的。

当然，多巴胺D2/3受体阻断并不是抗精神病药物诱导体重增加的唯一机制。许多抗精神病药物对组胺H1受体具有较高的亲和力。在抗精神病治疗期间，H1亲和力与短期体重增加显著相关，尤其是奥氮平和氯氮平。动物模型支持组胺H1受体阻断作为奥氮平和氯氮平增重的关键机制，可能是通过激活下丘脑AMP激酶，导致食物摄入增加。5-羟色胺受体阻断也与体重增加有关。奥氮平和氯氮平对5-羟色胺5-HT2A和5-HT2C受体均具有较高的相对亲和力。氯氮平也与葡萄糖稳态和高血糖有关。氯氮平治疗*5-HT2A*基因敲除小鼠不发生高血糖，这表明氯氮平阻断5-HT2AR可能介导其葡萄糖失调效应。5-HT2C受体在摄食行为中的作用已得到证实。*5-HT2C*基因敲除小鼠由于喂养行为的异常而变得肥胖，奥氮平体重增加与其5-HT2C拮抗作用关联。5-HT2C受体的遗传多态性似乎与抗精神病药物引起的体重增加有关，特别是759处等位基因C/T多态性。然而，另一种抗精神病药阿西那平（asenapine）却无法像奥氮平那样，用5-HT2C作用解释其导致的体重增加，因为阿西那平虽然具有很高的5-HT2C亲和力，但体重增加却不如奥氮平明显。

如此看来，组胺H1和5-羟色胺5-HT2A/C受体以及阻断多巴胺D2/3受体，这些都是与体重增加有关的机制。鉴于奥氮平和氯氮平对上述三种受体均具有阻断作用，因此，这两种药物体重增加最明显也就不足为奇了。相反，那些几乎没有多巴胺、组胺或5-羟色胺受体拮抗作用的抗精神病药物，则往往有较低的体重增加和代谢的不良反应的风险。

（2）抗精神病药物加重PCOS代谢异常：尽管不同种类的抗精神病药物体重增加程度有差异，抗精神病药物，特别是非经典型抗精神病药物治疗普遍有导致体重增加的不良反应，其中奥氮平和氯氮平的风险最大。许多精神病药物常常伴随严重的体重增加、肥胖、脂肪和糖代谢等不良反应。而已知体重增加和肥胖导致雄激素水平增加并进一步促进PCOS的发病；PCOS常常伴随肥胖或其他代谢综合征。因此，抗精神病药物治疗加重肥胖及PCOS症状。

4. **体态外观影响**　抗精神病药物对人的外貌有多种负面影响。比如相关的体重增加、多毛、痤疮、牙齿问题、口臭、脱发、皮疹、震颤、僵硬的步态、难看的嘴部运动、声音变化和失禁等。这些与PCOS的临床表现存在部分重合。因此，精神性疾病与PCOS共病患者进行抗精神病治疗期间可能导致上述症状加重，生殖问题更加严重。

5. **肠道生态**　长期服用抗精神病药物除了导致上述PCOS样症状外，也会对肠道微生物群产生负面影响，甚至抑制某种特定肠道微生物的生长。而PCOS疾病本身也可导致肠道菌群的失调。因此，服用抗精神病药物的PCOS患者会加重PCOS引起的肠道微生态失调。比如有研究发现服用奥氮平3周的大鼠可诱导微生物菌群发生明显的变化。而另一组研究观察到奥氮平能够完全抑制大肠杆菌的生长。

（三）总结与展望

目前已知经典型和非经典型抗精神病药物、丙戊酸等精神性疾病治疗药物均存在卵巢毒性和生育能力受损的不良反应。长期精神病治疗药物可能导致育龄妇女月经量减少、雄激素水平增高等PCOS相似症状。许多精神性疾病发病于青少年时期，这一人群的生理特点促使临床医生在治疗过程中必须更加慎重权衡药物的安全性和有效性。可能的潜在机制：①这些药物作为一种多巴胺受体拮抗剂，直接促进催乳素分泌，进一步下丘脑垂体性腺轴反应性下降，雌激素分泌障碍；②抗精神病药物导致卵巢组织线粒体复合物Ⅰ和Ⅲ的抑制，进一步出现氧化应激现象；③与精神性疾病治疗药物的脂质和糖代谢功能的紊乱导致雄激素水平的增加。

（苏跃青）

参考文献

［1］ ROPPER AH, LIEBERMAN JA, FIRST MB. Psychotic Disorders. New Engl J Med, 2018, 379（3）: 270-280.

［2］ POLLAK TA, ROGERS JP, NAGELE RG, et al. Antibodies in the diagnosis, prognosis, and prediction of psychotic disorders. Schizophr Bull, 2019, 45（1）: 233-246.

［3］ WOODWARD ND. The course of neuropsychological impairment and brain structure abnormalities in psychotic disorders. Neurosci Res, 2016, 102: 39-46.

［4］ KALIN NH. Psychotic experiences, cognitive decline and genetic vulnerabilities in relation to developing psychotic disorders. Am J Psychiatry, 2020, 177（4）: 279-281.

［5］ FAVA GA, SONINO N. Psychosomatic medicine. Int J Clin Pract, 2010, 64（8）: 1155-1161.

［6］ FAVA GA, COSCI F, SONINO N. Current psychosomatic practice. Psychother Psychosom, 2017, 86（1）: 13-30.

［7］ DETER HC, ORTH-GOMÉR K, WASILEWSKI B, et al. The European Network on Psychosomatic Medicine (ENPM) - history and future directions. Biopsychosoc Med, 2017, 11: 3.

［8］ ABRAHAMIAN H, LEBHERZ-EICHINGER D. The role of psychosomatic medicine in intensive care units. Wien Med Wochenschr, 2018, 168（3-4）: 67-75.

［9］ RODRIGUEZ-PARIS D, REMLINGER-MOLENDA A, KURZAWA R, et al. Psychiatric disorders in women with polycystic ovary syndrome. Psychiatr. Pol, 2019, 53（4）: 955-966.

［10］ DORETTO L, MARI FC, CHAVES AC. Polycystic ovary syndrome and psychotic disorder. Front Psychiatry, 2020, 11: 543.

［11］ JOFFE H, HAYES FJ. Menstrual cycle dysfunction associated with neurologic and psychiatric disorders: their treatment in adolescents.

Ann N Y Acad Sci, 2008, 1135: 219-229.

[12] MATSUNAGA H, SARAI M. Elevated serum LH and androgens in affective disorder related to the menstrual cycle: with reference to polycystic ovary syndrome. Jpn J Psychiatry Neurol, 1993, 47 (4): 825-842.

[13] BLAY SL, AGUIAR JV, PASSOS IC. Polycystic ovary syndrome and mental disorders: a systematic review and exploratory meta-analysis. Neuropsychiatr Dis Treat, 2016, 12: 2895-2903.

[14] ELISABET STENER-VICTORIN, MARIA MANTI, ROMINA FORNES, et al. Origins and Impact of Psychological Traits in Polycystic Ovary Syndrome. Med Sci (Basel), 2019, 7 (8): 86.

[15] CESTA CE, ÖBERG AS, IBRAHIMSON A, et al. Maternal polycystic ovary syndrome and risk of neuropsychiatric disorders in offspring: prenatal androgen exposure or genetic confounding? Psychol Med, 2020, 50 (4): 616-624.

[16] KAAR SJ, NATESAN S, MCCUTCHEON R, et al. Antipsychotics: Mechanisms underlying clinical response and side-effects and novel treatment approaches based on pathophysiology. Neuropharmacology, 2020, 172: 107704.

[17] HERGüNER S, HARMANCI H, TOY H. Attention deficit-hyperactivity disorder symptoms in women with polycystic ovary syndrome. Int J Psychiatry Med, 2015, 50 (3): 317-325.

[18] KOWALCZYK R, SKRZYPULEC V, LEW-STAROWICZ Z, et al. Psychological gender of patients with polycystic ovary syndrome. Acta Obstet Gynecol Scand, 2012, 91 (6): 710-714.

[19] ANUJA DOKRAS. Mood and anxiety disorders in women with PCOS. Steroids, 2012, 77 (4): 338-341.

[20] FELL MJ, NEILL JC, MARSHALL KM. Effects of the classical antipsychotic haloperidol and atypical antipsychotic risperidone on weight gain, the oestrous cycle and uterine weight in female rats. Eur Neuropsychopharmacol, 2004, 14 (5): 385-392.

[21] HADDAD PM, DAS A, ASHFAQ M, et al. A review of valproate in psychiatric practice. Expert Opin Drug Metab Toxicol, 2009, 5 (5): 539-551.

[22] ELMORSY E, AL-GHAFARI A, AGGOUR AM, et al. Effect of antipsychotics on mitochondrial bioenergetics of rat ovarian theca cells. Toxicol Lett, 2017, 272: 94-100.

[23] COONEY LG, DOKRAS A. Beyond fertility: polycystic ovary

syndrome and long-term health. Fertil Steril, 2018, 110 (5): 794-809.

[24] JOFFE H, HAYES FJ. Menstrual cycle dysfunction associated with neurologic and psychiatric disorders: their treatment in adolescents. Ann N Y Acad Sci, 2008, 1135: 219-229.

[25] PODFIGURNA-STOPA A, CZYZYK A, GRYMOWICZ M, et al. Premature ovarian insufficiency: the context of long-term effects. Journal of Endocrinological Investigation, 2016, 39 (9): 983-990.

[26] FAIRWEATHER DL, ROSE NR. Women and autoimmune diseases1. Emerg Infect Dis, 2004, 10 (11): 2005-2011.

第十五章

卵巢毒理学实验研究设计基本原理及其应用解析

(Principles and Applied Analysis of Research Design on Ovarian Toxicology)

动物实验研究是毒理学科学研究的重要方法，实验研究设计则是开展科学研究的重要基础和依据。本章重点介绍实验研究设计中对象、因素与效应三要素和随机、重复与对照三原则的基本概念与基本内涵，并结合既往科学研究实践，通过实际应用展开分析与讨论，进行解析，从而较系统地阐述卵巢毒理学实验研究设计的基本原理与方法。此外，本章还提供了十余种常用的实验研究设计方案。好的实验研究设计是该项目研究科学性、创新性、先进性、可行性和研究水平的重要保证之一。

毒理学研究是预防医学科学研究的重要基础，动物实验研究是毒理学科学研究的重要方法。卵巢毒理学实验研究主要采用整体动物、游离的动物脏器、组织和细胞进行。根据所采用的方法不同，卵巢毒理学实验可分为体内实验和体外实验。毒理学还利用限定人体试验和流行病学调查直接研究外源性化学物对人体和人群健康的影响。

通常，一项科学研究主要包括选题、定题、设计、实施、总结和结题等重要环节，而一项课题设计的内容主要包括课题名称、研究背景、立题依据、研究目的、研究内容、研究方法、研究的技术路线与拟解决的关键问题、研究进度、已有的研究基础、研究中可能存在的问题及解决方法、经费预算及预期结果等。无疑，研究设计是开展科学研究的重要基础，是影响科学研究水平的重要因素。

动物实验研究设计的核心内容：在明确研究目的的基础上，遵循科研设计的基本原理，确定实验研究设计三要素与三原则。实验研究设计三要素是指实验对象、研究因素和毒性效应；三原则是指实验研究设计应遵循的随机原则、重复原则和对照原则。

一、明确实验研究目的

(Determining the Experimental Research Objective)

毒理学实验研究设计的基本前提是具有明确的研究目的。任何一项科学研究设计的具体内容都是围绕研究目的展开的，如根据研究目的才能正确定义实验对象，才能选择合适的样本，才能确定合理的测量方法和测量指标，才知道选用什么样的统计分析方法，才能选择合适的着眼点去分析讨论问题并得出合理的结论等。因此，只有在全面收集、了解进而科学概括该研究领域相关研究成果的基础上提出科学问题，再经过讨论并研究确定研究目的，才可能进一步并始终围绕目的制订和实施研究设计计划。

明确研究目的，不仅仅是在制订和开展研究设计时提出一个笼统的、含混不清的问题，而应该是具体、明了、确定的问题。即确定需要通过实验研究解决的1~2个问题，明确该问题的具体内容和要求。

研究目的是指通过研究拟解决的具体问题是什么，研究意义是指解决这个问题有什么价值；研究的立题依据是回答为什么要解决这个问题，研究目的是回答为了解决什么问题；研究目的让人知道为了什么做研究设计，研究设计让人知道为了研究目的如何去做。

要明确研究目的，首先要求在全面了解国内外相关研究现状和发展趋势的基础上，进行归纳、整理、总结和分析进而选题、定题。在科学、合理定题的基础上，进一步分析拟定解决的问题，选择其中的1~2个问题，明确问题的具体内容，而后，对选择的问题的科学性、创新性、必要性、实用性、可行性等进行综合分析、评价，最后确定研究目的。

做好文献的查阅和总结是选题、定题的基础；做好选题、定题是明确研究目的的基础；做好研究目的的确定是开展实验研究设计的基础；做好实验研究设计是实施毒理学实验研究的基础。

要做好明确研究目的并不容易，目标太大、目的不明、拟解决的问题过多或研究的问题内容不具体等，都是存在的常见问题。对明确研究目的的重要性认识不足，未能将研究目的贯穿于研究设计和研究设计的实施过程中，是影响研究设计和研究水平的常见重要原因。实际上，研究目的不明确，不是没有研究目的，而往往是研究目的过于笼统或过于庞大，试图解决的问题过多，对于研究目的的具体内容无明确的界定。研究目的不明确，常源于对明确研究目的的重要性认识不足；源于对明确研究目的这一概念本质的认识不足。研究目的不明确的主要表现之一是用抽象的概念替代具体的内容。

【应用解析】

1. 镉的卵巢毒性与肾脏毒性比较研究　镉的肾脏毒性已有系统的研究。其中，镉对肾小管重吸收功能的毒作用已被广泛应用为镉的环境/职业卫生标准研究的特异性好、敏感性高的毒性指标。20世纪90年代，镉的雌性性腺生殖毒性研究引起广泛的重视，尤其关注到了较低浓度下实验大鼠的卵巢毒性损害和低镉污染区（现行镉环境卫生标准界值上下之间）育龄妇女出现的生殖与妊娠结局异常发生率升高的情况。如果提出把"镉的卵巢毒性与肾脏毒性比较"设为研究目的，仍可视为不够明确，因为可比较的内容复杂且广泛，在一项（1次）实验研究中无法完成。为此，该项目研究目的被明确为：比较在同样实验条件下，是先出现肾脏毒性抑或先出现卵巢毒性。研究的意义在于预期研究结果将可能为寻找新的镉损害的效应生物标志和更新评价现行卫生标准的安全性提供重要参考。

2. 镉与细胞雌激素受体（ER）结合能力及其对体内雌激素与ER结合的影响 20世纪90年代后期，镉被认为是一种高度可疑的环境雌激素样物质，是一种重要的卵巢毒物。该研究的目的较为明确，拟解决的问题明了、具体，即镉与子宫细胞雌激素受体（ER）的结合能力有多大？能否影响体内天然雌激素与ER的结合。

3. 正己烷卵巢毒作用研究 如果我们仅把"正己烷卵巢毒作用研究"作为一个研究重要领域或研究方向，这样或许是合适的。但如果这是一项研究的目的，则该研究目的不明确，因为卵巢的毒作用的概念较宽泛，它可以是形态学上或功能上的损害，可以是器官水平、细胞水平或分子水平上的损害，可以是卵细胞或颗粒细胞的损害，也可以是卵巢生殖发育或激素分泌能力的损害等。一项研究不可能对所有问题展开研究，也因此，就无法进一步根据该研究目的做缜密的设计。若研究目的为"正己烷暴露对卵巢细胞成熟过程的影响"，则研究目的较为确定，但仍不够明确。若研究目的进一步确定为"长期低剂量正己烷暴露对大鼠卵细胞成熟的影响"，则该项目的研究目的或许就进一步明确了。

仅就研究目的而言，以下选择的研究目的或许是较为明确的：双酚A的雌激素样作用实验研究；镉与大鼠子宫雌激素受体的结合能力研究；壬基酚对人胚胎干细胞定向发育成为乳腺上皮细胞过程的影响及其分子机制研究等。

二、卵巢毒理学实验研究设计三要素
（The Three Key Factors of Research Design on Ovarian Toxicolog）

基于明确的研究目的，我们就可以进一步围绕这个目的，着手课题的进一步研究设计。一项实验研究设计涉及的问题很多，核心问题是围绕科学问题，提出科学假设，进而完成研究内容和方法的设计。如同其他研究一样，卵巢毒理学研究实验设计中最重要的是三个基本问题，即实验设计三要素：实验对象（objection）、研究因素（factors）和毒性效应（effects）。

（一）实验对象

毒理学研究设计中的第一个重要因素是实验研究对象。有三个主要问题：一是根据研究目的，确定实验对象；二是根据科学基础，界定实验对象；三是根据研究要求，选择实验对象。

1. 确定实验对象 毒理学研究方法主要包括整体动物实验、器官组织细胞体外培养实验、人群流行病学调查、临床观察及人体志愿者观察等。因此，常用的研究对象包括各种实验动物（如大鼠、小鼠、豚鼠、家兔、狗、猴及各种合理的动物模型等）、各类组织器官和细胞株（原代或传代培养）、环境或职业有害因素暴露的人群、临床中毒或疾病患者、人群健康志愿者等。此外，环境、生态毒理学研究还包括各种微生物、水生动植物及其他研究对象，如斑马鱼、鸡胚等。由于遗传、解剖、生理、生化及免疫、神经调节等许多特性的不同，因此，应该根据研究的目的和各种实验对象的特点，确定合适的实验研究对象。

2. **界定实验对象** 选择了实验对象后，进一步的工作就是明确界定实验对象，即明确定义实验研究对象，并规定明确的指标或标准予以确定。例如，在CS_2雌性性腺生殖毒性研究中选择了大鼠为研究对象，则进一步根据研究目的，对实验大鼠做了进一步界定：纯系60日龄雌性Wistar大白鼠80只，体重200～210g。选择卵巢功能早衰模型大鼠作为实验研究对象，则进一步应明确选择何种模型，并明确规定造模的程序与规范。又如研究对象为女童性早熟患者，则应根据有关规定，给"女童"和"性早熟"权威定义，明确判定依据或标准。

3. **选择实验对象** 确定和界定实验研究对象后，根据设计的要求，采用科学合理的方法选择合适的研究对象是十分重要的一环。例如，有害因素暴露可从职业暴露人群或环境污染区居住人群中选择研究对象；遗传易感性研究时，转基因动物或基因敲除动物的选择；大量卵细胞提取选用小型猪或大鼠；对雌激素敏感的细胞可选择MCF-7细胞株等。

【应用解析】

1. **实验动物的选择** 实验动物（laboratory animal）是指经人工培育、对其携带微生物实行控制、遗传背景明确、来源清楚、可用于科学研究的动物。在毒理学研究中，选择合适的实验动物对于得到准确、可靠的研究结果具有重要的意义。

首先是动物种属的选择：在人与不同的实验动物之间，毒物所致的毒作用在性质或强度上总是有所不同。恰当地选择实验动物的物种，是通过外推来评价对人体毒作用的前提。实验动物物种选择的基本原则：选择对研究因素的毒性反应及代谢特点与人类接近的物种；选择自然寿命不太长的物种；选择易于饲养和实验操作的物种；选择经济并易于获得的物种。毒理学实验常用的动物有大鼠、小鼠、豚鼠、家兔、狗、猴等，实际上很难有一种动物能完全符合以上的选择原则，需要依研究目的及条件进行选择。卵巢毒理学实验研究中，卵巢细胞提取、动情周期观察、激素水平测定等研究的需要，大鼠、小鼠、小型猪、猴等较为常用。

其次是品系的选择：同一物种不同品系的实验动物对外源性化学物毒性的反应可能会有差异，所以毒理学研究要选择适宜的品系，对某种因素的毒理学系列研究应固定使用同一品系动物，以求研究结果的稳定性。

根据对动物微生物控制的净化水平，实验动物可分为无菌动物、已知菌动物、无特定病原体动物（SPF动物）、清洁动物、普通动物。毒理学实验中对于大、小鼠等小的实验动物，要求至少应为清洁动物及其以上级别。在国外，SPF动物已成为进行毒理学实验的标准实验动物。由于动物动情周期激素水平变化的个体差异相对较大，故纯系动物常被选用。

最后是个体的选择：实验动物对毒物的反应不仅存在种属差异，而且还具有个体反应的差异。因此，在选择实验动物时，还应注意个体选择，包括年龄、体重、性别、健康状况等。毒理学实验选用实验动物的年龄取决于实验的类型，急性实验一般选用成年动物；亚慢性、慢性实验因实验周期长，同时要观察动物的生长发育情况，应选用较年幼的或初断乳的动物。由于动物在出生后至性成熟过程中，处于从原始卵泡至成熟卵泡发育的不同阶段，在其后的生长发育过程中又呈周期性变化。因此卵巢毒理学研究中，根据研究的不同目的，实验动物年龄、生理状态的选择显得格外重要和复杂。动物的特殊生理状态，如妊娠、哺乳等对实验结果影响也很大，毒理学实验一般应选用未产、未孕的雌性动物。

2. **镉的雌激素样作用研究实验对象的选择**　研究表明，大鼠（或小鼠）子宫增重实验是判定环境化学物雌激素样作用的简单有效的经典方法之一。据此，该研究的研究对象之一可选用大鼠或小鼠。为了排除体内雌激素的干扰，故进一步选择未成年或成年但去卵巢的大鼠或小鼠。考虑到镉即便具有雌激素样作用，也可能十分弱小，为了进一步排除未成年鼠或去卵巢鼠体内较低水平雌激素对结果的干扰作用，该研究的研究对象进一步界定为：21日龄（未成年）去卵巢后1周的Wistar大鼠。

MCF-7细胞为人乳腺癌细胞株之一，该细胞株在体外培养中对雌激素十分敏感，受雌激素作用后可迅速地增殖，所以常用于观察环境化学物的雌激素样作用。故根据实验的研究目的，MCF-7细胞可成为本研究的另一研究实验对象。

3. **镉污染对育龄妇女卵巢功能影响的现场流行病学研究**　根据研究目的，确定研究对象为镉暴露人群；界定研究对象为18~45岁育龄妇女；选择研究对象为不同暴露水平镉污染区居住的、符合纳入和排除标准的育龄妇女（全部或随机样本）。

（二）研究因素

研究因素，通常指拟研究的环境有害因素，如各种化学毒物等。在研究设计中，对于研究因素，主要关注三个问题：一是确定研究的因素；二是确定因素的暴露方式；三是确定因素暴露剂量。

1. **确定研究因素**　根据拟研究的目的，确定研究因素通常并不困难，但有时研究因素的确定并不太简单。例如，确定镉为处理因素时，我们必须根据染毒方式而确定使用不同的镉的化合物（包括氯化镉、硫酸镉、葡萄糖酸镉等），因为它们对胃肠道或皮肤黏膜的刺激性程度不同、吸收率不同。应用体外试验方法研究正己烷的毒作用时，我们使用2,5-己二酮，而不是正己烷，因为研究已表明，2,5-己二酮是正己烷在体内的主要活性代谢产物。

2. **确定暴露途径**　在毒理学研究中，整体动物实验研究因素常见的暴露途径有经胃肠道（如灌胃、胶囊吞咽、自由食用等）、经呼吸道途径（如动式或静式吸入染毒等）、经皮肤黏膜途径（如浸尾、皮肤涂抹、滴眼等）和注射途径（如动静脉注射、肌内注射、腹腔注射、皮下或皮内注射等）。在体外实验研究中，常见的染毒途径有器官灌注、细胞培养等。

接触途径的选择依据主要有三个：一是人类实际接触途径，我们总是尽可能使实验研究采用的染毒途径与人类实际接触途径一致。二是处理因素的理化特性与毒作用特点，如CO、苯等气态毒物宜采用经呼吸道途径。三是根据研究目的、根据各种接触途径的特点，选择合适的接触途径。

不同的研究目的，选择接触途径时主要依据可能不同。进行化学物毒理学安全评价时，通常按有关规范指南要求进行，如药物急性毒性试验，通常要求进行两种或两种以上途径染毒，其中，一种途径应与人类实际情况相同。同为经胃肠道染毒，应视染毒持续时间的长短选择染毒途径，如短期染毒多采用灌胃（剂量易于控制），而90d喂养试验多采用自由饮食（水）（因为长期灌胃可能伤及消化道黏膜而影响毒物吸收利用）。

选择接触途径时，还应充分考虑各种因素对研究结果的可能影响。例如，氯化镉皮下注射染毒，应严防注射时渗漏而致注射处皮肤发生溃疡、结节等；氯化镉腹腔注射染毒，则应高度重视同期对腹腔网膜的刺激作用而致大量渗出甚至出血。进而可能出现网膜包块，影响镉的进一步吸收。加入灌注液或培养液的毒物，应充分考虑溶解度、挥发性、比重、脂溶性大小等的影响。卵巢毒理学研究中，采用腹腔注射染毒时，尤应注意毒物对卵巢的直接损害作用存在的可能性及其对研究结果的影响。

3. 确定暴露剂量　在毒理学研究设计中，因素暴露剂量的选择与确定是较重要的内容之一，因为它常常是研究成败的关键。确定暴露剂量，就是根据研究目的，在选择暴露途径/方式后选择并确定一个合适的接触剂量及其剂量区间。

获得良好的剂量-效应（反应）关系的观察结果，是毒理学研究中的主要内容，因为这是其在因果关系推定、毒作用机制探索中具有突出的意义。通常，毒理学研究可设3～5个剂量组（含对照组），组间可呈等比或等差级数，相邻两组间剂量比多在2～6倍。

假设我们拟高、中、低3个染毒剂量组和1个对照组，则从理论上讲，通常我们的剂量期望是：高剂量组：能引起明显效应的剂量；中剂量组：出现轻微效应的剂量；低剂量组：不出现效应的剂量；对照组：溶剂或生理盐水，无效应出现。

选择并确定一个合适的剂量及其区间并不容易。实际工作中，我们常常在选择剂量时参考以下信息：①查阅文献资料，获得该因素相关的毒性参数（如LD_{50}、NOAEL等），据此推算各剂量组的参考剂量，如把$1/20～1/5 \, LD_{50}$值设定为亚慢性染毒模型的参考剂量。②查阅有关资料或/和通过预实验获得该因素相关毒作用信息，据此可确定剂量，如出现某种效应的最低剂量或未出现效应的最大剂量等。③根据研究目的、具体的研究内容和方法，确定剂量。

【应用解析】

1. 镉的卵巢毒性与肾脏毒性比较研究的剂量选择　该研究的主要目的是通过比较研究，明确在相同作用条件下，阐明镉作用后，更早出现的是肾脏毒性或是卵巢毒性。显然，该项目研究设计中剂量选择的重要性十分典型，因为选择的剂量是否合适，决定了研究结果的成败。

假定研究设计高、中、低3个剂量组和1个对照组。那么，根据研究目的，理论上，我们期待选择的剂量能获得以下预期效果：

高剂量组：两种毒性均出现。

中剂量组：出现其中一种毒性。

低剂量组：两种毒性均不出现。

对照组：两种毒性均不出现。

进一步解析：高剂量组的剂量应是能导致轻度但是明确的肾脏毒性和卵巢毒性的剂量，故应通过查阅相关资料去获得。保证两种毒性均明确出现，是防止中剂量组出现假阴性结果的可能性所必需的。中剂量组剂量的选择尤为关键。研究目的是试图探索卵巢毒性是否比肾脏毒性更早出现，所以，这个剂量应是导致明确的肾脏毒性的最小剂量。因为，在这个"最小剂量"之下，无论是否同时出现卵巢毒性，均为我们的研究提供了重要信息。通过系统地查阅既往的研究成果（包括WHO专家组专题研究报告），低剂量组剂量的选择使研究设计的剂量选择更加缜密，即以镉致肾脏毒性的最大无作用剂量为该组剂量，从而可根据其实验进一步验证卵巢毒性是否更为敏感。加上对照组，这样的剂量设计，保证了实验结果能较好地回答研究假设提出的问题，达到预期研究目的。

2. **研究因素暴露剂量分组** 为了获得剂量-反应（效应）关系，在毒理学实验中，体内实验除对照组外，一般至少要设3个剂量组，体外实验一般设3～5个剂量组。高、中、低剂量组的剂量一般按等比级数设置。体外实验浓度的设计应考虑受试物在实验介质中的溶解性。对可溶性受试物，浓度高于0mmol/L时，可因高渗透压对哺乳动物细胞引起损伤或人工假象。一般情况下，可溶性受试物的实验浓度上限一般是：哺乳动物细胞为10mmol/L或5mg/mL，细菌为5mg/平板。另外，常需要动物实验设置剂量与人体可能接触量关系的说明。实验组剂量组间距以2～6倍为宜。组间距过大，不利于剂量-反应（效应）关系的获得，而组间距过小，则可能出现相邻剂量组效应结果的交叉或重叠，干扰结果的分析。实际上，实验分组与剂量的选择并不容易，还应该根据研究的目的和具体的情况加以综合分析。

3. **体外实验中研究因素的代谢活化** 许多毒效应并非化学物本身引起，而是由其代谢活性产物所致。在毒理学体外实验中细菌及细胞对外源性化学物的代谢能力有限，对需经代谢活化发挥毒作用的化学物进行研究时，应在加代谢活化系统的条件下进行实验。目前，较常用的代谢活化系统一般是S9混合液。S9是经多氯联苯诱导的大鼠肝匀浆，经9 000g离心得到的上清液，由于各国禁用或限用多氯联苯，也可用苯巴比妥和β-萘黄酮联合诱导制备S9，肝S9的成分主要是混合功能氧化酶。体外哺乳动物细胞实验，还可利用大鼠肝原代培养细胞等作为代谢活化系统。

然而，应特别注意提供的代谢活化系统对于受试物的活化是否适合和充足，尤其对于阴性结果。虽然大多数化合物在体内经过其代谢，但是也有少数化学物是通过其他的方式活化（如1,2-二氯乙烷通过与谷胱甘肽结合而活化）或需经肠道菌丛活化。在这些情况下，应选择其他合适的活化系统。

（三）毒性效应

毒性效应，是研究设计中不可或缺的三大要素之一。对于因素暴露后的效应，主要关注三个问题：一是确定效应，二是确定效应指标，三是确定效应测量方法。

1. **效应的确定**　就是在确定研究对象及研究因素之后，根据研究目的，确定该研究中拟观察和研究的处理因素所致的生物学改变。确定何种效应作为研究的观察效应终点，主要取决于研究的目的。例如，化学物毒理学安全性评价研究中，慢性毒性试验的主要目的是获得阈剂量或 LOAEL 或 NOAEL，则任何毒效应都被列为观察效应的范畴；而急性毒性实验时，主要观察的是一般毒性和死亡。确定效应的另一个重要依据是对暴露因素理化特性、毒作用特点、可能机制等的全面分析，如通过分析比较双酚 A 与雌激素的化学结构相似性，确定了对双酚 A 雌激素样效应的观察；基于镉对女（雌）性性腺生殖毒性的认识开展镉的表观遗传毒效应研究等。

2. **选择效应指标**　选择效应指标，就是在确定研究的效应之后，选择用于衡量、评价效应性质、强度或大小的合适的指标或参数。

效应指标种类繁多，分类依据不同则分类不一，可以有主观与客观指标、敏感性与特异性指标、定性与定量指标、一般性与特殊性指标、经典与先进指标、形态学与功能性指标、生物学与非生物学指标、整体动物毒性与细胞毒性指标、现代分子生物学指标与传统生物学指标等之分。各类指标没有好坏之分，只有合适与不合适之别。全面和准确地认识各类指标的优缺点是选择效应指标的基础。

合适的指标，应能准确、真实、接近地反映所研究的效应及其变化规律，应能满足研究的目的和研究设计的要求。比如，反映毒物（加入培养液中）致卵巢颗粒细胞凋亡的影响，则选择测定孵育不同时间后贴壁细胞中凋亡细胞数和细胞凋亡率作为效应指标。为反映镉对卵巢颗粒细胞激素分泌功能的影响，可测定颗粒细胞体外培养不同的时间后（镉加入培养液中）培养液中孕酮、雌二醇的水平；DNA 甲基化、组蛋白修饰、microRNA 和小分子 RNA 表达等可用于反映环境有害因素表观遗传毒效应的研究；超数排卵试验常用于反映卵巢对超量 FSH 和 LH 的反应功能状况，而通过 GnRH 刺激试验则常用于判断垂体的反应功能状况。

效应指标的选择无法一概而论。毒物对人群卵巢功能损害的筛查时，在考虑指标的特异性的同时，要重视指标的敏感性，因为此时必须更关心漏诊的出现。而在临床诊断时，重视敏感性的同时，要关心特异性，因为此时还关心误诊的发生。应重视经典指标的可靠性与可比性，也要重视现代指标的先进性与灵敏性。一般认为，客观指标多优于主观指标，定量指标优于定性指标。

效应指标的选择不宜单纯追求高新技术或难度，小鼠子宫增重试验仅测量比较子宫的重量，也能成为判定环境化学物雌激素样效应的经典方法之一。我国古代"晷"模型（由一根南北向横放地面的木棍及其两端竖立的两根木棒组成），测定指标仅是日升日落期间木棒阳光阴影的长度。通过结果的分析，提出了一年 24 节气的重大发现。月经（动情）周期的观察并不难，但也是判定机体下丘脑-垂体-卵巢和内分泌调节功能状况的有效综合指标之一。

3. **效应测定方法的选择** 明确效应及其测量指标后，则应进一步确定和规范效应的测定方法。应根据研究目的和效应指标检测的要求选择合适的检测方法（包括检测仪器、设备等）。

同一指标，常有两种或多种检测方法，应充分、全面考虑方法的先进性、可靠性、稳定性、灵敏性、特异性等。在研究设计中，还应高度重视测定方法的规范与质量控制等问题。

【应用解析】

1. **正己烷对卵母细胞成熟影响研究的效应指标选择** 依据卵细胞成熟过程及其生物学特点，确定卵母细胞质成熟、核成熟作为化学物毒作用的效应。进一步根据基础医学研究理论选择极体的形成与释放作为质成熟的效应指标，选择体外受精能力作为核成熟的标志。此外，还可选择细胞线粒体分布情况作为细胞质成熟的效应指标。再根据研究文献资料，选择应用显微镜观察技术观察极体的形成与释放，应用体外受精实验分析受精能力，应用荧光电镜或激光共聚交电镜技术检测线粒体分布。

2. **效应测定结果的可靠性要求** 毒理学实验设计还应该考虑的问题是实验结果的可靠性，尤其在效应测量方法的选择、规范、实施的过程中。实验结果的可靠性要求包括实验的精密度、正确度和准确度3个方面。

（1）精密度（precision）：精密度是指在一定的试验条件下，多次试验测量值彼此间的符合程度，反映了随机误差大小的程度。精密度高，则试验误差小，使处理之间的差异能精确地比较。

例：甲：11.45，11.46，11.45，11.44；乙：11.39，11.45，11.48，11.50。

显然，甲组数据精密度大于乙组数据。可以通过增加试验次数而达到提高数据精密度的目的；试验数据的精密度是建立在数据用途基础之上的。试验过程精密度足够大，则只需少量几次试验就能满足要求。精密度大小的判断指标较多，如极差、标准差、方差、变异系数等。

（2）正确度（correctness）：正确度是指一组处理的平均值与真值之间的接近程度，反映系统误差的大小。

正确度高通常表明其精确度也高，但正确度低却不意味精确度一定也低。

（3）准确度（accuracy）：准确度是指试验中每一个处理的实际值或所研究特性的观察值与其相应的真值的接近程度。但在试验中真值往往未知，因此准确度常常难以确定。准确度反映了系统误差和随机误差的综合，表示了试验结果与真值的一致程度。

试验中，必须尽最大努力准确执行各项实验技术，力求避免人为的差错，特别是要注意试验条件的一致性，这样才能提高试验结果的准确度和精密度。精密度高并不意味着正确度也高；精密度不好，但当试验次数相当多时，有时也会得到好的正确度。

三、卵巢毒理学研究实验设计三原则

（The Three Principles of Research Design on Ovarian Toxicolog）

实验设计三原则是指在实验设计中必须严格遵循的3个最基本的原则，即随机原则（random）、重复原则（repeats）和对照原则（controls）。所谓原则，不仅仅要求在设计的指导思想、设计的过程及设计的内容中应予严格地遵循和体现，而且在实际的研究与实施过程中也应严格地、不折不扣地遵循与执行。不遵循或没有认真遵循甚至违反了这些原则，则研究设计是不合理、不科学或错误的，而且其研究结果是不科学、不可靠、不可信的甚至完全是错误的。可以说，实验设计的原则，是实验设计的灵魂。

（一）随机原则

随机，不是指随意，也不是指随便。随机是一个重要的统计学概念。从一个已定义的总体中，依据随机化的原则获得的样本，即为随机样本。获得随机样本的方法与过程，可谓随机抽样。

随机抽样就是保证所研究的对象中的每个个体都有同样被抽取的机会或概率。因此，随机样本（如果样本含量足够的话）是该定义总体的代表性样本，而遵循随机的原则，是保证样本代表性的重要前提。

遵循随机化原则，就是保证样本的代表性，减少随机误差。在毒理学实验研究中，我们常常是通过实验样本的结果去推定总体，因此，遵循随机抽样的原则，确保样本的代表性，是至关重要的。例如，在进行毒理学动物实验时，动物必须随机分组，最常用的方法是完全随机或随机区组的方法。完全随机即将研究对象随机地分配到各个处理组中，可通过随机数字表或抽签的方式进行。随机区组法则是将可能影响实验结果的非处理因素均衡地分配到各组，如动物体重、性别等。具体做法：将条件相近的实验对象配成一组（配伍组），再将每个配伍组中的实验对象随机分配到各个处理组中。

【应用解析】

1. **实验动物随机分组**　在毒理学实验中，我们常需将一群动物（总体）分为若干个实验组（样本），然后施加不同的处理后，测定、比较和分析结果。那么，确保各实验组样本的代表性，进而确保各实验组结果的可比性，显然是重要的前提。例如，拟将100只小鼠分为5组，每组20只。假如由同一个人先从笼中捉出20只为第1组，再依次捉出20只为第2组……依此类推，获得第3、4、5组。然后再随机选定各组予以不同处理，观察结果。然而，这样做所获得的各组样本不是随机样本，因为这样做抽得的第1组动物可能是100只动物中反应较不灵敏、行动较迟缓甚至身体较虚弱的20只，而第五组的20只动物情况正好相反。如此这般，这5个组试验动物（5个样本）显然不是来自一个总体，可比性问题凸显。同样的情况下，如果采用按体重分层随机抽样分组，则可获得随机样本，即先称重，再按体重大小依序编号1，2，3……100，再依序每5个数为一组（如1～5号为第1组，6～10号为第2组……依此类推）设20个组，再从随机数字表中取随机数依序给每一只动物；再根据随机数字的尾号确定动物的组属。这样做，使获得的各组（样本）具良好的可比性，避免了各种因素（如动物体重等）的影响。

2. 体外培养组织细胞的随机样本　根据研究目的，用健康成年纯系SD雌性大鼠若干，取卵巢、提取颗粒细胞，制备颗粒细胞（$1 \times 10^7/m^3$）混悬液。充分混匀后，分别取等量（10～20μL）细胞悬液加入多孔板中（共48孔，每组12孔，共4组），各组分别加入高、中、低剂量Cd^{2+}溶液，另一组为对照组。分别于孵育后2h、4h、8h和16，测定培养液中雌二醇、孕酮含量，比较分析镉对大鼠卵巢颗粒细胞性激素分泌功能的影响。

这是一项完全随机成组比较实验设计。细胞悬液抽取前的充分混匀（总体样本均一性）、精确抽取样本及48孔的完全随机分组是实验设计随机性原则的基本要求。

3. 组织切片观察的随机样本　组织切片的观察也是毒理学研究的重要方法之一。组织切片观察样本的代表性问题同样不容忽视。

在临床实际工作中，为了肿瘤等疾病的诊断，常取材制片进行病理学观察。这种看似"随意"的取材，尚不能看其样本是否随机抽样或样本是否有代表性等来简单判断。因为，一方面，其目的是发现有否恶变细胞的存在，而不是推定这个被取材组织癌变细胞的分布发生情况；另一方面，这种"随意"取材，沉淀了长期的、成功的临床经验，从这个角度讲，这种"取材"获得的样本具良好的代表性。然而，这并不是意味着组织切片的观察样本不需要"随机样本"，恰恰相反，在病理学迅速发展的今天，这一问题更应引起我们高度重视。例如卵巢各级卵泡构成比的观察。大鼠或小鼠的卵巢呈椭圆或圆条形，卵巢卵泡细胞包括原始卵泡、初级卵泡、次级卵泡、成熟卵泡及黄体等组成，依次从内向外排列，成熟卵子由卵巢表面排出后，经输卵管进入子宫腔。卵巢不同部位（断面、剖面）的卵泡构成比相差较大。故只能把卵巢作为一个"总体"加以观察。目前，考虑到卵泡直径大小等因素，常用卵巢超薄连续切片（5μm）法制片观察计数各级卵泡数。但实际工作中，常无法观察多达数百张的切片，故抽取一个"随机样本"十分重要。做法：以卵巢中点分别向两端作连续切片，每隔5张取一张，分别计数、累计、计算各级卵泡数均值，分析比较。

（二）重复原则

重复原则有两个含义：一是保证结果的可重复性；二是保证必需的样本数量。本文只讨论样本量问题。

实际上，样本的代表性不仅取决于样本与总体的同"质"（通过随机抽样来保证），还取决于必需的"量"。例如，欲获知一个100人群体的平均身高，即便我们完全随机抽取了一个人，用这个人的身高来估计这个群体的平均身高，这显然欠说服力。若随机抽5个人（小样本），用这个样本的平均值来估计总体的平均值，显然样本的代表性好多了。如果更多点，则说服力更强。那么，究竟多少合适，这就是要遵循重复原则。

随机原则能在很大程度上抵消非处理因素所造成的偏性，但不能全部消除其影响。当观测的结果具有变异性时，为了显示随机变量的统计规律性，必须有足够例数的重复实验数据。重复的原则大多数情况下通过各组适宜的样本量来体现。通常，样本量越大，越能反映客观、真实的情况。样本量应考虑到统计学的要求，在保证实验结果可靠性的前提下，选择适宜的样本量，以控制实验规模和成本。

在毒理学动物实验研究中，各组实验动物数（样本）的确定是个重要的基本问题。样本量的大小首先决定于实验设计的类型，如成组比较设计、完全随机方差设计、拉丁方设计、正交设计、析因设计等。根据实验设计类型的不同，应用相应的数学公式，可以计算所需的样本量。

实际上，在毒理学研究中，完全随机方差设计是最常见的基本实验方法，除了通过相应的数学公式推算外，一些经验数也值得借鉴。例如：按体重分层随机分4组，各组实验动物数：若为计量指标，则大鼠应为8～12只，小鼠10～15只；若为计数指标，则大鼠应为15～25只，小鼠20～30只；若动物为兔、狗，则样本量可相应减少。

【应用解析】

1. 样本量的确定

（1）若完全随机组间比较设计，每组动物12只，测定各组动物血清雌、孕激素水平并进行均值比较，则各组样本数为12。若将各组血清（12只动物）先行混合，再抽6个样本测定，则各组样本数为6。若混合血清抽1个样本，重复测3次，则该样本量仍为1，且该样本是一个"总体"，宜直接进行各组（总体）间比较。

（2）若完全随机多组比较设计（各组动物分别为12只），亚慢性染毒，拟观察毒物对卵巢颗粒细胞体外培养后雌、孕激素水平的影响。此时，分别取卵巢、制备细胞悬液，体外培养并测定激素值，则各组样本数为12。由于卵巢颗粒细胞少，宜将各组动物卵巢分别混合提取制备细胞混悬液（每组一个细胞总悬液），再分别加入4～5个培养孔中培养、测定，则此时，各组样本数分别为4～5个。

（3）从20只动物中，随机抽取8只动物，取卵巢提取卵巢颗粒细胞，制成细胞悬液。分别取一定量移入8个培养孔中培养、体外染毒，测定培养孔中雌、孕激素水平。每个样本分别重复测2次，则该样本量为8，不是16，也不是20。同理，从20只动物中随机抽取动物8只，取卵巢混合、制备匀浆，抽提DNA。分别抽取该DNA样分别加入6个孔（多孔板）PCR扩增。测定（重复测2次）。则该样本为6，而不是12，更不是20。

故样本量问题，不仅仅是一个适宜的样本数量的要求问题，而且更应关注样本量科学合理的确定问题，后者是统计学处理方法应用的基本要求与基础。

2. 几种简单的样本含量估计方法

（1）样本含量参数的决定：估计样本含量取决于以下4个条件，它们也是估计公式推导的理论依据：①设定检验的第Ⅰ类错误概率α，即检验水准。②设定检验的第Ⅱ类错误概率β。③总体平均数μ（或总体率π）、总体标准差σ。$\mu(\pi)$、σ一般未知，通常以样本的$\overline{X}(p)$、S作为估计值，多由预实验、查阅文献、经验估计而获得。④处理组间的差别δ：所比较的两个总体参数间的差别δ，如$\delta=\mu_1-\mu_2$或$\delta=\mu_2-\mu_1$。若研究者无法得到总体参数的信息，可作预实验来估计，也可根据专业要求由研究者规定。

（2）样本含量估计方法：根据以上需要考虑的条件，按照研究目的，选择下面介绍的方法估计样本含量，然后用估计的样本例数做实验，若总体参数间确实相差δ时，则预期按α检验水准，有$1-\beta$的概率得出有显著性的结论。

1）两样本均数比较：两样本均数比较时所需样本含量计算公式为

$$n_1 = n_2 = 2\left[\frac{(t_{\alpha/2}+t_{\beta})S}{\delta}\right]^2$$

式中n_1和n_2分别为两样本所需含量，一般要求相等；S为两总体标准差的估计值，一般假设其相等或取合并方差之方根；δ为两均数之差值，$t_{\alpha/2}$和t_{β}分别为检验水准α和第Ⅱ类错误概率β相对应的t值。α有单双侧之分，而β只取单侧。

例：用两种处理做动物冠状静脉窦的血流量实验。A处理平均血流量增加1.8mL/min，B处理平均血流量增加2.4mL/min。设两处理的标准差相等，均为1.0mL/min，$\alpha=0.05$，$\beta=0.10$，若要得出两种处理差别有统计学意义的结论，需多少实验动物？

本例$\delta=2.4-1.8$，$S=0.6$，$S=1$，双侧$\alpha=0.05$，$\beta=0.10$。先以$v=\infty$查t值表得双侧$t_{0.05/2,\infty}=1.96$，单侧$t_{0.1/\infty}=1.282$，代入上式

$$n_1 = n_2 = 2\left[\frac{(1.96+1.282)\times 1}{0.6}\right]^2 = 58.4，取59$$

再以$v=2（59-1）=116$，查t界值表，得双侧$t_{0.05/2,116}=1.982$，单侧$t_{0.01,116}=1.289$，代入上式

$$n_1 = n_2 = 2\left[\frac{(1.982+1.289)\times 1}{0.6}\right]^2 = 59.4，取60$$

两次计算结果相近，故可认为每组需动物60只，两组共需120只。

2）两组样本率比较：两组样本率比较所需样本含量的计算公式为

$$n_1 = n_2 = \frac{1}{2}\left[\frac{u_{\alpha/2}+u_{\beta}}{\sin^{-1}\sqrt{p_1}-\sin^{-1}\sqrt{p_2}}\right]^2$$

式中n_1和n_2分别为两样本所需含量；p_1和p_2分别为两总体率的估计值；$u_{\alpha/2}$和u_{β}分别为检验水准α和第二类错误的概率β相对应的u值。这里角度单位应为弧度。双侧$u_{0.1/2}=1.645$，$u_{0.05/2}=1.96$，$u_{0.01/2}=2.58$；单侧$u_{0.1}=1.282$，$u_{0.05}=1.645$，$u_{0.01}=2.326$。

例：初步观察甲、乙两药对有机磷农药轻度中毒的疗效，初步试验得甲药有效率为60%，乙药为85%。现拟进一步做治疗试验，设 $\alpha = 0.05$，$\beta = 0.10$，问每组最少需要观察多少病例？

本例用双侧检验，$p_1 = 0.60$，$p_2 = 0.85$，双侧 $u_{0.05/2} = 1.96$，单侧 $u_{0.1} = 1.282$，代入上式得

$$n_1 = n_2 = \frac{1}{2}\left[\frac{1.96 + 1.282}{\sin^{-1}\sqrt{0.60} - \sin^{-1}\sqrt{0.85}}\right]^2 = 63.8$$

即每组需要64例，两组共需128例。

（三）对照原则

对照（control）是指在实验研究时针对实验处理组设立的可作为对比的组。对照的意义在于通过对照鉴别处理因素与非处理因素的差异及处理因素的效应大小，消除和减少随机化原则所不能控制的抽样误差及实验者操作熟练程度等所造成的差异。

选择并设置合适的对照组，是毒理学研究实验设计应遵循的又一重要原则。没有比较，就没有鉴别；没有对照，就没有比较。因此，研究设计中，对照组常不可或缺。

对照的类型与种类较多：内对照与外对照、阳性对照与阴性对照、组间对照与自身对照、空白对照与溶剂对照等。设置对照的根本要求在于处理因素外，受试组与对照组的实验条件完全相同，这是我们将受试组与对照组可能出现的效应差异归结为处理因素的前提与基础。

根据研究的目的，选择合适的对照是重要的，因为不同的对照有其不同的特性与用途。在结果的评价时，也应充分认识不同的对照可能有的局限性。

毒理学实验中常用的对照形式有以下几种。

1. **未处理对照（空白对照）** 即不施加任何处理措施，用于确定实验对象生物学特征的本底值，进行质量控制。

2. **阴性对照** 不给要研究的处理因素，但给以其他的实验因素，以排除这些实验因素的影响。常用的阴性对照是溶剂/赋形剂对照，以此作为与染毒组比较的基础。阴性对照除了要研究的因素外，其他处理应和实验组完全相同。对照组与实验组必须在同时、同地、同条件下进行处理，否则就失去了对照的意义。文献中常可见缺乏对照、对照不全或对照不当的问题。

3. **阳性对照** 用已知的阳性物检测实验体系的有效性。阳性对照组的实验因素与实验组应尽可能一致，如与受试物采用相同的溶剂、染毒途径及采样时间。对于变异较大的实验，必须设置阳性对照组。当同时进行的阳性对照组不能得到阳性结果时，说明此次实验质量有问题，全部数据无效，必须重新进行实验。有些文献中，在需要设置阳性对照组的实验（如遗传毒理学、致畸、致癌和致敏实验等）中，未设置阳性对照，或阳性对照的结果明显不合理，此时的实验结论是不可信的。

4. **自身对照** 同一研究对象自身处理前后互为对照。采用这种对照时，要求研究因素处理前后的实验条件必须一致，观察指标应是稳定的。有些文献中，在实验过程中观察指标本身可能有变化的情况下，仍用自身对照，不能说明是非研究因素（如动物周龄、季节等）还是研究因素的作用。

5. **历史性对照** 同一实验室过去多次实验的对照组数据组成的历史对照可用于实验室质量的控制和保证。过去的研究资料可用于研究结果的比较，但需注意资料的可比性。

【应用解析】

对照组的设置与选择：在毒理学研究实验设计中，对照组的设置与选择十分重要，这是一项应遵循的原则，也就是说，在很多情况下，对照的设置与选择是否得当，同样决定了研究实验的成败，故应在研究应用中全面理解设置对照的本质与意义，并根据研究目的，选择合适的对照。

1. 毒理学研究实验中，最常用的是设置阴性对照组，即实验组正常予以不同剂量的环境有害因素（如毒物）的暴露，而对照组则多给予生理盐水，除此以外，包括暴露方式、频数等在内的所有暴露条件均完全一致。在农药毒理学研究中，常使用溶剂对照，因为农药常只能溶于有机溶剂中，而后者本身的毒性不容忽视。在微核试验研究中，由于微核的形成与观察受操作规程、操作技术及操作人员主观判定等因素影响较大，尤其是微核试验结果的假阴性风险尤大，因此，这类试验中，常必须设置阳性对照组。为研究与评价某环境雌激素的雌激素样作用的强度，选择设置阳性（如雌二醇）和阴性（如生理盐水）对照组是必要和有益的。在荧光半定量PCR的测定中，空白对照是不可或缺的，因为其测定值是以空白对照的基准值计算而得。为了获得剂量-效应（反应）关系，毒理学研究中最常使用多组间对照（设置不同剂量暴露组）。

2. 即便选择并设置了对照，还应注意不同类型对照自身的局限性问题。应用实验动物背部脊椎两侧皮肤分别设为试验与对照，研究比较毒物对皮肤的损害作用。这属同期自身对照设计。此时，应注意毒物可能引起的全身损害作用对对照组局部皮肤损害作用的影响；应用自身前后对照，比较分析药物对疾病的治疗效果，则应注意观察期限这一"时间"因素的影响，因为对于一些短病程，又可能自愈或自行缓解的病变而言，在观察期限"时间"内或许观察到的"效应"可能是"假阳性"结果。

3. 在毒理学实验研究设计中，有时处理因素不一定是"暴露因素"，那么，对照组也就不一定是"非因素暴露"了。例如，研究某基因在镉致卵巢毒性机制中的作用与意义时，应用该基因"敲除"动物或使用该基因"沉默"动物，则试验组与对照组均选择暴露于镉。此时，对照组与试验组的差别在于后者动物为基因"敲除"动物或基因"沉默"动物，而前者则为正常动物。应用转基因动物研究大气污染物的致癌作用，揭示该"被转基因"的作用，则选用正常动物为对照，该对照组动物同样暴露于该污染物。

4. 很少有不使用对照的情况，即便出现了，有时也是存在各种隐性对照，如历史对照、经验对照或文献对照等。

四、常用毒理学实验研究设计方案
（Commonly Used Toxicology Experimental Research Design Scheme）

（一）完全随机分组设计

完全随机分组（simple randomization）设计是一种考查单因素2水平或多水平设计方案，它将同质的观察对象不加任何条件限制，采用随机数字表或随机排列表等方法，随机地分配到各处理水平组中，如一种化学物不同暴露剂量水平或不同化学物一种暴露剂量水平染毒后，组间处理效应的比较研究即属此类。观察水平数 $k=2$ 时，适用进行 t 检验对两组均数比较；$k>2$ 时，适用单向方差分析。

完全随机分组设计的优点：设计简单，易于实施，出现缺失数据时仍可进行统计分析；但与随机区组设计相比，在小样本试验时，各样本随机误差较大，检验效能较低。

【应用解析】
拟研究A、B、C三种有机磷农药对血清胆碱酯酶的影响。将40只大鼠按完全随机方法分为4组（即A、B、C及对照组），一次性灌胃染毒，2h后处死动物取血清测定全血胆碱酯酶活性，结果见表15-1。

表15-1 有机磷农药暴露大鼠全血胆碱酯酶含量测定

组号	胆碱酯酶含量 / ($U \cdot mL^{-1}$)								
A	23	12	18	16	28	14	20	24	23	20
B	14	24	17	19	16	22	23	21	16	18
C	8	12	10	19	14	15	11	14	7	10
对照组	36	37	34	29	30	34	32	35	38	30

注：此方案即为完全随机方差设计，以上结果数据可进行完全随机方差分析。

（二）分层随机分组设计

分层随机（stratified randomization）设计是将受试对象按一定的因素分为若干层，然后对各层的对象再用随机方法分配至实验组或对照组中。在一些非处理因素难于控制一致，或者研究者有意探求非处理因素不同水平状态下的特征时，可用这

374

一方案。该方案也适用于多中心临床试验研究。

该设计的优点：在同一层内实验组与对照组的非处理因素达到均衡，提高了结果分析的统计检验效率。但应注意分层数不宜过多，因为这样将增大样本含量，增加了实验的难度。建议在预试验时，有目的摸清分层的恰当剂量（或作用量），减少不必要的浪费。获得试验结果属数值变量，可采用组内分组方差分析，分类变量可作卡方检验。

【应用解析】

拟研究A、B及C三种有机磷农药对血清胆碱酯酶的影响。将40只大鼠先按体重分层（即先按体重大小排序后，每4组一层次，共10个层次），再按完全随机方法分为4组（即A、B、C及对照组），每组10只。一次性灌胃染毒，2h后处死动物取血清测定全血胆碱酯酶活性。该方案即为分层完全随机分组设计，在同一层内实验组与对照组的非处理因素（体重）达到均衡，提高了结果分析的统计检验效率。

（三）随机区组实验设计

随机区组方差设计又称为配伍组设计（randomized block design），属单因素2水平或多水平的设计方案，当水平数 $k=2$ 时，即为配对设计（paired design）。它要求各观察对象按一定条件组成一个区组（配伍组），区组内各受试者条件相同，如同性别、年龄、体重、品系等。采用随机方法将它们分配到各处理水平组中。这样保证了各组内受试对象的齐同可比，即减少组间误差，提高检验效率，但由于配伍要求严格，执行有一定难度。对于获得的实验数据，属数值变量者可用随机区组方差分析或秩和检验处理，属分类变量可用 χ^2 检验，包括配对 χ^2 检验。

【应用解析】

欲研究不同化学物对大鼠卵巢湿重的影响。拟分盐水组、Cd、Zn、Cd+Zn 4个组。现有纯品系、杂交品系两种大鼠24只。先按大鼠的同种属品系、体重相近条件配区组，每4只一个区组，共配6个区组，并编号。定1~4号为第一区组，5~8号为第二区组……21~24号为第六区组。查随机数字表法将每个区组中4只大鼠随机分配到各个剂量组中。结果见表15-2。

（四）重复测量方差实验设计

重复测量是指对同一观察对象的同一观察指标在不同时间点上进行的多次测量，用于分析该观察指标在不同时间上的变化特点。这类测量资料可分为单因素重复测量资料、双因素重复测量资料等。

双因素重复测量资料中的两个因素是指一个组间因素（处理因素）和一个组内因素（时间因素）。组间因素是指分组或分类变量，它把所有受试对象按分类变量的水平分为几个组。组内因素是指重复测定的时间变量。

表 15-2　大鼠分配情况表

区组号	处理组			
	A	B	C	D
1	1	3	2	4
2	6	5	7	8
3	9	11	10	12
4	15	13	14	16
5	18	19	17	20
6	21	23	24	22

注：表中 A、B、C、D 为处理组标号；1、2……24 为动物标号。据此可获得 A、B、C、D 4 个处理组。

【应用解析】

1. **单因素重复测量方差设计**　研究 3 种化学物 A、B、C 对心率影响的对比研究。对 9 例志愿者于用药前测定其心率，然后进行随机化给药。一部分人按 A 药→安慰剂（C 药）→B 药的顺序给药，另一部分人按 B 药→安慰剂（C 药）→A 药的顺序给药。比较 A 药与 B 药对心率影响的差别。表 15-3 列出 9 名受试者用药前、安慰剂（C 药）期及用药（A 与 B）期的心率。

表 15-3　心室期前收缩患者再用药前后的心率

患者号	药物			
	用药前	A 药	C 药	B 药
1	94	67	90	67
2	57	52	69	55
3	81	74	69	73
4	82	59	71	72
5	67	65	74	72
6	78	72	80	72
7	87	75	106	74
8	82	68	76	59
9	90	74	82	80

注：上述资料可进行单因素重复测量方差分析。

2. **双因素重复测量方差实验设计**　一项毒物代谢动力学研究，目的是对比某种毒物的不同暴露途径在体内的代谢速度。暴露途径分为肌内注射和灌胃。将 16 只大鼠随机分为两组，每组 8 只。一组采用肌内注射，另一组为灌胃，分别在染毒后 1h、2h、4h、6h 及 8h 测定血中的毒物浓度。测定结果见表 15-4（模拟数据）。

表 15-4　一种毒物两种暴露途径在血中的浓度

受试物	受试者	毒药暴露后不同时间血中浓度 / ($\mu g \cdot mL^{-1}$)				
		1（1h）	2（2h）	3（4h）	4（6h）	5（8h）
肌内注射	1	9.73	55.91	54.61	46.81	47.56
	2	5.50	79.90	50.87	62.37	55.03
	3	7.96	64.10	23.43	56.00	45.15
	4	6.89	73.10	76.05	70.45	60.80
	5	7.90	93.35	55.24	65.47	62.37
	6	6.50	73.45	32.08	76.27	60.23
	7	8.34	132.1	102.0	97.83	92.83
	8	7.68	85.80	5.4	73.95	60.14
灌胃	1	1.20	29.00	48.88	52.24	31.65
	2	0.84	25.00	44.25	53.80	32.38
	3	0.68	17.34	61.60	64.56	55.80
	4	2.14	14.10	66.65	69.77	54.43
	5	2.30	53.40	62.00	73.83	57.31
	6	2.30	25.85	53.25	45.80	47.92
	7	2.45	53.30	57.80	58.80	71.10
	8	1.58	30.30	44.00	70.20	67.06

注：本例的组间因素是化学物不同暴露方式，组内因素是测定时间。上述资料可进行双因素重复测量方差分析。

（五）交叉实验设计

交叉设计（cross-over design）是在自身配对设计基础上发展的双因素设计。它可在同一受试对象身上观察两种或多种处理的效应，这样能够消除受试对象之间的变异，减少误差，提高检验效率。该设计安排是首先将一组同质个体随机地分为两组；然后分别将 A 因素施与 I 组，同时 B 因素施与 II 组，待第一阶段实验结束后再进行交换，此时将 A 因素施与 II 组而 B 因素施与 I 组，进行第二阶段实验。实际上每个受试对象都接受了两种处理，同时 AB 两种处理在两个时间阶段上都进行实验，这样使 AB 两种因素先后实验的机会均等，平衡了试验顺序的影响。可见，交叉设计是在同源配对设计基础上增加了一个观察因素，即"阶段"因素。这种设计适用于不易控制个体差异的受试者，计量数据用方差分析处理。

1. **设计要求**　受试对象在接受第二种处理前，应留有一个间隔期以消除前一种处理的剩余效应（carry-over effects）或残留效应。试验期间不宜时间过长，患者病情应处于稳定状态。

【应用解析】

研究依那普利（A药）治疗高血压的疗效，以传统的抗高血压药卡托普利（B药）做对照。将受试对象随机分为两组，一组先给A药后给B药，另一组给B药后给A药。第一、二阶段均为1个月，一、二阶段的间歇期为1周。结果见表15-5。

表15-5　两种药物治疗高血压的临床交叉试验

| 病历号 | A 药 /mg | B 药 /mg | 病历号 | B 药 /mg | A 药 /mg |
	第一阶段	第二阶段		第一阶段	第二阶段
1	102	104	16	108	100
2	104	106	17	110	94
3	102	98	18	100	98
4	102	96	19	100	90
5	102	100	20	102	102
6	100	98	21	98	94
7	100	100	22	100	86
8	96	94	23	98	104
9	102	100	24	104	92
10	104	104	25	110	94
11	108	104	26	112	92
12	98	96	27	102	92
13	98	96	28	100	90
14	104	98	29	102	96
15	98	94	30	100	92

2. **统计分析**　对于交叉设计的数据作方差分析，可回答两个问题，即两种处理间及两个阶段间的差异有无统计学意义。方差分析的过程：

两阶段的平均数 $\overline{X}$ 及标准差 S 为：$\overline{X}_1 = 102.33$，$S_I = 4.10$；$\overline{X}_2 = 96.89$，$S_I = 4.94$。两种药物平均数 $\overline{X}$ 及标准差 S 为：$\overline{X}_A = 98$，$S_A = 5.53$；$\overline{X}_B = 101.13$，$S_B = 4.63$。个体间的平均数 $\overline{X}$ 及标准差 S 由个体合计数求得。

（1）求各离差平方和

两阶段间 $SS_{阶段} = (\overline{X}_I - \overline{X}_{II})^2 \times n/2 = (102.33 - 96.8)^2 \times 30/2 = 459.266$

两药物间 $SS_{药间} = (\overline{X}_A - \overline{X}_B)^2 \times n/2 = 147.266$

个体间 $SS_{个体} = S^2_{个体}(n-1)/2 = 694.73$

误差 $SS_e = SS_{组内} - SS_{阶段} - SS_{个体} = 355.466$

$SS_{组内} = (S^2_A + S^2_B)(n-1) = (5.53^2 + 4.63^2)(30-1) = 1\,508.516\,2$

（2）计算概率 P 及统计推断：方差分析结果列于表15-6中。

表 15-6 方差分析表

变异来源	自由度（v）	离差平方和（SS）	均方（MS）	F	P
两药物	1	147.266	147.266	11.60	0.002 0
两阶段	1	459.266	459.266	36.18	0.000 1
个体间	29	694.730	23.956	1.89	0.048 4
误差	28	355.466	12.695		
总变异	59	1 656.733			

根据方差分析结果：两阶段间与两种药物间差别均有统计学意义，可以认为服用依那普利者血压低于卡托普利，服药至第Ⅱ阶段后，血压亦低于第Ⅰ阶段。

（六）析因实验设计

析因实验设计（factorial experimental design）是一种多因素多水平交叉分组、进行全面试验的设计方法。它可以研究两个或两个以上因素多个水平的效应，也就是说，在每一次完全试验中，这些因素的所有可能的水平组合都能被研究到，如4个因素同时进行实验，每个因素取2个水平，实验的总组合数为 $2^4 = 16$；如果水平数为3，则有 $3^4 = 81$ 种组合数。即是这81种组合均进行实验。而且还可检验各因素间的交互作用（interaction）。

什么是交互作用？如果在一次实验中，当一个因素的水平间的效应差随其他因素的水平不同而变化时，因素之间就存在交互作用，它是各因素间效应不独立的表现。这种作用又可分为协同作用和拮抗作用两类。一种因素可以增强另一种或多种因素的效应时，称之为协同作用；一种因素可以减弱另一种或多种因素的效应时，则称为拮抗作用。

分析2个因素是否独立，是识别交互作用的核心。若2个因素相互独立，那么各自的效应是相加的。现以2个因素2个水平为例说明之（表15-7）。

表 15-7 2 个因素 2 个水平

B 因素	A 因素		
	A_1	A_2	$A_2 - A_1$
B_1	a_1b_1	a_2b_1	$a_2b_1 - a_1b_1$
B_2	a_1b_2	a_2b_2	$a_2b_2 - a_1b_2$
$B_2 - B_1$	$a_1b_1 - a_1b_2$	$a_2b_1 - a_2b_2$	

A效应 $= \dfrac{1}{2}\big[(a_2b_1 - a_1b_1) + (a_2b_2 - a_1b_2)\big]$。

B效应 $= \dfrac{1}{2}\big[(a_1b_2 - a_1b_1) + (a_2b_2 - a_2b_1)\big]$。

$$AB(a_2b_1 - a_1b_1) - (a_2b_2 - a_1b_2) = (a_1b_2 - a_1b_2) - a_2b_1$$

若A因素对B因素无影响，则：$a_1b_2 = a_2b_2$，$a_1b_1 = a_2b_1$。

若B因素对A因素无影响，则：$a_1b_1 = a_1b_2$，$a_2b_1 = a_2b_2$。

【应用解析】

三种假想的不同实验结果，试分析有无交互作用及其交互作用的性质（表15-8～表15-10）。

表15-8　A、B因素实验数据（1）

B 因素	A 因素		
	A_1	A_2	$A_2 - A_1$
B_1	4	6	2
B_2	8	10	2
$B_2 - B_1$	4	4	-

A 平均效应 =2+2/2=2，平均效应 =4+4/2=4；AB 交互效应 =2-2/2=4-4/2=0。

表15-9　A、B因素实验数据（2）

B 因素	A 因素		
	A_1	A_2	$A_2 - A_1$
B_1	4	6	2
B_2	8	16	8
$B_2 - B_1$	4	10	-

A 平均效应 =8+2/2=5，B 平均效应 =10+4/2=7；AB 交互效应 =8-2=10-4=6。

表15-10　A、B因素实验数据（3）

B 因素	A 因素		
	A_1	A_2	$A_2 - A_1$
B_1	8	12	4
B_2	16	10	−6
$B_2 - B_1$	8	−2	-

A 平均效应 =−6+4/2=−1，B 平均效应 =−2+8/2=3；AB 交互效应 =−6-4=−2-8=−10。

析因实验可以分析多种交互作用，2个因素间的交互作用称为一级交互作用，3个因素间的交互作用称为二级交互作用，4个因素间则称为三级交互作用，乃至更高级的交互作用。例如观察3个因素的效应，其一级交互作用为A×B、A×C与B×C；二级交互作用为A×B×C。当析因实验设计因素与水平过多时，使交互作用分析内容繁多，计算复杂，而且带来专业解释的困难，故一般多用简单的析因实验。数据处理均采用方差分析。

析因实验设计的优点主要是：①同时观察多个因素的效应，提高了实验效率；②能够分析各因素间的交互作用；③容许一个因素在其他各因素的几个水平上来估计其效应，所得结论在实验条件的范围内是有效的。

（七）正交实验设计

正交实验设计（orthogonal experimental design）是研究多因素多水平的又一种设计方法。它应用正交表对多个因素进行整体设计、实验和统计分析，三者有机结合起来，是一种高效率、快速、经济的实验设计方法。这种设计不仅能明确各因素的主次地位，而且可分析因素间的交互作用，找出诸因素各水平间的最佳搭配，避免了析因设计的全面试验。例如，做一个3个因素3个水平的实验，按全面实验要求，须进行 $3^3 = 27$ 种组合的实验，且尚未考虑每一组合的重复数。若按 $L_9(3)^3$ 正交表安排实验，只需作9次，按 $L_{18}(3)^7$ 正交表进行18次实验，显然大大减少了工作量。因而正交实验设计在医学与药学研究中已经得到广泛应用，是一个值得提倡的设计方法（表15-11，表15-12）。

表15-11　$L_9(3^4)$ 表

试验号	列号			
	1	2	3	4
1	1	1	1	1
2	1	2	2	2
3	1	3	3	3
4	2	1	2	3
5	2	2	3	1
6	2	3	1	2
7	3	1	3	2
8	3	2	1	3
9	3	3	2	1

1. **正交表**　是正交设计的核心，根据各因素的相互关系构造而成的多列表。它的表达形式是 $L_n(t^c)$。L为正交表的代号，n 为实验方案号，即无重复的试验次数，t 为水平数，c 为列数，也就是可能安排最多的因素个数。例如 $L_9(3^4)$（表7-11），表示需做9次实验，最多可观察4个因素，每个因素均为3个水平。一个正交表中也可以各列的水平数不相等，我们称它为混合型正交表，如 $L_8(4 \times 2^4)$（表7-12），此表的5列中，有1列为4个水平，4列为2个水平，常见的正交表有 $L_4(2^3)$、$L_8(2^7)$、$L_{12}(2^{11})$、$L_9(3^4)$、$L_{16}(4^5)$、$L_{25}(4 \times 2^4)$、$L_{16}(4^3 \times 2^6)$ 等。根据正交表的数据结

构看出，正交表是一个n行c列的表，其中第j列由数码1、2……S_j组成，这些数码均各出现N/S次。例如表7-11中，第二列的数码个数为3，S=3，即由1、2、3组成，各数码均出现N/3＝9/3＝3次。

正交表具有以下两项性质：

（1）每一列中，不同的数字出现的次数相等。例如在2个水平正交表中，任何一列都有数码"1"与"2"，且任何一列中它们出现的次数是相等的；如在3个水平正交表中，任何一列都有"1""2""3"，且在任一列的出现数均相等。

（2）任意两列中数字的排列方式齐全而且均衡。例如在2个水平正交表中，任何两列（同一横行内）有序对子共有4种：（1，1）、（1，2）、（2，1）、（2，2）。每种对数出现次数相等。在3个水平情况下，任何两列（同一横行内）有序对共有9种，1.1、1.2、1.3、2.1、2.2、2.3、3.1、3.2、3.3，且每对出现数也均相等。

表 15-12　$L_8（4×2^4）$表

试验号	列号				
	1	2	3	4	5
1	1	1	1	1	1
2	1	2	2	2	2
3	2	1	1	2	2
4	2	2	2	1	1
5	3	1	2	1	2
6	3	2	1	2	1
7	4	1	2	2	1
8	4	2	1	1	2

以上两点充分地体现了正交表的两大优越性，即均衡分散性与整齐可比性。由正交表的数学结构高度的规则与整齐，因而更具有代表性。通俗地说，每个因素的每个水平与另一个因素各水平各交会一次，这就是正交性。

2. 交互作用表　每一张正交表后都附有相应的交互作用表，它是专门用来安排交互作用试验。表15-13就是$L_8（2^7）$表的交互作用表。

表 15-13　$L_8（2^7）$表的交互作用表

列号	1	2	3	4	5	6	7
	（1）	3	2	5	4	7	6
		（2）	1	6	7	4	5
			（3）	7	6	5	4
				（4）	1	2	3
					（5）	3	2
						（6）	1

安排交互作用的试验时，是将两个因素的交互作用当作一个新的因素，占用一列，为交互作用列，从表15-13中可查出$L_8(2^7)$正交表中的任何两列的交互作用列。表中带"（）"的为主因素的列号，它与另一主因素的交互列为第一个列号从左向右，第二个列号顺次由下向上，两者相交的号为两者的交互作用列。例如，将A因素排为第（1）列，B因素排为第（2）列，两数字相交为3，则第3列为A×B交互作用列。又如，可以看到第4列与第6列的交互列是第2列，其余类推。

3. **正交实验的表头设计**　表头设计是正交设计的关键，它承担着将各因素及交互作用合理安排到正交表的各列中的重要任务，因此一个表头设计就是一个设计方案。

表头设计的主要步骤如下：

（1）确定列数：根据试验目的，选择处理因素与不可忽略的交互作用，明确其共有多少个数，如果对研究中的某些问题尚不太了解，可多一些，但一般不宜过多。当每个试验号无重复，只有1个试验数据时，可设2个或多个空白列，作为计算误差项之用。

（2）确定各因素的水平数：根据研究目的，一般2个水平（有、无）可作因素筛选用；也可用于试验次数少、分批进行的研究。3个水平可观察变化趋势，选择最佳搭配；多水平能一次满足试验要求。

（3）选定正交表：根据确定的列数（c）与水平数（t）选择相应的正交表。例如，观察5个因素8个一级交互作用，留2个空白列，且每个因素取2个水平，则适宜选$L_{16}(2^{15})$表。由于同水平的正交表有多个，如$L_8(2^7)$、$L_{12}(2^{11})$、$L_{16}(2^{15})$，一般只要表中列数比考虑需要观察的个数稍多一点即可，这样省工省时。

（4）表头安排：应优先考虑交互作用不可忽略的处理因素，按照不可混杂的原则，将它们及交互作用首先在表头排妥，而后再将剩余各因素任意安排在各列上。例如，某项目考察4个因素A、B、C、D及A×B交互作用，各因素均为2个水平，现选取$L_8(2^7)$表，由于AB两因素需要观察其交互作用，故将两者优先安排在第1、2列，根据交互作用表查得A×B应排在第3列，于是C排在第4列，由于A×C交互在第5列，B×C交互作用在第6列，虽然未考查A×C与B×C，为避免混杂之嫌，D就排在第7列（表15-14）。

表15-14　$L_8(2^7)$表头设计

列号	1	2	3	4	5	6	7
因素与交互作用	A	B	A×B	C			D

常用的表头设计如表15-15及表15-16所示。

（5）组织实施方案：根据选定正交表中各因素占有列的水平数列，构成实施方案表，按实验号依次进行，共做9次实验，每次实验按表中横行的各水平组合进行。例如，$L_9(3^4)$表，若安排4个因素，第一次实验A、B、C、D 4个因素均取1个水平，第二次实验A因素1个水平，B、C、D取2个水平……第九次实验A、B因素取3个水平，

C因素取2个水平，D因素取1个水平。实验结果数据记录在该行的末尾。因此，整个设计过程我们可用一句话归纳为：因素顺序上列、水平对号入座，实验横着作。

表 15-15　$L_{18}(3^7)$

因素数	列号						
	1	2	3	4	5	6	7
3	A	B	A×B	C	A×C	B×C	A×B×C
4	A	B	A×B	C	A×C	B×C	D
			C×D		B×D	A×D	

表 15-16　$L_{27}(3^{13})$

因素数	列号												
	1	2	3	4	5	6	7	8	9	10	11	12	13
3	A	B	(A×B)₁	(A×B)₁	C	(A×C)₁	(A×C)₂	(B×C)₁			(B×C)₁		
4	A	B	(A×B)₁	(A×B)₂	C	(A×C)₁	(A×C)₂	(B×C)₁	D	(A×D)₁	(B×C)₂	(B×D)₁	(C×D)₁
	(C×D)₂			(B×C)₂			(A×C)₁						

4. 2个水平有交互作用的正交实验设计与方差分析

【应用解析】

体外细胞培养实验研究影响卵巢颗粒细胞某激素分泌水平的3个因素，包括加入RH、孵育时间、培养液配比，每个因素都为2个水平，各因素及其水平见表15-17。选用$L_8(2^7)$正交表进行实验，实验结果（人工模拟数据）见表15-18。

首先计算I_j与II_j，I_j为第j列第1水平各试验结果取值之和，II_j为第j列第2水平各试验结果取值之和。然后进行方差分析。过程为：

求：总离差平方和$SS_T = \sum X^2 - \dfrac{(\sum X)^2}{n} = 65\,668 - \dfrac{(724)^2}{8} = 146.0$

各列离差平方和$SS_j = (I_j - II_j)^2/n$

本例各列离均差平方最底部一行。误差平方和为各空列SS_j之和。即误差平方 $SS_e = \sum SS_空列 = 0.5 + 4.5 + 4.5 = 9.5$。

自由度v为各列水平数减1，交互作用项的自由度为相交因素自由度的乘积。

表 15-17　因素与水平

因素	水平	
	1	2
A加入RH	无	有
B孵育时间	2	4
C培养液配比	1:1:1	1:2:1

384

表 15-18　正交实验 $L_8(2^7)$ 表结果

| 试验号 | 1 | 2 | 3 | 4 | 5 | 6 | 7 | 试验结果 |
	A	B	A×B	C				激素水平
1	1	1	1	1	1	1	1	86
2	1	1	1	2	2	2	2	95
3	1	2	2	1	1	2	2	91
4	1	2	2	2	2	1	1	94
5	2	1	2	1	2	1	2	91
6	2	1	2	2	1	2	1	96
7	2	2	1	1	2	2	1	83
8	2	2	1	2	1	1	2	88
I_j	366	368	352	351	361	359	359	
II_j	358	356	372	373	363	365	365	
$I_j - II_j$	8	12	−20	−22	−2	−6	−6	
SS_j	8.0	18.0	50.0	60.5	0.5	4.5	4.5	

分析结果见表15-19。

表 15-19　正交实验方差分析表

变异来源	自由度 υ	离差平方和 SS	均方 MS	F	P
A	1	8.0	8.0	2.53	0.210 2
B	1	18.0	18.0	5.68	0.097 3
A×B	1	50.0	50.0	15.79	0.028 5
C	1	60.5	60.5	19.1	0.022 2
误差	3	9.5	3.16		
总变异	7	146.0			

从表15-19看出，在 $\alpha = 0.05$ 水准上，只有C因素与A×B交互作用有统计学意义，其余各因素均无统计学意义。考虑到交互作用A×B的影响较大，且它们的2个水平为优。在 C_2 的情况下，有 B_1、A_2 和 B_1、A_1 两种组合状况下的激素水平最高。考虑到B因素影响较A因素影响大些，而B中选 B_1 为好，故选 A_2B_1。可见，最佳细胞培养方案（激素分泌水平最高）为 $A_2B_1C_2$，即加入RH，孵育时间4h，培养液配比为1.2∶1。

用正交表与交互作用表：为便于正交设计，以下介绍常用的正交表及其交互作用表。

（1）2个水平正交表与交互作用表：见表15-20、表15-21。

表 15-20 $L_4(2^3)$ 正交表

试验号	列号		
	1	2	3
1	1	1	1
2	1	2	2
3	2	1	2
4	2	2	1

表 15-21 $L_8(2^7)$ 正交表

试验号	列号						
	1	2	3	4	5	6	7
1	1	1	1	1	1	1	1
2	1	1	1	2	2	2	2
3	1	2	2	1	1	2	2
4	1	2	2	2	2	1	1
5	2	1	2	1	2	1	2
6	2	1	2	2	1	2	1
7	2	2	1	1	2	2	1
8	2	2	1	2	1	1	2

（2）$L_8(2^7)$二列间的交互作用表：见表15-22～表15-24。

表 15-22 $L_{12}(2^{11})$ 正交表

试验号	列号										
	1	2	3	4	5	6	7	8	9	10	11
1	1	1	1	1	1	1	1	1	1	1	1
2	1	1	1	1	1	2	2	2	2	2	2
3	1	1	2	2	2	1	1	1	2	2	2
4	1	2	1	2	2	1	2	2	1	1	2
5	1	2	2	1	2	2	1	2	1	2	1
6	1	2	2	2	1	2	2	1	2	1	1
7	2	1	2	2	1	1	2	2	1	2	1
8	2	1	2	1	2	2	2	1	1	1	2
9	2	1	1	2	2	2	1	2	2	1	1
10	2	2	2	1	1	1	1	2	2	1	2
11	2	2	1	2	1	2	1	1	1	2	2
12	2	2	1	1	2	1	2	1	2	2	1

表 15-23　L_{16}（2^{15}）正交表

试验号	列号														
	1	2	3	4	5	6	7	8	9	10	11	12	13	14	15
1	1	1	1	1	1	1	1	1	1	1	1	1	1	1	1
2	1	1	1	1	1	1	1	2	2	2	2	2	2	2	2
3	1	1	1	2	2	2	2	1	1	1	1	2	2	2	2
4	1	1	1	2	2	2	2	2	2	2	2	1	1	1	1
5	1	2	2	1	1	2	2	1	1	2	2	1	1	2	2
6	1	2	2	1	1	2	2	2	2	1	1	2	2	1	1
7	1	2	2	2	2	1	1	1	1	2	2	2	2	1	1
8	1	2	2	2	2	1	1	2	2	1	1	1	1	2	2
9	2	1	2	1	2	1	2	1	2	1	2	1	1	1	2
10	2	1	2	1	2	1	2	2	1	2	1	2	2	2	1
11	2	1	2	2	1	2	1	1	2	1	2	2	1	2	1
12	2	1	2	2	1	2	1	2	1	2	1	1	1	1	1
13	2	2	1	1	2	2	1	1	2	2	1	1	2	2	2
14	2	2	1	1	2	2	1	2	1	1	2	2	1	1	2
15	2	2	2	2	1	1	2	1	2	2	1	2	1	1	2
16	2	2	2	2	1	1	2	2	1	1	2	1	2	2	1

表 15-24　L_{16}（2^{15}）二列间的正交作用表

列号	1	2	3	4	5	6	7	8	9	10	11	12	13	14	15
		(1)	3	2	5	4	7	6	9	8	11	10	13	12	15	14
			(2)	1	6	7	4	5	10	11	8	9	14	15	12	13
				(3)	7	6	5	4	11	10	9	8	15	14	13	12
					(4)	1	2	3	12	13	14	15	8	9	10	11
						(5)	3	2	13	12	15	14	9	8	11	10
							(6)	1	14	15	12	13	10	11	8	9
									15	14	16	12	11	10	9	8
									(8)	1	2	3	4	5	6	7
										(9)	3	2	5	4	7	6
											(10)	1	6	7	4	5
												(11)	7	6	5	4
													(12)	1	2	3
														(13)	3	2
															(14)	1

（3）3个水平正交表与交互作用表：见表15-25。

表15-25　$L_9(3^4)$ 正交表

试验号	列号			
	1	2	3	4
1	1	1	1	1
2	1	2	2	2
3	12	3	3	3
4		1	2	3
5	2	2	3	1
6	2	3	1	2
7	3	1	3	2
8	3	2	1	3
9	3	3	2	1

任意两列间的交互作用出现于另外两列。

如同其他学科研究一样，卵巢毒理学实验研究设计很大程度上决定了该项目研究的科学性、创新性、先进性、可行性和研究水平。当然，仅有好的实验研究设计还不够，严谨的科学态度、全面的科学规范和认真的科研工作是做好实验研究的另一个重要保障。

（张晨韵　张文昌）

参考文献

［1］庄志雄，曹佳，张文昌.现代毒理学.北京：人民卫生出版社，2018.

［2］HODGSON E. A Textbook of modern toxicology. 4th ed. New York：Wiley，2010.

［3］EATON DL，GILBERT SG. Chapter 2 Principles of toxicology. New York：McGraw-Hill，2008.

［4］MCQUEEN CA. Comprehensive Toxicology. 2nd ed. Amsterdam：Elsevier Science & Technology，2010.

［5］孙志伟.毒理学基础.7版.北京：人民卫生出版社，2018.

［6］余松林.医学统计学.北京：人民卫生出版社，2001，342-359.

［7］张文昌，夏昭林.职业卫生与职业医学.案例版.北京：科学出版社，2008.

附录： 张文昌教授研究团队近期在SCI源期刊公开发表的部分卵巢毒理学研究论文目录

［1］ LIU J, ZENG L, ZHUANG S, et al. Cadmium exposure during prenatal development causes progesterone disruptors in multiple generations via steroidogenic enzymes in rat ovarian granulosa cells. Ecotoxicol Environ Saf, 2020, 201: 110765.

［2］ ZHONG P, LIU J, LI H, et al. MicroRNA-204-5p regulates apoptosis by targeting Bcl2 in rat ovarian granulosa cells exposed to cadmium. Biol Reprod, 2020, 103 (3): 608-619.

［3］ ZENG J, SUN Y, LI X, et al. 2,5-Hexanedione influences primordial follicular development in cultured neonatal mouse ovaries by interfering with the PI3K signaling pathway via miR-214-3p. Toxicol Appl Pharmacol, 2020, 409: 115335.

［4］ CHEN N, LUO L, ZHANG C, et al. Anti-Müllerian hormone participates in ovarian granulosa cell damage due to cadmium exposure by negatively regulating stem cell factor. Reprod Toxicol, 2020, 93: 54-60.

［5］ GUO Y, WANG W, CHEN Y, et al. Continuous gibberellin A3 exposure from weaning to sexual maturity induces ovarian granulosa cell apoptosis by activating Fas-mediated death receptor signaling pathways and changing methylation patterns on caspase-3 gene promoters. Toxicol Lett, 2020, 319: 175-186.

［6］ LOPES F, LIU J, MORGAN S, et al. Single and combined effects of cisplatin and doxorubicin on the human and mouse ovary in vitro. Reproduction, 2019, 159 (2): 193-204.

［7］ LIU J, LUO LF, WANG DL, et al. Cadmium induces ovarian granulosa cell damage by activating PERK-eIF2α-ATF4 through endoplasmic reticulum stress. Biol Reprod, 2019, 100 (1): 292-299.

［8］ SUN Y, WANG W, GUO Y, et al. High copper levels in follicular fluid affect follicle development in polycystic ovary syndrome patients: Population-based and in vitro studies. Toxicol Appl Pharmacol, 2019, 365: 101-111.

[9] LIU J, ZHANG W. Methods for evaluation of ovarian granulosa cells with exposure to nanoparticles. Methods Mol Biol, 2019, 1894: 73-81.

[10] SUN Y, WANG W, SHEN Q, et al. Waist circumference coupled with either HDL-C or TG can be used as a diagnostic marker for metabolic syndrome in Chinese women with polycystic ovary syndrome. Int J Endocrinol, 2018, 2018: 6102085.

[11] LIU J, ZHANG W, WU Z, et al. Changes in DNA methylation of oocytes and granulosa cells assessed by HELMET during folliculogenesis in mouse ovary. Acta Histochem Cytochem, 2018, 51 (2): 93-100.

[12] LIU J, WANG W, ZHU J, et al. Di(2-ethylhexyl) phthalate (DEHP) influences follicular development in mice between the weaning period and maturity by interfering with ovarian development factors and microRNAs. Environ Toxicol, 2018, 33 (5): 535-544.

[13] LIU J, LU X, WANG W, et al. Activity of MPF and expression of its related genes in mouse MI oocytes exposed to cadmium. Food Chem Toxicol, 2018, 112: 332-341.

[14] WANG W, CHEN J, LUO L, et al. Effect of cadmium on kitl pre-mRNA alternative splicing in murine ovarian granulosa cells and its associated regulation by miRNAs. J Appl Toxicol, 2018, 38 (2): 227-239.

[15] WANG W, SUN Y, GUO Y, et al. Continuous soy isoflavones exposure from weaning to maturity induces downregulation of ovarian steroidogenic factor 1 gene expression and corresponding changes in DNA methylation pattern. Toxicol Lett, 2017, 281: 175-183.

[16] ZHANG W, WU T, ZHANG C, et al. Cadmium exposure in newborn rats ovary induces developmental disorders of primordial follicles and the differential expression of SCF/c-kit gene. Toxicol Lett, 2017, 280: 20-28.

[17] XU Y, ZHANG X, CHEN Y, et al. Health effects of electromagnetic fields on reproductive-age female operators of plastic welding machines in Fuzhou, China. J Occup Environ Med, 2016, 58 (2): 148-153.

[18] LI H, ZHANG C, NI F, et al. Gestational N-hexane inhalation alters the expression of genes related to ovarian hormone production and DNA methylation states in adult female F1 rat offspring. Toxicol Lett, 2015, 239 (3): 141-151.

[19] WANG W, SUN Y, LIU J, et al. Soy isoflavones administered to rats from weaning until sexual maturity affect ovarian follicle development by inducing apoptosis. Food Chem Toxicol, 2014, 72: 51-60.

[20] WENG S, WANG W, LI Y, et al. Continuous cadmium exposure from weaning to maturity induces downregulation of ovarian follicle development-related SCF/c-kit gene expression and the corresponding changes of DNA methylation/microRNA pattern. Toxicol Lett, 2014, 225 (3): 367-377.

[21] LI Y, ZHANG W, LIU J, et al. Prepubertal bisphenol A exposure interferes with ovarian follicle development and its relevant gene expression. Reprod Toxicol, 2014, 44: 33-40.

[22] LI H, LIU J, SUN Y, et al. N-hexane inhalation during pregnancy alters DNA promoter methylation in the ovarian granulosa cells of rat offspring. J Appl Toxicol, 2014, 34 (8): 841-856.

[23] WANG W, ZHANG W, LIU J, et al. Metabolomic changes in follicular fluid induced by soy isoflavones administered to rats from weaning until sexual maturity. Toxicol Appl Pharmacol, 2013, 269 (3): 280-289.

[24] ZHANG W, HUANG L, KONG C, et al. Apoptosis of rat ovarian granulosa cells by 2,5-hexanedione in vitro and its relevant gene expression. J Appl Toxicol, 2013, 33 (7): 661-669.

[25] LIU J, HUANG L, SUN Y, et al. N-hexane alters the maturation of oocytes and induces apoptosis in mice. Biomed Environ Sci, 2013, 26 (9): 735-741.

[26] SUN Y, LIN Y, LI H, et al. 2,5-Hexanedione induces human ovarian granulosa cell apoptosis through BCL-2, BAX, and CASPASE-3 signaling pathways. Arch Toxicol, 2012, 86 (2): 205-215.

[27] LIU J, HUANG HL, PANG F, et al. The effect of n-hexane on the gonad toxicity of female mice. Biomed Environ Sci, 2012, 25 (2): 189-196.

[28] LIU J, HUANG H, ZHANG W, et al. Cadmium-induced increase in uterine wet weight and its mechanism. Birth Defects Res B Dev Reprod Toxicol, 2010, 89 (1): 43-49.